AKTUELLE FRAGEN DER INNEREN MEDIZIN

3. BAND

WEG, ZIEL UND GRENZEN DER STREPTOMYCINTHERAPIE

AKTUELLE FRAGEN DER INNEREN MEDIZIN

Herausgegeben von Dr. Albrecht Tietze und Dr. Paul Kühne

3. BAND

WEG, ZIEL UND GRENZEN DER STREPTOMYCINTHERAPIE

Unter besonderer Berücksichtigung der chemotherapeutisch bedingten Veränderungen in Klinik und Pathologie der Tuberkulose

Nach den Ergebnissen in Berliner Kliniken von Mitgliedern des Streptomycinkomitees
Dr. Auersbach, Prof. Dr. Henneberg, Dr. Jauerneck, Prof. Dr. Joppich, Prof. Dr. Mader, Prof. Dr. Marcuse, Dr. Misgeld, Dr. Nohlen, Dr. Oettel und ihren Mitarbeitern

Herausgegeben von Prof. DR. GEORG HENNEBERG

Mit 87 Abbildungen und 1 Farbtafel

1953

WALTER DE GRUYTER & CO.

vorm. G. J. Göschen'sche Verlagshandlung, J. Guttentag, Verlagsbuchhandlung. Georg Reimer, Karl J. Trübner, Veit & Comp.

BERLIN W 35

Ausgegeben im April 1953

vormals G. J. Göschen'sche Verlagshandlung — J. Guttentag, Verlagsbuchhandlung
Georg Reimer — Karl J. Trübner — Veit & Comp.
Berlin W 35

Archiv-Nr. 51 71 53. Printed in Germany

Satz: Walter de Gruyter & Co., Berlin W 35
Druck: Thormann & Goetsch, Berlin SW 61

Vorwort

In dieser Monographie haben Ärzte verschiedener Fachrichtungen ihre umfangreichen klinischen und experimentellen Erfahrungen mit dem Streptomycin niedergelegt. Weg, Ziel und Grenzen der Chemotherapie der Tuberkulose und anderer infektiöser Erkrankungen, speziell mit Streptomycin, werden umrissen.

Technische Schwierigkeiten haben zwar die Herausgabe der Zusammenfassung verzögert. Ergebnisse und Schlußfolgerungen behalten jedoch in vollem Umfange ihre Gültigkeit, weil die wissenschaftliche Erprobung des Streptomycins von Anbeginn in den Bahnen eines weltweiten klinischen Experimentes gelaufen ist.

In wohltuendem Gegensatz zu anderen Heilmitteln — vielleicht auch den Isonikotinsäurehydraziden — haben wir keine enthusiastische Welle von berichteten Wunderwirkungen und die nachfolgende bittere Enttäuschung erlebt. Das Indikationsgebiet war von Anbeginn eingegrenzt — es sei nur an den Gegensatz zu den viel älteren Sulfonamiden erinnert, bei denen selbst heute noch keine klare Abgrenzung der Indikationsspektren der sehr verschiedenartigen Präparate erreicht ist. Unter dem Sammelnamen Sulfonamide verbergen sich noch immer ganz verschiedene chemische Stoffe, denen allen das gleiche weite Indikationsspektrum zugeschrieben wird.

Die Eigenschaften des Streptomycins selbst haben erzieherisch im Sinne eines sauberen therapeutischen Experimentierens gewirkt. Die relativ schmale therapeutische Breite und die Gefahr der Resistenzsteigerung der bekämpften Mikroben lassen einfach keinen Dosismißbrauch und keine wahllose Anwendung zu.

Deshalb können wir trotz der Verzögerung in der Herausgabe einen aktuellen Band vorlegen. Es ist ein Schlußbericht über die Erfahrungen mit einem endgültig in seinem Indikationsspektrum und in seinem therapeutischen Wert erkannten Heilmittel.

Wir wollen allen denen danken, die das Streptomycin als Heilmittel fanden und in einer so beispielhaft wissenschaftlichen Weise in die Therapie einführten. Die Zukunft der Chemotherapie wird nur dann gesichert sein, wenn sie so exakt wissenschaftlich fundiert ist und fundiert bleibt wie die Entwicklung des Streptomycins. Nur dann können uns Umwege und Verkennungen erspart bleiben, wie wir sie sonst oft erlebt haben.

Wir danken der amerikanischen Gesundheitsverwaltung für die Unterstützung bei der Fertigstellung des Buches.

Berlin, März 1953.

Henneberg Tietze Kühne

Inhalt

I. Biologische Grundlagen der Streptomycintherapie

Georg Henneberg

Aus dem Robert Koch-Institut, Berlin

Chemische und physikalische Eigenschaften

Das Streptomycin wurde 1944 von Schatz, Bugie und Waksman aus Kulturen des Streptomyces griseus isoliert. Es erwies sich wirksam besonders gegen gramnegative Bakterien und nach Experimenten von Hinshaw und Feldman auch als spezifisches Therapeutikum bei der Tuberkulose.

Dem Arzt steht Streptomycin als Chlorhydrat, Sulfat, Phosphat, als Streptomycinchlorid-Calciumchlorid oder als Dihydrostreptomycinsulfat für eine je nach dem Krankheitsherd gezielte i.m., i.l., intrathekale, orale oder lokale Darreichung und angewandt als Spray zur Verfügung.

Das Antibiotikum wird in ähnlichem Verfahren wie das Penicillin aus dem Kulturnährboden gewonnen und gereinigt. Die von Folkers u. a. erarbeitete Konstitutionsformel der Base Streptomycin zeigt eine eigenartige Verbindung aus 3 Hexosen Streptidin, Streptose und N-Methyl-Glukosamin. Der Aufbau des Moleküls läßt eine Synthese besonders schwer erscheinen.

Formel der Streptomycinbase (nach Fischer)

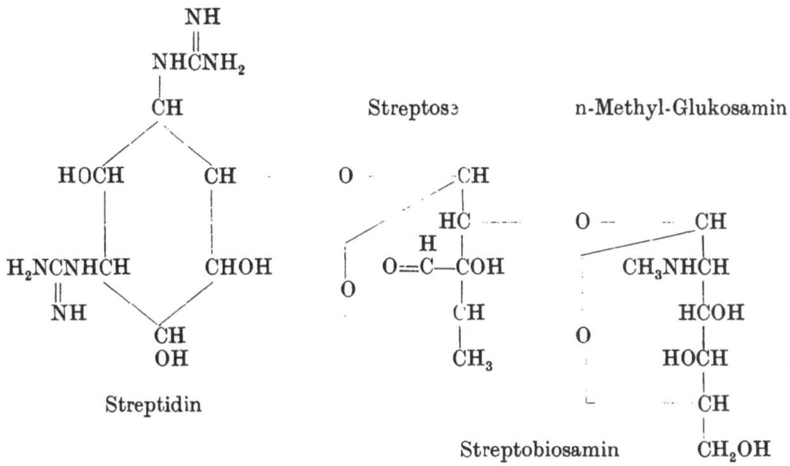

Die im folgenden aufgezählten chemischen, physikalischen und biologischen Eigenschaften sollen, wenn möglich, eine Erklärung geben, was von dem Streptomycin bei der Behandlung von Infektionskrankheiten — vornehmlich der Tuberkulose — erwartet werden kann und welche Grenzen diesem Präparat bei seiner Anwendung gesetzt sind. Es ist möglich, eigene Versuche zur Illustrierung der Beschreibung (109) heranzuziehen. Bemerkenswert sind dabei die Vergleiche mit dem Penicillin.

Die genannten Streptomycinpräparate, die als weiße Pulver vorliegen, sind wasserlöslich; organischen Lösungsmitteln gegenüber verhalten sie sich verschieden. Str.-sulfat, -chlorhydrat und Dihydrostreptomycin sind löslich in Alkohol. Die Anfälligkeit gegen die **Einwirkung chemischer Substanzen und physikalischer Einflüsse** ist geringer als bei dem Penicillin.

Die Streptomycinwirkung wird nicht oder wenig beeinträchtigt durch:

Äthylalkohol	Soda (5% 24 Std.)
Äther	Serum
Jod (n/100)	

Die Streptomycinwirkung wird beeinträchtigt durch:

Methylalkohol	Glukose
Propylalkohol	Cystin
$KMnO_4$	Cystein (nicht Dihydrostreptomycin)
Sputum	Nucleinsäuren
Lungenbrei	Harnsäure
Leberbrei (Kaninchen)	Xanthin
Darmpassage	Harnstoff
Nährbodenzusätze: Blut 10 und 20%, Eiter 5%, Milch 10%, Ei 20% (Hohn-Nährboden!), Kasein 1%	Hydroxylamin (nicht Dihydrostreptomycin)

Aus dieser Zusammenstellung geht für die praktische Verwendung des Streptomycins manches Wichtige hervor. Dies gilt vor allem für Versuche, bei denen das Antibiotikum auf eiweißhaltigem Nährboden zur Wirkung kommen soll und bei Kombinationen von verschiedenen Desinfektionsmitteln mit Streptomycin.

Für die **Sterilitätsprobe** des Streptomycinsulfats besteht die Möglichkeit, seine Wirkung durch Hydroxylamin auszuschalten, was praktisch auch durchgeführt wird.

Die **Menge der Bakterien** spielt eine wesentliche Rolle für die Wirksamkeit des Streptomycins; so wird z. B. eine Bouillonkultur von Bact. coli unverdünnt durch 3,0 γ/ccm, 1 : 100 verdünnt durch 0,9 γ/ccm gehemmt.

Einzelne Bakterienarten (z. B. Stämme von Bact. pyocyaneum) zerstören das Streptomycin, doch tritt diese Erscheinung wesentlich seltener auf als bei dem Penicillin.

Die **Streptomycinpräparate halten sich** in trockenem Zustand kühl gelagert über viele Monate, in Lösung bei $+37^0$ 3½ Wochen, bei $+4^0$ 10 Wochen (nach 16 Wochen 25—50% Restwirkung).

Streptomycinsulfatlösung (5000—10000 γ/ccm) kann nicht ohne Verlust **gekocht** werden, dagegen bleibt die Dihydrostreptomycinlösung nach 1 Stunde unverändert.

Säurewerte unter pH 6,8 (Achtung bei Eiter!) sind nicht nur ungünstig für die Streptomycinwirkung, sondern es tritt z. B. nach 48 Stunden bei pH 5,2 ein Streptomycinverlust von 50% ein. Bei pH 6,0 (Bouillonversuch) hemmen 30 γ, bei pH 6,5 bereits 9 γ Streptomycin in 1 ccm das Wachstum eines Colistammes.

Die Wirksamkeit des Streptomycins wird in Gewichtsmengen Streptomycinbase angegeben, dabei sind 1 E = 1 γ, ursprünglich festgelegt für die geringste das Wachstum (Bact. coli) hemmende Streptomycinmenge in 1 ccm. In den Handelspräparaten entsprechen z. B. 1,3 g Streptomycinsulfat 1 g Streptomycinbase. Die Testungen werden mit mikrobiologischen Methoden (Lochtest s. S. 11) mit einer Genauigkeit von $\pm$10% und einer Empfindlichkeit von 1 γ Streptomycin/ccm oder chemisch-kolorimetrisch durchgeführt.

Wirkungsbreite, Wirkungsmechanismus und Resistenz

Die Wirkungsbreite des Streptomycins den verschiedenen Mikroben gegenüber ist ähnlich und mindestens ebenso umfassend wie die des Penicillins. Die penicillinresistenten gramnegativen Bakterien und Mykobakterien, auch penicillinresistente Bakterienstämme anderer Arten können streptomycinempfindlich sein.

Tabelle 1. Beispiele der Streptomycinempfindlichkeit verschiedener Krankheitserreger auf Bouillon-Agar pH 7,4. Streptomycin in γ/ccm

Bacterium coli (Teststamm)	1,8	Bacterium proteus	3,7
Staphylokokken (SG 511)	7,5	Bacterium typhi	15
Strept. Aronson	3,7	Bacterium paratyphi A	7,5
Diphtheriebakterien mitis	0,4	Bacterium paratyphi B	15
gravis	0,4	Ruhrbakterien Shiga	0,9
intermedius	0,4	Flexner	0,4
Enterokokken	15	Kruse-Sonne	0,4
Bacterium pyocyaneum	15		

Tabelle 2. Indikationen für Chemotherapie

Krankheitserreger	Chemotherapie mit:					
	Pen.	Strept.	Aur.	Chlor.	Terra	Sulf.
Gonokokken	**++**	++	(++)	(++)	(++)	(++)
Meningokokken	++	—	—	—	—	**++**
Streptokokken	**++**	(++)	++	(++)	(++)	++
Enterokokken	—	—	**++**	—	—	—
Pneumokokken	**++**	(++)	(++)	(++)	(++)	**++**
Staphylokokken	**++**	(++)	(++)	(++)	(++)	—
Typhusbakterien	—	—	—	**++**	—	—
Paraty.-B-Bakterien	—	—	—	(++)	—	—
Gärtner-Bakterien	—	(++)	—	—	—	—
Ruhr- (Shiga-, Flexner-, Sonne-)Bakterien	—	(++)	(++)	**++**	—	**++**
Colibakterien	—	**++**	++	(++)	(++)	++
Aerogenesbakterien	—	(++)	**++**	**++**	(++)	—
Friedländer-Bakterien	—	**++**	(++)	(++)	(++)	—
Proteusbakterien	—	**++**	—	—	—	—
Pyocyaneusbakterien	—	**++**	—	—	—	(++)
Diphtheriebakterien	**++**	—	—	—	—	—
Rotlaufbakterien	**++**	—	—	—	—	—
Rotzbakterien	—	**++**	—	—	—	—
Tbc-Bakterien	—	**++**	—	—	—	**Tb1,PAS, INH**
Aktinomyceten	**++**	++	—	—	—	
Tularämiebakterien	—	**++**	(++)	++	—	—
Bang-Bakterien	—	++	**++**	**++**	++	—
Influenzabakterien	—	**++**	(++)	(++)	—	—
Keuchhustenbakterien	—	—	++	**++**	—	—
Milzbrandbazillen	**++**	—	(++)	—	—	**++**
Gasbrandbazillen	**++**	—	(++)	—	—	**++**
Tetanusbazillen	**++**	—	—	—	—	—
Lues-Spirochäten	**++**	—	(++)	—	(++)	—
Vincentispirochäten	**++**	—	—	—	—	—
Weil-Leptospiren	**++**	—	(++)	—	—	—
Leptospiren	—	(++)	**++**	—	++	—
Fleckfieber-Rickettsien	—	—	**++**	++	(++)	—
Q-Fieber-Rickettsien	—	—	**++**	(++)	—	—
Lymph. ing.-Virus	—	++	**++**	**++**	—	(++)
Psittakosevirus	—	—	**++**	(++)	—	—

++ Mittel der Wahl ++ indiziert (++) möglich

Die vorstehende Tab. 2 soll eine verallgemeinernde Übersicht über die auf Grund der spezifischen Empfindlichkeiten differierenden Indikationen der Antibiotika und Sulfonamide (Penicillin, Streptomycin, Aureomycin, Chloromycetin, Terramycin, Sulfonamide u. ä.) geben und die Stellung des Streptomycins in dieser Hinsicht charakterisieren.

Wie alle antibiotischen Stoffe ruft das Streptomycin eine Bakteriostase, d. h. eine Hemmung des Bakterienwachstums, hervor, die nach gewisser Dauer oder bei höherer Konzentration kurzfristig zum Zelltod führt. Unter dem Einfluß des Antibiotikums treten morphologische Veränderungen an den Tuberkelbakterienzellen auf; bei 5 γ/ccm ist die innere Struktur aufgehellt, bei 10—100 γ/ccm das Plasma lytisch verändert, bei 1000 γ wird die Innenstruktur bis auf Plasmareste zerstört (164, 211).

Eine bakterizide Wirkung ist von der Konzentration des Antibiotikums in der direkten Umgebung des Keims abhängig. Colibakterien, die durch 10 γ/ccm im Wachstum gehemmt waren, wurden bereits nach 30 Minuten durch 160 γ Streptomycin/ccm, nach 3 Stunden durch 18 γ, nach 6 Stunden durch 12 γ getötet.

Es konnte festgestellt werden, daß bei Ausschaltung der 24 Stunden dauernden Streptomycinwirkung mit Hydroxylamin ein Nachwachsen der Colibakterien nur beschränkt eintrat. Die Grenzen zwischen der Bakteriostase und Bakterizidie können nahe beieinander liegen, z. B. bei einem Colistamm Bakteriostase durch 8 γ/ccm, Bakterizidie durch 12 γ/ccm. Ein Staphylokokkenstamm reagierte auf Streptomycin mit wesentlich größerer Breite zwischen Bakteriostase und Bakterizidie, 12,5 γ/ccm bzw. 100 γ/ccm. Je nach dem Tuberkelbakterienstamm besteht ein Resistenzunterschied gegen bakteriostatische und bakterizide Wirkung um das 2fache bis 5000fache. Eine hohe Resistenz gegen bakterizide Wirkung ist also nicht gleichzusetzen mit einer hohen Resistenz gegen die bakteriostatische Wirkung.

Der therapeutische Effekt scheint wesentlicher auf der bakteriziden als auf der bakteriostatischen Auswirkung zu beruhen, was zu beachten wäre, doch kann im Gewebe nur selten eine bakterizid wirkende Streptomycinkonzentration erreicht werden.

Da auch das Streptomycin bevorzugt in bestimmten Stadien des Stoffwechsels der Zelle, z. B. Teilungsstadium, hemmend eingreift, besteht eine Abhängigkeit der Wirkung von dem Lebensmilieu der Keime, was wohl besonders bei der Testung berücksichtigt werden muß, aber in analoger Weise gewiß auch für die Verhältnisse im Makroorganismus gilt.

Ein Colibakterienstamm wurde z. B.

in gewöhnlicher Bouillon	durch	12,5 γ/ccm	
in Peptonwasser	durch	0,5 γ/ccm	
auf Bouillonagar	durch	1,0 γ/ccm	
in Bouillon pH 7,0	durch	8,0 γ/ccm	
in Bouillon pH 7,5	durch	4,0 γ/ccm	
in Bouillon pH 8,0	durch	0,5 γ/ccm	gehemmt
in Bouillon nach 24 Stunden 37^0	durch	9—10 γ/ccm	
in Bouillon nach 24 Stunden 4^0 .	durch	4—5 γ/ccm	getötet

Es unterscheiden sich die Ergebnisse der Empfindlichkeitsprüfungen von Tuberkelbakterien in Dubos Nährmedium mit und ohne Tween 80 Zusatz und auf Hohnschen Eiernährböden (s. auch S. 12) sehr wesentlich.

Als streptomycinempfindlich im klinischen Sinne sollen Krankheitserreger bezeichnet werden, die weniger Streptomycin in 1 ccm Serum vertragen, als bei einer üblichen Streptomycintherapie (20—40 mg/kg/Tag) im Serum bzw. besonders im Gewebe vorkommt. Die Bestimmungen des Serum- und Liquorspiegels (s. S. 11) ergaben während der Behandlung in rund 80% der Serumproben 4—32 γ/ccm, in 92% der Liquorproben (vor der nächsten Injektion von 50—100 mg) 1—16 γ/ccm. Meist werden 10 γ Streptomycin/ccm als die Grenzempfindlichkeit der Krankheitserreger angegeben, die eine Streptomycintherapie erfolgreich erscheinen läßt. Doch ist zu bedenken, daß die Streptomycinkonzentration in Serum und Gewebe tunlichst 4—8mal so groß sein soll als die in vitro festgestellte Streptomycinempfindlichkeit der Keime.

Wenn auch die Streuung der Empfindlichkeit bei einer Bakterienart (z. B. unter 87 Tbc-Stämmen 34 Stämme mit 1 γ und < 1; 53 Stämme mit > 1 bis 10 γ/ccm) und in einem Bakterienstamm (z. B. Bact. coli, 99 Kolonien eines Stammes 3×0,15 γ, 21×0,3 γ, 51×0,6 γ, 24×1,25 γ) nicht übersehen werden darf, so haben im allgemeinen folgende hier besonders interessierende Krankheitserreger, die penicillinunempfindlich sind, als streptomycinempfindlich im obigen Sinne zu gelten (Prüfungsmethode s. S. 12, Tab. 1 u. 2):

Bact. coli, proteus, pyocyaneum, coli aerogenes, pneumoniae Friedländer, ocaenae, influenzae, Ducrey, tularensis, abortus Bang, Mycobacterium tbc, Actinomyces u. a.

Die Empfindlichkeit oder Resistenz der Bakterien gegen Streptomycin (in γ) entspricht nicht dem Verhalten gegen Penicillin (in γ). Dies soll an folgenden Beispielen gezeigt werden.

Empfindlichkeit gegen	Streptomycin	Penicillin
Stamm Bact. coli	1 γ/ccm	180 γ/ccm
Stamm Bact. coli	5000 γ/ccm	36 γ/ccm
Stamm Bact. pyocyaneum	15 γ/ccm	2400 γ/ccm
Stamm Staph. aureus . .	0,5 γ/ccm	30 γ/ccm
Stamm Strept. Aronson .	2 γ/ccm	0,018 γ/ccm
Mycobact. tbc H 37 R. v.	1 γ/ccm	66 γ/ccm

Kombinationen von Streptomycin und Penicillin potenzieren die Wirksamkeit: z. B. Colistamm A wird von 125 E Penicillin/ccm bzw. 10 γ Strept./ccm, aber von 60 E Pen. gemischt mit 0,6 γ Strept. gehemmt.

Besonders auffällig und folgenschwer ist es, daß unter der Streptomycintherapie die ursprünglich nur vereinzelt in der Gesamtmenge empfindlicher Keime vorkommenden weniger streptomycinempfindlichen oder sogar im hohen Maß streptomycinresistenten Individuen bevorzugt gedeihen. Eine Virulenzänderung braucht dabei nicht einzutreten. Da es andererseits auch möglich war, streptomycinabhängige Keime aus einer Tuberkelbakterienpopulation herauszuzüchten (186), ist es wahrscheinlich, daß streptomycinfeste „Mutanten" durch Streptomycingegenwart isoliert und selektiert werden können. Das Vorkommen von streptomycinresistenten Individuen unter einer Masse von Tuberkelbakterien haben z. B. D. Yegian und R. J. Vanderlinde (241) bewiesen, als sie unter 208 Milliarden Tbc-Keimen, die vorher nicht mit Streptomycin in Kontakt gekommen waren, 24 Keime isolierten, die 1000 γ/ccm vertrugen. Die Anreicherung von spezifisch resistenten Keimen in der Chemotherapie ist die Regel. Bei dem Streptomycin sind die Entwicklungsstufen von der normalen Empfindlichkeit zur hohen Resistenz meist steil und gering an Zahl, und sie folgen schnell hintereinander im Gegensatz z. B. zur Penicillinresistenz, die sich in niedrigen, zahlreichen Stufen und allmählich entwickelt. Fast übergangslos kann eine streptomycinempfindliche Keimpopulation streptomycintherapieresistent „werden". Die Stärke und Geschwindigkeit des „Resistentwerdens" ist nicht nur von den Umgebungsbedingungen abhängig, sondern auch von Stammeseigenschaften der Keime.

Werden normalempfindliche Colibakterien in Bouillon mit steigenden Streptomycinkonzentrationen in Passagen fortgezüchtet, so kann eine Streptomycinresistenz von 2000 γ/ccm nach 2 oder auch nach 4 und mehr Passagen nachzuweisen sein (108). In derselben Zeit und bei derselben Passagenzahl waren 25% der Colistämme um das 2—5fache resistenter „geworden", 75% zeigten eine 30—170fache Steigerung. Es treten auch in Passagen mit gleichbleibendem Streptomycingehalt resistente Bakterien auf. Dafür geben die Kurven Beispiele, die verschiedenen Colibakterienstämme reagieren abweichend in der Schnelligkeit des „Resistentwerdens" (Abb. 1). Dieselben Vorgänge des „Resistentwerdens" spielen sich bekanntlich im Organismus während einer Streptomycintherapie ab. Bei oraler Gabe überwiegen bald die streptomycinresistenten (2000 γ/ccm und mehr) Colibakterien, die übrigen werden überwuchert, sofern sie nicht durch Streptonycineinwirkung zugrunde gehen (107). Die umfassenden Untersuchungen von W. E. Swift jr. und F. A. Beardsley jr. (220) und G. Bardesono (13) erbrachten den Beweis, daß nach 6—12 Wochen langer Streptomycintherapie die Tuberkelbakterien in vielen Behandlungsfällen im Sputum streptomycinresistenter sind. Diese Beobachtungen wurden (s. Auersbach) bestätigt. Nach Daddy (45) stellt sich die Resistenz am leichtesten und am schnellsten dort ein, wo das Streptomycin in ungenügender Menge zur Wirkung kommt.

Abb. 1

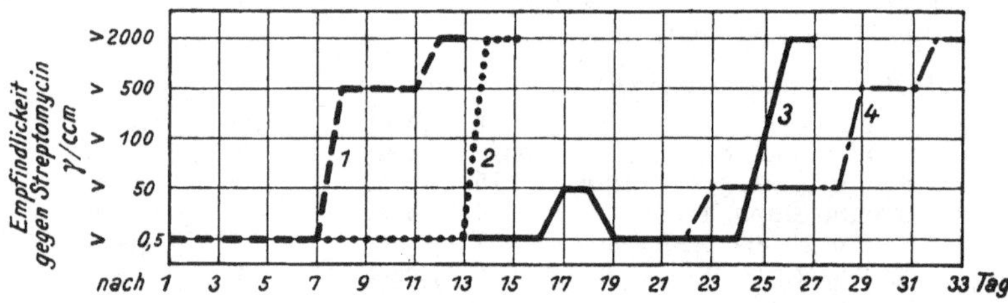

Es ist nicht überraschend, daß die Tuberkelbakterien einzelner, durch verschiedene Streptomycinkonzentrationen erreichte Krankheitsherde in demselben Organismus in der Streptomycinempfindlichkeit ungleich sind, so daß z. B. aus Lunge, Liquor oder Darm streptomycinempfindliche und -resistente Keime gezüchtet werden können (s. Marcuse S. 224). Auch unter einer Therapie mit Dihydrostreptomycin treten resistente Tbc-Stämme auf. Diese sind gleichzeitig auch widerstandsfähig gegen Streptomycin.

Bedeutungsvoll ist die Tatsache, daß die Resistenz sich auch über viele Passagen auf streptomycinfreiem Nährboden erhält, wenn die Kultur frei war von einer Beimischung von streptomycinempfindlichen, anfangs überwucherten Individuen. Z. B. hatte ein Tbc-Bakterienstamm eine (bactericide) Streptomycinresistenz von 500 γ/ccm auch noch nach 16 Nährbödenpassagen (ohne Streptomycin) während eines Jahres. Ein möglicherweise stattfindendes Wiederkehren der Streptomycinempfindlichkeit wäre durch das Auftreten und Sichdurchsetzen von „Rückmutanten" zu erklären. In Gemischen von empfindlichen und resistenten Zellen haben letztere bei Streptomycinabwesenheit keinen Vorteil vor den anderen, so daß auch die streptomycinempfindlichen Zellen sich wieder durchsetzen und überwuchern können.

Das Vorkommen von streptomycinabhängigen Bakterienkulturen gibt Grund, zu vermuten, daß das Streptomycin nicht stoffwechselfremd ist. Der Mechanismus für die bakteriostatische und bakterizide Wirkung dieser Substanz ist unbekannt. Die Bildung von unlöslichen Nucleinsäuren-Streptomycin-Komplexen, die Verdrängung des für das Bakterienwachstum wichtigen Faktors Inosit, die Hemmung der Enzyme des Kohlehydratstoffwechsels oder die Atmungshemmung der

Zellen durch das Streptomycin sind vermutete (108) Begründungen für den schädigenden Einfluß auf die Bakterien. Vorbedingung für diese Eingriffe in den Stoffwechsel ist stets das Anhaften des Streptomycins an der Bakterienzelle (nach Linz (143) werden 0,1—0,5% Streptomycin allmählich an die Bakterienzelle adsorbiert) und Eindringen des Antibiotikums in die Zelle, so daß auch bei der Streptomycintherapie die Notwendigkeit besteht, das Präparat an den Erregerherd heranzubringen und den Kontakt zwischen Antibiotikum und Bakterienzelle über längere Zeit zu erhalten. Diese Forderung ist besonders bei der Tuberkulose oftmals selbst bei lokaler Therapie schwer zu erfüllen.

Pharmakologische und toxische Wirkungen

Das intramuskulär verabreichte Streptomycin wird schnell resorbiert, mit dem Blutstrom verteilt und durch die Nieren (in 24 Stunden 60—80%) und in geringerem Maße mit der Galle unverändert und konzentriert ausgeschieden. Wie bei dem Penicillin ist die Ausscheidung von der Nierenfunktion abhängig; dabei wird aber das Streptomycin in den Glomeruli herausfiltriert (198). Nach 1,0 g Streptomycin i. m. bildet sich etwa ein Streptomycinserumspiegel nach der 1. Stunde von 32 γ, 3. Std. 8 γ, 10. Std. 2 γ (s. Abb. 2). Der Abfall des Serumspiegels verläuft in Abhängigkeit von der Streptomycinkonzentration. Die Abgabe vom Blutstrom aus durch die Darmwand ist gering, wenn auch — wie von uns festgestellt — ausreichend für die Herauszüchtung von resistenten Darmbakterien; doch können diese Streptomycinmengen wenigstens z. T. auch aus der Galle stammen. Bei Kindern, die bis zu 500 mg i. m. am Tag erhielten, wurden im Stuhl meist 0, in einigen Fällen Spuren bis 4 γ und vereinzelt 16 γ, einmal > 64 γ nachgewiesen (107). Bei oraler Gabe findet nur eine schwache Resorption in den Blutstrom statt, es wäre unrentabel, eine allgemeine Therapie auf diesem Wege zu betreiben, wenn nicht wie bei Darmerkrankungen beabsichtigt ist, das Streptomycin sehr vorteilhaft im Darm wirken zu lassen (s. Dyspepsiebehandlung u. a.). Um einen therapeutischen Serumspiegel zu erreichen, müßte 20mal mehr Streptomycin oral als i. m. gegeben werden (110). Im Darm kann die Bakterienflora stark reduziert werden, ein Einfluß auf die Vitamin K-Produktion ist festgestellt. Nach oraler Gabe von 250 mg Streptomycin wurden im Stuhl meist 32—64 γ/g wiedergefunden.

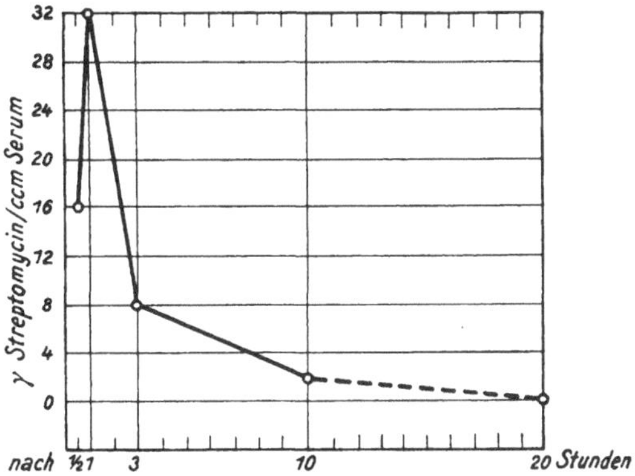

Abb. 2

Wie das Penicillin ist auch das Streptomycin in den Organen und Geweben ungleich verteilt; so dringt es z. B. nicht in die Erythrozyten ein. Die nachzuweisenden Konzentrationen sind abhängig von der Dosismenge, der Zeit nach der Darreichung und der Art des Organs. Die Blutliquorschranke hemmt den Durchtritt ebenso wie die Kapseln der Gelenke und Membranen und Häute. Bei Meningitis tritt Streptomycin auch nach i. m. Injektion leichter in den Liquor über [$^1/_5$ des Serumwertes (110)] und aus dem Liquorraum ebenfalls in das Blut zurück. Die Plazenta ist für das Antibiotikum durchlässig.

Die Streptomycinverteilung in den Organen ist abhängig von deren spezieller Physiologie in dem betreffenden Organismus, was z. B. im Vergleich von Kaninchen und Huhn zu demonstrieren ist. Eine Gabe von 50 mg Streptomycin pro kg Körpergewicht führte nach 2 Stunden zu einer Verteilung des Medikamentes, wie sie auf der Tabelle 3 dargestellt ist.

Tabelle 3
Streptomycingehalt im Gewebe (γ/g) 2 Stunden nach intramuskulärer Injektion von 50 mg/kg bei Kaninchen und Huhn

	Kaninchen	Huhn
Injektionsstelle	240,0	—
Serum	240,0	25 •
Herzmuskel	18,6	5,4
Lunge	29,7	3,6
Milz	3,0	2,4
Nieren	30,4	5,6
Urin	240,0	—
Magenwand	17,5	—
Mageninhalt	0	—
Leber	0	5,6
Blasengalle	0	(3,5)*)
Dünndarm	4,4	2,75
Dünndarminhalt	1,5	4,0
Dickdarm	6,8	2,6
Dickdarminhalt	0	2,0
Blinddarm	4,0	8,8
Blinddarminhalt	—	17,0
Pankreas	6,0	—
Nebennieren	12,9	—
Uterus	64,0	—
Ovarien	—	3,9
Peritoneum	12,0	—
Bauchhaut	1,5	—
Bauchmuskel	3,3	—
Fett von der Bauchdecke	6,65	—
Zungenmuskel	4,0	—
Zwerchfell	5,25	—
Augenkammerwasser	0	—
Knochenmark	16,5	—
Hirn	0	0

*) Anderes Versuchstier.

Bei dem Kaninchen war also kein Streptomycin — eine Grenze wird durch die Nachweismethode gesetzt — nachzuweisen in Hirn, Leber, Blasengalle (!), Dickdarminhalt und Mageninhalt. Die angegebenen Streptomycinwerte konnten in ähnlicher Weise in analogen Versuchsreihen bestätigt werden. Dabei war am auffälligsten der Befund im Knochenmark und der Mangel an Streptomycin in Leber, Blasengalle und Hirn. Die Gallenflüssigkeit beeinflußt die Wirkung des Streptomycins in vitro nicht, während das mit Leberbrei aus frischer, nicht abgelagerter Leber vermischte Streptomycin nach 2 Stunden seine Wirksamkeit eingebüßt hat!

Es ist nach diesen Versuchsergebnissen über die Gewebsverteilung des Streptomycins wahrscheinlich, daß für die Verhältnisse im menschlichen Organismus auch besondere Verteilungsbedingungen, die z. T. noch unbekannt sind, gelten (74 u. 110). Bisher gelang es in unseren Tierversuchen also nicht, Streptomycin (kleinste erfaßbare Menge 1 γ) in der Hirnsubstanz nachzuweisen. Dies könnte darauf hindeuten, daß die Hirnnerven (Octavus) eher peripher als zentral geschädigt werden? (s. Jauerneck S. 157).

Der Streptomycinmenge, die verabreicht werden kann, sind ziemlich enge Grenzen gesetzt. Dabei verhält sich die akute Toxizität je nach Art der Darreichung i. v. : s. c. : oral wie 17 : 4 : 1. Wenn auch das Präparat nach Reinigung von histaminähnlichen Stoffen wenig allgemeintoxisch ist (114) — für Mäuse von 20 g gilt eine $L\,D_{50}$ von 35 mg —, so wirkt es speziell neurotoxisch auf den Oktavus peripher oder zentral (s. S. 140). Die z. T. irreversible Nervenschädigung kann — nach Zeit und Gesamtmenge und je nach der Disposition des menschlichen Individuums verschieden — bereits nach 20 mg/kg und sogar weniger auftreten (88). Im allgemeinen werden Dosen von 20—40 mg/kg und Tag als ausreichend und nicht schädigend empfohlen. Die Lösung soll nicht über 20% konzentriert sein, um lokale Schäden sicher zu vermeiden. Allergische Reaktionen traten früher bei Personen, die mit dem Streptomycin umgingen, nicht allzu selten auf (s. S. 30).

Die bisher genannten Eigenschaften des Streptomycins beweisen dessen Tauglichkeit als antibiotische Substanz gegen spezielle Krankheitserreger in Konzentrationen, die gewebsverträglich sind. Die Wirkung in vitro ist der in vivo mit gewissen Vorbehalten gleichzusetzen, das Streptomycin ist stabil im Milieu des Gewebes, und seine Auswirkungsmöglichkeiten sind optimal. Trotzdem schränken aber zwei Eigenschaften die Streptomycinanwendung stark ein, ohne daß es gelingt, sie durch die Art der Darreichung u. a. zu kompensieren.

Neurotoxische Erscheinungen, die durch verschiedene stark individuell schwankende Mengen verursacht werden können, zwingen nicht selten den Arzt zum Absetzen des Präparates. Eine Verminderung der Dosis führt nicht in allen Fällen zur Vermeidung der Schädlichkeit. Bei dem Dihydrostreptomycin sollte die schädigende Wirkung herabgesetzt sein (s. Jauerneck S. 145), was sich aber nicht bestätigte.

Die Resistenzsteigerung der Krankheitserreger ist so beträchtlich, häufig und schnell, daß sie eine der Hauptursachen des Versagens einer Streptomycintherapie ist. Auch mit einer erhöhten Dosis werden die resistenten Keime nicht zu treffen sein. Daher sind entsprechende Kontrollen während der Therapie durchzuführen; denn die Wahrscheinlichkeit, daß unter der Streptomycinbehandlung die resistenten Formen angereichert werden, ist von vornherein zu bedenken (s. Tab. 4). Zielbewußte Dosierung und begrenzte Darreichung des Präparates, das Bevorzugen einer lokalen Therapie mit hohen Konzentrationen am Ort der Injektion und die Ausnutzung potenzierter Wirkung bei kombinierter Behandlung mit zwei Chemotherapeutika sind Maßnahmen zur Umgehung der geschilderten Gefahr. Die Verwendung von Dihydrostreptomycin zur Vermeidung der Resistenz

Tabelle 4
Beispiele für streptomycinresistente Bakterien aus Krankenmaterial

			Normal
Meningitis tuberculosa nach 72 g Streptomycin	Tbc-Stamm	500 γ/ccm	1 γ/ccm
Meningitis tuberculosa nach 232 g Streptomycin	Tbc-Stamm	5000 γ/ccm	1 γ/ccm
Meningitis	Bact. pyocyaneum	1000 γ/ccm	15 γ/ccm
Zystitis	Bact. coli	> 100 γ/ccm	1 γ/ccm
Cholangitis	Bact. coli	> 150 γ/ccm	1 γ/ccm
Sepsis	Bact. pyocyaneum	> 500 γ/ccm	15 γ/ccm
Pyurie	Bact. coli	> 200 γ/ccm	1 γ/ccm
Cholangitis	Enterokokken	> 200 γ/ccm	15 γ/ccm
	Bact. pyocyaneum	100—200 γ/ccm	15 γ/ccm
Wundinfektion	Staph. aureus	500—1000 γ/ccm	3,7 γ/ccm

ist zwecklos. Das Streuen von resistentgewordenen Keimen muß vermieden werden. Eine wahllose Therapie würde zur Anreicherung dieser epidemiologisch wichtigen, der Therapie trotzenden Krankheitserreger führen.

Das „Resistentwerden“ spielt zwar auch bei anderen Antibioticis eine Rolle, doch ist aus der Tab. 5 ersichtlich, wie ungünstig die Streptomycinresistenz gelagert ist.

Tabelle 5

„Resistentwerden“ der Krankheitserreger gegen

Penicillin	Streptomycin	Aureomycin	Chloromycetin
nicht selten	häufig	vereinzelt	
mäßig hoch	hoch	mäßig hoch	
kann		kann nicht	
durch erhöhte Dosis überwunden werden.			

Von dem Streptomycin ist zu erwarten, daß es das Wachstum der Keime im Gewebe hemmt, soweit es eine direkte Wirkung auf diese ausüben kann und sich in genügender Konzentration für eine gewisse Dauer in Kontakt mit den Bakterienzellen befindet.

In abgeschlossenen normalerweise sterilen Räumen (Gallenblase, Harnblase, Gelenk, Empyemhöhle u. a.) könnte am ehesten ein Sterilisierungsprozeß möglich sein, sofern nicht mechanische (Steine, Eiter-, Fibrinmassen u. a.) oder biochemische Hemmnisse vorliegen.

Organe, die normalerweise von einer Bakterienflora besetzt sind, wie z. B. der Darm, können nicht durch Streptomycin sterilisiert werden. Selbst die streptomycinempfindlichen Keime werden nicht hundertprozentig erfaßt. Die Anreicherung von resistenten Zellen wird leicht auftreten. Durch die Wirkung des Antibiotikums wird aber das Wachstum der krankheitserregenden oder der den Krankheitsprozeß unterhaltenden Bakterien schockartig gestört, die Toxinbildung wird unterbrochen, und eine Erholungsphase des Gewebes und des Organismus kann eintreten.

In parachymatösem Gewebe wird je nach der Durchblutungsmöglichkeit der Kontakt Streptomycin—Mikrobenzelle zustandekommen. Eine völlige Sterilisierung und Sanierung der Organe ist kaum zu erwarten. Es genügt aber für den Heilungsprozeß die unter dem Streptomycin andauernde Schädigung der Erreger, die Unterbrechung der Giftbildung und der enzymatischen Wirkung auf das Gewebe. Jedes Individuum, jedes Gewebe und Organ, ja sogar jeder Bakterienherd im Organismus wird auf die Streptomycineinwirkung besonders reagieren können, bindende Voraussagen über den Behandlungserfolg sind nicht zu geben. Dies hat vor allem für die tuberkulösen Prozesse zu gelten, bei denen das Wechselspiel zwischen Krankheitserreger und Organismus mannigfaltig und kompliziert ist und allergische Reaktionen das Krankheitsgeschehen gestalten. Vor allem bei tuberkulösen Erkrankungen ist keine schnelle Heilwirkung zu erwarten. Selbst unter der Streptomycinbehandlung kann es zu einer Aussaat kommen, deren Streuherde im günstigen Fall aber bald verschwinden. Könnten die wahrnehmbaren Gewebsreaktionen sogar durch geschädigte, sich nicht vermehrende Bakterien und ihre Abbauprodukte bzw. Toxine verursacht werden? Es wird noch nicht übersehen, welche Nachwirkungen das durch das Antibiotikum verursachte Massensterben von Tuberkelbakterien im Gewebe zur Folge hat, toxische Produkte, Tuberkulin und Bakterienzellsubstanz werden in großen Mengen frei und können als Antigene umfangreiche Herdreaktionen verursachen. Ebenso unklar ist noch die Beeinflussung der Immunitätsverhältnisse. Der sich in Abwehr gegen die Erreger befindende Organismus wird durch die Wirkung des Antibiotikums vor eine völlig „unerwartete“ Situation gestellt und reagiert der Abwehrlage entsprechend außerordentlich verschieden. Das mögliche Zurückbleiben und Gedeihen resistenter Bakterienzellen für die Fortsetzung des Krankheitsprozesses sind anzunehmen.

Durch die Streptomycinbehandlung ändert sich der akute Verlauf der Erkrankung in einen subakuten oder chronischen, die Bildung von Narbengewebe wird beschleunigt und verstärkt, wodurch aber auch ungünstige Folgen auftreten können (Obliteration von Gefäßen, Blockierungen).

In welchem Umfang dem Streptomycin außer der bakteriostatischen und bakteriziden andere pharmakologische Eigenschaften zukommen, bedarf noch der Klärung. Der tonusändernde und die Darmperistaltik herabsetzende Einfluß (z. B. an der Darmwand) scheint erwiesen (s. Joppich, Simon), eine allgemein allergisierende Wirkung ist bekannt, eine toxinzerstörende Fähigkeit bleibt fraglich.

Wenn also auch eine Sanierung des Organismus von den Krankheitserregern durch das Streptomycin nicht oder nur selten erreicht werden kann, so unterstützt und stimuliert das Streptomycin die Abwehrkraft des Körpers, es beendet den infektiösen Prozeß und beeinflußt den Erfolg der üblichen Behandlungsverfahren entscheidend.

Methodik der Streptomycintestung

1. Streptomycinbestimmung (110)

Im Agar-Lochtest, der von der Penicillintestung bekannt ist, wird die Bestimmung von Streptomycin aus Körperflüssigkeiten und wässerigen Streptomycinlösungen durchgeführt. Serum- und Liquorproben sind unverdünnt und 1+3 (oder auch höher) mit phosphatgepufferter physiologischer Kochsalzlösung (pH 6,9) verdünnt anzusetzen. Es empfiehlt sich, Urin um das 300fache bis 1200fache zu verdünnen.

15 ccm phosphatgepufferter gewöhnlicher Bouillonagar mit einem Säurewert von pH 7,8 bis 8,0 (auch Bram Agar) werden in plane, auf horizontaler Fläche stehende Petrischalen (9 cm Durchmesser) gegossen. Nach einstündigem Vortrocknen bei 37^0 wird die Agar-Oberfläche mit 0,5 ccm einer 24 Std. alten, 1 : 50 mit physiologischer Kochsalzlösung (pH 6,9, phosphatgepuffert) verdünnten Bouillonkultur der Test-Colibakterien beimpft. Von der Agar-Platte wird die überschüssige Colibakterienmenge abgegossen und mit Filtrierpapier am Rande abgesaugt.

Nachdem die mit Colibakterien beimpften Platten 15 Min. bei 37^0 nachgetrocknet sind, werden mit einem Korkbohrer (7 mm Durchmesser) 5 Löcher aus dem Agar gestanzt. In diese Löcher sind 0,06 ccm (Blutzuckerpipette) der zu testenden Flüssigkeit zu füllen. Nach 18 Std. Bebrütung bei 37^0 werden die Durchmesser der um die Löcher sich bildenden scharf begrenzten bakterienfreien Höfe ausgemessen.

Zur Auswertung der Ergebnisse muß eine Kurve vorliegen, die durch die Testung von verdünntem Standardstreptomycin (64 γ in Zweierpotenzen bis 0,5 γ in physiologischer Kochsalzlösung, pH 6,9) entstanden ist. Diese Kurve soll so beschaffen sein, daß 1 γ Streptomycin einem Hofdurchmesser von 11 mm entspricht und die einwandfreie Ablesung bis zu 8 γ mit dem Hofdurchmesser von 20 mm ermöglicht ist. Auf die Qualität des Nährbodens ist für die Testung besonders zu achten. Bei einer Fehlerbreite von $\pm$ 1 mm Hofdurchmesser dürfen sich die abzulesenden Werte für 1 γ, 2 γ, 4 γ, 8 γ nicht überschneiden. Durch Verdünnung (z.B. 1+3) der zu testenden Flüssigkeitsproben entstehen Höfe, deren Durchmesser wiederum eine einwandfreie Ablesung bis 8 γ gestatten, so daß bei der Verdünnung 1+3 eine ursprüngliche Menge von 32 γ Streptomycin pro ccm erfaßt wird. Bei höheren Streptomycin-Konzentrationen müssen weitere Verdünnungen angesetzt werden.

2. Streptomycin-Resistenzbestimmung von Krankheitserregern (110)

Es sind Agarplatten mit 0,5 γ, 1,0 γ, 5,0 γ, 10 γ, 20 γ, 50 γ, 100 γ, 500 γ, 2000 γ Streptomycinbase in 1 ccm Nährboden herzustellen. Als Nährboden kann Bouillonagar, Blutagar u. a. (pH 7,4) Verwendung finden; in die sterilen, leeren Petrischalen werden 0,1 ccm der Streptomycinlösung, die die Streptomycinmenge — berechnet auf 10 ccm — enthält, getropft. 10 ccm des Agars sind in jeder Platte sehr gut mit der Streptomycinlösung zu vermischen. Die 10 Minuten bei 37° getrockneten Platten können mit den auf ihre Empfindlichkeit zu prüfenden Bakterien aus einer Bouillonkultur oder aus einer Aufschwemmung in Kochsalzlösung beimpft werden. Ein Stamm von Bact. coli, dessen Empfindlichkeit bekannt ist (0,5 bzw. 1,0 γ/ccm) wird als Kontrolle mitgeführt. Die Platten sind nach 18—24 Std. Bebrütung bei 37° abzulesen. Es kann auch das Untersuchungsmaterial (Urin, Eiter u. a.) direkt auf den Plattensatz geimpft werden. Der Nährboden ist zu modifizieren je nach den zu züchtenden Keimen, doch können Zusätze von eiweißhaltigen Substanzen die Wirkung des Streptomycins beeinflussen (s. S. 2).

3. Streptomycin-Resistenzbestimmung von Tuberkelbakterien

Bei der Herstellung des Hohnschen Nährbodens Substrat 4 wird vor der Koagulation (bei 80°) Streptomycinlösung in Konzentrationen zugesetzt, die auf die Gesamtmenge Nährboden berechnet sind, z. B. 4,0 γ, 40 γ, 80 γ, 400 γ, 2000 γ, 4000 γ/ccm. Unter der Erhitzung leidet das Antibiotikum nicht, doch beeinträchtigt die Nährbodenzusammensetzung die Wirksamkeit des Streptomycins (s. S. 2) so, daß verglichen mit den Resistenzprüfungen in flüssigen Nährböden (Dubos) nur ¼ der Streptomycinmenge wieder nachgewiesen werden kann und die Wirkung hemmt. Auf eine Reihe dieses Nährbodens mit steigendem Streptomycingehalt werden etwa 14 Tage alte Tuberkelbakterienstämme oder direkt das tuberkelbakterienhaltige Material aufgeimpft. Als Kontrollstamm gilt der Stamm H 37 R. v. L. Letzterer hat eine Empfindlichkeit von etwa 4 γ/ccm (= 1 γ im flüssigen Nährboden). Der Test wird nach 3 Wochen abgelesen.

Trotz der genannten Einschränkungen ist die Verwendung des festen Nährbodens zur Resistenzprüfung für den praktischen Betrieb einfacher, zeit- und raumsparender. Die Möglichkeit, das Bakterienmaterial auch nach üblicher Anreicherung direkt zu verwenden, umgeht das Anlegen einer ersten Kultur. Das Wachsen von Einzelkolonien auf dem Hohn-Nährboden läßt quantitative Schätzungen über die Zusammensetzung der Bakterienpopulation aus streptomycinempfindlichen und -resistenten Keimen zu. Unsere Erfahrungen fanden wir bei Bernstein, Meissner u. a. bestätigt [22 u. Beiträge Kl. Tbc. 106, 518 (1952)].

II. Streptomycin bei Meningitis tuberculosa

1. Der Liquor vor und während der Behandlung

A. Mader† und B. Seidler

Aus dem Kinderkrankenhaus Berlin-Neukölln

In unserem Kapitel über den tuberkulösen Liquor sollen im wesentlichen nur eigene Untersuchungsergebnisse, auch solche aus früheren Jahren, mitgeteilt werden, ergänzt durch die Ausführung der Veränderungen, die der Liquor während der Streptomycinbehandlung erfährt. Diese Form der Darstellung glauben wir deswegen wählen zu dürfen, als wir schon zu einer Zeit, in der dieses Thema noch keineswegs die heutige Aktualität besaß, in einer Reihe experimenteller Arbeiten über eigene Befunde berichten konnten.

Vor der Streptomycinzeit war die Zahl der Todesfälle an tuberkulöser Meningitis genau so groß wie die Zahl der Erkrankungen. Daran änderte sich auch dadurch nichts, daß früher immer wieder Mitteilungen über angeblich geheilte Fälle auftauchten. Dabei liegen Verwechselungen mit Hirnhautreizungen bei Lungen- oder anderen Organtuberkulosen sehr nahe. Diese können sogar gewisse Liquorveränderungen hervorrufen; aber eine tuberkulotoxische Meningitis oder ein Meningismus als Begleiterscheinung einer Miliartuberkulose ist etwas anderes, als die durch bestimmte anatomische und Liquorveränderungen definierte Tb-Meningitis.

Bakteriennachweis

Für die Feststellung der Tb-Meningitis gilt der Nachweis von Tuberkelbakterien im Liquor als eine sehr erwünschte und notwendige Voraussetzung, auf die in keinem Falle verzichtet werden sollte. Die Dinge liegen aber häufig so, daß in den ersten Tagen nach Ausbruch der zerebralen Erscheinungen die im Liquor zu diesem Zeitpunkt noch spärlich vorhandenen Tuberkelbakterien sich dem Nachweis entziehen. Unter Umständen sind überhaupt noch keine Bakterien im Liquor vorhanden. Dann können aber auch technische Mängel für ihren verzögerten Nachweis nicht verantwortlich gemacht werden. Auch das Kulturverfahren und der Tierversuch lassen nicht selten im Stich. Andererseits ist bekanntlich ein positives Ergebnis um so häufiger zu erzielen, je mehr Sorgfalt und Zeit auf alle Arbeitsgänge der Untersuchung verwandt wird.

Es ist ja so, daß die Tuberkel-Bakterie im Liquor nicht nur weniger zahlreich als in anderen tuberkulösen Produkten auftritt, sondern daß sie sich auch morphologisch und strukturell von den Tuberkelbakterien aus anderem Material unterscheidet. Das Liquorbakterium ist viel schlanker und zarter und meist auch nicht so gut färbbar wie im Sputum. Schon darum wird er bei einer nur kurzen Untersuchung vielfach übersehen. Daher ist es unbedingt erforderlich, daß der Liquor sehr lange, mindestens bis zu 2 Stunden mit höheren Tourenzahlen (5000) oder mit der Ultrazentrifuge sedimentiert wird (31000 Touren), um eine möglichst totale Sedimentierung der Bakterien zu erzielen. Ein negatives Ergebnis sollte erst nach wiederholter und mehrstündiger sorgfältiger Untersuchung anerkannt werden. Auf diese Weise werden jetzt doch sehr viel mehr positive Befunde erzielt, als dies früher der Fall war.

So erwünscht ein positiver Bakterienbefund auch sein mag, sind wir jedoch nicht mehr unbedingt darauf angewiesen. Das ist für die jetzt so notwendige Frühdiagnose der Meningitis von großer Bedeutung. Trotzdem stellen unsere auf dieser Grundlage erzielten Befunde streng genommen keine Frühdiagnose mehr dar, sondern manifestieren ein bereits fortgeschrittenes Stadium der Meningitis. Aber selbst dann ist eine völlige und defektlose Heilung der Patienten möglich und wird bekanntlich auch in nahezu 40% aller Fälle erzielt. Allerdings gibt es davon noch sehr viele Ausnahmen. Schon mehrfach sahen wir Kinder, bei denen die Meningitis unter unseren Augen während einer Miliartuberkulose auftrat und dann trotz rechtzeitiger und ausgiebiger Behandlung einen ungünstigen Verlauf nahm, selbst bei Kombination mehrerer Chemotherapeutika. Darunter befinden sich auch solche mit Miliartuberkulose der Lungen, bei denen das Streptomycin selbst in Dosen von etwa 70 g den Ausbruch einer Meningitis nicht verhindern konnte. Bei Fällen dieser Art war die Meningitis nicht nur unbeeinflußbar, sondern führte sogar in relativ kurzer Zeit, manchmal schon nach Tagen, zum Tode. In der Regel ist es jedoch unverkennbar, daß die Chancen um so größer sind, je früher mit der Streptomycinbehandlung begonnen wird. Es darf daher über dem Suchen nach Tuberkelbakterien keine kostbare Zeit verloren gehen. Andererseits wird man sich ohne eine einigermaßen gesicherte Diagnose nicht immer leicht zur Streptomycinbehandlung, vor allem nicht zur intrathekalen, entschließen. Einer intrathekalen Prophylaxe aber könnte man nur mit den größten Vorbehalten zustimmen.

Liquorzucker

Schon vor Jahren hat Mader (152—157) in einer Reihe von Arbeiten zeigen können, daß die Syntropie bestimmter chemischer und morphologischer Befunde im Liquor auch ohne Tuberkelbakteriennachweis mit Sicherheit gestattet, den tuberkulösen Charakter der Erkrankung festzulegen und jede andere Ätiologie auszuschließen. In diesem Zusammenhang ist es erforderlich, auf bestimmte Eigenschaften und Merkmale des normalen Liquors hinzuweisen und auf die Ursachen und Bedeutung gewisser Liquorveränderungen näher einzugehen.

Unter den chemischen Bestandteilen des Liquors ist der Zucker einer der diagnostisch wichtigsten. Obwohl sein Übergang vom Blut in den Liquor im wesentlichen osmotisch bedingt zu sein scheint, kommt es doch nicht zum Gleichgewicht auf beiden Seiten, sondern es wird ein Verteilungsquotient von 2 : 1 hergestellt, der auch bei Zuckerbelastung oder unter pathologischen Verhältnissen, z. B. beim Diabetes, beibehalten wird und zwar in der Form, daß der Liquorzucker dem Blutzucker folgt. Nun könnte es zwar sein, daß der Blutzucker teilweise an Blutbestandteile gebunden ist und sich nur der Rest gleichmäßig auf Blut und Liquor verteilt. In Wirklichkeit ist aber doch wohl, wie namentlich Michaelis und Rona, Ascher u. a. annehmen, der gesamte Blutzucker diffusibel. Auch die Annahme, daß ein Teil des Liquorzuckers vom Gehirn für Ernährungszwecke verbraucht wird, ist durch nichts bewiesen und sehr unwahrscheinlich. Das geht schon aus der Tatsache hervor, daß eine nach Enzephalitis häufig auftretende Hyperglykorachie noch längere Zeit bestehen bleibt, während der Blutzucker seinen normalen Wert bereits wieder erreicht hat und sogar unter den Liquorzuckerwert absinken kann.

Einstweilen besteht für die merkwürdigen Permeabilitätsvorgänge an der Liquorschranke nur die eine Erklärungsmöglichkeit, daß an dieser Grenzfläche nicht nur passiv physikalische Gesetze wirken, sondern auch eine aktive physiologische Zelltätigkeit, die eine selbsttätige Regulationsfähigkeit für eintretende und austretende Stoffe besitzt. Hierbei ist also keine Regulation im Sinne eines Liquorzuckerzentrums im Spiele. Das muß betont werden, weil das Vorhandensein eines derartigen Zentrums immer wieder diskutiert wird. Eine derartige Annahme ist ein physiologisches Unding. Auch das Kammerwasser des Auges, das in Zusammensetzung und Entstehungsweise mit der des Liquors sehr große Ähnlichkeit hat, besitzt kein Regulationszentrum im Gehirn. Welche Vorgänge bei der Liquorbildung auch immer im Spiele sein mögen, seine Zusammensetzung ist normalerweise ausschließlich vom Blut abhängig und wird durch dieses bestimmt. Im Liquor befindet sich kein einziger Bestandteil, der nicht auch im Blute vorhanden ist.

Wenn auch nicht so entscheidend wie die Zuckererniedrigung, aber diagnostisch auch wichtig und biologisch interessant, ist der Anstieg des Zuckerwertes, der beim Diabetes, aber auch bei der Enzephalitis das Mehrfache des normalen Wertes betragen kann. Beim Diabetes sind es, ähnlich wie nach Zuckerinfusionen, bei intakter Schranke lediglich die physiologischen Durchtrittsmechanismen, welche den Zuckeranstieg im Liquor bedingen. Bei der Enzephalitis spielt sich der Vorgang so ab, daß die am enzephalitischen Prozeß direkt oder indirekt beteiligte Gegend des Blutzuckerzentrums am Boden des vierten Ventrikels und die Erregung der ihr zugehörigen Leitungsbahnen zunächst nur zum Anstieg des Blutzuckers führen. Diesem folgt in einem dem normalen Quotienten entsprechenden Parallelismus unmittelbar der Liquorzucker. Sei es nun, daß bei der Enzephalitis Blut- und Liquorzucker erhöht sind oder nur der Liquorwert bei normalem Blutzucker oder auch einmal umgekehrt; immer sind es die gleichen Vorgänge, die zu den Zuckerveränderungen und -verschiebungen führen. Die Unterschiede sind nur auf die verschiedenen Übertrittsphasen im Augenblick der Zuckerbestimmung zurückzuführen. Daher kann es auch passieren, daß ein anfänglich erhöhter Blutzucker durch die Blutregulation schon wieder auf normale Werte abgesunken ist, während der Liquor noch erhöhte, zuweilen sogar höhere Werte als das Blut aufweist. Das Primäre ist aber immer der Zuckeranstieg des Blutes. Ein derartiger Liquor braucht keinerlei andere Veränderungen, auch keine Zellvermehrung aufzuweisen.

Ganz anders liegen die Verhältnisse bei der Verminderung des Liquorzuckers. Wenn man von den äußerst seltenen Fällen von Spontanhypoglykämie und der ihr zugeordneten Hypoglykorachie absieht, erfolgt die Verminderung des Zuckers nicht auf dem Umweg über das Blut, sondern durch intramurale Vorgänge, insbesondere durch bakteriellen und Leukozytenabbau. Niedrige Zuckerwerte finden sich auch sonst nur in einem schon veränderten zellen- und bakterienhaltigen Liquor. Eigene Untersuchungen mit den verschiedensten Bakterienstämmen, Tuberkelbakterien, Streptokokken, Staphylokokken, Meningokokken, Pneumokokken und Colibakterien haben ergeben, daß alle diese Bakterien den Zucker im Liquor angreifen und abbauen, wobei bestimmte Endprodukte, insbesondere Milchsäure, entstehen. Das Tempo der Glykolyse ist bei den einzelnen Stämmen verschieden, bei jungen schneller als bei alten. Auch in den Versuchen mit sterilen Leukozyten wurde der Zucker sehr schnell abgebaut, während er von Lymphozyten nicht angegriffen wird.

Im Beginn der Meningitis kann der Liquorzucker ausnahmsweise auch einmal überhöht sein, wenn auch nur für wenige Stunden. Sein Anstieg erfolgt auch hierbei über den Blutzucker und erklärt sich ähnlich wie bei der Enzephalitis, durch eine Reizung des Blutzuckerzentrums. Es werden hierbei aber selten Werte von 50 bis 80 mg% überschritten.

Chloride im Liquor

Außer dem Zucker sind namentlich auch die Chloride ein ebenfalls wichtiger Bestandteil des Liquors; sie stehen jedoch dem Zucker in diagnostischer Bedeutung erheblich nach. Sie betragen normalerweise 740—750 mg% (Vollblut 500, Serum 625).

Bei der tuberkulösen Meningitis sind außer dem Zucker *auch die Chloride vermindert*, allerdings auch bei Hirnhautentzündungen anderer Ätiologie. Hier wie dort ist die Chlorverminderung ein Frühsymptom und tritt schon vor der Zell- und Eiweißvermehrung auf, da ja die Diffusion der permeablen Bestandteile zwischen Blut und Liquor auch eine Sache der Größenordnung ist. Die erhöhte Durchlässigkeit der Blut-Liquorschranke ermöglicht aber zwischen Liquor und Blut nur einen Ausgleich bis 500 mg%. Es kann daher der Chlorwert des Liquors unmöglich unter seinen Serumwert herabsinken, wollte man nicht unbeweisbare Erklärungen heranziehen. Schwer verständlich ist allerdings der paradoxe Blut- und Liquorquotient von 6,2 : 7,3. Die Chloride sind nach dem gegenwärtigen Stand der Liquorforschung der einzige Bestandteil der Lumbalflüssigkeit, dessen Wert höher liegt als im Blut. Es fragt sich nun, wie das zu erklären ist.

Das Permeabilitätsproblem der lebenden semipermeablen Membran ist wegen seiner großen biologischen Bedeutung seit langer Zeit Gegenstand eingehender Untersuchungen (233). Grundsätzlich handelt es sich dabei um Vorgänge, die an allen Grenzflächen des Körpers die gleichen sind. Grenzflächen bestehen also zwischen Blut und Liquor, Blut und Gehirn, Hirn und Liquor, oder Blut- und Darmepithel, Blut-Milchdrüsenepithel oder Blut-Plazenta. Die Beschaffenheit der durchtretenden Lösungen oder die der Membran allein, bieten keine ausreichenden Erklärungen für den Permeabilitätseffekt. Zu der physikalischen Permeabilität kommt also als Eigenschaft des lebenden Protoplasmas noch die physiologische Regulierung hinzu. Bei den Durchtrittsbedingungen an der Blut-Liquorschranke ist, wie auch an anderen Grenzflächen, ein Wirkungsgesetz von Bedeutung, das unter dem Namen Donnan-Membran-Gleichgewicht bekannt ist. Es beruht auf folgenden Überlegungen:

Befinden sich in einer durch eine semipermeable Membran getrennten Lösung auf der einen Seite (Blut) nichtdurchlässige Kolloidionen, so werden zum Zwecke des osmotischen Ausgleichs, in diesem Falle anormale Osmose genannt, gleichsinnig geladene diffusible Anionen (Cl′) nach der anderen Seite (Liquor) abgestoßen und die entgegengesetzt geladenen Kationen (Na˙) angezogen. Die Konzentration der gelösten Elektrolyte ist auf den beiden Seiten der Membran nicht die gleiche, sondern die den Kolloidionen gleichgeladenen Elektrolytionen (Cl′) finden sich auf der Kolloidseite in geringerer, das entgegengesetzt geladene Elektrolyt (Na˙) in höherer Konzentration bei eingetretenem Gleichgewicht.

Diese Vorstellungen sind aus theoretischen Erwägungen entstanden, lassen sich aber experimentell im Modellversuch gut demonstrieren und begründen.

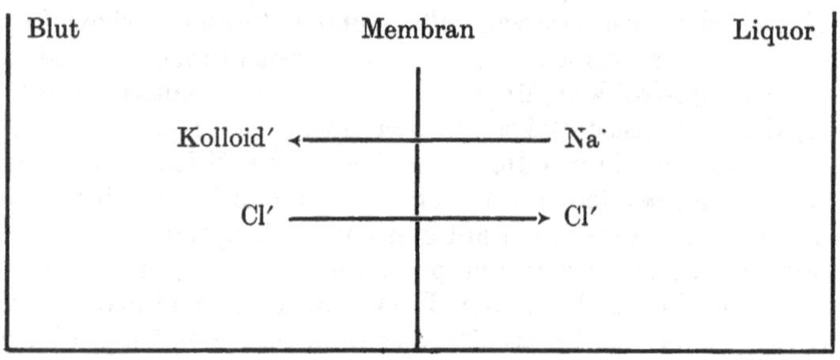

Eiweiß und zellige Bestandteile

Der tuberkulöse Liquor ist immer klar und durchsichtig, selbst wenn er außer Lymphozytose auch Leukozytose enthält. Allerdings ist uns in letzter Zeit aufgefallen, daß die Pleozytose mehr Segmentkernige aufweist, als dies früher der Fall war, auch schon vor der intrathekalen Behandlung. Vielleicht beruht dies auf dem Umstand, daß jetzt vielfach schon zu einem Zeitpunkt punktiert wird, bevor die initiale Leukozytose eine Umwandlung zur Lymphozytose erfährt. Im unbehandelten Liquor erreicht die Leukozytenzahl selten höhere Werte als 200—800. Reine Lymphozytosen über 500 Zellen kommen so gut wie nie vor. Pathogenetisch betrachtet, ist die Lymphozytose im Liquor ebenso wie bei der Tuberkulose anderer Schleimhäute, der Pleura und des Peritoneums, der Ausdruck einer chronischen Infektion. Wir sehen das gleiche Verhalten auch bei anderen Dauerinfektionen. Das Spinngewebsgerinnsel allein entscheidet noch keineswegs über den Charakter der Erkrankung; es findet sich nämlich auch bei anderen entzündlichen Erkrankungen des Zentralnervensystems. Uns sind genügend Fälle von Enzephalitis der verschiedensten Ätiologie bekannt, bei denen sich ein Häutchen im Liquor bildete.

Über den Eiweißgehalt des Liquors, seine Reaktionen und ihre Bedeutung, ist nicht viel Neues zu sagen. Ohne Zweifel ist der Eiweißquotient ein wichtiges diagnostisches Merkmal, das auch prognostisch bei laufender Bestimmung gut zu verwerten ist. Verschiebungen des Quotienten durch Globulinvermehrung kommen aber nicht nur bei der tuberkulösen Meningitis, sondern auch bei der Lues und Metalues des Zentralnervensystems und anderen Infektionen mit klarem Liquor vor. Schließlich erfolgen bei Einführung von liquorfremden Substanzen, zu denen ja auch das Streptomycin gehört, durch Reizerscheinungen vielfach so erhebliche Veränderungen in seiner Zusammensetzung, daß eine scharfe Abgrenzung zwischen tuberkulösem und Reizliquor nicht mehr möglich ist.

Für die bekannten Kolloidreaktionen ist die Metalues des Nervensystems das eigentliche Anwendungsgebiet. Bei der tuberkulösen Meningitis sind sie schon wegen ihrer Ähnlichkeit mit anderen nichttuberkulösen Meningitiden beim Kind nahezu entbehrlich.

Liquorveränderungen durch intrathekale Streptomycinapplikation

Die intrathekale Behandlung schafft, wie angedeutet, natürlich ganz andere strukturelle, morphologische und chemische Verhältnisse im Liquor. Diese Tatsache ist an sich nicht überraschend, da bereits seit 1925 (Mader u. Saenger) bekannt ist, daß eine ähnliche Entwicklung der Zellverhältnisse im Liquor durch Injektionen von Luft, physiologischer Kochsalzlösung, selbst von Menschenserum und anderen liquornahen Substanzen hervorgerufen werden kann. Es konnte damals gezeigt werden, daß zunächst eine starke Vermehrung der segmentkernigen Zellen auftritt, die nach etwa 24 Stunden abzuklingen beginnt und sich in eine mehrere Tage anhaltende Lymphozytose umwandelt. Gleichzeitig erfolgt in der Regel ein recht erheblicher Blutzuckeranstieg, der die Bezeichnung endolumbale Piqûre erhielt. Wir haben daher zur Vermeidung eines zusätzlichen Reizes von Beginn der Streptomycinbehandlung an Liquor als Verdünnungs- und Lösungsmittel für die endolumbale Streptomycinapplikation verwandt. Daß Lösungsmittel allein einen Zellanstieg bis auf das Mehrfache des Ausgangswertes hervorrufen können, zeigt folgende Darstellung (s. Abb. 3).

Der durch das Streptomycin hervorgerufene Zellanstieg hält sich im allgemeinen in mäßigen Grenzen, ist aber individuell verschieden. In einem Falle sahen wir jedoch eine Pleozytose bis zu 8000/3 Zellen, wobei der Liquor bereits eine milchige Beschaffenheit annahm (s. Abb. 4).

An der Zuckerverminderung änderte sich unter der Streptomycinbehandlung auch bei klinischer Besserung nur wenig. Ein Teil der Kinder zeigte nach 4—9 Monaten einen allmählichen Anstieg des Liquorzuckers bis zu normalen Werten. Die Kontrolle nach Abschluß der Behandlung ergab bei diesen Kindern regelmäßig einen weiteren Anstieg und im Zusammenhang damit eine besonders gute Prognose. Soweit sich dies jetzt schon übersehen läßt, haben gerade diese Kinder bei einer Beobachtungszeit von etwa 4 Jahren bisher nicht rezidiviert. Bei einem Kind wurden auch die vorher erniedrigten Kochsalzwerte wieder normal.

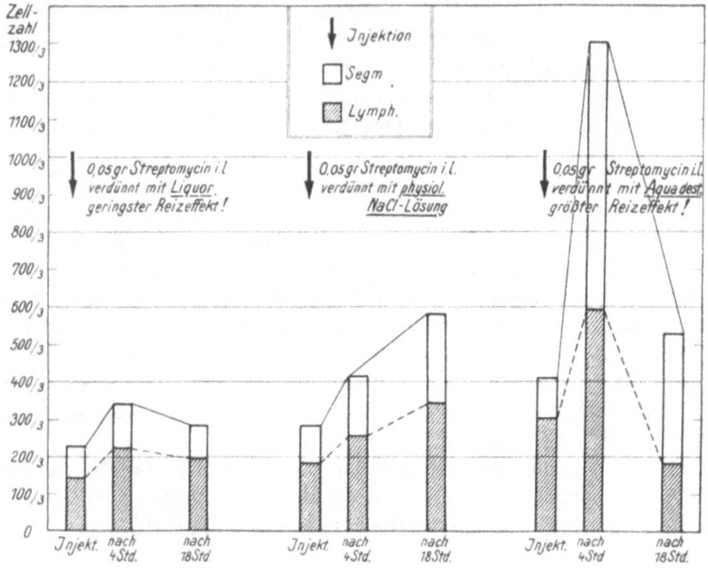

Abb. 3

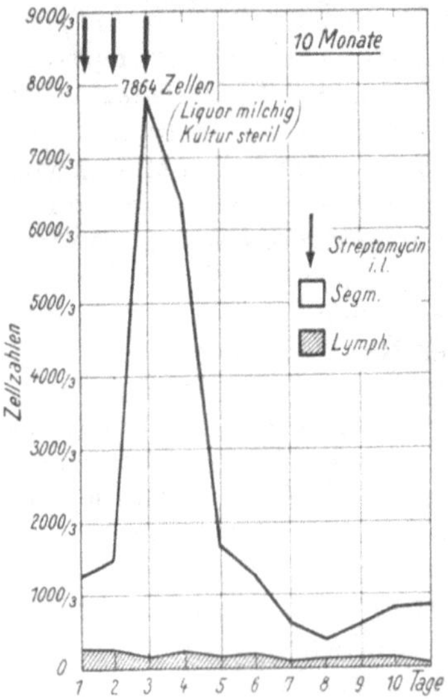

Abb. 4

Aus den Druckverhältnissen ließen sich prognostisch Anhaltspunkte kaum gewinnen. Die Druckmessungen erfolgten natürlich im Liegen. Ein Hydrozephalus geringen Ausmaßes findet sich wohl in den meisten Fällen, schließt jedoch eine defektlose Heilung keineswegs aus. Erst extreme Grade des Liquordruckes, bei denen in jedem Falle enzephalographische Darstellungen vorgenommen werden sollten, verschlechtern die Heilaussichten. In diesen Fällen sind, wie wir bereits 1928 zur Behandlung der verschiedenen Formen von Hydrozephalus empfohlen haben, durch Röntgenbestrahlung des Plexus chorioideus Stillstände zu erzielen.

Im übrigen war in fast allen Fällen der Liquor während der gesamten Behandlungsdauer wasserklar. Bemerkenswert ist aber, daß bei 3 Kindern im Verlauf der Erkrankung eine starke Xantochromie mit hohen Eiweißwerten im Liquor (9,6 bis 12,5) auftrat, die einige Monate anhielt. Kontrollpunktionen an höher gelegenen Stellen ergaben klaren Liquor mit niedrigeren Eiweißwerten. Zur Klärung dieses Phänomens, insbesondere der Frage, ob es sich um Verklebungen handelt, kann der Queckenstedtsche Versuch herangezogen werden.

Differentielle Liquordiagnose

Sind in einem klaren, eiweißhaltigen Liquor Zucker- und Chlorwerte erniedrigt, der Zucker vielleicht sogar gänzlich abgebaut, so handelt es sich um eine tuberkulöse Meningitis. Es kann keine andere Erkrankung des Zentralnervensystems benannt werden, bei welcher das gleiche Syndrom lückenlos erfüllt ist. Natürlich gibt es Hirnhautentzündungen der verschiedensten Art, hervorgerufen durch Pneumo-, Strepto-, Staphylo- und Meningokokken, Influenza- und Colibakterien, bei denen ebenfalls eine Pleozytose, in der Regel natürlich eine leukozytäre, auch Zucker- und Chlorverminderung auftreten, dann fehlt jedoch die klare Beschaffenheit des Liquors. Immer ist er in solchen Fällen zum mindesten getrübt, wenn nicht sogar eitrig. In anderen wiederum, also bei Meningitis serosa, Poliomyelitis, Enzephalitis ist der Liquor zwar klar, eiweißhaltig und zellhaltig, dann fehlen jedoch Zucker- und Chlorverminderung, insbesondere aber der Zuckerschwund. Wenn bei einem durch multiple Solitärtuberkel verursachten Meningismus vorübergehend die Liquorsymptome einer Tb.-Meningitis auftreten können, so erfolgt nach eigenen Beobachtungen eine schnelle Normalisierung des Zuckerspiegels unter Rückbildung der anderen Liquorveränderungen, auch ohne intrathekale Streptomycin-Behandlung. Der Ausschluß einer echten tuberkulösen Meningitis bereitet in solchen Fällen keine Schwierigkeiten.

Zusammenfassung

Der Liquor bei tuberkulöser Meningitis zeigt Veränderungen, deren Deutung bei richtigen Vorstellungen über die Entstehungsweise, über die Chemie und Morphologie der Lumbalflüssigkeit keine Schwierigkeiten bereitet. So erwünscht der Nachweis von Tuberkelbakterien für den Nachweis der Diagnose auch immer ist, so kann er doch entbehrt werden, weil die Syntropie bestimmter Liquorsymptome die tuberkulöse Natur der Erkrankung festlegt und andererseits dieses Syndrom bei der tuberkulösen Meningitis nie vermißt wird. Es wird ferner auf die durch intrathekale Behandlung auftretenden Liquorveränderungen und ihre Bedeutung aufmerksam gemacht und im Zusammenhang damit werden auf Grund eigener Untersuchungen die Ursachen von Zucker- und Chlorveränderungen im Blut und Liquor bei zerebralen Erkrankungen im Kindesalter beschrieben.

2. Die Behandlung im Kindesalter *)

Arno Nohlen und Hans-Werner Gildemeister

Aus dem Städt. Kinderkrankenhaus Berlin-Wedding
(Ärztl. Direktor u. Chefarzt: Dr. med. Arno Nohlen)

Entstehungsarten der Meningitis tbc im Kindesalter

Die Meningitis tbc ist eine Krankheit, die nach der bisher gültigen Ansicht hauptsächlich auf dem Liquorwege durch den Plexus chorioideus entstehen soll. Dorthin gelangen die Tb-Bakterien auf dem Blutwege vom streuenden Herd aus und werden durch die nicht mehr intakte Blut-Liquorschranke in den Liquor geschleust. Die Tb-Bakterien passieren normalerweise die Blutliquorschranke nicht. Durch toxische Schädigung des Plexus, durch die feinste Poren entstehen, wird das Eindringen der Bakterien ermöglicht. Die in den Ventrikel gelangten Tb-Bakterien verursachen eine Entzündung des Ependyms und bewirken eine entzündliche Reaktion der Hirnhäute. Durch diese entzündliche Reaktion wird das klinische und das sich im Liquor manifestierende Krankheitsbild der M. tbc hervorgerufen. Zweifelsohne können Bakterien auch auf diesem Wege in den Liquor gelangen, ohne eine Meningitis hervorzurufen. Es sind dies aber Ausnahmefälle, die nicht unter die Rubrik Meningitis eingeordnet werden können, sondern als Bakterienbefund im Liquor ohne entzündliche Reaktion bewertet werden müssen. Ist aber die entzündliche Reaktion erfolgt, so kommt es weiterhin zu stärkerer Beteiligung der Hirnhäute, zur Ansied-

*) Die in dieser im April 1951 abgeschlossenen Arbeit niedergelegten Anschauungen bedürfen auch heute keiner wesentlichen Revision. Die Ansicht, daß Patienten, die im ersten Therapiegang saniert wurden, klinisch als endgültig saniert angesehen werden können, wird durch die weiteren Nachbeobachtungen gestützt.

Der physische und psychische Zustand der meisten Kinder ist auffallend gut. Ein Teil hat die Pubertätsphase reaktionslos und normal überstanden. Erwähnenswert ist die Tatsache, daß die cerebellare Ataxie sich weitgehendst zurückbildete und meist ganz schwand.

Kinder, die wir unter der Rubrik „Defektheilung" angegeben haben, sind zum Teil auffallend gute Schüler. Mehrere Kinder haben frische tuberkulöse Schübe gezeigt, die aber nie zu einer neuen Meningitis geführt haben, sondern die Knochen, Gelenke und Lymphdrüsen befielen. Die Heilungstendenz dieser Erscheinungen verhält sich wie bei nicht mit Streptomycin behandelten Kindern.

Ob die Isonicotinsäurehydrazide zu einer wesentlichen Verbesserung der Therapie der Meningitis tuberculosa im Kindesalter führen, scheint nach den ersten tastenden Versuchen nicht sicher zu sein. Unsere bisherigen Erfahrungen haben uns nicht veranlassen können, das Streptomycin in der Therapie der Meningitis tuberculosa zugunsten dieser neuen Wirkstoffe zu vernachlässigen.

Des weiteren konnte eine wichtige Frage geklärt werden:

Ein bis zwei Jahre nach Absetzen der Streptomycin-Therapie ist eine klimatische Behandlung in anderen Gegenden gefahrlos und deshalb durchzuführen. Äußerste Vorsicht erscheint trotzdem noch gegenüber intensiver Sonnenbestrahlung geboten. Hier sind unsere Erfahrungen noch zu gering, um einen einigermaßen fixierbaren Zeitpunkt angeben zu können. Die Gesamtzahl der Meningitis tuberculosa-Fälle hat sich inzwischen auf 127 erhöht, wobei zu bemerken ist, daß die in vorliegender Arbeit aufgestellten Beobachtungen sich bestätigt haben.

Zu erwähnen ist noch das auffallende Absinken der Anzahl von Erkrankungen an Meningitis tuberculosa der Berliner Kinder, eine Tatsache, die wir mit anderen Autoren (Kleinschmidt, Walgreen) als Auswirkung der BCG-Schutzimpfung ansehen.

lung von Tb-Bakterien und Bildung von Tuberkeln an Stamm und Basis des Gehirns mit einem besonders am Gehirnstamm beginnenden mehr oder minder starken sulzigen Ödem. Es kommt zu einer starken Produktion von Liquor, die sich klinisch in Drucksymptomen, wie Kopfschmerz usw., äußert und die auch bei der Punktion einen Überdruck erkennen läßt. Dann wird die Zirkulation des Liquors entweder ganz oder in erheblichem Maße gestoppt; es kommt zu Verklebungen in den Lymphspalten, weiterhin zum Hydrocephalus internus mit seinen Folgeerscheinungen.

Daneben können die Tb-Bakterien unter Umgehung des Plexus chorioideus direkt auf dem Blutwege kleine embolische Entzündungen in einem Gefäß hervorrufen und dort zur Bildung eines Tuberkels führen. Diese Tuberkel können wir an allen Teilen dės Gehirns finden, und sie sind zum Teil auch in der Hirnsubstanz nahe der Oberfläche anzutreffen. Diese kleinen Tuberkel können reizlos zur Verkalkung kommen und ausheilen. Sie können aber auch durch Größenwachstum Solitärtuberkel werden und letzten Endes zur Abstoßung von Tb-Bakterien in den Liquorraum führen und dort eine Meningitis hervorrufen.

Der dritte Weg ist die lymphogene Streuung.

Drei Wege sind also möglich, von denen besonders dem hämatogenen zukünftig mehr Aufmerksamkeit entgegengebracht werden sollte. Der Ausbreitungsweg im Körper ist verschieden je nachdem, ob es sich um eine primäre oder Sekundärstreuung handelt, da der Organallergie bei der Tuberkuloseausbreitung eine bestimmende Rolle zuzumessen ist.

Pathologisch-anatomische Befunde, die an anderer Stelle gebracht werden, sollen diese Behauptung bekräftigen; sie eröffnen der Therapie neue Aspekte.

Frühdiagnose der Meningitis tbc

Die M. tbc im Kindesalter verläuft im wesentlichen in zwei Formen:

Die erste Form ist eine stürmisch verlaufende entzündliche Reaktion an den Meningen mit Bildung von kleinsten Tuberkeln, mit starker Reaktion im Lumbalkanal und im Gehirn und unter Bildung reichlicher und veränderter Liquormengen sowie folgenden klinischen Hauptsymptomen: Gemütsalterationen, frühzeitiges Erbrechen, Überempfindlichkeit, starker Dermographismus, psychotische Zustände und Angstneurosen, schnelles Auftreten der Somnolenz, starke Abmagerung, Kahnbauch, Obstipation, Jagdhundstellung, Reflexsteigerung bis zur Klonusbildung, positive Tuberkulin-Reaktion, Blutdrucksenkung, im Liquor reichlich Tb-Bakterien, Pleozytose, Spinngewebsgerinnsel, schnell absinkender Liquorzucker im Verhältnis zum Blutzucker, schnell ansteigende Gesamteiweißmenge, positiver Pandy, Nonne-Apelt, häufiges Auftreten von Chorioidaltuberkeln, Augenmuskellähmungen, schließlich Exitus in wenigen Wochen in tiefer Somnolenz und Marasmus.

Wir möchten diese Form zu derjenigen rechnen, bei der die Invasion der Tb-Bakterien in den Liquorraum durch den Plexus chorioideus erfolgt. Hier eine Frühdiagnose zu stellen, ist unschwer möglich. Differentialdiagnostisch kommt hier im wesentlichen die meningitische Form der Poliomyelitis, die Monozyten-Meningitis und die Leptospirose in Frage.

Die zweite Form, die Tarda-Form, entwickelt sich langsam in Schüben, oft unterbrochen von anscheinendem Wohlsein des Kindes und mit schleichender allgemeiner Verschlechterung des Gesamtzustandes. Die Kinder magern ab, werden appetitlos, bekommen halonierte Augen, subfebrile Temperaturen, deren Maximum morgens liegt, uncharakteristisches Blutbild; die Tuberkulin-Reaktion ist positiv. Es kommt zu gelegentlichem Erbrechen, Kopfschmerzen, Schwindelgefühl, Ataxie und dann folgt der weitere Verlauf wie bei der zuerst geschilderten Form.

Hier erblicken wir die Domäne der Entwicklung der M. tbc auf dem Blut- oder Lymphwege und von dort erfolgender Ausschwemmung in den Lumbalkanal. Bei diesen Kindern ist die Frühdiagnose besonders wichtig. Während wir in der ersten Form im allgemeinen mit unserer Therapie nicht mehr rechtzeitig zum Ziel gelangen, ist bei der Tarda-Form, wenn sie rechtzeitig erkannt wird, ein breiter Spielraum gegeben für die Wirkung intramuskulärer und intrathekaler Streptomycingaben. Diese Kinder mit langsam und schleichend verlaufender Entwicklungsform der M. tbc können wir sehr häufig noch aus tiefster Somnolenz wieder herausholen. Einige unserer bisher besten klinischen Erfolge stammen aus diesem Zustandsbild der M. tbc, obwohl Kinder darunter waren, bei denen wir es uns oft überlegt haben, ob wir überhaupt noch einen Streptomycinversuch unternehmen sollten; z. B. (Fall 6) Barbara B. (s. S. 36) und (Fall 13) Peter H.

Fall 13 — Peter H., geb. 29. 4. 44, Archiv-Nr. 960/48.

Anamnese: Seit 8 Tagen zunehmende Kopfschmerzen, vereinzeltes Erbrechen, licht- und geräuschempfindlich, Stimmungswechsel, Appetitlosigkeit, Ostipation, Temperaturen um 38 Grad, wechselnde Gliederschmerzen, beginnende Nackensteife.

Aufnahme: 27. 8. 48. 4jähriger Knabe, stark reduzierter Kräftezustand, still und ablehnend, Sensorium frei, Jagdhundstellung, Augen o. B., Hilusdrüsentuberkulose, Nackensteife, Reflexe seitengleich, physiologisch, Dermographismus.

Liquor: klar, Druck erhöht, Pandy +, Heine neg., Zellen 958/3., (Granulozyten: Lymphozyten = 1 : 2), Zucker 14 mg % Blutzucker 66 mg %), Spinnweb +, Tb +, Kultur +.

Therapie: 30. 8. bis 11. 10. 48 2 × 500 mg i. m. + 50 mg i. l. pro die (in der 1. Woche s. o.), 12. 10. bis 14. 11. 48 2 × 250 mg i. m. + 50 mg i. l. pro die. Gesamtdosis: 60,0 Gramm in 77 Tagen.

1. Rezidiv: 14. 1. bis 6. 5. 49 2 × 250 mg i. m. + 50 mg i. l. pro die (ab 23. 3. 2 × pro Woche i. l.). Gesamtdosis: 60,0 Gramm in 112 Tagen.

2. Rezidiv: 18. 7. bis 9. 11. 49 2 × 250 mg i. m. + 50 mg i. l. 2 × pro Woche. Gesamtdosis: 61 Gramm Streptomycin in 118 Tagen. Totalmenge: 181 Gramm Streptomycin.

Verlauf: Langsames Reagieren auf die Erstbehandlung, auffallend niedriger Liquorzucker mit hohem Zellwert im Liquor lange anhaltend. Doch kam es nach $3\frac{1}{2}$ Monaten zur völligen Erholung ohne klinische Residuen. Nach weiteren 7 Wochen langsame Verschlechterung des Gesamtzustandes mit Wiederholung aller meningitischen Symptome. Stark verzögertes Ansprechen auf die abermalige Streptomycin-Therapie; frische Streuung in beide Lungen; Auftreten einer Stauungspapille. Nach 4 Monaten relative Erholung des klinischen Gesamtbildes, doch blieb der Liquorbefund weiter labil. Nach 2monatigem Intervall abermaliges Auftreten eines schweren Rezidivs, das aber erstaunlich gut auf Streptomycin reagierte. Danach noch 6 Monate klinische Beobachtungszeit, in der sich das Kind bis auf eine zerebellare Ataxie ausgezeichnet erholte und in „klinisch geheiltem" Zustand nach Haus entlassen werden konnte.

Der Junge blieb dann gesund und rezidivfrei, die Ataxie ist völlig geschwunden, der Allgemeinzustand sowie der Liquorbefund haben sich normalisiert.

Die hier im Verlauf und wohl als Folge der Streptomycin-Therapie auftretenden chronischen und subchronischen Verlaufsformen der M. tbc, die später noch geschildert werden, kamen früher nicht mehr zur Beobachtung.

Die Tuberkulin-Reaktion bei der Meningitis tbc

Die alte Anschauung, daß die M. tbc in der weitaus größten Zahl ohne positive Tuberkulin-Reaktion abläuft, ist nicht mehr haltbar. Wenn man eindeutig austestet, erweisen sich fast alle Patienten mit M. tbc als tuberkulin-positiv. Wir nehmen die Testungen mit Alt-Tuberkulin intrakutan vor, beginnend mit Verdünnungen von 1 : 10000, über 1 : 1000, bis 1 : 100. In einzelnen Fällen wurde auch noch bei negativem Ausfall von 1 : 100 die perkutane Moroprobe angeschlossen, um auch die Fälle mit boviner Infektion zu erfassen.

Von den hier geschilderten 98 Fällen von M. tbc waren 96 tuberkulin-positiv,

davon	1 : 10000	41
	1 : 1000	35
	1 : 100	19
	Moro	1

Die Reaktion wurde nicht nur nach der Rötung beurteilt, sondern auch nach der Bildung eines spezifischen Knötchens. Wir konnten feststellen, daß in einer großen Zahl von Fällen die Rötung unterschwellig verläuft, ohne daß dies an der ausgeübten Technik liegt. Die Kontrollstellen sämtlicher geprüften Kinder waren negativ. Wir fanden, daß sich in einer erheblichen Anzahl die positive Intrakutan-Probe mit Alt-Tuberkulin zwar unterschwellig, aber doch eindeutig positiv erwies.

Gelegentlich beobachteten wir an den Tuberkulin-Teststellen nach Einverleibung von Streptomycin ein Aufflammen der lokalen Rötung. Es könnte dies im Sinne einer gesteigerten allergischen Reaktion gedeutet werden; wir möchten allerdings annehmen, daß es sich hierbei um eine parallergische Reaktion handelt, die durch Verunreinigungen des Streptomycins mit histaminähnlichen Stoffen erzeugt wird. Dieses Aufflammen der Tuberkulinreaktion wurde nämlich von uns nur bei den ersten Fällen unserer Therapie mit Streptomycin beobachtet. Die Streptomycine der damals verwandten Art zeigten auch andere Nebenwirkungen toxischer Natur. Wir nehmen deshalb an, daß es sich nicht um eine Hebung der Allergie infolge der Streptomycin-Therapie gehandelt hat, sondern daß eine parallergische Reaktion im Sinne einer Histaminwirkung eingetreten ist.

Tuberkelbakterien-Nachweis

Tb-Bakterien im Liquor allein gestatten noch nicht die Diagnose einer M. tbc. Wie oben erwähnt, werden vereinzelt Tb-Bakterien im Liquor gefunden, ohne daß eine Meningitis vorliegt (s. S. 20). Vor allem beim Solitärtuberkel an der Basis des Gehirns gelangen häufig Tb-Bakterien in den Liquor, ohne eine Meningitis auszulösen. Warum diese Meningitis nicht entsteht, ist noch ungeklärt. An der Virulenz der Erreger kann es nicht liegen, denn sie sind im Kulturversuch züchtbar und erweisen sich als pathogen für Meerschweinchen, Kaninchen und andere Laboratoriumstiere.

In einer außergewöhnlich hohen Zahl unserer Meningitisfälle konnten wir positive Ergebnisse finden. Die Schätzungen positiver Ergebnisse im Liquor schwanken in der Literatur beim einfachen färberischen Nachweis zwischen 15 und 30%, beim Tierversuch um ungefähr 30% und beim Nährbodenversuch zwischen 30 und 40%. Wir selbst haben uns folgender Technik bedient:

Färberischer Nachweis nach Ziehl-Neelsen im Spinnwebsgerinnsel, Anlage zweier Hohn-Kulturen mit Malachitgrün-Zusatz und Meerschweinchen- und Kaninchenversuche. Damit fanden wir unter unseren 98 Fällen:

Positiv in:	Spinnweb-Tierversuch-Kultur	9 Fälle
Positiv in:	Spinnweb-Tierversuch	7 Fälle
Positiv in:	Spinnweb-Kultur	27 Fälle
Positiv im:	Spinnweb allein	25 Fälle
Positiv in:	Tierversuch und Kultur	2 Fälle
Positiv im:	Tierversuch allein	10 Fälle
Positiv in der Kultur allein		17 Fälle
	Positiv insgesamt	97 Fälle

Die Höhe der positiven Ergebnisse mag überraschen. Wir können jedoch außer unseren Protokollen folgendes eindrucksvolle Argument für die Beweiskraft unserer Zahlen anführen. Bei den zur Autopsie gekommenen 58 Fällen war intra vitam der

Tb-Bakteriennachweis in 57 Fällen erbracht worden. Die Autopsie selbst ergab aber bei allen 58 Fällen das Vorliegen einer eindeutigen Meningo-Enzephalitis.

Der visuelle Nachweis der Tb-Bakterien ist oft schwierig. Es gehört sehr viel Geduld und Mühe dazu, ein positives Ergebnis zu erhalten. Die durchschnittliche Dauer der Durchmusterung eines Spinnwebsgerinnsels im Initialstadium benötigt 3—4 Stunden. Diese aufgewandte Mühe wird gelohnt durch die intra vitam verifizierte Zahl der Fälle.

Nach dem Beginn der Streptomycin-Therapie ist schon in wenigen Tagen der Nachweis im Spinnwebsgerinnsel nur noch in den seltensten Fällen zu erbringen. Ebenso pflegt das Ergebnis des Tierversuchs und der Hohn-Kulturen ungefähr 8 Tage nach Einsetzen der intramuskulären und intrathekalen Streptomycin-Therapie nur noch selten positive Ergebnisse zu bringen.

Resistenz der Tb-Bakterien gegenüber Streptomycin

Die Resistenzerhöhung der Tb-Bakterien ist zwar mit Virulenzsteigerung nicht gleichzusetzen. Wegen der Herabsetzung der therapeutischen Ansprechbarkeit müssen wir jedoch in der Praxis eine Resistenzerhöhung so betrachten, als hätten wir eine Virulenzerhöhung vor uns. Es ist eben infolge der Toxizität des Streptomycins nicht möglich, so hohe Streptomycin-Spiegel zu setzen, daß die resistent gewordenen Tb-Bakterien angegriffen werden können.

Aus unseren wenigen durchgetesteten Fällen können wir mit Vorsicht schließen, daß eine schnelle und starke Resistenzsteigerung des Bakterienstammes ein Zeichen für einen deletären Ausgang bei alleiniger Streptomycin-Therapie darstellt, wie nach Lage der Dinge natürlich nicht anders zu erwarten.

Wir haben aber auch Kinder verloren, bei denen nur eine geringe Resistenzerhöhung festzustellen war. Andererseits haben wir Kinder unter unseren sanierten Fällen, die nach jahrelanger Beobachtung gesund blieben und deren Erreger eine Streptomycin-Empfindlichkeit von 10—20 γ/ccm zeigten. Die Erhöhung der Streptomycin-Resistenz auf 10—20 γ/ccm stellt also kein Moment dar, das eine Therapie mit Streptomycin unwirksam macht. Tb-Bakterienstämme, die in wenigen Tagen und Wochen auffallend starke Steigerungen der Streptomycin-Resistenz zeigen (bis 500 γ/ccm), sind für die alleinige Streptomycin-Therapie ungeeignet.

Verlaufsformen der Meningitis tuberculosa unter Streptomycin-Behandlung

I. Verlaufsform — ohne Wirkungseffekt des Streptomycins

Der Ablauf der Meningitis tbc erfolgt trotz Streptomycin-Therapie unter dem bisher gewohnten klinischen Bilde, d. h. wir sehen zwar ein Absinken bzw. Verschwinden der Tb-Bakterien aus dem Liquor, wir sehen aber gleichzeitig einen fortschreitenden Verfall des Kindes unter Somnolenz und Krämpfen; Augenmuskellähmungen sind hierbei regelmäßig zu finden, ebenso wird fast mit absoluter Regelmäßigkeit auch eine Stauungspapille und, wenn sich der Verlauf über mehr als 3—4 Wochen erstreckt, auch eine Optikusatrophie beobachtet (s. Obal S. 66).

Trotz ausreichend hoher Medikation mit Streptomycin (Art des Streptomycin und der Lösung, sei es als Sulfat, Chlorid oder Dihydro-Streptomycin, ist hierbei nebensächlich — bis zu 1 g pro die i. m. und bis zu 50 mg s. o. oder i. l. in täglicher Medikation —) kommt es zu keinem Wirkungseffekt. Die Gründe für die Wirkungslosigkeit der Streptomycin-Therapie sind unseres Erachtens in zwei verschiedenen Ursachen zu suchen:

1. Der Prozeß ist bei Therapiebeginn schon so weit fortgeschritten, daß eine Wirkung der Therapie nur noch in geringem Maße möglich ist.

Bei derartig weit entwickelten Prozessen ist immer ein Hydrocephalus internus vorhanden; an der Basis finden wir ein dickes, sulziges, oft auch pergamentartig verhärtetes Ödem und Auflagerungen, die nur noch eine Wirkung des Streptomycins auf die frei im Liquor flottierenden Tb-Bakterien gestatten. Die entscheidenden Herde an der Basis und auch der Hydrocephalus internus, der sich auf die lebenswichtigen Zentren auswirkt, sind nicht mehr erreichbar.

2. Die vorhandenen Tb-Bakterien haben von vornherein eine natürliche oder rasch ansteigende Resistenz gegenüber Streptomycin und sprechen demzufolge nicht an. In derartigen Fällen ist also durch die Streptomycin-Therapie allein auch in Zukunft kein Erfolg zu erwarten.

II. Verlaufsform mit Wirkungseffekt des Streptomycins

In diesen Fällen sehen wir einen mehr oder minder raschen Rückgang der Krankheitserscheinungen. Wir beobachten eine beginnende Normalisierung des Liquors. Die Tb-Bakterien verschwinden aus dem Liquor. Der Fall geht seiner klinischen Heilung entgegen, wobei wir darunter nur diejenigen Fälle verstehen, die nach Absetzen der Streptomycin-Therapie einen normalen Liquor (s. Abschnitt Liquor) aufweisen, der sich bei den monatlich vorzunehmenden Kontrollen konstant verhält. Unter diesen klinisch geheilten Patienten können natürlich auch solche sein, die mehr oder minder starke Defekte aufweisen (Debilität, Imbezillität). Hierzu gehören nicht die Kinder, die Dauerschädigungen eines Hirnnerven aufweisen, z. B. Abduzensparese, Oktavusschädigungen.

Aus der angefügten Übersichtstabelle (s. S. 38) ist ersichtlich, in welche Kategorie unsere einzelnen Patienten einzureihen sind und wen wir nun nach Beobachtungszeiträumen bis weit über zwei Jahre als endgültig „klinisch geheilt" ansehen. Wir kommen später noch darauf zurück, wie wichtig es für die Beurteilung des Endschicksals dieser Patienten ist, ob sie ohne Aufflackern der Meningitis interkurrente Infekte und die Pubertät mit ihren hormonellen Umsetzungen gut überstanden haben.

III. Subchronische und chronische Verlaufsformen der Meningitis tbc

Während es früher eine Seltenheit war, daß ein Patient mit einer manifesten M. tbc länger als 6 Wochen lebte, ist heute durch die Streptomycin-Therapie ein grundlegender Wandel eingetreten. Die antibiotische Wirkung des Streptomycins ist in den meisten Fällen so stark, daß eine Verlängerung der Krankheitsdauer eintritt. Dieses chronische Zustandsbild bietet leider genügend Gelegenheit, ein neues Krankheitsbild oder besser die bisher unbekannte Endphase eines Krankheitsbildes zu beschreiben, nämlich die Meningoenzephalitis tuberculosa chronica.

Wir wissen, daß vor dem klinischen Manifestwerden der M. tbc schon pathologische Veränderungen im Gange sind, die einer unterschwellig verlaufenden Meningitis tbc entsprechen. Diese Formen werden gelegentlich bei den Sektionen Tuberkulöser gefunden.

Wenn wir eine M. tbc in den sogenannten Frühfällen feststellen, dann ist neben der Meningitis auch schon fast immer eine Enzephalitis vorhanden, d. h. wir haben schon zu Beginn meist einen Hydrocephalus internus. Dieser Hydrocephalus internus macht zu Beginn keinerlei klinische Erscheinungen, es sei denn, daß wir Erbrechen, Kopfschmerz, Übelkeit als Drucksymptom in Rechnung stellen, welcher Ansicht wir uns zuneigen.

Während aber nun bei den unter I und II geschilderten Formen ohne Behandlung die Entzündung des Ependyms und die Bildung von Tuberkeln mit sulzigen Ödemen ungehemmt fortschreitet, sind unter der Streptomycin-Therapie folgende Phänomene beobachtet worden:

Die Tb-Bakterien verschwinden nach wenigen Tagen aus dem Liquor, sie sind weder visuell noch in der Kultur, noch im Tierversuch nachweisbar. Es kommt zu Beginn zu einem Absinken der Liquorzuckerwerte, die sich dann stabilisieren, indem sie einen Mittelwert von 20—40 mg% bei normalen Blutzuckerwerten aufweisen. In der Regel wird in den ersten Tagen noch eine Verschlechterung des Gesamtbildes beobachtet. Die exsudative Phase der M. tbc geht dann in eine proliferative Phase über, und es kommt zu relativem Wohlbefinden des Kindes. Doch finden wir schon jetzt Symptome, die uns vor optimistischer Auffassung warnen: diese Kinder zeigen einen blassen, farblosen anämischen Gesichtsausdruck, sie sind geistig nicht lebhaft wie normale Kinder, sondern sie sind in einer Phase, die wir mit „Bedrücktsein" bezeichnen möchten, d. h. eine starke motorische Erregbarkeit, die eine starke sensorische Überempfindlichkeit begleitet, zum Teil äußerst psycholabil, zum Teil zeigen sie einen läppischen debilen Gesamteindruck.

An Einzelheiten finden wir bei der chronischen M. tbc eine Steigerung der Reflexe, die oft zu einem nicht erschöpfbaren Klonus führt, positiver Babinski und Rossolimo sind oft vorhanden, meist äußerst starker Dermographismus, häufig zeigen sie Neigung zu Fettansatz oder Pseudofettansatz. Die Kinder haben etwas Exophthalmus, der Augenhintergrund ist im Anfang oft normal, zeigt aber mit zunehmender Dauer des Krankheitsbildes eine Verengung der Netzhautgefäße und schließlich eine Stauungspapille (s. Obal). Die Temperatur bei diesen Kindern pflegt langsam zur Norm überzugehen, wobei gelegentliche Temperaturzacken bemerkenswert sind. Die Blutkörperchensenkungsgeschwindigkeit bietet keinen verläßlichen Anhaltspunkt; wir finden zwar zu Beginn der Therapie oft beschleunigte Werte, wie auch beim Beginn des Rezidivs, aber im allgemeinen sind fast normale BSG-Werte vorhanden.

Schäden am N. VIII sind bei unserer Anwendungsmethode nicht in jedem Falle auf das Streptomycin selbst zurückzuführen, sondern oft auf eine tuberkulöse Erkrankung des N. VIII durch die fortschreitende Meningo-Enzephalitis (s. Jauerneck) zu beziehen.

Als Beweis hierfür kann der Fall des 14jährigen Werner Sch. gelten, der nahezu taub zur Aufnahme kam, der Nystagmus aufwies und der unter der Streptomycintherapie zum Normalhörenden wurde und später beim Aufstehen wesentlich weniger Ataxie und Lageschwindel als andere Kinder hatte, die ebenfalls einen günstigen Krankheitsverlauf genommen hatten.

Die Kinder neigen zum Erbrechen, klagen über Schmerzen in der Magengrube, haben häufig Beschwerden in den Kniegelenken beim Strecken. Diese Symptome sind unabhängig von der Dosis des Streptomycins.

Die Liquorzellzahlen sind während des ganzen Verlaufes erhöht, sie schwanken meist zwischen 100—1000/3 Zellen. Man könnte annehmen, daß dies zum größten Teil auf die Medikation zurückzuführen sei. Es ist sicher so, daß durch die intralumbale Einbringung des Streptomycins ein Reiz gesetzt wird, der zu einer Pleozytose führt. Im Gegensatz zu der Pleocytose der echten Meningitis tbc, die ausschließlich lymphozytärer Art ist, finden wir aber bei der sogenannten Streptomycinreizung ein Überwiegen der Granulozyten. Die Pleozytose der persistierenden subchronischen oder chronischen M. tbc ist dagegen lymphozytärer Natur. Sie kann noch Monate nach Absetzen der Streptomycintherapie gefunden werden.

Hier möchten wir einige Worte über die Hauptkriterien der Liquordiagnostik bei der M. tbc einschalten.

Als Hauptbeweismittel möchten wir die Korrelation der Blut- und Liquorzuckerwerte ansehen. Liquorzuckerwerte, die sich beharrlich unter 40 mg % halten, während der Blutzucker normale Werte aufweist, sind unseres Erachtens dahin zu werten, daß der meningitische Prozeß eingedämmt, aber nicht zur Ausheilung gebracht worden ist.

Spinnwebsgerinnsel, Pandy, Nonne-Apelt, sind keine eindeutigen Kriterien für die Beurteilung und die Ausheilungs-Chancen der Meningitis tuberculosa. Wir müssen allerdings bemerken, daß bei den Kindern, die wir nach längeren Zeiträumen entlassen haben, das Spinnwebsgerinnsel nicht mehr nachweisbar war.

Die Eiweißwerte im Liquor (sowohl der Gesamtwert wie der des Albumins und Globulins nach der Methode von Kafka) sind, wie auch aus der Inaugural-Dissertation von Polter aus unserer Klinik hervorgeht, kein eindeutiges prognostisches Hilfsmittel. Wir finden Fälle mit hohen Gesamteiweißwerten und ebensolchen Globulin- und Albumin-Werten im Wechsel, die einen ausgezeichneten klinischen Verlauf nehmen, dagegen Fälle, bei denen sich die Eiweißwerte um den annähernden Normalwert 1 bewegen, die aber dann doch letal ausgingen.

Wir möchten das Eiweiß-Problem der chronischen Meningitis tbc im wesentlichen als ein Problem einer reaktiven Entzündung mit folgender Eiweißvermehrung annehmen und können aus dem Verhalten der Gesamteiweißrelationen bisher nur zwei Schlüsse ziehen:

1. Sehr starke Erhöhung des Gesamteiweißwertes ist genau so wie die plötzliche Steigerung des Liquorzuckerwertes ein Symptom des beginnenden Blocks.
2. Niedrigere Gesamteiweißwerte bei niedrigen Zuckerwerten sind ein Zeichen für einen unterschwellig verlaufenden Prozeß, der sich im wesentlichen im Bilde der chronischen M. tb manifestiert.

Das Blutbild bei der chronischen Meningitis tbc zeigt im wesentlichen keine Besonderheiten. Das einzig Auffallende während der Streptomycin-Therapie ist das Verhalten der Eosinophilen. In den ersten Behandlungswochen sind nahezu keine Eosinophilen vorhanden, während zwischen der dritten und vierten Behandlungswoche plötzlich ein Ansteigen bis auf 20 bis 35% zu verzeichnen ist. Wir haben anfangs dieses Auftauchen der Eosinophilie als ein günstiges Symptom im Sinne einer allergischen Reaktion aufgefaßt. Weitere Beobachtungen zeigten, daß dieses vermehrte Auftreten der Eosinophilen wohl im wesentlichen ein rein toxisches Symptom ist. Das Verhalten der Eosinophilen hat uns veranlaßt, unsere anfänglich geübte Therapie mit für heutige Begriffe hohen Dosen zu reduzieren. Seit dieser Reduktion haben wir kaum noch den sonst üblichen Gipfel der Eosinophilie zwischen dritter und vierter Woche beobachten können.

Weitere Erscheinungen der chronischen Meningo-Enzephalitis sind die auf den langsam entstehenden Hydrocephalus internus zu beziehenden Drucksymptome, die die Hirnnerven schädigen oder jene, die durch trophische oder vernarbende Prozesse entstehen. Hierzu sind zu rechnen: Abmagerung, Versteifung der Gelenke, Kontrakturen, Schlottergelenke, Augenmuskellähmungen, Seh-, Hör- und Sensibilitätsstörungen, neurovegetative Veränderungen, erhöhter Dermographismus, Schweißausbrüche, abnorme oder verstärkte Behaarung usw.

Der zweite große Symptomenkomplex wird von den psychogenen Störungen gebildet, bei denen eine Abgrenzung von Erscheinungen, die Ausdruck spezifischer Läsionen an der Hirnsubstanz sind, nicht immer leicht ist.

An Stelle von vielen möchten wir hier den Fall (23) Dietrich B. stellen:

Bei diesem Kinde bildete sich bei kaum wahrnehmbarer Intelligenzstörung ein Krankheitsbild heraus, das wir als psychogene Überlagerung bei einem Fall von M. tbc chronica bezeichnen möchten.

Akute Verwirrtheit, Delirieren, Schreien, Toben, Beißen, hesitierende Sprache, Pavor nocturnus, völlige Hemmungslosigkeit in Gebaren und Ausdrucksform bildeten das Krankheitsbild, das auch in Monaten mit stärksten Sedativis nicht zu beeinflussen war. Erst durch Psychotherapie wurde, nachdem die Isolierung beider Krankheitsbilder vorgenommen war, nämlich der M. tbc und der Neurose bei erheblich vorbelastetem Kinde, ein Erfolg in der Form erzielt, daß diese Neurose gesondert zur Heilung gebracht wurde; zurück blieb das Bild der chronischen M. tbc, das aber im wesentlichen nun stationären Verlauf zeigte.

Der Junge ist mit Defektheilung im Sinne von Kontrakturen der Beinmuskulatur und des rechten Armes nach Haus entlassen worden und ist in orthopädischer Behandlung bis heute rezidivfrei geblieben.

Aber auch andere Bilder im Sinne kurzer akuter Psychosen mit Schreikrämpfen, Verwirrtheit, Angstzuständen und Unorientiertheit sind mehrfach beobachtet worden, waren aber im allgemeinen von kürzerer Dauer. Sie sind z. T. nach Abklingen des akuten Schubes spontan zurückgegangen oder konnten psychotherapeutisch behandelt werden.

Wir als Kliniker müssen noch die Erklärung liefern für das Zustandekommen der somatischen und psychischen Störungen. Für die sinnfälligen Erscheinungen, wie Optikusatrophie, spastische Lähmung einzelner Glieder, fällt die Erklärung nicht schwer. Hier handelt es sich um direkte Schädigung der betreffenden Nerven oder deren Kerne oder um Verlegung der Lymph- oder Blutgefäße, die zu einer Obliteration führen, die wiederum eine Malazie und damit einen Ausfall des betreffenden Gehirnteiles zur Folge hat. Viel schwieriger ist die Deutung der übrigen Symptome. Zahlreiche Beobachtungen ließen uns dabei unter anderem die Frage aufwerfen, ob klimatische Faktoren bei den psychischen Symptomen von Bedeutung sind.

Wir möchten diese Frage eindeutig bejahen. Verschlechterungen unserer Patienten, Erregungszustände, Krämpfe haben wir fast nur bei schwerem atmosphärischem Druckwetter mit hoher elektromagnetischer Spannung beobachtet.

Als letztes noch in Betracht zu ziehendes Argument bei dem Entstehen von psychotischen Bildern sind die Toxine des Tb-Bakteriums und eventuell das Streptomycin selbst als toxisches Produkt anzusehen, welche ihren Einfluß auf die Großhirnrinde ausüben.

Debilität bis zur Imbezillität sind Bilder, denen wir allerdings glücklicherweise als einstweiliges klinisches Endstadium der chronischen Meningitis tbc selten begegnen. Diese intellektmäßig veränderten Kinder zeigen auch psychisch ein abnormes Verhalten, eine Tatsache, die wir nur als solche erwähnen möchten. Auf die Veränderungen der Konstitution, die entweder toxisch oder hormonal bedingt sind und die, wenigstens in ihren Anfangsformen, ein sehr häufiges Begleitbild der ausheilenden Meningitis tbc und eventuell der Streptomycintherapie sind, wird an anderer Stelle noch gesondert eingegangen werden.

Wir haben hiermit versucht, ein Krankheitsbild zu konkretisieren, das wir gleichsinnig mit anderen Autoren als Meningitis tbc chronica bezeichnen und haben versucht, eine Analyse des Krankheitsbildes und der zu ihm führenden Ursachen zu geben. Wir sind uns dabei bewußt, daß manche Fragen von uns einstweilen nur zur Erörterung gestellt werden können. Weitere experimentelle und klinische Erfahrungen müssen zeigen, ob die uns leitenden Gedankengänge richtig sind.

Präventivbehandlung bei bestehenden exsudativen Prozessen und bei Miliartuberkulose?

Viel erörtert ist die Frage, ob durch eine intralumbale Behandlung mit Streptomycin bei noch nicht vorhandener Meningitis tbc diese verhütet werden kann (s. Auersbach S. 97).

Wir glauben auf Grund unserer Überlegungen über die Entstehungsweise der Meningitis tbc und der Vorgänge bei der Entwicklung derartiger Herde eine Präventivbehandlung nur bei drohender Gefahr einer Streuung empfehlen zu können. Wir sind auch nicht durch die Ergebnisse von Weidenbusch und Wechselberg (234) anderen Sinnes geworden.

Durch die Anwendung von Streptomycin im intakten Zerebrospinalsystem wird ein Locus minoris restistentiae gesetzt, der in einem Reiz für den Plexus chorioideus besteht. Auch das gesamte System des Liquorraumes wird in eine reaktive Reizphase versetzt, die sich zum Teil soweit steigern kann, daß es zu Bildern kommt, die der Streptomycinkrankheit gleichkommen. Bei derartigen Reizzuständen kann es dann unseres Erachtens sehr leicht zur Öffnung der Blut-Liquor-Schranke kommen.

Andererseits ist die Frage zu erheben, wie lange Streptomycin bei nichtbestehender Meningitis tuberculosa intralumbal gegeben werden kann, ohne toxische Symptome auszulösen, die das Absetzen der Therapie erzwingen. Wir halten deshalb die präventive intralumbale Anwendung des Streptomycins bei nichtbestehender Meningitis für nicht ungefährlich.

Aber auch ein anderes Moment ist hier noch wertvoll. Die Diagnose der exsudativen Tuberkulose und Miliartuberkulose ist im allgemeinen vom Arzt in der Praxis oder von der Klinik bereits gestellt worden. Bei kritischer Beachtung der Frühsymptome der Meningitis tuberculosa reicht die Zeit aus, um auch bei beginnender Meningitis tuberculosa die kombinierte intramuskuläre und intralumbale Therapie zu beginnen.

Ein weiterer Gesichtspunkt ist die Beobachtung, daß Streptomycin gelegentlich zur vorübergehenden Aktivierung des bestehenden tuberkulösen Prozesses führt. Wir rechnen heute für die ersten Tage der Streptomycintherapie mit einer passageren Verschlechterung des Krankheitsbildes, die aber weitgehendst kompensiert wird durch die dann folgende antibiotische Wirkung des Streptomycins.

Wir haben während der Berichtszeit 3 Fälle von Meningitis tuberculosa bei Kindern entstehen sehen, die bei uns in der Klinik mit exsudativer Tuberkulose lagen (Fall 17, Rita Sch.; Fall 24, Heide P.; Fall 66, Werner W.).

Bei allen 3 Kindern wurde die Frühdiagnose gestellt; 2 wurden klinisch geheilt, das dritte Kind haben wir verloren. Bei diesem handelte es sich um eine schwere exsudative Tuberkulose beider Lungen bei äußerst schlechtem Allgemeinzustand. Hier war nur eine vorübergehende Besserung des Lungenbefundes zu erzielen, jedoch würden wir einen derartigen Fall nach unserer heutigen Ansicht, zumindesten im Anfang der Therapie, auch intralumbal mit Streptomycin behandeln.

Wir sehen also aus dieser kleinen Zusammenstellung, daß in der Klinik eine Meningitis tuberculosa im allgemeinen rechtzeitig erkannt und erfaßt werden kann. Diese rechtzeitig erkannten frischen meningitischen Schübe bieten eine wesentlich bessere Aussicht für die Streptomycintherapie; aber wir möchten nochmals betonen, daß nach unserer Ansicht in der Anfangszeit der Streptomycintherapie eine Ausbreitung der Tuberkulose nicht nur nicht verhütet, sondern eventuell beschleunigt wird. Für diese Anfangsphase ist deshalb eine erhöhte klinische Beobachtung erforderlich.

Wir möchten also folgendes Zusammenfassende sagen:

1. Eine intralumbale Präventivtherapie wird von uns nur dann angewendet und befürwortet, wenn die Gefahr eines frischen Schubes oder größere exsudative Prozesse vorhanden sind.

2. Es genügt dann für die ersten 14 Tage der Streptomycintherapie eine intralumbale Gabe von 20—30 mg pro die.

3. Diese prophylaktische Gabe ist mit reaktiven Veränderungen im Liquorsystem im Sinne einer Streptomycinschädigung verknüpft.

4. Diese Reizung bringt die oben geschilderten Nachteile mit sich, und wir möchten deshalb eindringlich davon abraten, jedes unter Streptomycin gesetzte Kind prophylaktisch mit Streptomycin intralumbal zu behandeln. Ein einmal gereizter Lumbalkanal oder einmal gereiztes Liquorsystem kommt erfahrungsgemäß erst sehr spät wieder zur Ruhe.

Zum Problem der sogenannten klinischen Heilung

Auf Grund unserer Erfahrungen möchten wir behaupten, daß, wenn es gelingt, mit Streptomycin den streuenden Herd zur Fibrose oder zur Verkalkung zu bringen, keine neuen Schübe in die Meningen erfolgen. Dies wird in vielen Fällen erreicht. Die miliaren oder bronchogenen Herde werden ebenfalls fibrös umgewandelt, die exsudative Phase schwindet und es kommt zu kleinster Narbenbildung. Ein erneuter Schub von Tb-Bakterien ist dann kaum möglich. Diese Patienten bezeichnen wir einstweilen als klinisch geheilt und möchten annehmen, daß ein Teil von ihnen auch wirklich geheilt bleibt, zumal mehrere dieser Kinder schadlos den Pubertätsbeginn, interkurrente Infekte, von uns nicht gewollte Impfungen, Schulbesuch, Sport und übrige Anstrengungen vertragen haben. Gelingt diese primäre Abdichtung aber nicht, so erhalten wir in kurzer Zeit streptomycinresistente Tb-Bakterien, die dann den erneuten, nicht mehr beeinflußbaren meningitischen Schub erzeugen. Diese Kinder sterben im Rezidiv und sie sollten in Zukunft unsere besondere Aufmerksamkeit in dem Sinne auf sich lenken, daß wir versuchen, von vornherein durch Kombinationsbehandlung von Streptomycin mit anderen Chemotherapeuticis einen möglichst großen, initialen Wirkungseffekt zu erzielen, der zur klinischen Abheilung des streuenden Herdes führt.

Nebenwirkungen

Die Zahl der Nebenwirkungen und Schädigungen bei der Therapie mit Streptomycin verringert sich immer mehr. Die anfänglich zur Verfügung stehenden Streptomycine hatten noch eine Reihe toxischer Stoffe mit histaminähnlichem Charakter, die mit verantwortlich waren für die Toxizität. Sie sind heute weitgehendst ausgeschaltet worden. Das Dihydro-Streptomycin setzt an der Injektionsstelle leichter Reizungen als andere Streptomycine. Die Toxizität im Körper selbst ist bei gleich großer Wirksamkeit aber vermindert. Bei Einbringung des Dihydro-Streptomycins in den Liquor sind aber stärkere Reizungen zu verzeichnen, als sie bei anderen Streptomycinen beobachtet wurden, so auch stärkere Erhöhung des Eiweißspiegels sowie Pleozytose mit Vorherrschen der Granulozyten in relativ höherer Relation.

Wir möchten daher das Dihydro-Streptomycin im wesentlichen für intramuskuläre und sonstige Anwendungen empfehlen, aber für seine Einbringung in den Liquor etwas größere Reserve walten lassen.

Gelegentlich wurden kurzfristige Exantheme beobachtet, die vor allem in der Gegend der Injektionsstellen ein bis zwei Stunden nach der Einspritzung auftraten, also im Gebiet des Quadriceps und außerdem an Armen und Beinen, weiterhin im Bereich der Wangen und Schläfen. Diese Hauterscheinungen kommen aber heute nur noch selten vor, wobei es gleichgültig ist, ob es sich um ein Sulfat-, Chlorid- oder Dihydro-Streptomycin handelt. Die Art der Exantheme erstreckte sich vom morbilliformen, rubeolenartigen, skarlatiniformen, urtikariellen, erythemartigen bis zu exanthema-gyratum-ähnlichen Erscheinungen und zu deren Mischformen.

Sie zeigten eine etwas dunkelrot livide Verfärbung mit scharf abgesetzten blaßgelben hofartigen Umrandungen, oft juckend, aber auch bisweilen gar nicht belästigend. Da sie oft schon frühzeitig ohne Vorhandensein einer Eosinophilie auftraten, sind sie wohl als rein toxisch anzusehen, und zwar dürfte es sich vor allem um eine Schädigung des sympatischen Nervensystems handeln. Sie waren meist flüchtiger Natur und zwangen uns eigentlich niemals zum Absetzen der Therapie. Anders dürften die Erscheinungen zu werten sein, wenn eine Eosinophilie auftritt (meist 2. bis 4. Behandlungswoche). Hier ist eine Kombination von Toxikose und allergischer Reaktion als sicher anzunehmen. Konjunktivitiden, wie wir sie beim Pflegepersonal beobachteten, traten beim Patienten selbst nicht auf. In drei Fällen kam es zur blanden Ablösung der Epidermis in Form einer bullösen Erhebung, die bis zu Markstückgröße ging und bei der sich in diesen Blasen eine fast wasserklare gelbliche seröse Flüssigkeit fand, in der wir aber niemals Tb-Bakterien feststellen konnten. Hier ist neben einer Schädigung des Sympatikus eine echte Trophoneurose mit Schädigung der Haut und ihres versorgenden Apparates anzunehmen.

Die vor allem von französischen Autoren (48, 79) beschriebenen Bilder der thrombopenischen Purpura kamen bei uns nicht zur Beobachtung. Ebenso haben wir keinen Fall von Agranulozytose beobachten können. Besonders starke Reizerscheinungen von seiten des Knochenmarkes, die durch Schädigungen zu erklären gewesen wären, waren ebenfalls nicht zu verzeichnen, jedoch halten wir es für absolut notwendig, die Streptomycintherapie unter täglicher Blutbildkontrolle vorzunehmen. Hierbei ist besonders darauf zu achten, daß eine relative Granulopenie die Absetzung des Streptomycins zur Verhütung ernsterer Bilder für wenige Tage erforderlich macht. In dieser Pause geht dann die Granulozytenzahl wieder zu normalen Werten über, und wir können wieder Streptomycin gefahrlos für unsere Patienten geben.

Eine andere Gruppe von Nebenwirkungen umfaßt die Schädigungen der Niere:

Hin und wieder wurde eine profuse Hämaturie festgestellt. Es handelte sich um eine rein toxische tubuläre Schädigung der Niere mit Ausscheidung von massenhaft Erythrozyten, vereinzelten Zylindern und wenig Leukozyten. Diese Schädigung der Niere trat ohne Erhöhung des Blutdruckes auf, war benigner Natur und verschwand nach Absetzen der Streptomycin-Therapie in zwei bis drei Tagen. Es konnte dann die Behandlung wieder aufgenommen werden ohne Auftreten neuer Blutungen. Man muß also annehmen, daß die Behandlung mit Streptomycin gelegentlich zu einem initialen toxischen Reiz in der Niere führt, daß dann aber eine gewisse Adaptation an das zur Ausscheidung gelangende Streptomycin erfolgt und keine weitere Schädigung verursacht wird.

Die sogenannte Streptomycinkrankheit ist eine echte Intoxikation mit Streptomycin, verbunden mit einer allergischen Reaktion des Körpers. Sie äußert sich in Blutdrucksteigerungen, Herabsetzung der motorischen Erregbarkeit, allgemeiner Schlaffheit, toxischem Blutbild, Somnolenz, Erbrechen, Schmerzempfindlichkeit, Übelkeit, Delirieren, zentraler Taubheit. Nach Absetzen des Streptomycins stellt sich wieder im wesentlichen der Zustand vor Beginn der Therapie ein. Im Liquor äußert sich die Intoxikation mit Streptomycin in einer Vermehrung des Gesamteiweißes, in einer Vermehrung der Gesamtzellzahl, wobei in erheblichem Maße erneut Granulozyten auftreten; außerdem ist bemerkenswert, daß der Liquorzucker nicht absteigende, sondern aufsteigende Tendenz aufweist. Auch Symptome von seiten der Augen, wie Flimmern, Doppeltsehen, Lichtempfindlichkeit bei erhaltenem Sensorium, kommen zur Beobachtung. Besonders bemerkenswert und im differentialdiagnostischen Sinne gut verwertbar ist die Tatsache, daß beim Einbringen von Streptomycin in den Lumbalkanal bei nichttuberkulösen Meningitiden ein besonders rasches und stürmisches Eintreten der Abwehrreaktionen gegenüber Streptomycin zu finden ist.

Den Schädigungen am Oktavus ist ein eigenes Kapitel dieses Buches (S. 139) gewidmet. Wir können uns der dort vertretenen Auffassung nicht in allen Fällen anschließen und möchten diese Schädigungen zum Teil nicht auf das Streptomycin selbst, sondern auf den mehr oder weniger ausgeheilten tuberkulösen meningitischen Prozeß zurückführen.

An Schädigungen der inneren Organe ist uns nur eine Stuhlverhaltung aufgefallen, die wir aber auch im Verlaufe der Meningitis tbc ohne Streptomycin zu sehen gewohnt sind. Dem Streptomycin kommt allerdings zweifellos auch eine antiperistaltische Wirkung zu (s. Henneberg S. 11), also auch hier wieder eine toxische Schädigung oder Beeinflussung des vegetativen Nervensystems, die aber hier in Kauf zu nehmen ist. Schmerzen am Skelettsystem und Bänderapparat kamen unter der Streptomycineinwirkung nicht zur Beobachtung.

Als Erschwernis für die Therapie sind manche Alterationen der Meningen, der Blut-Liquor-Schranke, der Ventrikel und des Ependyms zu beachten. Hier ist es sehr schwer zu unterscheiden, was Einwirkung des Streptomycins, was Schädigung durch die M. tbc selbst ist, was durch beides hervorgerufen wird.

Die von uns beobachteten Schädigungen im Sinne einer fibrösen Verhärtung der Hirnhäute müssen wir aber wohl doch zum Teil als Reaktion des Körpers gegenüber dem Streptomycin und nicht nur als alleinige Folge einer chronischen Meningitis tbc auffassen.

Vernarbungsprozesse an der Hirnbasis

Wie wir in der Zeichnung eines Längsschnittes durch das Gehirn (Abb. 5) zeigen, kommt es im Verlauf der abheilenden Meningitis tbc zu Vernarbungen an der Unterfläche, die sich vom verlängerten Mark bis zur Hypophyse erstrecken können.

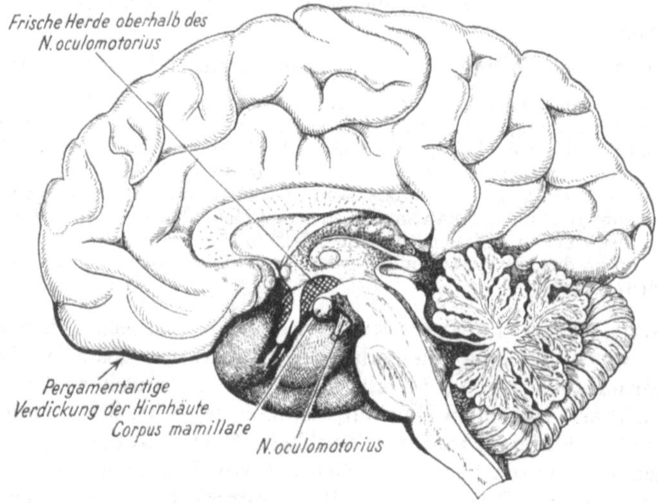

Abb. 5

Auch bilden sich oft pergamentartige Verdickungen und Verklebungen der Hirnhäute, die an manchen Stellen (vor allem an der Falx und in den großen Hirnwindungen) zu besonders starkem Ausmaße gelangen. Diese Vernarbungen und fibrösen Veränderungen würden sicherlich auch ohne Anwendung von Streptomycin vorkommen, wenn der Patient diesen Zeitraum seiner Erkrankung noch erleben würde. Das Streptomycin selbst kann hier nur eine untergeordnete Rolle im Sinne einer Beschleunigung und eventuell Verstärkung dieser Prozesse herbeiführen. Diese Vernarbungsprozesse, die sich an der Basis mit Vorliebe auch um die austretenden Hirnnerven bilden, führen zu Schädigungen, eventuell auch zum Funktionsausfall dieser Nerven. Sie sind neben den malazischen Prozessen im Gehirn selbst, die durch Verschluß und Verklebung von Hirngefäßen oder durch Ruptur dieser Gefäße entstehen, die Hauptursache für Defektheilungen. Sie sind aber auch zum Teil mitschuldig an manchen endokrinen Störungen. So kann z. B. der Hypophysenstiel durch diese Fibrosierung eingeengt und wirkungslos gemacht werden, so daß einmal das Bild der Dystrophia adiposogenitalis entstehen, zum anderen das Cushing-Syndrom auftreten kann.

Bei einer großen Zahl unserer Kinder konnten wir unter der Streptomycintherapie einen übergroßen Fett- und Wasseransatz beobachten, der weit über einen normalen Gewichtsansatz hinausging. Hier glauben wir wieder, daß das Streptomycin zu einer verhältnismäßig stabilen Änderung des Wasserhaushaltes führt, die sich erst Monate nach Absetzen des Streptomycins wieder langsam ausgleicht. Kinder, die wir mit derartigem starken Gewichtsansatz nach Hause entließen, zeigen im Laufe von Monaten und Jahren einen langsamen Rückgang zu normalen Gewichts- und Körperverhältnissen.

Destruktive Prozesse

Augenmuskellähmungen und -störungen sind genau so zwanglos zu erklären wie Akustikusstörungen (s. S. 60). Sie können, aber sie brauchen keinen zentralen Ursprung zu haben. Trophische Störungen bei klinisch ausgeheilten Prozessen im Sinne des Zurückbleibens eines Gliedes konnten wir nicht beobachten, jedoch sehen wir bei Defektheilungen Strikturen und Kontrakturen und Atrophie der Muskulatur der Beine und Arme.

Halbseitenkrämpfe sind genau so zu beobachten wie ganzseitige Krämpfe, die tonisch-klonischer oder tetanischer Natur sein können. Sie brauchen nicht ein deletäres Zeichen zu sein, bedeuten auch meist nicht bei klinisch ausgeheilten Fällen eine Dauerschädigung. Zentrale Atemlähmung ist fast immer die Todesursache. Sie wird hervorgerufen durch Druck des Hydrozephalus auf das Atemzentrum und durch Narbenbildungen.

Bei den zwei Fällen, die wir nach Durchbruch eines spondylitischen Abszesses im Bereich der Lendenwirbelsäule beobachten konnten, ist das Bild der Kranken prognostisch günstiger zu stellen als bei den übrigen drei Einwanderungswegen der Tb-Bakterien in den Liquor. Diese Kinder (Fall 20 Dieter G., Fall 95 Manfred S.) reagierten verhältnismäßig schnell auf das Streptomycin; sie liegen im Gipsbett, können daher nur subokzipital punktiert werden, sie zeigen aber unter der Streptomycineinwirkung keine schnellere Abheilung des Knochenprozesses als ohne Streptomycintherapie. Der Vorteil einer chirurgischen Ausräumung mit Einbringen von Streptomycin in die Abszeßhöhle, wie es Kastert beschreibt, ist für uns nicht entscheidend bewiesen. Einige derartige, von uns an Knochen vorgenommene Therapieversuche haben kein eindeutiges Ergebnis gezeigt; es fand sich dabei aber ein verhältnismäßig hoher Streptomycinblutspiegel, ein Zeichen also, daß Streptomycin aus der chirurgisch ausgeräumten Höhle schnell abfließt.

Wie verhalten sich aus der Streptomycinbehandlung entlassene Kinder mit „klinisch ausgeheilter“ Meningitis tuberculosa?

Trotz aller persönlichen Warnungen und trotz schriftlicher Mitteilungen sind mehrere dieser Kinder schutzgeimpft worden gegen Pocken, Diphtherie, Scharlach, Keuchhusten u. a. Es wurden entgegen unseren Befürchtungen keinerlei schädigende Wirkungen beobachtet.

Mehrere dieser Kinder haben auch interkurrente schwere Erkrankungen durchgemacht, wie Pneumonie, Grippe, Scharlach, Diphtherie, Masern und Pertussis, ohne daß es zum Wiederaufflackern der Meningitis tbc kam. Überanstrengungen, z. B. in der Schule und bei Spiel und Sport, und trotz stärksten Abratens vorgenommene Sonnenkuren brachten nur in einem Fall (11 Werner S.) eine — anscheinend durch Fußballspiel in heißer Sonnenglut hervorgerufene — Ruptur eines Hirngefäßes mit nachfolgender Malazie, Halbseitenlähmung und Tod. Dieses Kind war seit Monaten ohne irgendein klinisch wahrnehmbares pathologisches Symptom zu Haus gewesen und erlitt diese Schädigungen unmittelbar im Anschluß an obengenanntes Vorkommnis.

Bei einem zweiten Kind (Fall 48 Detlef O I.), das einen Fußball gegen den Kopf geschossen bekam, handelte es sich sicher nicht um ein Wiederaufflackern der Meningitis, sondern um eine echte Commotio cerebri. Über den Endausgang konnten wir leider nichts in Erfahrung bringen, da das Kind außerhalb unseres Wirkungsbereiches in eine Klinik eingeliefert wurde.

Eine Schwierigkeit besonderer Art verursachen diejenigen Kinder, die eine Meningitis tbc. kurz vor oder während der Pubertätszeit überstehen. Hier kommt es zu intensiven Charakterveränderungen, wie Stimmungslabilität, Vielgeschäftigkeit, oder andererseits Interesselosigkeit, Gereiztheit, Konzentrationsmangel, leichte Ermüdbarkeit, Abneigung gegen jederlei Pflichten, so daß die nun eigentlich beginnende Berufsausbildung nach Abschluß der Schule, der meist noch leidlich erreicht wird, große Schwierigkeiten für die Eltern verursacht. Es ist dabei nicht von einer absichtlichen Trägheit der Kinder zu sprechen, sondern die Umstellung nach einer oft bis zu zwei Jahren dauernden Krankheits- und Nachbehandlungszeit lassen diese Kinder nur äußerst schwer oder mangelhaft in einen Tagesablauf zurückfinden, der nun auch einmal Anforderungen an sie selbst stellt (Fall 5 Alfred W.). Zweifellos sind aber die genannten Symptome auch zum Teil durch anatomische Veränderungen beim Ablauf der Meningitis tbc. hervorgerufen. Inwieweit derartige Kinder für eine gewisse Übergangszeit eventuell eine Unterbringung in einem Heim zur Beschäftigungstherapie erforderlich machen, bleibt vorläufig ein ungelöstes Problem.

Anwendungsart des Streptomycins

Intralumbale Gaben allein geben trotz der Angaben von E. Weidenbusch und K. Wechselberg (234) nicht die gewünschten Endresultate. Der Blutspiegel an Streptomycin ist so gering, daß am streuenden Herd die Konzentration zu niedrig ist und daß dadurch eine Reizung und Resistenzerhöhung der dort befindlichen Tb-Bakterien erfolgt. Die Endergebnisse müssen schlechter sein, weil der streuende Herd als Gefahrenherd bleibt für eine erneute Aussaat in die Meningen, die dann erfolgt mit streptomycinresistenten Tb-Bakterien.

Wir vertreten deshalb die kombinierte intrathekale und intramuskuläre Applikation als Methode der Wahl.

Es wird immer wieder die Behauptung in der Literatur vertreten, daß subokzipitale Gaben von Streptomycin zu stärkeren Vernarbungsprozessen an der Hirnbasis führen und daß deshalb die intralumbale Gabe vorzuziehen sei. Auch wird angeführt, daß der Patient bei subokzipitaler Gabe mehr belästigt wird und daß der Wirkungsgrad der intralumbalen Gabe der der subokzipitalen gleichzusetzen sei; auch sollen während und kurz nach der Injektion mehr oder minder starke Reizerscheinungen auftreten, die sich in Erbrechen und bis zu leichten Krämpfen gesteigerter Unruhe äußern. Wir können an Hand von fast 800 Subokzipitalpunktionen — wenigstens für das Kind — diese Ansicht nicht unwidersprochen lassen. Bei der von uns geübten Technik (Punktion im Sitzen) ist die Schmerzempfindung nicht größer, unseres Erachtens sogar eher kleiner als bei der intralumbalen Injektion. Die Gefahr eines Traumas ist bei guter Technik unseres Erachtens nicht gegeben. Wenigstens haben wir niemals irgendwelche Erscheinungen beobachtet, die stärker als bei der intralumbalen Gabe gewesen wären. Auch die Gefahr stärkerer Vernarbungen an der Gehirnbasis scheint bei der von uns geübten Technik (ausgiebiges Mischen des Liquors mit Streptomycin) nicht gegeben. Andererseits kommt es bei subokzipitaler Gabe einmal zu einem rascheren Durchspülen der Ventrikel. Weiterhin fließt ein Teil des Streptomycins zwangsläufig in den Lumbalkanal ab. Wir möchten daher wenigstens für den Beginn der Therapie die subokzipitale Anwendung des Streptomycins bei gleichzeitiger intramuskulärer Darreichung nicht zugunsten einer nur intramuskulären/intralumbalen Darreichung verlassen. Nach etwa 8 Tagen gehen wir dann von der subokzipitalen zur intralumbalen Punktion über.

Wenn wir täglich 20—30 mg Streptomycin pro kg Körpergewicht intramuskulär und 30—50 mg intralumbal geben, so erreichen wir einen Streptomycinspiegel, der wesentlich über der ursprünglichen Streptomycinempfindlichkeit der Tb-Bakterien liegt, d. h. wir erreichen im Liquor Werte bis zu 20 γ/ccm (durchschnittliche Empfindlichkeit der Tb-Bakterien 0,5—3 γ/ccm). Wir haben weiter bemerkt, daß die anfänglich geübte viermal tägliche Injektion nicht notwendig ist, sondern daß zweimalige Injektionen in 24 Stunden dieselben Werte ergeben. Wir möchten also hier im Anschluß unsere Dosierungsschemata bei alleiniger Darreichung von Streptomycin angeben.

Wir bevorzugen für die intralumbale Gabe Streptomycinsulfat, da wir dabei am wenigsten Eiweißvermehrung und Pleozytose beobachtet haben, während wir für die intramuskuläre Gabe heute das Dihydro-Streptomycin verwenden.

1. (früheres) Behandlungs-Schema

In der ersten Woche:
2 × 500 mg i. m. pro die,
\+ 50 mg s. o. pro die,

bis zum 30. Behandlungstag:
2 × 500 mg i. m. pro die,
\+ 50 mg i. l. pro die,

dann bis zum 90. Behandlungstag:
2 × 250 mg i. m. pro die,
\+ 50 mg i. l. pro die.

2. (jetziges) Behandlungs-Schema

1. Woche:
20 mg Streptomycin pro kg Körpergewicht in 2 Dosen täglich i. m.
\+ 30 mg Streptomycin täglich s. o.

bis zum 60. Behandlungstag:
20 mg Streptomycin pro kg Körpergewicht in 2 Dosen täglich i. m.
\+ 30 mg Streptomycin täglich i. l.

bis zum 120. Behandlungstag:
20 mg Streptomycin pro kg Körpergewicht in 2 Dosen täglich i. m.
\+ 30 mg Streptomycin jeden 2. Tag i. l.

vom 120. Behandlungstag ab:
20 mg Streptomycin pro kg Körpergewicht in 2 Dosen täglich i. m.
\+ 30 mg Streptomycin 2× wöchentlich i. l.

Ergebnis der Therapie nach 1. Schema:

Gesamtzahl	58	
klinisch geheilt	16	27,6%
Defektheilungen	4	6,9%
Exitus	38	65,5%

Ergebnis der Therapie nach 2. Schema:

Gesamtzahl	40	
klinisch geheilt	15	37,5%
Defektheilungen	2	5,0%
Exitus	23	57,5%

Die anfänglich geäußerte Vermutung, daß Kinder unter 4 Jahren für die Streptomycintherapie ungeeignet seien, ist durch unsere und die Ergebnisse anderer Autoren widerlegt worden. Es scheint aber so, als wenn das junge Kind viel leichter mit einem starken Hydrocephalus internus, kombiniert mit eventuell Hydrocephalus externus, reagiert. Die biologisch stärkere Reaktion infolge der veränderten Verhältnisse des Wasserhaushaltes dürfte hierfür ausschlaggebend sein. Es wird immer vom Hydrocephalus internus schlechtweg gesprochen. Wir möchten dabei aber doch 3 Typen unterscheiden: Es gibt

1. Hydrozephalusarten, bei denen es durch stürmische Liquorentwicklung zur schnellen Ausbreitung eines großen Hydrocephalus internus kommt,
2. Hydrozephalusarten, bei denen diese Entwicklung wesentlich langsamer verläuft, bei denen aber im Endeffekt ebenfalls ein großer Hydrocephalus internus die Folge ist,
3. eine Hydrozephalusart, bei der es wohl zur Bildung eines Hydrocephalus internus kommt, der aber stationär bleibt und beim Wachsen des Kindes kaum noch nachweisbare Erscheinungen macht.

Die beiden ersten Formen sind die gefährlichen Formen des Hydrocephalus internus, sie verlaufen unter starken Drucksymptomen, und sie machen eventuell einen chirurgischen Eingriff erforderlich. Die dritte Art ist verhältnismäßig harmloser Natur, erfordert kein besonderes Vorgehen; Kontrolle ist aber angebracht. Wir können uns daher nicht der Ansicht von Goebel (86) anschließen, der die Meinung vertritt, daß das Endschicksal der Streptomycintherapie dem Therapeuten keine erhöhte seelische Belastung bringt. Nach Goebels (86) Ansicht heilt die Meningitis aus, oder das Kind kommt unter zunehmendem Hirndruck ad exitum. Geistige Störungen im Sinne einer Verblödung oder Idiotie sind seiner Meinung nach deshalb nicht zu fürchten. Wir können uns dieser Ansicht nicht anschließen. Der Beginn der Streptomycintherapie bei einer Meningitis bedeutet nach wie vor für den Therapeuten eine seelische Auseinandersetzung. Angesichts des sonst deletären Verlaufes der Meningitis und unter Berücksichtigung der seit Einführung des Streptomycins aus allen Teilen der Welt gebrachten Erfolgsstatistiken müssen wir doch diese Bedenken in den Hintergrund drängen und als Therapeuten in Kauf nehmen, daß mehr oder minder schwere Dauerdefekte zurückbleiben. Dies wirft ein zweites Problem auf: Soll man unter allen Umständen, d. h. auch schon bei länger bestehender vielleicht schon finaler Meningitis noch versuchen, eine Wendung durch Streptomycin zu erzielen?

Unsere Ergebnisse verlangen kategorisch den Versuch einer Heilung mit Streptomycin auch bei finalen Fällen. Wir haben Kinder in unserer Erfolgsstatistik, die anamnestisch seit Wochen krank waren, mit dem klassischen Bild der Meningitis zu uns gebracht wurden und die ausgezeichnet reagierten. Wir haben andererseits Kinder verloren, die im frühest möglichen Stadium in unsere Behandlung kamen (Fall 6 Barbara B., Fall 17 Rita Sch.). Wir bringen als Beispiel je einen Krankheitsverlauf.

Fall 6 Barbara B., geb. 18. 4. 43, Archiv-Nr. 5488/48

Anamnese:

Seit 3 Wochen Müdigkeit, Stimmungslabilität, Erbrechen, Kopfschmerzen, ansteigende Temperaturen, Obstipation, die zusammen mit der allgemeinen extremen Empfindlichkeit zu der Einweisungsdiagnose „paralytischer Ileus“ führte.

Aufnahme:
29. 6. 48. Äußerst elender, reduzierter Allgemeinzustand, Kahnbauch, Jagdhundstellung, Somnolenz, Nackensteife, Opistotonus, Babinski +, Kernig +, Brudzinski +, angedeuteter Fußklonus, träge Pupillenreaktion, Mydriasis, BSG 10/27.

Liquor: klar, Druck erhöht, Pandy +, Heine +, 200/3 Zellen (Lymphozyten), Zucker 26 mg% (Blutzucker 72 mg %), Spinnweb +, TB +, Kultur +.

Lungen: Hilusdrüsentuberkulose.

Therapie:
29. 6. bis 22. 7. 2×500 mg i. m. + 1×50 mg i. th. pro die (erste 8 Tage s. o.),
23. 7. bis 1. 10. 48 2×250 mg i. m. + 1×50 mg i. l. pro die.
Gesamtdosis: 60 Gramm Streptomycin in 95 Tagen.

Verlauf:
Sofortiges Abklingen aller schweren Symptome, komplikationsloser Verlauf. Entlassung am 122. Krankheitstag in „klinisch geheiltem" Zustand.

Fall 17 Rita Sch., geb. 11. 12. 36, Archiv-Nr. 5780/46

Anamnese:
Bei dem zarten 10jährigen Mädchen handelte es sich bei der Aufnahme im Oktober 1946 um eine schwere, doppelseitige, exsudative Lungentuberkulose, die sich bei konservativer Therapie sehr langsam besserte. Mitte Dezember 1948 kam es zu einer akut auftretenden meningealen Aussaat mit allen schweren Krankheitssymptomen.

Liquor: klar, Druck erhöht, Pandy +, Heine neg., 583/3 Zellen (Granulozyten: Lymphozyten = 1 : 3), Zucker 14 mg % (Blutzucker 75 mg %), Spinnweb +, Kultur +, TB +.

Therapie:
14. 9. bis 16. 10. 48 2 × 500 mg i. m. + 50 mg i. l. pro die,
17. 10. bis 9. 12. 48 2 × 250 mg i. m. + 50 mg i. l. pro die.
Gesamtdosis: 60 Gramm Streptomycin in 87 Tagen.

Rezidiv:
7. 2. 49 bis 16. 2. 49 2 × 500 mg i. m. + 50 mg i. l. pro die.
Gesamtdosis: 9,5 Gramm Streptomycin in 10 Tagen.
Totalmenge: 70 Gramm Streptomycin.

Verlauf:
Außerordentlich gutes Reagieren auf die Erstbehandlung mit Streptomycin, so daß es zur Erholung ohne jede Residuen kam. Auch der Lungenbefund hatte sich wesentlich zurückgebildet. Nach 2monatigem Intervall schweres akutes Rezidiv mit Somnolenz und Krämpfen, kein Ansprechen der wiederaufgenommenen Streptomycin-Therapie, so daß innerhalb 10 Tagen der Exitus letalis eintrat.

Zur Dosierung von Streptomycin — Wann und wie lange?

Es erhebt sich die Frage, wann soll die Streptomycintherapie wegen der Unwirksamkeit abgesetzt werden. Kinder, die somnolent in die Klinik gebracht werden und nach etwa 3 Wochen aus der Somnolenz erwachen, dagegen zunehmende Stauungserscheinungen von seiten des Hydrocephalus internus zeigen (Stauungspapille, Gewichtsverlust, Kontrakturen, unveränderter Lumbalbefund), lassen nach unserer Erfahrung auch bei Fortsetzung der Therapie keine nennenswerte Erfolgschance offen. Sie kommen auch bei weiter fortgesetzter Streptomycintherapie in tiefstem Marasmus unter Atemstillstand ad exitum. Hier halten wir es für gerechtfertigt, den schweren Entschluß zu fassen, das Streptomycin abzusetzen, da wir keines der Kinder retten konnten. Dagegen ist das Bestehen auch eines großen Hydrocephalus internus nicht unbedingt ein Grund zum Absetzen der Streptomycintherapie.

Wir schließen uns der Ansicht von Dubois (59) an, der einer ununterbrochenen Streptomycinbehandlung den Vorzug gibt, auch wenn sich der Liquorbefund normalisiert hat. Der Autor verlor bei Behandlung mit Unterbrechung 35% seiner Patienten, bei systematischem Abbruch der Behandlungen nach 5 Monaten 18% und in einer dritten Gruppe bei Behandlung nach der Methode der ersten Gruppe, die aber auch noch Sulphone erhielten, 39%. In der ersten Gruppe traten 34% Rezidive im ersten Jahr ein, in der zweiten Gruppe 59%, in der dritten 24% Rezidive.

Tabelle 1. Geamtübersicht

Fall-Nr.	Name		Alter	Diagnose	Krankheitstag des Therapiebeginns	Ende der 1. Therapie	1. Rezidiv und Beginn der 2. Therapie	Ende der 2. Therapie	2. Rezidiv und Beginn der 3. Therapie	Ende der 3. Therapie	3. Rezidiv und Beginn der 4. Therapie	Ende der 4. Therapie	Endergebnis	Dauer des Klinikaufenthalts
1.	K. E. R.	♂	$1\frac{3}{4}$ J.	M. tbc	17.	103.	164.	176.	—	—	—	—	letal	201.
2.	M. G.	♀	$2\frac{3}{4}$ J.	M. tbc	12.	27.	—	—	—	—	—	—	letal	27.
3.	R. W.	♀	6 J.	M. tbc	11.	34.	—	—	—	—	—	—	letal	38.
4.	H. G.	♀	11 J.	M. tbc	18.	64.	243.	338.	423.	434.	—	—	letal	434.
5.	A. W.	♂	13 J.	M. tbc	11.	117.	—	—	—	—	—	—	Heilung	165.
6.	B. B.	♀	5 J.	M. tbc	22.	115.	—	—	—	—	—	—	Heilung	162.
7.	H. A.	♀	4 J.	M. tbc	10.	145.	—	—	—	—	—	—	letal	252.
8.	G. G.	♂	5. J.	M. tbc	10.	81.	—	—	—	—	—	—	letal	81.
9.	J. K.	♂	1 J.	M. tbc	11.	116.	—	—	—	—	—	—	letal	210.
10.	C. R.	♀	1 J.	M. tbc	13.	95.	—	—	—	—	—	—	letal	188.
11.	W. S.	♂	13 J.	M. tbc	10.	104.	270.	361.	412.	439.	—	—	letal	471.
12.	B. N.	♀	3 J.	M. tbc	28.	73.	—	—	—	—	—	—	letal	84.
13.	P. H.	♂	4 J.	M. tbc	9.	85.	146.	258.	328.	445.	—	—	Heilung	593.
14.	S. L.	♀	6 J.	Mil. Aussaat + M. tbc	5.	83.	144.	156.	—	—	—	—	letal	187.
15.	D. S.	♂	8 J.	Mil. Aussaat + M. tbc	15.	102.	126.	155.	—	—	—	—	letal	175.
16.	H. M.	♂	4 J.	M. tbc	14.	86.	—	—	—	—	—	—	letal	161.
17.	R. S.	♀	11 J.	M. tbc	7.	93.	153.	162.	—	—	—	—	letal	162.
18.	J. L.	♀	7 Mo.	M. tbc	38.	89.	—	—	—	—	—	—	letal	89.
19.	J. M.	♀	$1\frac{3}{4}$ J.	M. tbc	22.	156.	—	—	—	—	—	—	Defektheilung	344.
20.	D. G.	♂	5 J.	M. tbc + Spondylitis	11.	103.	—	—	—	—	—	—	Heilung (M. tbc)	388.
21.	M. S.	♀	$1\frac{1}{4}$ J.	M. tbc	26.	27.	—	—	—	—	—	—	letal	27.
22.	E. H.	♀	5 J.	M. tbc	27.	137.	—	—	—	—	—	—	Defektheilung	308.
23.	D. B.	♂	11 J.	M. tbc	11.	162.	—	—	—	—	—	—	Defektheilung	165.
24.	H. P.	♂	9 Mo.	M. tbc	23.	45.	—	—	—	—	—	—	letal	65.
25.	U. R.	♀	5 J.	Bronchog. Aussaat + M. tbc	42.	1 33.	—	—	—	—	—	—	letal	143.
26.	R. G.	♀	7 J.	M. tbc	17.	110.	—	—	—	—	—	—	letal	189.
27.	P. G.	♂	13 J.	Miliare Aussaat + M. tbc	22.	91.	—	—	—	—	—	—	letal	98.
28.	S. J.	♀	$1\frac{3}{4}$ J.	M. tbc	15.	96.	—	—	—	—	—	—	letal	96.
29.	E. E.	♀	8 J.	M. tbc	15.	88.	—	—	—	—	—	—	letal	142.
30.	B. J.	♂	9 J.	M. tbc	6.	87.	138.	214.	244.	260.	—	—	letal	260.

31.	F. R.	♂	5 J.	M. tbc	29.	89.	—	—	—	—	—	—	letal	97.
32.	B. E.	♂	9. J.	Bronchog. Aussaat + M. tbc	15.	66.	—	—	—	—	—	—	letal	71.
33.	W. T.	♀	6. J.	M. tbc	12.	141.	—	—	—	—	—	—	Heilung	486.
34.	H. P.	♀	1½ J.	M. tbc	11.	124.	—	—	—	—	—	—	Heilung	263.
35.	E. P.	♀	6 J.	Miliare Aussaat + M. tbc	22.	143.	—	—	—	—	—	—	Heilung	165.
36.	H. L.	♂	12 J.	M. tbc	56.	58.	—	—	—	—	—	—	letal	58.
37.	M. W.	♂	7 J.	M. tbc	14.	83.	—	—	—	—	—	—	Defektheilung	260.
38.	W. K.	♂	9 J.	M. tbc	17.	26.	—	—	—	—	—	—	letal	26.
39.	M. R.	♀	6 Mo.	M. tbc	21.	128.	—	—	—	—	—	—	Defektheilung	424.
40.	K. H.	♂	9 J.	M. tbc	15.	110.	—	—	—	—	—	—	Heilung	249.
41.	K. B.	♂	9 J.	M. tbc	15.	110.	—	—	—	—	—	—	Heilung	396.
42.	K. H.	♀	6 J.	M. tbc	9.	34.	—	—	—	—	—	—	letal	34.
43.	M. M.	♀	4 J.	M. tbc	7.	72.	—	—	—	—	—	—	Heilung	295.
44.	E. W.	♀	10 J.	M. tbc	9.	81.	127.	138.	—	—	—	—	letal	140.
45.	D. W.	♀	2 J.	M. tbc	8.	119.	—	—	—	—	—	—	Heilung	160.
46.	D. K.	♂	13 J.	M. tbc	8.	86.	300.	332.	358.	455.	482.	509.	letal	509.
47.	C. B.	♀	4 J.	M. tbc	9.	87.	160.	254.	—	—	—	—	Heilung	375.
48.	D. O.	♂	6 J.	Miliare Aussaat + M. tbc	6.	81.	—	—	—	—	—	—	Heilung	124.
49.	T. B.	♀	7 J.	M. tbc	22.	74.	—	—	—	—	—	—	letal	122.
50.	E. P.	♀	2 J.	M. tbc	9.	123.	163.	298.	347.	363.	—	—	letal	374.
51.	H. L.	♂	9 J.	Miliare Aussaat + M. tbc	22.	99.	135.	219.	240.	244.	—	—	letal	244.
52.	U. C.	♀	5 J.	M. tbc	17.	21.	—	—	—	—	—	—	letal	21.
53.	A. K.	♀	11 J.	M. tbc	4.	88.	—	—	—	—	—	—	letal	126.
54.	R. G.	♀	9 J.	M. tbc	13.	37.	—	—	—	—	—	—	letal	37.
55.	F. K.	♂	5 J.	M. tbc	16.	110.	144.	236.	277.	318.	—	—	letal	318.
56.	P. R.	♂	1¾ J.	M. tbc	18.	66.	—	—	—	—	—	—	letal	66.
57.	S. G.	♀	3 J.	M. tbc	16.	80.	—	—	—	—	—	—	letal	124.
58.	G. R.	♀	6 J.	M. tbc	11.	40.	—	—	—	—	—	—	letal	40.
59.	B. R.	♂	9 J.	M. tbc	21.	171.	—	—	—	—	—	—	Heilung	328.
60.	J. G.	♂	9 J.	M. tbc	7.	80.	—	—	—	—	—	—	Heilung	277.
61.	F. H.	♂	5 J.	M. tbc	22.	33.	—	—	—	—	—	—	letal	38.
62.	B. R.	♀	3 J.	M. tbc	4.	33.	—	—	—	—	—	—	letal	34.
63.	J. R.	♂	5 J.	M. tbc	19.	45.	—	—	—	—	—	—	letal	46.
64.	H. R.	♂	8 J.	M. tbc	12.	111.	133.	138.	—	—	—	—	letal	138.
65.	R. H.	♀	6 Mo.	M. tbc	4.	231.	—	—	—	—	—	—	Heilung	385.
66.	W. W.	♂	7 J.	M. tbc	13.	114.	—	—	—	—	—	—	Heilung	277.
67.	S. H.	♀	2 J.	M. tbc	13.	27.	—	—	—	—	—	—	letal	27.
68.	D. R.	♀	3 J.	M. tbc	15.	145.	—	—	—	—	—	—	Heilung	278.
69.	J. S.	♂	9 J.	M. tbc	9.	92.	—	—	—	—	—	—	Heilung	212.
70.	G. L.	♀	3 J.	Miliare Aussaat + M. tbc	14.	112.	—	—	—	—	—	—	letal	112.

Gesamtübersicht (Fortsetzung)

Fall-Nr.	Name		Alter	Diagnose	Krankheitstag des Therapiebeginns	Ende der 1. Therapie	1. Rezidiv und Beginn der 2. Therapie	Ende der 2. Therapie	2. Rezidiv und Beginn der 3. Therapie	Ende der 3. Therapie	3. Rezidiv und Beginn der 4. Therapie	Ende der 4. Therapie	Endergebnis	Dauer des Klinikaufenthalts
71.	H. N.	♂	15 J.	M. tbc	50.	96.	—	—	—	—	—	—	letal	105.
72.	N. K.	♂	1½ J.	M. tbc	9.	130.	—	—	—	—	—	—	Heilung	244.
73.	K. N.	♂	3 J.	M. tbc	14.	156.	309.	327.	368.	498.	—	—	letal	547.
74.	A. B.	♀	6 J.	M. tbc	13.	99.	152.	241.	—	—	—	—	letal	400.
75.	H. K.	♀	5 J.	M. tbc	19.	67.	97.	134.	—	—	—	—	letal	147.
76.	J. M.	♀	2 J.	Miliare Aussaat + M. tbc	10.	200.	—	—	—	—	—	—	Heilung	260.
77.	N. L.	♂	4 J.	M. tbc	16.	51.	—	—	—	—	—	—	letal	51.
78.	K. K.	♀	9 J.	M. tbc	8.	92.	235.	—	—	—	—	—	Heilung	479.
79.	C. R.	♀	3 J.	M. tbc	9.	118.	—	—	—	—	—	—	Heilung	287.
80.	H. D.	♀	4 J.	M. tbc	21.	116.	—	—	—	—	—	—	Heilung	369.
81.	J. T.	♀	2 J.	M. tbc	15.	304.	—	—	—	—	—	—	Heilung	398.
82.	B. R.	♀	4 J.	M. tbc	20.	107.	172.	276.	—	—	—	—	Heilung	401.
83.	C. B.	♀	9 J.	M. tbc	9.	23.	—	—	—	—	—	—	letal	23.
84.	E. K.	♀	1 J.	M. tbc	12.	80.	—	—	—	—	—	—	letal	84.
85.	D. D.	♂	12 J.	M. tbc	8.	98.	—	—	—	—	—	—	Heilung	321.
86.	B. H.	♀	8 J.	Miliare Aussaat + M. tbc	31.	86.	—	—	—	—	—	—	letal	86.
87.	R. Z.	♀	5 J.	M. tbc	14.	214.	—	—	—	—	—	—	Heilung	294.
88.	A. B.	♀	8 Mo.	M. tbc	7.	56.	—	—	—	—	—	—	letal	96.
89.	H. J. A.	♂	5 J.	Miliare Aussaat + M. tbc	16.	226.	—	—	—	—	—	—	Heilung	—
90.	W. S.	♂	10 Mo.	M. tbc	10.	22.	—	—	—	—	—	—	letal	22.
91.	G. B.	♂	7 Mo.	Miliare Aussaat + M. tbc	2.	58.	—	—	—	—	—	—	letal	88.
92.	J. B.	♀	3 J.	M. tbc	11.	14.	—	—	—	—	—	—	letal	14.
93.	H. W.	♀	5 J.	M. tbc	7.	214.	—	—	—	—	—	—	Heilung	—
94.	G. Z.	♂	1¾ J.	M. tbc	22.	37.	—	—	—	—	—	—	letal	59.
95.	M. S.	♂	4 J.	M. tbc + Spondylitis	10.	180.	—	—	—	—	—	—	Heilung (M. tbc)	—
96.	R. B.	♀	1¾ J.	M. tbc	11.	23.	—	—	—	—	—	—	letal	45.
97.	L. K.	♂	3 J.	M. tbc	10.	112.	—	—	—	—	—	—	Heilung	—
98.	H. R.	♂	11 J.	M. tbc	6.		—	—	—	—	—	—	Defektheilung	—

Gesamtüberblick *) über die hier zur Schilderung gebrachten Patienten

Die Gesamtzahl unserer dieser Arbeit zugrunde liegenden Fälle beträgt 98, davon sind 45 Knaben und 53 Mädchen. Die Zahl ist unseres Erachtens zu klein, um daraus Schlüsse hinsichtlich der Altersverteilung und Geschlechtsdisposition zu ziehen. Immerhin ist bemerkenswert, daß im Alter von 2—6 Jahren bei uns der Gipfelpunkt der Meningitis tbc. lag (12 Knaben und 28 Mädchen), der auch in der nächsten Altersgruppe von 6—10 Jahren (17 Knaben und 13 Mädchen) nur wenig geringer war. Die Präpubertätszeit und die Pubertätszeit selbst waren in auffallend geringem Maß an unseren Zahlen beteiligt (8 Knaben und 5 Mädchen). Von unseren 98 Patienten, von denen ein erheblicher Teil sehr spät zu uns kam, sind 31 Kinder klinisch geheilt und 6 Kinder mit Defekt geheilt — wobei die Beobachtungszeit bisher bis zu 2½ Jahren geht. Dies entspricht ohne Berücksichtigung der Defektheilungen 31,6% der Fälle, die Defektheilungen betragen 6,1% der Fälle.

Wir haben also ein bisheriges Gesamtergebnis erzielt, das sich dem der meisten übrigen Statistiken gleichsinnig zeigt. Dabei muß noch berücksichtigt werden, daß ein größerer Teil unserer Patienten oft noch zusätzlich schwerst geschädigt zu uns kam, nämlich dadurch, daß sie einen oft über einen Tag langen Transportweg durch die Ostzone, meist mit unzureichenden Transportmitteln, hinter sich hatten, eine Tatsache, die die Heilungschancen wesentlich verminderte und die nach kurzer Zeit die Spender — das Internationale Rote Kreuz und die UNICEF — veranlaßte, das Streptomycin über das Berliner Streptomycin-Komitee auszugeben, die Therapie selbst aber in einer der größeren Kliniken der Ostzone vornehmen zu lassen.

Es ist zu berücksichtigen, daß von 58 verstorbenen Kindern 9 als sog. Frühsterbefälle anzusehen sind, da sie innerhalb der ersten zwei Therapiewochen ad exitum kamen.

Die Altersverteilung und den Therapieerfolg bei Berücksichtigung der Geschlechtsdifferenz zeigen Abb. 6a u. b.

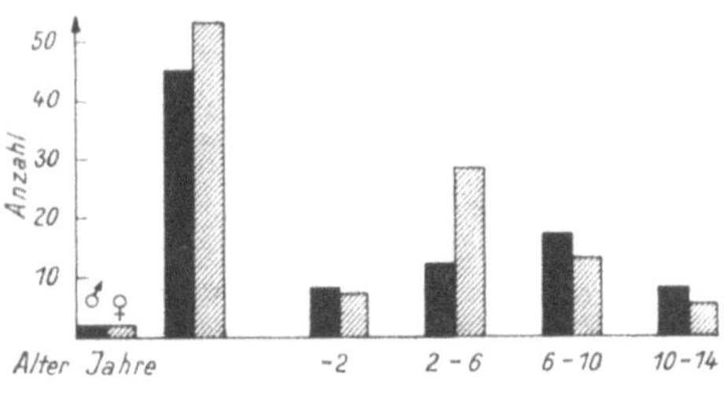

Abb. 6a

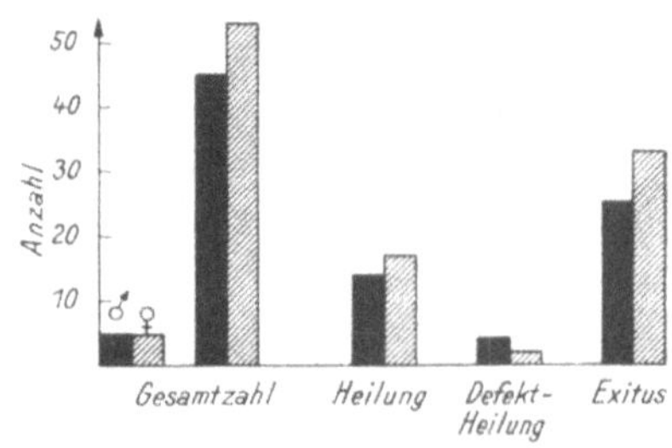

Abb. 6b

Echte Rezidive der Meningitis tbc. wurden bei 18 Fällen beobachtet. Davon wiesen 9 Fälle ein Rezidiv auf, von denen 2 klinisch geheilt wurden, 6 verstarben, während 1 noch in Behandlung war. Zweimaliges Rezidiv bekamen 8 Kinder, davon wurde 1 geheilt und 7 verstarben. Drei Rezidive wies ein Kind auf, das auch verstorben ist. Über die Dauer der Therapie und das Auftreten der Rezidive orientiert die Tab. 7a u. b.

Es hat sich dabei gezeigt, daß die Rezidive unabhängig von der Art der Streptomycinanwendung und unabhängig von einer Intervallbehandlung auftraten. Ebenso war es bis auf einen Fall (11 Werner Sch.) im wesentlichen gleichgültig, ob die Kinder nach Absetzen der Therapie nach entsprechender Aufklärung zu Haus waren

*) Tabelle 2 ermöglicht einen Vergleich mit den Angaben von Ruziczka.

Tabelle 2. Gesamtübersicht (nach Ruziczka)

Lfde Nr.	Alter	Geschlecht	Aufn.-Datum	Wievielter Krankheitstag bei Klinikaufnahme?	Tuberkulin-Probe	TB-nachweis	Diagnose	Intervall-Abstand in Tagen vor der letzten Str.-Gabe	Dauer der i. m. Str.-Therapie	Letzte i. l.-Gabe nach Tagen der i. m.-Therapie	Streptomycinmenge Gesamt	davon s. o. i. l.	ohne Str. seit	Entl.-Datum	Endergebnis
1	1¾	♂	16. 5. 48	17.	1:10000	M + K +	Meningitis tbc.	61	I. 86 II. 12	86 12	60 g 6,8 g	s. o. 1,100 g II. i. l. 3,500 g III. i. l. 0,500 g	28. 11. 48 23	21. 11. 48 201	letal
2	2¾	♀	31. 5. 48	12.	1:100	M +	Meningitis tbc.	—	15	14	14 g	s. o. 0,750 g	—	18. 6. 48 27	letal
3	6	♀	3. 6. 48	11.	1:100	M + K +	Meningitis tbc.	—	23	22	22,9 g	s. o. 0,850 g i. l. 0,300 g	—	2. 7. 1948 38	letal
4	11	♀	21. 6. 48	18.	1:10000	K +	Meningitis tbc.	I. 181 II. 85	I. 46 II. 95 III. 44	46 95 44	36,0 g 60,0 g 39,0 g	s. o. 0,600 g i. l. 1,700 g i. l. 2,500 g i. l. 1,200 g	—	13. 9. 49 434	letal
5	13	♂	26. 6. 48	11.	1:100	M + K +	Meningitis tbc.	—	106	104	63,0 g	s. o. 0,350 g i. l. 4,750 g	10. 10. 48 48	7. 12. 48 165	klinisch geheilt
6	5	♀	29. 6. 48	22.	1:1000	M + K +	Meningitis tbc.	—	93	93	60,0 g	s. o. 0,400 g i. l. 4,350 g	2. 10. 48 47	7. 12. 48 162	klinisch geheilt
7	4	♀	8. 7. 48	10.	1:10000	M +	Meningitis tbc.	—	135	—	75,0 g	i. l. 6,750 g	26. 11. 48 107	12. 3. 49 252	letal
8	5	♂	9. 7. 48	10.	1:1000	M + K +	Meningitis tbc.	—	71	71	39,0 g	s. o. 0,450 g i. l. 2,850 g	—	22. 9. 48 81	letal
9	1	♂	11. 7. 48	11.	1:1000	K +	Meningitis tbc.	—	105	105	60,0 g	s. o. 0,550 g i. l. 4,750 g	26. 10. 48 94	28. 1. 49 210	letal
10	1	♀	3. 8. 48	13.	1:10000	M + K +	Meningitis tbc.	—	82	82	60,0 g	s. o. 0,350 g i. l. 3,800 g	26. 10. 48 93	26. 1. 49 188	letal
11	13	♂	14. 8. 48	10.	1:10000	M + K +	Meningitis tbc.	I. 166 II. 51	I. 94 II. 91 III. 27	94 90	45,175 g 60,250 g 28,400 g	I. s. o. 0,250 g i. l. 3,100 g II. s. o. 0,350 g i. l. 2,600 g III. i. l. 0,900 g	20. 10. 49 32	21. 11. 49 471	letal
12	3	♀	17. 8. 48	28.	1:100	M + K +	Meningitis tbc.	—	45	45	34,000 g	s. o. 0,350 g i. l. 1,950 g	2. 10. 48 10	12. 10. 48 84	letal
13	4	♂	27. 8. 48	9.	1:1000	M + K +	Meningitis tbc.	I. 61 II. 70	I. 76 II. 112 III. 117	76 112 115	60,000 g 60,000 g 61,700 g	s. o. 0,300 g i. l. 3,500 g i. l. 3,900 g i. l. 3,000 g	10. 11. 49 147	6. 4. 50 593	klinisch geheilt
14	6	♀	7. 9. 48	5	1:1000	K +	Miliare Lungen-Tbc. Mengitis tbc.	44	I. 96 II. 14	95	60,000 g 13,000 g	I. s. o. 0,350 g i. l. 4,000 g II. i. l. 0,650 g	8. 2. 48 30	10. 3. 48 187	letal
15	8	♂	25. 9. 48	15.	1:10000	M + K +	Miliare Lungen-Tbc. Meningitis tbc.	24	I. 87 II. 29	87 29	60,000 g 25,000 g	i. l. 3,800 g i. l. 1,400 g	27. 2. 49 20	18. 3. 49 175	letal

16	4	♂	30. 9. 48	14.	1:1000	K +	Meningitis tbc.	—	72	72	54,000 g	i. l. 3,500 g	13. 12. 48 89	25. 2. 49 161	letal
17	11	♀	3. 10. 48	7.	1:10000	K +	Exsudative Lungen-Tbc. Meningitis tbc.		I. 86 II. 9	86 9	60,500 g 9 400 g	I. s. o. 0,250 g i. l. 3,850 g II. i. l. 0,450 g	—	16. 2. 49 162	letal
18	7 Mo.	♀	4. 10. 48	38.	1:1000	M + K +	Meningitis tbc.	—	51	50	13,300 g	i. l. 2,000 g	—	22. 11. 48 89	letal
19	1¾	♂	19. 10. 48	22.	1:1000	M + K +	Meningitis tbc.	—	134	133	60,000 g	s. o. 0,350 g i. l. 3,640 g	5. 3. 49 188	15. 12. 49 344	Defektheilung
20	5	♂	22. 10. 48	11	1:100	M +	Meningitis tbc. Spondylitis	—	93	93	60,000 g	s. o. 0,200 g i. l. 4,450 g	25. 1. 49 284	14. 11. 49 388	klinisch geheilt (M. tbc.)
21	1¼	♀	25. 10. 48	26.	1:10000	K +	Meningitis tbc.	—	1	1	0,290 g	i. l. 0,050 g	—	27. 10. 48 27	letal
22	5	♀	26. 10. 48	27.	1:100	M + K +	Meningitis tbc.	—	110	110	60,000 g	s. o. 0,350 g i. l. 5,200 g	26. 2. 49 171	14. 11. 49 308	Defektheilung
23	11	♂	9. 11. 48	11.	1:1000	M +	Meningitis tbc.	—	151	149	97,500 g	s. o. 0,350 g i. l. 6,050 g	11. 4. 49 3	14. 4. 49 165	Defektheilung
24	9 Mo.	♂	9. 11. 48	23.	1:1000	M + K +	Meningitis tbc.	—	22	22	12,000 g	s. o. 0,350 g i. l. 1,000 g	8. 12. 48 19	27. 12. 48 65	letal
25	5	♀	11. 11. 48	42.	1:10000	M + K +	Bronchogene Lung.-Tbc. Meningitis tbc.	—	81	81	54,000 g	s. o. 0,350 g i. l. 4,150 g	17. 3. 49 9	26. 3. 49 143	letal
26	7	♀	27. 11. 48	17.	1:1000	K +	Meningitis tbc.	—	93	93	60,1 g	s. o. 0,350 g i. l. 3,550 g	2. 3. 49 79	20. 5. 49 189	letal
27	13	♂	30. 11. 48	22.	negativ	M + K + T +	Miliare Lungen-Tbc. Meningitis tbc.	—	69	69	54,200 g	s. o. 0,400 g i. l. 3,000 g	—	15. 11. 49 98	letal
28	1¾	♀	1. 12. 48	15.	1:100	T +	Meningitis tbc.	—	71	71	38,3 g	i. l. 3,6 g	—	21. 2. 49 96	letal
29	8	♀	1. 12. 48	15.	1:100	K +	Meningitis tbc.	—	73	73	60,0 g	s. o. 0,350 g i. l. 3,350 g	13. 2. 49 34	7. 4. 49 142	letal
30	9	♂	4. 12. 48		1:10000	M + K +	Meningitis tbc.	I. 51 II. 30	I. 81 II. 76 III. 44	80 76 39	60,000 g 57,000 g 28,4 g	I. s. o. 0,350 g i. l. 3,750 g II. i. l. 2,350 g III. i. l. 0,900 g	—	14. 9. 49 260	letal
31	5	♂	2. 12. 48	29.	1:1000	M + K +	Meningitis tbc.	—	60	60	47,800 g	s. o. 0,350 g i. l. 2,700 g	8. 2. 49 8	15. 2. 49 97	letal
32	9	♂	1. 12. 48	15.	negativ	M + K + T +	Bronchogene Lung.-Tbc. Meningitis tbc.	—	51	50	36,500 g	s. o. 0,350 g i. l. 0,900 g	5. 2. 49 5	9. 2. 49 71	letal
33	6	♀	30. 12. 48	12.	1:10000	M + K +	Meningitis tbc.	—	129	125	84,000 g	i. l. 4,35 g s. o. 0,35 g	11. 5. 49 345	1. 3. 50 486	klinisch geheilt
34	1½	♀	19. 10. 48	11.	1:10000	M + K +	Meningitis tbc.	—	113	111	61,000 g	s. o. 0,350 g il. . 4,450 g	2. 5. 49 139	20. 9. 49 263	klinisch geheilt
35	6	♀	21. 1. 49	22.	1 100	K +	Miliare Lungen-Tbc. Meningitis tbc.	—	121	120	80,000 g	i. l. 2,5 g	31. 5. 49 36	5. 7. 49 165	klinisch geheilt
36	12	♂	13. 1. 49	56.	1:10000	M +	Meningitis tbc.	—	2	2	2,150 g	s. o. 0,100 g i. l. 0,050 g	—	15. 1. 49 58	letal
37	7	♂	26. 1. 49	14.	1:10000	M +	Meningitis tbc.	—	69	69	54,000 g	s. o. 0,350 g i. l. 2,000 g	16. 4. 49 177	18. 10. 49 260	Defektheilung
38	9	♂	29. 1. 49	17.	1:1000	— Sektion +	Meningitis tbc.	—	9	9	10,000 g	s. o. 0,350 g i. l. 0,150 g	—	7. 2. 49 26	letal

Gesamtübersicht (Fortsetzung)

Lfde Nr.	Alter	Geschlecht	Aufn.-Datum	Wievielter Krankheitstag bei Klinikaufnahme?	Tuber-kulin-Probe	TB-Nach-weis	Diagnose	Intervall. Abstand in Tagen vor der letzten Str.-Gabe	Dauer der i. m. Str.-Therapie	Letzte i. l.-Gabe nach Tagen der i. m.-Therapie	Streptomycinmenge Ges. mt	Streptomycinmenge davon s. o. i. l.	ohne Str. seit	Entl.-Datum	Endergebnis
39	6 Mo.	♀	31. 1. 49	21.	1:100	K +	Meningitis tbc.	—	107	104	60,0 g	s. o. 0,300 g i. l. 4,100 g	24. 5. 49 296	30. 3. 50 424	Defektheilung
40	9	♂	19. 2. 49	15.	1:10000	M +	Meningitis tbc.	—	95	95	64,500 g	s. o. 0,400 g i. l. 2,705 g	28. 5. 49 139	12. 10. 49 249	klinisch geheilt
41	9	♂	26. 2. 49	15.	1:100	M + K +	Meningitis tbc.	—	95	95	63,500 g	s. o. 0,350 g i. l. 3,250 g	28. 5. 49 286	15. 3. 50 396	klinisch geheilt
42	6	♀	10. 3. 49	9.	1:1000	M + K +	Meningitis tbc.	—	25	25	25,750 g	s. o. 0,100 g i. l. 1,150 g	—	3. 4. 49 34	letal
43	4	♀	8. 3. 49	7.	1:10000	M + T +	Meningitis tbc.	—	65	64	61,300 g	s. o. 0,350 g i. l. 2,250 g	22. 5. 49 223	24. 12. 49 295	klinisch geheilt
44	10	♀	17. 3. 49	9.	1:10000	M +	Meningitis tbc.	46	I. 72 II. 11	72 9	61,0 g 7,0 g	i. l. 2,750 g i. l. 0,900 g	—	27. 7. 49 140	letal
45	2	♀	19. 3. 49	8.	1:10000	M +	Meningitis tbc.	—	111	110	60,0 g	s. o. 0,350 g i. l. 3,900 g	9. 7. 49 224	17. 2. 50 343	klinisch geheilt
46	13	♂	24. 3. 49	8.	1:10000	M + K +	Meningitis tbc.	I. 214 II. 36 III. 27	I. 78 II. 32 III. 97 IV. 27	78 — 97 —	61,0 g 30,0 g 60,0 g 13,0 g	i. l. 2,100 g i. l. 0.100 g i. l. 2,000 g	—	8. 8. 50 509	letal
47	4	♀	24. 3. 49	9.	1:10000	M + T +	Meningitis tbc.	73	I. 78 II. 94	—	61,0 g 60,0 g	i. l. 3,0 g i. l. 2,120 g	26. 11. 49 120	25. 3. 50 375	klinisch geheilt
48	6	♂	31. 3. 49	6.	1:10000	T +	Miliare Lungen-Tbc. Meningitis tbc.	—	75	74	60,4 g	i. l .3,0 g	16. 6. 49 43	28. 7. 49 124	klinisch geheilt
49	7	♀	3. 4. 49	22.	1:1000	M + K + T +	Meningitis tbc.	—	52	52	49,550 g	i. l. 2,3 g	26. 5. 49 48	12. 7. 49 122	letal
50	2	♀	1. 4. 49	9.	1:1000	M + K + T +	Meningitis tbc.	I. 40 II. 49	I. 114 II. 135 III. 16	114 135 16	60,000 g 60,000 g 7,150 g	i. l. 3,150 g i. l. 4,000 g i. l. 0,650 g	23. 3. 50 11	2. 4. 50 374	letal
51	9.	♂	6. 4. 49	22.	1:1000	M +	Miliare Lungen-Tbc. Meningitis tbc.	I. 36 II. 21	I. 78 II. 84 III. 4	78 84 4	60,000 g 51,000 g 2,150 g	i. l. 2,450 g i. l. 1,900 g i. l. 0,150 g	—	17. 11. 49 244	letal
52	5	♀	13. 4. 49	17.	1:1000	K +	Meningitis tbc.	—	4	4	4,200 g	i. l. 0,200 g	—	17. 4. 49 21	letal
53	11	♀	19. 4. 49	4.	1:100	M + K +	Meningitis tbc.	—	84	—	57,500 g	s. o. 0,100 g i. l. 2,700 g	14. 7. 49 37	20. 8. 49 126	letal
54	9	♀	23. 4. 49	13.	1:10000	T +	Meningitis tbc.	—	24	24	25,600 g	i. l. 1,200 g	—	17. 5. 49 37	letal
55	5	♂	22. 4. 49	16.	1:10000	M +	Meningitis tbc.	I. 34 II. 41	I. 94 II. 92 III. 41	93 92 41	60,000 g 60,000 g 21,000 g	i. l. 2,700 g i. l. 2,300 g i. l. 1,700 g	—	19. 2. 50 318	letal

56	1¾	♂	2. 5. 49	18.	1:10000	T +	Meningitis tbc.	—	48		26,200 g	s. o. 0,350 g i. l. 2,100 g	—	20. 6. 49 66	letal
57	3	♀	4. 5. 49	16.	1:1000	M + T + K +	Meningitis tbc.	—	62	62	37,400 g	s. o. 0,350 g i. l. 2,750 g	11. 7. 49 42	22. 8. 49 124	letal
58	6	♀	21. 5. 49	11.	1:1000	M +	Meningitis tbc.	—	29	29	25,000 g	s. o. 0,350 g i. l. 0,800 g	—	20. 6. 49 40	letal
59	9	♂	19. 5. 49	21.	1:10000	T +	Meningitis tbc.	—	130	126	60,000 g	i. l. 2,520 g	18. 10. 49	23. 3. 50 328	klinisch geheilt
60	9	♂	23. 5. 49	7.	1:10000	M + K +	Meningitis tbc.	—	84	81	60,000 g	i. l. 2,400 g	16. 8. 49 186	15. 2. 50 277	klinisch geheilt
61	5	♂	22. 5. 49	22.	1:10000	M +	Meningitis tbc.	—	11		10,500 g	s. o. 0,150 g i. l. 0,400 g	—	8. 6. 49 38	letal
62	3	♀	14. 6. 49	4.	1:1000	M +	Meningitis tbc.	—	29	27	15,900 g	s. o. 0,350 g i. l. 1,000 g	—	14. 7. 49 34	letal
63	5	♂	19. 6. 49	19.	1:10000	M + K +	Meningitis tbc.	—	26	26	26,700 g	i. l. 1,300 g	—	15. 7. 49 46	letal
64	8	♂	25. 6. 49	12.	1:100	M + K +	Meningitis tbc.	22	I. 99 II. 5	98 5	66,850 g 3,000 g	i. l. 3,150 g i. l. 0,200 g	—	29. 10. 49 138	letal
65	6 Mo.	♀	27. 6. 49	4.	1:10000	T +	Meningitis tbc.	—	227	226	60,000 g	i. l. 2,200 g	4. 4. 50 154	4. 4. 50 385	klinisch geheilt
66	7	♂	11. 7. 49	13.	1:1000	K +	Meningitis tbc.	—	101	97	62,100 g	i. l. 2,350 g	22. 3. 50 163	22. 3. 50 277	klinisch geheilt
67	2	♀	10. 7. 49	13.	1:1000	M +	Meningitis tbc.	—	14	13	6,100 g	i. l. 0,520 g	—	24. 7. 49 27	letal
68	3	♀	14. 7. 49	15.	1:10000	T +	Meningitis tbc.	—	130	130	60,000 g	i. l. 2,700 g	23. 11. 49 131	5. 4. 50 278	klinisch geheilt
69	9	♂	21. 7. 49	9.	1:100	M +	Meningitis tbc.	—	83	80	60,000 g	i. l. 1,600 g	14. 10. 49 120	18. 2. 50 212	klinisch geheilt
70	3	♀	23. 7. 49	14.	1:100	M + T +	Miliare Lungen-Tbc. Meningitis tbc.	—	98	98	61,150 g	i. l. 2,950 g	—	30. 10. 49	letal
71	15	♂	4. 8. 49	50.	1:1000	M +	Meningitis tbc.	—	46	46	37,0 g	i. l. 1,700 g	20. 9. 49 9	28. 9. 49 105	letal
72	1½	♂	7. 8. 49	9.	1:1000	M +	Meningitis tbc.	—	121	121	60,4 g	i. l. 3,800 g	28. 12. 49 114	8. 4. 50 244	klinisch geheilt
73	3	♂	10. 8. 49	14.	1:1000	M + T +	Meningitis tbc.	I. 153 II. 41	I. 142 II. 18 III. 130	142 18 128	61,160 g 7,200 g 38,000 g	i. l. 4,160 g s. o. 0,280 g i. l. 0,440 g i. l. 2,100 g	27. 11. 50	12. 1. 51	leta
74	6	♀	13. 8. 49	13.	1:10000	K +	Meningitis tbc.	53	I. 86 II. 89	85 87	60,550 g 60,400 g	i. l. 2,300 g i. l. 2,900 g	30. 3. 50 158	4. 9. 50 400	letal
75	5	♀	13. 8. 49	19.	1:10000	K +	Meningitis tbc.	30	I. 48 II. 37	48 37	39,200 g 14,000 g	i. l. 1,750 g i. l. 0,750 g	8. 12. 49 12	20. 12. 49 147	letal
76	2	♀	26. 8. 49	10.	1:10000	T +	Miliare Lungen-Tbc. Meningitis tbc.	—	190	165	91,000 g	i. l. 3,800 g	22. 2. 50 72	5. 5. 50 260	klinisch geheilt
77	4	♂	16. 9. 49	16.	1:100	M +	Meningitis tbc.	—	35	35	29,000 g	i. l. 1,440 g	—	21. 10. 49 51	letal
78	9	♀	29. 9. 49	8.	1:10000	T +	Meningitis tbc.	143	I. 84 II. 178	84 177	61,000 g 62,000 g	i. l. 3,300 g i. l. 3,200 g	9. 11. 50 66	13. 1. 51 479	klinisch geheilt
79	3	♀	3. 11. 49	9.	1:1000	M + K + T +	Meningitis tbc.	—	109	109	60,500 g	i. l. 3,300 g	26. 2. 50 169	16. 8. 50 287	klinisch geheilt
80	4	♀	22. 10. 49	21.	1:1000	M + K + T +	Meningitis tbc.	—	95	95	63,000 g	i. l. 3,280 g	6. 2. 50 253	29. 6. 50 369	klinisch geheilt

Gesamtübersicht (Fortsetzung)

Lfde Nr.	Alter	Geschlecht	Aufn.-Datum	Wievielter Krankheitstag bei Klinikaufnahme?	Tuberkulin-Probe	TB-nachweis	Diagnose	Intervall-Abstand in Tagen vor der letzten Str.-Gabe	Dauer der i. m. Str.-Therapie	Letzte i. l.-Gabe nach Tagen der i. m.-Therapie	Streptomycinmenge Gesamt	davon s. o. i. l.	ohne Str. seit	Entl.-Datum	Endergebnis
81	2	♀	12. 11. 49	15.	Moro +	M + T +	Meningitis tbc.	—	289	289	60,000 g	i. l. 2,700 g	6. 9. 50 92	7. 12. 50 398	klinisch geheilt
82	4	♀	28. 11. 49	20.	1:10000	M + K + T +	Meningitis tbc.	65	I. 87 II. 104	87	27,500 g 32,500 g	i. l. 2,400 g i. l. 0,930 g	15. 8. 50 125	18. 12. 50 401	klinisch geheilt
83	9	♀	6. 12. 49	9.	1:1000	M +	Meningitis tbc.	—	14	14	7,500 g	i. l. 0,530 g	—	22. 12. 49 23	letal
84	1	♀	12. 12. 49	12.	1:10000	M +	Meningitis tbc.	—	68	68	14,000 g	i. l. 1,340 g	—	25. 2. 50 84	letal
85	12	♂	3. 1. 50	8.	1:1000	T + K +	Meningitis tbc.	—	90	88	61,200 g	i. l. 2,300 g	3. 4. 50 223	11. 11. 50 321	klinisch geheilt
86	8	♀	20. 2. 50	31.	1:100	M + K + T +	Miliare Lungen-Tbc. Meningitis tbc.	—	55	55	19,000 g	i. l. 1,200 g	24. 3. 50 24	16. 4. 50 86	letal
87	5	♀	24. 2. 50	14.	1:100	M + K + T +	Meningitis tbc.	—	200	199	60,000 g	i. l. 2,540 g	14. 9. 50 91	14. 12. 50 294	klinisch geheilt
88	8 Mo.	♀	2. 3. 50	7.	1:10000	M +	Meningitis tbc. Exsudative Lung.-Tbc.	—	49	44	11,450 g	i. l. 0,360 g	21. 8. 50	29. 9. 50	eta
89	5	♂	7. 3. 50	16.	1:100	T + K +	Miliare Lungen-Tbc. Meningitis tbc.	—	110	208	66,000 g	i. l. 3,450 g	5. 10. 50	noch nicht entl.	klinisch geheilt
90	10 Mo.	♂	14. 3. 50	10.	1:1000	M +	Meningitis tbc.	—	12	11	3,500 g	i. l. 0,220 g	—	26. 3. 50 22	letal
91	7 Mo.	♂	23. 4. 50	2.	1:100	M +	Miliare Lungen-Tbc. Meningitis tbc.	—	56	56	12,500 g	s. o. 0,150 g i. l. 1,050 g	—	18. 7. 50 88	letal
92	3	♀	30. 4. 50	11.	1:10000	K +	Meningitis tbc.	—	3	3	1,620 g	i. l. 0,120 g	3. 5. 50	— 14	letal
93	5	♀	1. 5. 50	7.	1:10000	T +	Meningitis tbc.	—	207	205	60,660 g	i. l. 3,460 g	30. 11. 50	noch nicht entl.	klinisch geheilt
94	1¾	♂	20. 5. 50	22.	1:1000	M + T +	Meningitis tbc.	—	15	15	5,700 g	i. l. 0,480 g	5. 6. 50 21	26. 6. 50 59	letal
95	4	♂	24. 5. 50	10.	1:1000	T +	Meningitis tbc. Spondylitis	—	170	162	60,170 g	s. o. 3,300 g	9. 11. 50	noch nicht entl.	klinisch geheilt (M. tbc.)
96	1¾	♀	16. 6. 50	11.	1:1000	M +	Meningitis tbc.	—	12	12	2,700 g	s. o. 0,120 g i. l. 0,100 g	2. 7. 50 21	23. 7. 50 45	letal
97	3	♂	31. 7. 50	10.	1:10000	T +	Meningitis tbc.	—	102	95	30,000 g	s. o. 0,800 g i. l. 3,000 g	—	noch in Behandl.	
98	11	♂	4. 9. 50	6.	1:1000	K +	Meningitis tbc. Spondylitis	—	135	135	66,770 g	i. l. 2,450 g	—	21. 1. 51	Defektheilung

oder ob sie in der Klinik verblieben. Unser anfängliches Bestreben, die Kinder möglichst lange noch in einer gesonderten Station (Übergangs- und Beobachtungsstation) zu halten, ist langsam dem Bestreben gewichen, bei einer Beobachtungs-

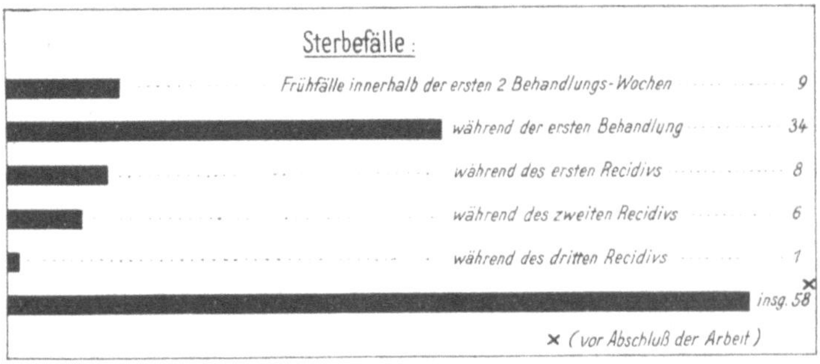

Abb. 7a

zeit von 4—6 Wochen nach Absetzen der Therapie und laufender Kontrolle durch die Klinik eine Frühentlassung vorzunehmen. Unsere Ergebnisse sind seit diesem Vorgehen nicht schlechter geworden.

Klimatische Kuren verbieten sich unseres Erachtens für die ersten zwei Jahre nach der Streptomycintherapie von selbst, da der klimatische Umstellungsreiz leicht zu einem Wiederaufflackern der Herde führen kann.

Einstweilen werden folgende zwei Fragen umstritten bleiben:

1. Wann kann die Streptomycintherapie abgesetzt werden?
2. Welche Kriterien im Liquor müssen verlangt werden, um einigermaßen gegen ein Wiederaufflammen der Meningitis gesichert zu sein?

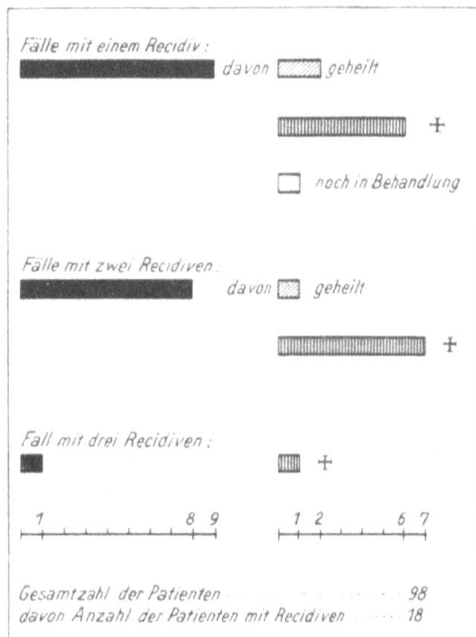

Abb. 7b

Die Ansichten über Dauer und Höhe der Streptomycintherapie gehen weit auseinander. Man versucht teilweise, durch große Dosen gewissermaßen eine Stoßtherapie durchzuführen, man trachtet, durch wechselnde Mengen Streptomycin in bestimmtem Turnus sich der Dynamik in der Entwicklung der Tb-Bakterien anzupassen. Man erstrebt, durch Minimalbehandlung im Intervall zum mindesten einen gewissen Streptomycinspiegel zu erhalten. Wir lassen uns bei unserer Art der Therapie davon leiten, wie das klinische Verhalten der Kinder ist und wie der Liquorbefund aussieht. Wir haben uns nicht überzeugen können, daß z. B. die Schemata von Fanconi (65) oder Löffler (68) bessere Ergebnisse zeitigten als unsere Dosierungsform. Von einer Minimalbehandlung mit unterschwelligem Streptomycinspiegel erwarten wir nur ein Resistentwerden der Tb-Bakterien. Die kombinierte Behandlung mit PAS oder Tb I oder Tb VI hat uns keine eindeutige Überlegenheit gegenüber der alleinigen Streptomycintherapie gezeigt. Wir haben insbesondere damit auch nicht ein zum Tode führendes Rezidiv (Fall 46 Dieter K.) verhüten können. Im allgemeinen glauben wir, daß nach unserem Darreichungsschema bei einer Gesamtmenge von etwa 60 g Streptomycin eine therapeutisch so lange Einwirkung erreicht wird, um die Behandlung zu beendigen. Kleinere Mengen sind unseres Erachtens für einen ausreichenden Dauereffekt nicht genügend. Größere Mengen können im allgemeinen auch nicht ein Rezidiv und nicht den deletären Ausgang verhüten. Wir möchten aber betonen, daß diese Zahl „60" für uns kein Dogma darstellt, sondern daß es ein ungefährer Anhaltspunkt ist.

Die zweite Frage, „wie soll der Liquor bei Absetzen der Therapie beschaffen sein", wird unseres Erachtens zu einseitig betrachtet. Die Forderung, daß normale Eiweiß-, Zell- und Zuckerwerte, Freisein von Spinnwebsgerinnsel vorhanden sein müßte, ist wohl nicht einzuhalten. Wir haben stattdessen häufig gesehen, daß bei den in Abständen von ein bis zwei Monaten vorgenommenen Kontrollpunktionen noch mäßig vermehrte Zellwerte (bis 20/3 Lymphozyten), eine positive Eiweißreaktion und eine leichte Vermehrung der Gesamteiweißmenge (0,8—1,2 nach Kafka) vorhanden sind. Wir glauben deshalb nicht, daß der auf die Meningen durch die Krankheit gesetzte Reizzustand innerhalb bestimmter Zeiträume eindeutig zum Verschwinden kommt. Beobachtungen über eine Reihe von Monaten bei klinisch völligem Wohlsein des Kindes haben uns gezeigt, daß die genannten drei Werte nicht allein als Kriterium für den Wert der Therapie mit Streptomycin betrachtet werden können, sondern daß sie zum überwiegenden Teil als Ausdruck einer unspezifischen Reizung der Meningen angesehen werden müssen. Diese kann sich über sehr lange Zeiträume erstrecken. Wir haben bei langer Nachbeobachtungsdauer in der Klinik (ohne Streptomycin) kein anderes Bild gewinnen können als bei den Kindern, die nach kurzer Beobachtungsdauer nach Hause entlassen wurden. Bei keiner dieser beiden Gruppen ist eine Häufung von Rezidiven zu verzeichnen gewesen.

Wir glauben jedoch, ein wichtiges Kriterium in der Hand zu haben, das uns eindeutiger als die Eiweißreaktionen, der Eiweißwert und die Pleozytose zeigt, wann wir mit der Therapie aufhören können und wann wir eventuell wieder beginnen müssen. Dieses Kriterium sehen wir in Übereinstimmung mit anderen Autoren [z. B. Cathie (34)] im Verhalten des Liquorzuckerspiegels zum Blutzuckerspiegel. Liquorzuckerwerte, die nach anfänglichem Absinken sich einem Werte nähern, der etwa 50% des Blutzuckerwertes erreicht, sind als therapeutisch günstiges Zeichen zu betrachten. Wesentlich verminderte Liquorzuckerwerte (immer im Verhältnis zum Blutzucker) zeigen uns an, daß wir therapeutisch auf sehr schlechter Basis stehen und daß ein Absetzen der Therapie nicht in Frage kommt. Erreichen wir aber über eine Reihe von Wochen etwa 50% des Blutzukerwertes, so können wir nach unseren bisherigen Beobachtungen bei sonstiger klinischer Besserung die Therapie absetzen. Erfahrungsgemäß bleiben diese Liquorzuckerwerte auch während der Beobachtungszeit bei den günstig verlaufenden Fällen gleich hoch; ein erneutes Absinken ist für uns im allgemeinen das Signal für den erneuten Therapiebeginn.

Dabei kann es vorkommen, daß zu dieser Zeit, in der der Liquorzuckerwert absinkt, die drei übrigen, oben erwähnten Kriterien negativ ausfallen. Eine Ausnahme von dieser Regel sehen wir beim Block und beim hochsitzenden Solitärtuberkel, bei denen es durch direkte Reizung des Zuckerzentrums bei gleichzeitigem Anstieg der Zellzahlen und der Eiweißwerte auch zu abnormem Anstieg des Liquorzuckerwertes über 50% des Blutzuckerwertes kommt. Hier haben wir also auch in differentialdiagnostischer (Solitärtuberkel) und in klinisch-therapeutischer (beginnender Block) Hinsicht ein frühzeitiges diagnostisches und therapeutisches Warnsignal. Daß aber auch dieses Kriterium wie alle biochemischen Reaktionen nicht ausnahmslos Gültigkeit hat, zeigt das Verhalten von Fall (13) Peter H., der immer einen erniedrigten Liquorzuckerwert hatte, der zwei Rezidive überstand und der auch heute nach 29 Monaten einen erniedrigten Liquorzuckerwert von 33 mg% aufweist, aber klinisch den Eindruck eines „geheilten" Kindes macht.

Abgesehen von den Zahlen der Düsseldorfer Kinderklinik [Goebel und Mitarbeiter (86)] und den Angaben der italienischen Autoren G. de Toni (226) und G. Frontali (78) ist eine auffallende Übereinstimmung der mitgeteilten Behandlungserfolge festzustellen. Wie weit die Zahlen der Düsseldorfer Klinik sich bei längerer Beobachtungsdauer verändern werden, bleibt abzuwarten. Ob die hohen Heilungsergebnisse der italienischen Autoren auf der sofortigen kombinierten Behandlung mit Sulfonamiden oder Sulfonen beruhen, muß nachgeprüft werden. Immerhin möchten wir zum Schluß dieses Absatzes noch folgendes bemerken:

Schematische Vergleiche der Erfolgsziffern an verschiedenen Behandlungsorten in der ganzen Welt sind nicht ohne weiteres beweiskräftig. Wir möchten zu bedenken geben, daß klimatische, rassische und Umweltfaktoren (Ernährung, Wohnung, Kleidung) eine ausschlaggebende Rolle spielen, so daß man schon allein aus diesen Gründen die Ergebnisse der einzelnen Autoren nicht eindeutig miteinander vergleichen kann.

Verlaufstypen

a) Komplikationsloser „Heilungsverlauf" bei Frühbehandlung

Wir möchten anschließend als Beispiel einzelne Typen des Heilungsablaufes schildern. So bringen wir z. B. den Fall Joachim G. (Nr. 60), bei dem bis heute ein reaktionsloser blander Verlauf in der Heilung vor sich ging. Dieses Kind kam in der Frühphase seiner Erkrankung am 7. Erkrankungstag in unsere Behandlung. Im Liquor wurden reichlich Tb-Bakterien nachgewiesen. Das Kind erhielt in den ersten 43 Tagen je 1,0 g i. m. + 50 mg i. l. Streptomycin, dann weitere 41 Tage bis zum Erreichen von 60 g Streptomycin 500 mg i. m. täglich + zweimal wöchentlich je 50 mg i. l. Auffallend bei diesem Kind war die geringe Eiweißmenge im Liquor, das sehr schnelle Ansteigen der Eosinophilen schon in den ersten Therapietagen und das schon Vorhandensein einer Stauungspapille, die aber nach wenigen Wochen wieder einem normalen Befund Platz machte.

Das Kind wurde dann noch vom 80. bis zum 277. Krankheitstag ohne Streptomycin in der Klinik nachbeobachtet und dann bei normalisiertem Liquorbefund nach Hause entlassen. Der anfänglich vorhandene breitbeinige stampfende Gang hat sich inzwischen verloren. Der Knabe zeigt keine Defekte, auch nicht geistiger oder psychischer Natur.

Fall 60 Joachim G., geb. 22. 6. 39, Archiv-Nr. 275/49

Anamnese:
Seit 6 Wochen wechselnde Beschwerden unklarer Genese. Durchleuchtung ergab: Hilusdrüsentuberkulose.

Seit 5 Tagen Kopfschmerzen, Schwindelgefühl beim Aufsetzen, Jagdhundstellung, häufiges Erbrechen, Inappetenz, Temperatur um 38 Grad, starke allgemeine Empfindlichkeit, besonders geräuschempfindlich.

Aufnahme:
am 29. 5. 49. 9jähriger Knabe in stark reduziertem Körperzustand, eingesunkener Bauch, starke Hautblässe, zusammengerollte Seitenlage, hochgradig berührungs-, licht- und geräuschempfindlich, leichte Nackensteife, Sehnenreflexe lebhaft gesteigert bis auf fehlende ASR, Babinski neg.

Lunge: Hilusdrüsenschwellung (Hilus- und Paratrachealdrüsentbc). Augenhintergrund: Stauungspapille, Gefäßstauung.

Liquor: klar, Druck stark erhöht, Pandy +, Heine neg., 498/3 Zellen (Granulozyten: Lymphozyten = 1 : 3), Zucker 20 mg % (Blutzucker 75 mg %), Spinnweb +, TB. +, Kultur +.

Therapie:
24. 5. bis 25. 6. 49 2× 500 mg i. m. + 1 × 5 mg i. l. pro die (erste Woche s. o.),
26. 5. bis 15. 8. 49 2×250 mg i. m. + 2 × 50 mg i. l. pro Woche pro die.
Gesamtdosis: 60 Gramm Streptomycin in 84 Tagen.

Verlauf:
Langsame, gleichmäßige komplikationslose Erholung, „klinische Heilung" ohne jegliche Residuen, Entlassung am 277. Krankheitstag.

b) Komplikationsloser „Heilungsverlauf" bei Spätbehandlung

(Aus technischen Gründen konnten in den ersten Fällen keine Eiweißbestimmungen angestellt werden.) Dieses Kind (Fall 6) Barbara B. kam am 22. Krankheitstag in kachektischem, tief benommenem Zustand unter der Diagnose Ileus zur Aufnahme, da seit mehreren Tagen kein Stuhl entleert worden war. Der Allgemeinzustand war derartig, daß wir uns sehr schwer noch zur Therapie entschließen konnten. Das Kind erwachte am 17. Therapietage aus seiner Somnolenz, wurde am 95. Therapietag nach Verabfolgung von 60,5 g Streptomycin abgesetzt, noch 68 Tage in der Klinik beobachtet, steht heute noch in Nachkontrolle, geht zur Schule, in der es gut mitkommt; die anfänglichen Gleichgewichtsstörungen und das läppische Wesen haben sich verloren. Dieses Kind ist einer der instruktivsten Fälle unserer gesamten Streptomycinreihe.

c) Letaler Ausgang bei Frühbehandlung

1. Fall 36 Horst L., geb. 1. 10. 39, Archiv-Nr. 34/49

Anamnese:
Seit 3 Wochen müde, matt, unlustig, empfindlich, appetitlos, Nachtschweiß, subfebrile Temperaturen.

Aufnahme:
6. 4. 49. 9jähriger Junge in reduziertem Körperzustand, der matten, ablehnenden Eindruck macht, Sensorium frei, ZNS o. B.
Liquor: ohne pathologischen Befund.
Miliare Lungenaussaat.

Therapie:
9. 4. bis 15. 4. 49 2× 500 mg i. m. pro die.
16. 4. akut auftretende Verschlechterung mit Berührungsempfindlichkeit, Dermographismus, lebhaft gesteigerten Reflexen, Erbrechen, starke Kopfschmerzen, Apathie.
Liquor: klar, Druck erhöht, Pandy +, Heine +, 1216/3 Zellen (Granulozyten: Lymphozyten = 3 : 1), Zucker 37 mg % (Blutzucker 82 mg %), Spinnweb +, TB +.

Therapie:
16. 4. bis 17. 5. 49 2×500 mg i. m. + 50 mg i. l. pro die,
18. 5. bis 25. 6. 49 2× 250 mg i. m. + 50 mg i. l. 2× pro Woche.
Gesamtdosis: 60,5 Gramm Streptomycin in 79 Tagen.

Rezidiv:
31. 7. bis 14. 8. 49 2× 500 mg i. m. + 50 mg i. l. pro die,
15. 8. bis 23. 10. 49 2×250 mg i. m. + 50 mg i. l. 2× pro Woche.
Gesamtdosis: 51 Gramm Streptomycin in 83 Tagen.
Totalmenge: 111,5 Gramm Streptomycin.

Verlauf:
Einleitung der Streptomycin-Therapie wegen der miliaren Lungenaussaat, nach 10 Tagen Hinzutreten einer meningealen Aussaat. Gutes Ansprechen auf Streptomycin sowohl der Meningitis wie auch der miliaren Aussaat. Nach 5wöchigem Intervall relativen Wohlbefindens akut auftretendes schweres Rezidiv, das auf die abermalige Streptomycinbehandlung kaum ansprach. Nach fast 3monatiger Streptomycintherapie Hinzutreten von Krämpfen, starkem Erbrechen, Somnolenz. Exitus letalis durch zentrale Atemlähmung.

2. Fall 46 Dieter K., geb. 28. 2. 36, Archiv-Nr. 2235/48 — 1746/49

Anamnese:
Seit 3 Wochen leichte Ermüdbarkeit, Kopfschmerzen, Stimmungslabilität, Appetitlosigkeit, seit 4 Tagen starker Kopfschmerz über der Nasenwurzel, wiederholtes Erbrechen, Temperaturen bis 39 Grad, lichtscheu, Gliederschmerzen, Obstipation.

Aufnahme:
24. 3. 49. 13jähriger Junge in reduziertem Allgemeinzustand, schwerkranker Gesamteindruck, Sensorium frei, ablehnend, Nackensteife, PSR herabgesetzt, ASR lebhaft, BDR fehlen, Cremasterreflex fehlt, Kernig +, Brudzinski +, Augen o. B.
Lungen: Hilusdrüsenschwellung beiderseits.
Liquor: klar, Druck erhöht, Pandy pos., Heine neg., 915/3 Zellen (1 : 1), Zucker 21 mg % (Blutzucker 92 mg %), Spinnweb +, TB +, Kultur +.

Therapie:
24. 3. bis 4. 5. 49 2×500 mg i. m. + 50 mg i. l. pro die,
5. 5. bis 10. 6. 49 2×250 mg i. m. pro die + 50 mg i. l. 2× pro Woche.
Gesamtdosis: 61 Gramm Streptomycin in 78 Tagen.

1. Rezidiv:
10. 1. bis 2. 11. 50 2×500 mg i. m. pro die in Kombination mit PAS (12,5 Gramm per os pro die),
Gesamtdosis: 30 Gramm Streptomycin + 300 Gramm PAS in 33 Tagen.

2. Rezidiv:
7. 3. bis 5. 4. 50 2×500 mg i. m. pro die + 50 mg i. l. 2× pro Woche,
6. 4. bis 14. 6. 50 2×250 mg i. m. pro die + 50 mg i. l. 2× pro Woche.
Gesamtdosis: 60 Gramm Streptomycin in 96 Tagen.

3. Rezidiv:
11. 7. bis 6. 8. 50 2×250 mg i. m. pro die
Gesamtdosis: 13 Gramm Streptomycin in 27 Tagen.
Totalmenge: 164 Gramm Streptomycin.

Verlauf:
Gutes Ansprechen der Erstbehandlung, so daß der Junge in „klinisch geheiltem" Zustand ohne Residuen nach Haus entlassen werden konnte. Nach 18 Tagen trat das erste Rezidiv ein, das sich unter kombinierter Streptomycin/PAS-Therapie reparierte. Nach 3wöchigem Intervall relativen Wohlbefindens kam es zu einem neuen schweren zweiten Rezidiv, das auf ausschließliche Streptomycintherapie gut ansprach. Doch nach abermaligem Intervall von 3 Wochen setzten die Symptome eines 3. Rezidivs in intensivster Form ein; unter der abermaligen Streptomycin-Medikation erfolgte keinerlei Wirkung, sondern der Junge kam nach 27 Tagen unter Somnolenz und Krämpfen ad exitum.

Chirurgische Therapie

Bei Meningitis tbc. lehnen wir eine Enzephalographie zu diagnostischen Zwecken ab. Die Gründe sind folgende:

1. Der Hydrocephalus internus mäßigen Grades ist auch durch Perkussion und Auskultation in Größe und Ausdehnung mit einiger Sicherheit zu diagnostizieren.
2. Es besteht die Gefahr, daß schon in Abheilung begriffene Herde erneut gereizt werden und wiederum zu streuen beginnen.

Die chirurgische Behandlung des Hydrocephalus internus kann durch vitale Tatsachen erforderlich werden. Es ist dies vor allem bei jüngeren Kindern der Fall, bei denen der Hydrocephalus internus übergroße Ausmaße annimmt. Die Ventrikel-Drainage nach Cathie haben wir in einem Fall (24) Henry P. zur Anwendung gebracht. Wir mußten dabei leider konstatieren, daß bei gut liegendem Drain anscheinend eine besonders starke Reizung im Sinne von Überproduktion von Liquor erfolgte, so daß sich der Liquor bei Abnahme des Verschlusses wie aus einer kleinen Quelle unter starkem Druck entleerte. Wir haben dieses Kind unter denselben Verhältnissen verloren, wie sie auch sonst durch übergroßen Druck beim Hydrocephalus internus vorkommen. Wir sahen uns auf Grund der Erfahrungen anderer Kliniken nicht veranlaßt, weitere Versuche in dieser Hinsicht zu unternehmen.

Der Block

Durch Verklebungen kommt es bisweilen zum sogenannten Block, d. h. zur kompletten oder inkompletten Strömungsbehinderung in den Liquorräumen. Je nach dem Sitz unterscheiden wir den spinalen oder zerebralen Block oder die Kombination beider Arten. Der beginnende Block ist frühdiagnostisch an einigen wesentlichen Symptomen festzustellen. Der Liquor fließt nicht mehr unter Druck bzw.

unter normalem Fluß ab, sondern er tropft langsam. Der Liquor selbst ist beim Austreten aus der Lumbalnadel in seiner Konsistenz anscheinend unverändert. Es kommt aber nach wenigen Minuten auch in der Wärme zu mehr oder minder starker gallertiger Erstarrung. Danach nimmt der Liquor einen ins gelb-grünliche übergehenden Farbton an. Tage vorher schon ist ein deutliches Ansteigen der Gesamteiweißwerte und der Albuminfraktion festzustellen, während die Globuline im allgemeinen keine wesentliche Erhöhung zeigen. Die Zellzahl kann ansteigen, kann aber auch unverändert bleiben. Zur Differentialdiagnose ist es wichtig, den Diffusionsindex festzustellen, der dadurch bestimmt wird, daß die Eiweißwerte gleichzeitig subokzipital und lumbal erbracht werden.

Bei hochsitzendem Block kommt es ähnlich wie bei der Poliomyelitis zu einer direkten Reizung des Zuckerzentrums und raschem Ansteigen des Liquorzuckerwertes. Wir pflegen, in solchen Fällen sofort das Streptomycin abzusetzen und am zweiten Tage intralumbal Heparin in einer Menge von 15 mg täglich zu geben. Dieser streptomycinfreie Tag ist notwendig, um zu verhüten, daß es durch das Zusammenwirken von Heparin und Streptomycin zu einer kompakten Ausfällung des Liquoreiweißes und zur Bildung von Niederschlägen kommt, die die Tendenz zur Blockneigung erst recht fördern. Nach 48stündigem Intervall ist im allgemeinen nur noch so wenig Streptomycin im Lumbalkanal vorhanden, daß diese Gefahr vermieden wird. 12 bis 24 Stunden nach der Heparininjektion ist wieder ein normaler Liquorfluß und wieder ein normales Verhalten des Liquors selbst wie vor der beginnenden Blockbildung festzustellen. Heparin pflegen wir zwei bis drei Tage zu geben und beginnen dann wieder mit der Streptomycintherapie. Diese Technik hat sich bei uns gut bewährt; sie ist auch von anderen Autoren mit mehr oder minder großen Modifikationen zur Anwendung gebracht worden [Cathie (34)].

Differentialdiagnose

Die initiale Meningitis tbc. macht große diagnostische Schwierigkeiten. Die Zahl der nichteitrigen Meningitiden und Erkrankungen der Hirnhäute im Kindesalter ist umfangreich und wir bringen die differentildiagnostisch wichtigen Krankheiten am besten tabellarisch.

1. Meningeale Form der Poliomyelitis.
2. Enzephalitis bei Viruserkrankungen (Masern, Röteln, Mumps, Pertussis, Grippe).
3. Para- und postvakzinale Enzephalitis.
4. Mononukleose.
5. Q-Fieber.
6. Leptospirosen.
7. Schweinehüterkrankheit.
8. Lues.
9. Idiopathische Meningitis nach Ibrahim und Walgreen.
10. Meningitis serosa.

Ein Teil der Erkrankungen ist schon anamnestisch abzutrennen. Bei Virusinfektionen pflegt der Enzephalitis- oder Enzephalo-Meningitis ein mehr oder minder starkes Prodromalstadium voranzugehen, und nach einem Intervall anscheinenden Gesundseins tritt die zweite Erkrankung mit Manifestwerden des meningo-enzephalitischen Krankheitsbildes ein. Bei exanthematischen Erkrankungen, wie Röteln, Masern, und auch bei der Parotitis epidemica, gibt die Anamnese Anhaltspunkte für eine ungefähre Diagnose. Der Liquorbefund und das Verhalten gegenüber der Therapie sind hier dann der Schlußstein zur Beweisführung. Auch die anderen Erkrankungen, wie z. B. Lues, bieten keine diagnostischen Schwierigkeiten, wobei betont werden muß, daß schon zu Beginn des enzephalitischen Stadiums bei allen Formen der Enzephalitis eine gewisse Amimik, Starre und Blässe des Gesichts auffällt. Die größte differentialdiagnostische Schwierigkeit bieten die meningitische Form der Poliomyelitis, die idiopathische Meningitis und die Leptospirose. Alle drei Krankheitsbilder beginnen stürmisch mit Kopfschmerz, vor allem über der Stirn, Erbrechen, Übelsein, akutem Verfall des Kindes, starkem Temperaturanstieg, Berührungsempfindlichkeit; gemeinsam ist ihnen auch, daß sie einen normalen oder erhöhten Liquorzuckerwert aufweisen, der aber bei beginnender Meningitis tbc. ebenfalls vorhanden sein kann, dann allerdings üblicherweise stetig abfällt. Da der frühe Beginn der Therapie mit Streptomycin wesentlich für die Heilung der Meningitis tbc. scheint, können wir nicht abwarten, bis negative Liquorausstriche, negative Kulturen usw. uns den richtigen Weg gewiesen haben. Spinnwebsgerinnsel ist bei allen vier Krankheiten vorhanden, jedoch ist im allgemeinen das Spinnweb bei der Meningitis tbc. hauchfein und zart ausgespannt; es wird aber unter der Streptomycintherapie grobflockig und klumpig. Wir müssen also noch andere Kriterien heranziehen.

Beim Kleinkind unter 3 Jahren gibt die positive Tuberkulinreaktion, wenn nicht eine BCG-Schutzimpfung vorausgegangen ist, einen gewissen Anhalt. Beim älteren Kind läßt uns auch die Tuberkulinreaktion im Stich. Wichtig ist die Beachtung von Frühsymptomen, wie sie z. B. Nohlen (177) bei der meningitischen Form der Poliomyelitis angegeben hat, und das Gesamtbild des Liquors (Zellzahl, Zellart, Verhältnis der Zellarten, Zucker, Eiweiß, Direktausstrich, Kulturversuch). (Siehe Kapitel Mader und Seidler S. 13.)

Trotz allem können bei positiver Tuberkulinreaktion beim Nachweis eines Herdes in der Lunge oder im Bauch, bei Nachweis von Augenhintergrundsveränderungen, die vielleicht im Sinne eines Choreoidaltuberkels gedeutet werden könnten, in seltenen Fällen Direktausstrich, Tierversuch, Kultur steril bleiben, die Liquorveränderungen aber so eindeutig auf eine Meningitis tbc. hinweisen, daß das Unterlassen der Streptomycintherapie heute einen Kunstfehler bedeuten würde. Daß aber die Meningitis tbc. beim Kinde auch bei ausgedehntester Form manchmal klinisch nicht in den Rahmen unserer gewohnten Anschauungen über die Meningitis tbc. zu bringen ist, zeigt uns der Fall des Kindes Brigitte P. Bei diesem war ein typischer Liquorbefund vorhanden, Tb-Bakterien wurden nachgewiesen, es wurden reichlich Chorioidaltuberkel festgestellt. Es hatte eine ausgedehnte bronchogene Streuung, und die Tuberkulinreaktion war positiv. Das Kind war bei der Aufnahme am 4. Krankheitstag in keiner Weise empfindlich und in guter Stimmungslage, es zeigte auch bis zum Beginn der Streptomycintherapie keine Veränderung in seinem Verhalten und ist heute noch nach 90 Tagen Streptomycintherapie im gleichen Zustand.

Wir möchten also bei begründeten Verdachtsfällen, bei denen trotz Ausschöpfung aller diagnostischen Möglichkeiten keine endgültige Klarheit gewonnen werden kann, empfehlen, unverzüglich mit der Streptomycintherapie zu beginnen.

Art der Liquorzellen und ihr Verhältnis zueinander

Der Meningitis tbc. entspricht im Liquor im wesentlichen das Bild einer lymphozytären Reizung. Daneben besteht noch ein kleiner Prozentsatz mononukleärer und histiozytärer Zellen; in den ersten Tagen jedoch ist das vorherrschende Zellelement der Granulozyt. Sehr rasch wandelt sich dann das Bild in das fast lymphozytäre um. Erneutes Wiederauftreten einer größeren Zahl von Granulozyten bedeutet eine erhöhte Reizung. Sie ist dann auch bisweilen das vorherrschende Element und führt zu Zellzahlen, die weit über 3000/3 liegen. Der Liquor ist zu dieser Zeit nicht mehr klar wässerig, sondern nimmt einen leicht getrübten Ton an. Mit der Herabsetzung der Streptomycinmenge oder noch besser mit Absetzen der intralumbalen Streptomycingaben verschwinden nach wenigen Tagen wieder die Granulozyten, und das lymphozytäre Bild tritt wieder in den Vordergrund, wobei gleichzeitig die Zellzahl absinkt. Es ist dies also ein Beweis dafür, wie auch Mader (s. S. 17) berichtet, daß die intralumbale Einverleibung von Streptomycin zu einer Reizung führt. Die granulozytäre Entzündung und die mit ihr verbundene Eiweißvermehrung sind mitbestimmend für das Entstehen von Blockerscheinungen. Die Zellzahl selbst scheint sonst im wesentlichen unabhängig zu sein sowohl von der Höhe des Gesamteiweißes, wie der Eiweißfraktionen, wie auch vom Zustandsbild des Patienten. Auch prognostische Schlüsse können unseres Erachtens nicht daraus gezogen werden.

Verhält sich die Meningitis tbc. mit Miliartuberkulose anders als eine Meningitis tbc ohne Miliartuberkulose?

Das gleichzeitige Bestehen von Meningitis tbc. und Miliartuberkulose wird von manchen Autoren als ungünstig für die Erfolgsaussichten der Streptomycintherapie angesehen. Für den Erwachsenen mögen diese Verhältnisse, vor allen Dingen bei einer Primärstreuung, zutreffen. Die Ergebnisse, die hier in Berlin an anderer Stelle gewonnen wurden und in der Monographie geschildert werden, lassen diesen Schluß zu. Für das Kind, bei dem es sich häufig um eine sekundäre Streuung handelt, können wir dies jedoch nicht bestätigen. Von unseren 13 Fällen mit Meningitis + Miliartuberkulose sind 4 klinisch geheilt und 9 verstorben. Von den 85 Fällen ohne Miliartuberkulose sind 27 klinisch geheilt, 6 Defektheilungen und 49 verstorben. Auch die Häufigkeit der Rezidive war bei unseren verhältnismäßig kleinen Zahlen fast gleichmäßig auf beide Gruppen verteilt.

Pflegekapitel

Die Pflege von an Meningitis tbc. erkrankten Kindern stellt an die Dienst- und Opferbereitschaft der Schwestern ganz außergewöhnliche Anforderungen. Man muß bedenken, daß diese Kinder über längere Zeiträume bewußtlos sind, daß also ihrer Wartung und Pflege besondere Aufmerksamkeit gewidmet sein muß, um Schäden (u. a. Dekubitus, hypostatische und Aspirationspneumonie) zu vermeiden. Bei den Kindern besteht meistens Verhaltung von Stuhl und Urin, und es muß für regelmäßige Entleerung gesorgt sein, eventuell unter manueller Ausräumung der Ampulla recti. Die Lagerung der Kinder muß so sein, daß keine Hautschäden, die durch Bettuchfalten hervorgerufen werden, auftreten könnten. Besondere sorgfältige Herrichtung des Bettes und besonders sorgfältige Pflege der Haut sind erforderlich.

Die Ernährung soll bei Somnolenz des Kindes je nach Alter in leicht durch die Sonde zu gebenden Nahrungsgemischen bestehen, mit denen die dem Alter und Gewicht entsprechenden Nährstoffe in kalorisch ausreichender Menge wie bei einem wachen und sich bewegenden Kinde dargeboten werden sollen. Dies etwaige Überangebot an Kalorien wird kompensiert durch erhöhte Spannungsaktivität der Muskulatur und durch das gelegentliche Erbrechen. Bei der Anlage der Sonde ist gut darauf zu achten, daß die Sonde im Magen liegen muß, daß vor Einfüllung der Nahrung durch Senken des Trichters die im Magen befindliche Luft entfernt wird, da sonst erfahrungsgemäß viel leichter Erbrechen auftritt. Beim somnolenten Kind kommt es trotzdem sehr häufig vor, daß auch bei guter Sondenernährung Brechreiz und Brechakte auftreten, und es bedarf einer sehr geduldigen Handhabung, um nicht unter zu großem Druck zu schnell die Nahrung in den Magen kommen zu lassen. Auch hier wäre die Folge Erbrechen. Es kommt auch leicht zu einem Regurgitieren mit Hochdrücken von Speisebröckeln der letzten Mahlzeit im Magen, da das somnolente, meningitische Kind doch eine langsamere Speisepassage aufweist. Hier hilft oft nur eine Magenspülung und daran im Anschluß die Einführung der Sonde mit der Nahrung. Besonderer Wert wird bei uns darauf gelegt, daß diese Kinder ihren täglichen Bedarf an Vitaminen A, C, D bekommen, und wir geben ihnen daher regelmäßig während der ganzen Behandlungsdauer Lebertran-Vitamin C. Sonst bietet die Ernährung der meningitischen Kinder gegenüber der Ernährung sonstiger tuberkulöser Kinder keine Besonderheiten.

All dies stellt an die pflegenden Schwestern Anforderungen, die nur mit höchstem Einsatzwillen zu meistern sind. Wir kommen deshalb zu der Forderung, daß man Meningitisstationen tunlichst mit nicht mehr als 20 Patienten belegen sollte.

Wir möchten daher gerade an dieser Stelle unseren treuen Mithelferinnen auf der Streptomycinstation und in unserem Labor unseren besonderen Dank aussprechen, da wir uns bewußt sind, daß ohne diese Mithilfe unsere Arbeit kaum durchführbar gewesen wäre.

Zusammenfassend kann man an dieser Stelle betonen, daß durch die Entdeckung von Waksman (207) zum ersten Male ein weitgehender Eingriff und ein weitgehender therapeutischer Effekt gegen die Tuberkulose und speziell gegen die Meningitis tbc. erreicht worden ist. Demgegenüber haben alle negativen Bedenken, die ausgiebig hier und an anderer Stelle dieser Monographie diskutiert werden, zurückzutreten.

Angesichts der früher trostlosen Lage unserer Patienten freuen wir uns heute über eine Anzahl wieder anscheinend vollkommen normaler Kinder, die wieder ihren gewohnten Lebensweg eingeschlagen haben und zum Teil schon die Pubertät, die als besonders kritische Phase anzusehen ist, komplikationslos überwunden haben.

Wir sind uns aber auf der anderen Seite bewußt, daß dieser erfreuliche Anfang nur ein Anfang sein kann. Wir glauben nicht, daß mit dem Streptomycin und der Kombinationstherapie weitere wesentliche Fortschritte zu erzielen sind. Es bedarf also weiterer ausgedehnter experimenteller und klinischer Forschung, um größere und noch entscheidendere Erfolge in der Behandlung der Meningitis tuberculosa zu erzielen.

Weitere nicht im einzelnen zitierte Literatur: Bernhard, Kreis und Lotte (20), Choremis (36), Cocchi (39), Debré, Thiefry und Brissaud (50), Feldman und Hinshaw (71), Levaditi (142), Mordasini (175, 219).

3. Endokrine Störungen *)

A. Nohlen

Aus dem Städt. Kinderkrankenhaus Wedding
(Chefarzt u. ärztl. Direktor: Dr. med. Arno Nohlen)

Es sind folgende Fragen zu stellen:

1. Sind endokrine Störungen Folgen der Meningitis tuberculosa?
2. Sind endokrine Störungen Folgen der Streptomycintherapie?
3. Sind endokrine Störungen Folgen beider Faktoren zusammen?
4. Handelt es sich um echte endokrine Störungen oder um toxische, evtl. toxisch-allergische Vorgänge, die durch das Streptomycin als Medikament hervorgerufen worden sind?
5. Sind leichte vorübergehende Persönlichkeitsveränderungen der Patienten als echte endokrine Störungen zu werten?

Endokrine Störungen bei Meningitis tuberculosa könnten hervorgerufen werden durch:

Läsionen der Hypophyse, des Corpus pineale und der Verbindungswege im Gehirn, Vernarbungen und Reaktionen nach toxischen Einwirkungen auf die genannten Organe,

Einmauerungen abführender Wege durch Narbenstränge an der Basis des Gehirns, direkte Einwirkung auf Kernregionen und Medulla oblongata.

Zu Frage Nr. 1: Tuberkel oder durch Toxine des Tuberkelbakterium hervorgerufene Veränderungen in den verschiedenen Partien der Hypophyse selbst können je nach Art ihres Sitzes sämtliche hypophysären Krankheitsbilder auslösen wie die Makro- und Mikrotumoren.

Demzufolge ist jedes Krankheitsbild möglich, welches auf einer Erkrankung des Vorderlappens, des Infundibulums oder des Hinterlappens beruht. Je nach dem Sitz und der Ausdehnung des Tuberkels werden wir die entsprechenden Krankheitsbilder zu sehen bekommen, wie sie auch bei echten Tumoren oder echten Verkümmerungen bestimmter Zellgruppen der Hypophyse in Erscheinung treten. Spezifische tuberkulöse Erkrankungen der Hypophyse selbst sind sehr selten. Es ist uns aus unserem Krankengut kein einziger Fall bekannt geworden, bei dem sich in der Hypophyse Tuberkel gebildet hätten; jedoch verdanken wir der Freundlichkeit der Kollegen Auersbach und Fickermann vom Tuberkulose-Krankenhaus Heckeshorn die Krankengeschichte und die mikroskopischen Schnitte eines Patienten, bei dem Tuberkel in der Hypophyse mit dem dadurch bedingten Krankheitsbild histologisch nachgewiesen werden konnten.

Es handelte sich um einen 17 Jahre alten männlichen Patienten, der seit Mitte April 1949 erkrankt war und der im Juni 1949 vorübergehend leichte Schwäche und Schmerzempfindlichkeit im rechten Bein zeigte. Es waren dies anscheinend die ersten Zeichen der Meningitis tuberculosa, der Patient kam am 18. 3. 50 trotz ausgedehnter Behandlung mit Streptomycin und PAS ad exitum.

Der Patient war auffallend zart und zeigte bei der Sektion eine Atrophie der Hoden. An umschriebener Stelle wurde neben Blutungen eine ausgedehnte Durchsetzung der Hypophyse mit Rundzellen gefunden, in ihrem Zentrum befanden sich kleinfleckige, spezifische Granulome aus

*) Die vorliegende Arbeit wurde im April 1951 abgeschlossen.

Epitheloidzellen, die durchweg eine leichtgestreckte Form angenommen hatten und somit den Fibroblasten häufig sehr ähnelten. Wenige aber auffallend große Langhannssche Riesenzellen waren vorhanden. Ein Übergreifen auf den Hinterlappen der Hypophyse war nicht feststellbar, obwohl die spezifischen Veränderungen sich weit infiltrierend in den Vorderlappen erstreckten und dabei den Hinterlappen breit berührten.

Gesamtdiagnose: Produktive Tuberkulose der Hypophyse und der anliegenden Dura.

Es scheint somit anscheinend ein Zusammenhang gegeben zwischen der Atrophie der Hoden und der spezifischen Erkrankung des Hypophysenvorderlappens. Wenn man allerdings berücksichtigt, daß sich der Patient bei seiner Aufnahme laut Krankengeschichte als ein sehr zarter männlicher Typ erwiesen hat, so ist zu fragen, ob die Atrophie der Hoden eine sekundäre Folge der hypophysären spezifischen tuberkulösen Erkrankung ist oder ob es sich primär um einen Hypogenitalismus gehandelt hat.

Man kann auf Grund der Sektion als sicher annehmen, daß die spezifischen Veränderungen der Hypophyse nicht sehr alten Datums gewesen sein können, so daß eine eventuelle frühere Einwirkung auf die Gesamtentwicklung des Patienten nicht gegeben erscheint.

Es ist aber hierzu noch zu sagen, daß durch Störungen der Funktion der Hypophyse in irgendeiner Form auch die Korrelation der hormonalen Drüsen gestört wird und es dann zu Krankheitssyndromen kommt, die bekannte andere Krankheitsbilder auslösen, wie z. B. Cushing-Syndrom, Hypertrichosis, Virilismus, Dystrophia adiposogenitalis, Hypogenitalismus, isolierte oder allgemeine Fettsucht, Pseudodystrophia adiposogenitalis, isolierte Striae bei Kindern in der Pubertät und auch bei kleinen Kindern. Die Reihe dieser Erkrankungsformen ist damit nicht erschöpft, es soll nur ein allgemeiner Gedankengang aufgezeigt werden, in welcher Richtung diese Krankheitsbilder auftreten können. Dieselben Krankheitsbilder können auch durch Wirkungen gemäß Fragen 2 und 3 ausgelöst werden.

Einige der die Frage 4 betreffenden Vorgänge sind sicherlich rein toxische Begleiterscheinungen der Streptomycintherapie wie z. B. die Pseudodystrophia adiposogenitalis, die mit einem bleichen, teigigen, verschwommenen Gesicht und Körper der Kinder einhergeht und bei denen eine gewisse Trägheit vorhanden ist. Diese Trägheit und teigigen Schwellungen sind aber sicherlich nicht eine Wirkung der langen Liegedauer während der Streptomycintherapie, sondern sie sind bedingt durch toxische Eigenschaften des Streptomycins oder dessen Verunreinigungen.

Bei der früher üblichen höheren Dosierung mit Streptomycin, welches teilweise noch viele histaminähnliche Beimengungen und ähnliches aufwies, waren diese geschilderten Körperformen und Gesichter der Kinder fast die Regel. Es dauerte meist sehr lange (1—2 Jahre), bis diese Kinder wieder ein einigermaßen normales Aussehen bekamen. Mit der heute bei uns üblichen kleinen Dosierung von 15—30 mg/kg Körpergewicht und bei wesentlich gereinigterem Streptomycin sind diese Bilder fast gänzlich aus unserer Beobachtung verschwunden. Wir behalten nun während der Streptomycintherapie in der Regel grazile und lebhafte muntere Kinder mit einigermaßen gesunden und frischen Farben.

Wie weit eine toxische Spätwirkung auf das Gewebe im Sinne einer Bindegewebsproliferation möglich ist, darüber kann noch nichts Abschließendes gesagt werden. Wir möchten aber diese Möglichkeit immerhin zur Diskussion stellen und auf sie verweisen.

Ob Störungen der Vasomotoren toxischer Natur sind oder auf endokrine Veränderungen zurückgeführt werden müssen, vermögen wir einstweilen nicht eindeutig zu beantworten.

Die Hypertrichosis, der Virilismus und die anderen Krankheitsbilder sind auch bei anderen Meningitiden bekannt, bei denen die Therapie mit anderen Wirkstoffen erfolgte, also z. B. mit Sulfonamiden oder Penicillin. Gerade dieser Vergleich zu den anderen Meningitiden zeigt uns, daß die endokrinen Störungen, die während der Streptomycintherapie zur Beobachtung kommen, wohl kaum auf das Streptomycin zurückzuführen sind. Diese Veränderungen sind zurückzuführen auf die akuten, chronischen oder subchronischen Veränderungen im Ablauf der jeweiligen Meningitis, wobei es wesentlich mitbestimmend ist, ob ein großer oder kleiner Hydrocephalus internus vorhanden ist.

Die Ausheilung der Meningitiden geht auch unter der Einwirkung der Antibiotika und der eventuellen kombinierten Behandlung mit Sulfonamiden unter mehr oder minder starker Narbenbildung einher, und es kommt demzufolge zu den oben geschilderten Krankheitsbildern infolge von Unterbindung oder Erschwerung des Wirksamwerdens der genannten Hormone. Wenn diese zentral steuernden Hormone, vor allen Dingen die der Hypophyse, mehr oder weniger stark in Mitleidenschaft gezogen sind, so ist eine Dysregulation des gesamten übrigen hormonalen Stoffwechsels die Folge, und wir kommen zu diesen großen, sich auf die verschiedenste Art und Weise manifestierenden Bildern der sogenannten endokrinen Störungen.

Einige den endokrinen nahestehende Krankheitsbilder sind eine Folge der langen Bettruhe; sie können als Mastfettsucht bezeichnet werden; andere Störungen, wie die Pseudodystrophia adiposogenitalis, sind toxische Wirkungen durch das Streptomycin, das eine Wassereinlagerung in der Haut und im Unterhautzellgewebe bewirkt, welche verhältnismäßig stabil ist und erst langsam im Laufe von ein bis zwei Jahren wieder zur Norm zurückkehrt. Bei kleiner Dosierung mit gut gereinigten Streptomycinen ist aber dieses Krankheitsbild fast ganz aus unserer Beobachtung verschwunden.

Charakterveränderungen der Kinder sind auf den meningitischen oder meningoenzephalitischen Prozeß zurückzuführen. Sie haben nichts zu tun mit der Einwirkung des Streptomycins; sie sind aber im gewissen Sinne hormonal bedingt, weil eine Unterfunktion der Hypophyse als Folge des meningitischen Prozesses häufig vorhanden ist und so ein anderes Charakterbild des Kindes in Erscheinung treten läßt.

Das Cushing-Syndrom oder der Interrenalismus können hypophysär, aber auch von der Nebenniere aus bedingt sein. Es handelt sich hier um eine Störung der Relation zwischen diesen beiden Organen. Sie ist wohl eine Folge der Meningitis tuberculosa und nicht der Streptomycintherapie.

Striae sind auf dieselbe Art und Weise zu erklären, sie nähern sich bisweilen in ihrem Erscheinungsbild den Striae, die wir bei der Gravidität zu sehen gewohnt sind und haben auch ihren typischen Sitz an Gesäß, Unterbauch oder Oberschenkel. Sie können weißlich-glänzend, 1—2 mm breit sein und sind hervorgerufen durch Zerreißung des Unterhautzellgewebes, so daß dieses durch die Epidermis klaffend hindurchscheint. Eine andere Form der Striae ist bis zu 3 und 4 mm breit, oft rot bis blaurot. Wir sahen sie bisher nur bei Mädchen in der Präpubertät. Hier dürfte eine Einwirkung auf die Sexualorgane, vor allen Dingen des Corpus luteum, anzunehmen sein. Alle genannten Erscheinungen sind reversibel und verschwinden bei Ausheilung der Meningitis tuberculosa, wenn diese ohne Defektbildung vor sich geht.

Zusammenfassung

Endokrine Störungen werden in der Regel nicht durch Streptomycin selbst hervorgerufen.

Pseudoendokrine Störungen des Wasserhaushaltes und der Fettbildung (allgemeine Fettsucht, Pseudodystrophia adiposogenitalis) sind auf toxische Wirkungen des Streptomycins oder der ihm anhaftenden Verunreinigungen zurückzuführen.

Bei vorsichtiger Dosierung mit gereinigtem Streptomycin sind diese Krankheitsbilder zu vermeiden. Eindeutig ist aber für diese Krankheitsbilder die Rolle der Meningitis tuberculosa selbst und der durch sie hervorgerufenen Veränderungen, vor allen Dingen, wenn es sich um eine Meningitis tuberculosa chronica mit persistierendem Hydrocephalus internus handelt.

4. Augenbefunde

A. Obal
Beratender Augenarzt am Städt. Kinderkrankenhaus Berlin-Wedding
(Ärztl. Direktor: Dr. Arno Nohlen)

Mit 3 Abbildungen sowie 5 Fundusbildern von M. Landsberg, akadem. Maler

Die Einführung der Streptomycintherapie bei Meningitis tbc. brachte auch auf augenärztlichem Gebiet eine Fülle neuer Arbeiten über dieses Thema: Verrey u. Barth (1948), Meyer (1949), Baessler (1949), Debré, Monbrun u.a. (1949), Beauvieux, Damade, Bessiere u. Teuliere (1949), Heinsius (1949 u. 1951), Custodis u. Heinemann (1950), Kotlajewskaja (1950) usw. (230, 168, 10, 49, 104, 44, 135, 94, 127, 158, 192, 202, 208, 216). Die Augenveränderungen werden als wichtiges differentialdiagnostisches und prognostisches Merkmal bei dieser Erkrankung angesehen. Die prozentuale Beteiligung des Auges an dem gesamten Krankheitsbild hat sich durch die Streptomycinbehandlung en dadurch protrahierten Krankheitsverlauf wesentlich erhöht.

Der Zweck dieser Arbeit ist zunächst, auf Grund eigener Untersuchungen die Augenveränderungen bei Meningitis tbc. zu beschreiben und anschließend zu versuchen, diese mit dem stets zu erhebenden pathologisch-anatomischen Befund einer Neuritis interstitialis peripherica (im intrakraniellen Verlaufsabschnitt des Sehnerven) in Einklang zu bringen. Aus dem ophthalmoskopischen Befund allein läßt sich freilich eine solche Diagnose kaum stellen. In dieser Hinsicht hat vielleicht Esente (1948) recht, wenn er feststellt, daß es einen für Meningitis tbc. charakteristischen Augenbefund überhaupt nicht gäbe. Andererseits läßt sich aus einem Zusammentreffen mehrerer Augenbefunde, z. B. Neuritis n. optici bzw. Papillenschwellung, miliaren Tuberkeln und Augenmuskellähmungen, z. B. Abducensparesen, doch ohne Zweifel schon aus dem Augenbefund heraus eine Meningitis tbc. diagnostizieren.

Die vorliegende Arbeit beruht auf den Befunden, die sich bei der Augenuntersuchung von 98 Kindern mit Meningitis tbc. von April 1948 bis Ende 1951 erheben ließen. Es handelte sich durchweg um Fälle, die mit Streptomycin behandelt wurden und in denen die Diagnose klinisch und bakteriologisch gesichert war. Die Augenuntersuchungen erfolgten in regelmäßigen Abständen: meist wöchentlich am Krankenbett. Der Augenhintergrund wurde im aufrechten Bild gespiegelt, und zwar in Atropin- oder Homatropin-Mydriasis. Falls Gesichtsfelduntersuchungen gemacht wurden, erfolgte dies mit einem Handperimeter. Die Kinder, die zunächst allen Ärzten wegen der zahlreichen Injektionen und Punktionen vielfach abwehrend gegenüberstehen, lernten nicht selten, daß die Augenuntersuchung schmerzlos war; dadurch wurde das Spiegeln erleichtert und konnte im halb verdunkelten Zimmer bei Kontrolluntersuchungen auch ohne künstliche Mydriasis erfolgen.

Augenmuskellähmungen

Unter den Augenbefunden bei Meningitis tbc. nehmen Motilitätsstörungen der äußeren Augenmuskulatur einen wichtigen Platz ein. Sie sind am Vorliegen eines paralytischen Schielens zu erkennen. Falls wegen Benommenheit der Kinder Schwierigkeiten in der Unterscheidung auftreten, ob ein paralytisches oder konkomitierendes Schielen vorliegt, läßt sich im Zweifelsfalle durch die Befragung der Angehörigen Klarheit schaffen.

Von den drei Hirnnerven der äußeren Augenmuskeln ist der Abducens bei der basalen Meningitis Schädigungen am stärksten ausgesetzt. Und zwar waren $^{9}/_{10}$ aller Motilitätsstörungen ein- oder beiderseitige Paresen des M. rectus lat. Als Ursache kann wohl der lange intrakranielle Verlauf des Abducens angesehen werden, wodurch dieser besonders leicht alteriert wird. Im frühesten Beginn äußert sich diese Abducensschwäche in einem leichten Einwärtsschielen. Wenn das Kind ruhig liegt und keine Blickbewegungen macht, kann dies manchmal deutlicher sein als wenn versucht wird, die Funktion des Muskels durch Blickbewegungen zu prüfen. Es scheint bei leichter Alteration des Nerven nur der Tonus des betroffenen Augenmuskels schwächer zu sein, ohne daß sich schon paralytisches Schielen zeigt. Die Stärke der Motilitätsstörung kann sehr wechseln. Und zwar sieht man das Schielen morgens gewöhnlich ausgeprägter als abends. Die Prognose dieses Lähmungsschielens ist gut; bei Besserung des gesamten Krankheitsbildes bilden sich diese Störungen meist restlos zurück.

Außer den Schädigungen durch fortgeleitete Entzündung können besonders bei Trochlearis-Oculomotorius-Paresen auch Sanguinationen in die Ursprungskerne der Augenmuskelnerven vorliegen [Sänger (1913) (238)]. Oculomotoriusparesen umfassen meist mehrere Augenmuskeln (Ophthalmoplegia externa); sie können auch mit einer paralytischen Mydriasis sowie Ptosis verbunden sein (Ophthalmoplegia totalis).

Eine weitere Motilitätsstörung sind konjugierte Lähmungen; sie betreffen nicht einzelne Augenmuskeln, sondern assoziierte Augenbewegungen. Am häufigsten sind diese in Form einer Konvergenzschwäche zu beobachten. Dies bringt eine gewisse Starre in den Blick der Kinder; es hat vielfach den Anschein, daß gerade die Konvergenz von Schmerzen begleitet ist. Unter den konjugierten Lähmungen ist die der Seitenwender relativ auffällig. Wir sahen sie besonders bei jüngeren Kindern. Durch den Spasmus der Antagonisten kommt es zu Abweichungen nach der entgegengesetzten Seite: déviation conjuguée. Die Prognose der Blicklähmungen ist quo ad vitam im allgemeinen ungünstig; die Ursache sind meist enzephalomalazische Prozesse im Bereich der Pons, der Vierhügel und Bracchia pontis.

Ein weiterer Faktor, der die Augenbewegungen beeinflußt, ist der Turgor des retrobulbären Fettgewebes. Im Anfangsstadium und bei Hydrocephalus internus ist dieser vielfach erhöht und die Augen treten stärker hervor. Auch dieser Exophthalmus kann mit für eine Konvergenzschwäche verantwortlich sein. Im Krampfstadium trägt auch der erhöhte Tonus des sympathisch innervierten M. tarsalis sup. sowie M. orbitalis Mülleri zum Exophthalmus bei. Es können dadurch Bilder zustandekommen, die an Basedow erinnern (Abb. 8).

Pat. Brigitte P., 1½ J., 11. Krankheitswoche, 12,0 Streptomycin. Am Augenhintergrund war außer einem mäßigen peripapillären Ödem kein krankhafter Befund festzustellen. Lunge: bronchogene Aussaat. Liquor: Spinnweb +, Erreger +, Pandy + +. Zellzahl 800 bis 1200/3. Eiweiß: 15—20 (n. Kafka). Blutzucker : Liquorzucker = 80 : 20 mg %.

Ein weiteres Zeichen nervöser Übererregbarkeit ist die ausgesprochene Lichtscheu der Kinder schon in den Anfangsstadien der Erkrankung (Abb. 9). Im fortgeschrittenen Stadium verändert sich die Lidstellung häufig im Sinne einer Ptosis

(Abb. 10). Diese trägt weniger den Charakter einer Okulomotoriusparese, da die Augen bei Erregung noch ganz geöffnet werden können, als vielmehr den einer Hypotonie des sympathisch innervierten M. tarsalis sup.

Pat. Heinz St., 4½ J., 10. Krankheitswoche. 19,0 Streptomycin. Am Augenhintergrund zeigte sich eine beiderseitige Abblassung und unscharfe Begrenzung der Papillen; beginnende neuritische Atrophie. Mäßige Engstellung der Netzhautarterien. Lunge: Hilusdrüsen-Tbc. Liquor: Spinnweb +, Erreger +, Pandy + +. Zellzahl 700—1100/3. Eiweiß: 30—60 (n. Kafka). Blockbildung. Blutzucker : Liquorzucker: 90 : 32 mg %.

Pat. Peter St., 2 J., 10. Krankheitswoche, 25,0 Streptomycin. Am Augenhintergrund zeigte sich eine ausgesprochene Abblassung der Papillen und Engstellung der Netzhautarterien. Zarte Pigmentkörnelung des Fundus mit deutlich durchscheinenden Chorioidealgefäßen. Hydrocephalus internus. Liquor: Spinnweb +, Erreger +, Pandy + +; Blockbildung. Zellzahl 500—800/3. Eiweiß: 22—35 (n. Kafka), Blutzucker : Liquorzucker = 120 : 25 mg %.

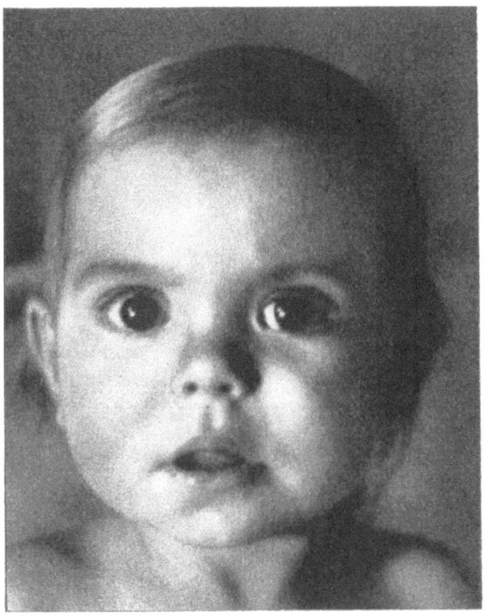

Abb. 8. Der erhöhte Tonus der sympathisch innervierten Mm. tarsalis sup. und orbitalis Mülleri kann Bilder zustandebringen, welche an die Augensymptome bei Basedow erinnern

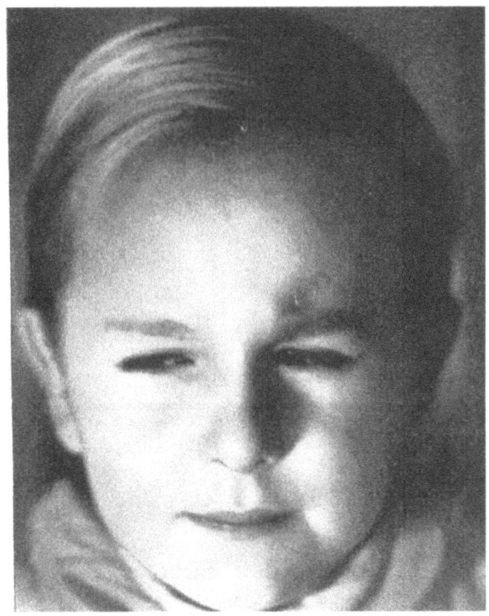

Abb. 9. Die Lichtscheu der Kinder ist bei Streptomycinbehandlung vielleicht besonders ausgeprägt. Sie geht nicht selten mit einer Pupillenträgheit einher

Pupillenstörungen

Störungen der Pupillarreaktion können bei Meningitis tbc. ebenfalls relativ häufig beobachtet werden. In den ersten Stadien der Erkrankung überwiegt eine spastische Mydriasis, die als Zeichen der Sympathikuserregung anzusehen ist und mit zerebralen Erregungszuständen einhergehen kann. Gleichzeitig besteht ein geringer Exophthalmus. Im fortgeschrittenen Stadium ist umgekehrt eine spastische Miosis häufiger. Schließlich kann im Endstadium eine paralytische Mydriasis, begleitet von einer Optikusatrophie, als Zeichen einer Parasympathikuslähmung auftreten.

Die Lichtreaktion ist nicht selten auffallend verlangsamt. Man sieht dies besonders in den mittleren und späteren Stadien der Erkrankung. Die Pupillenträgheit kann solche Ausmaße annehmen, daß man den Eindruck von lichtstarren Pupillen hat.

Die Erscheinung mag mit den atrophischen neuritischen Sehnervenprozessen und den Gesichtsfeldeinschränkungen in ursächlichem Zusammenhang stehen; ferner kommt eine Schädigung der Kerne am Boden des IV. Ventrikels durch den Hydrozephalus in Frage.

Augenhintergrundsveränderungen

Bei der Erhebung der ophthalmoskopischen Befunde trifft man gleich auf gewisse Schwierigkeiten der Nomenklatur. Es können z. B. am Augenhintergrund mehrere Befunde gleichzeitig vorliegen, die es ermöglichen, daß dasselbe Erscheinungsbild in verschiedene Gruppen von Augenhintergrundsveränderungen eingereiht werden kann. So kann ein Maculaödem bzw. ein Ödem des hinteren Augenpoles miliare Tuberkel verdecken; es kann auch die Papille mit einschließen und dann mit Recht als Papillitis bezeichnet werden; schließlich kann derselbe Zustand auch als beginnende Stauungspapille angesprochen werden. Auch die Untersuchungstechnik

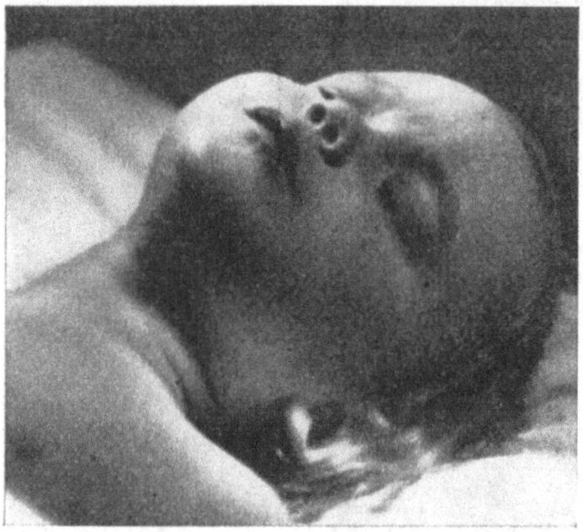

Abb. 10. Im fortgeschrittenen Stadium der Meningitis tbc. ist vielfach eine Ptosis zu beobachten

ist für die Häufigkeit mancher Augenbefunde von Belang, da z. B. im umgekehrten Bild chorioideale Tuberkel viel weniger der Beobachtung entgehen können als im aufrechten. Nun kommen aber auch unspezifische weiße Herdchen, besonders in der Fundusperipherie, vor, und es besteht die Möglichkeit, daß im umgekehrten Bild allein die Unterscheidung zu den typischen miliaren Tuberkeln nicht sicher getroffen werden kann. Des weiteren spielt auch eine gewisse pathologisch-anatomische Vorstellung über die Ursache des Leidens und über den Krankheitsverlauf für die Stellung der Diagnose eine Rolle. Aus diesem Grunde wird wohl in der neueren Literatur dem Auftreten von miliaren Tuberkeln einerseits und der Stauungspapille andererseits besondere Beachtung geschenkt. Hierbei steht das klinische Bild der Miliar-Tbc. und der Hirndrucksteigerung dem Untersucher vor Augen.

In der Vorstreptomycinära nimmt dagegen die Neuritis descendens des Sehnerven den wichtigsten Platz ein. Zahlreiche Autoren [v. Michel (1890), v. Herff (1893), Dreher (1899), Opin (1909), Birch-Hirschfeld (1910), Kohn (1913) u.a. (170, 111, 58, 181, 24, 134)] konnten nachweisen, daß die tuberkulöse Meningitis sehr häufig zu einer entzündlichen Infiltration des Sehnerven führt, die besonders den intrakraniellen Verlaufsabschnitt betrifft. Der histologische Befund von miliaren Tuberkeln sowohl in der Dura- als auch in der Piascheide des Optikus war ebenfalls nicht selten. Es herrschte weitgehende Übereinstimmung darüber, daß der entzündliche Prozeß im intrakraniellen Verlaufsabschnitt beginnt und von der Peripherie zum Zentrum hin sowie deszendierend in Richtung des Bulbus fortschreitet.

Wilbrand und Sänger (238), ebenso v. Hippel (115), stellten das klinische Bild der „Neuritis interstitialis peripherica" der „Neuritis axialis" gegenüber; erstere ist durch konzentrische Gesichtsfeldeinschränkungen, letztere durch Zentralskotome gekennzeichnet. Da im intrakraniellen Verlaufsabschnitt des Sehnerven die Anordnung der Optikusfaser ziemlich konzentrisch ist, ließ sich besonders bei Meningitis tbc. eine weitgehende Übereinstimmung zwischen dem Ergebnis der Gesichtsfelduntersuchungen und dem pathologisch-anatomischen Befund nachweisen.

Rein ophthalmoskopisch ist nach obigen Autoren die Diagnose einer Neuritis interstitialis peripherica kaum zu stellen, denn der Augenspiegelbefund kann hierbei innerhalb weitester Grenzen variieren. Angefangen von einem normalen Fundusbild, wechselten die zu beobachtenden Veränderungen bei der Perineuritis über verschiedene Grade der Venenstauung und eines Netzhautödems bis zum Bild einer Papillitis und Stauungspapille. Als Spätfolge wurden sowohl partielle als auch totale, scharf als auch unscharf begrenzte Abblassungen der Papille beobachtet. Auch die miliare Aussaat von Chorioidealtuberkeln war nicht selten, da ja ätiologisch für die Perineuritis miliare Streuherde in den äußeren Sehnervenscheiden in Frage kommen.

Von den Autoren, die sich in der Vorstreptomycinära mit den Fundusveränderungen bei Meningitis tbc. beschäftigten, möchten wir zunächst Uthoff (1900) (229) anführen, der in 29% Neuritis n. optici, in 5% Venenstauung, in 5% Stauungspapille und in 13% Opticusatrophien fand. Heinzel (105) sah in 15 von 31 Fällen mit Meningitis tbc. Neuritiden und fünfmal Stauungspapille. Wortmann (240) konnte in rund $^1/_3$ seiner Fälle Neuritis feststellen.

Garlick (80) stand auf dem Standpunkt, daß sogar in 80% der tuberkulösen Meningitiden Netzhaut- und Papillenveränderungen bestehen, die durch Neuritis bedingt wären. Das Charakteristikum dieser Perineuritis sei zunächst eine Stauung der Netzhautvenen, später ein eigentümliches blasses Ödem um die Papille, weniger dagegen die Schwellung und Prominenz des Sehnerveneintrittes. Gemeinsam ist diesen älteren Arbeiten auch, daß sie die relative Seltenheit der miliaren Chorioidealtuberkel bei Meningitis tbc. betonen und diesen im Verhältnis zu den Papillenveränderungen weniger Beachtung schenken [Reinhold (191), Uthoff, Wortmann].

Die miliare Chorioidealtuberkulose

Das Aufschießen von Chorioidealtuberkeln (Abb. 11 s. Tafel) weist immer auf die drohende Beteiligung des ZNS hin und verpflichtet zu einer besonders intensiven Streptomycintherapie. Je früher dieser Befund erhoben werden kann und je früher die antibiotische Therapie beginnt, umso besser ist die Prognose.

Pat. Peter G. Der 13jährige Knabe kam kachektisch und somnolent mit miliarer Lungenaussaat und typischer klinischer und serologischer Meningitis tbc. zur Aufnahme.

Die frischen miliaren Herde gelangen bevorzugt in der Gegend der Macula und Papille zur Entwicklung; sie sind rund oder oval, von scheinbarer Linsengröße und verlieren sich unscharf begrenzt in der Umgebung. Anfangs besteht im Bereich des frischen Herdes eine umschriebene Verdickung der Aderhaut, kenntlich an den Lichtreflexen oder am welligen Verlauf eines vorüberziehenden Netzhautgefäßes. Die Netzhaut selbst ist meist unbeteiligt; sie kann auch ein zartes, schleierförmiges Ödem aufweisen.

Unter Streptomycinbehandlung war in diesem Falle nach 2—3 Wochen an den Herdchen eine fein gesprenkelte Pigmentierung festzustellen. Gleichzeitig änderte sich auch der Farbton des Herdes; er bekam wieder zunehmend die gelbrote Farbe der Chorioidea, die Schwellung ging zurück, und die Begrenzung wurde zunehmend unschärfer.

Im Stadium der frischen miliaren Aussaat finden sich meist auch ein peripapilläres Netzhautödem, eine mäßige Schwellung der Papille und Stauung der Netzhautvenen. Diese Zeichen der Neuritis kommen dadurch zustande, daß auch in den Sehnervenstamm selbst eine miliare Aussaat erfolgt. Dieses gleichzeitige Vorkommen von Chorioidealtuberkulose und Neuritis ist auch das Fundusbild, welches die Diagnose einer Meningitis tbc. allein aus dem Augenhintergrundsbefund stellen läßt.

Die miliaren Chorioidealtuberkel haben in allen Arbeiten über Meningitis tbc. sehr eingehende Berücksichtigung gefunden. Die Häufigkeit der positiven Befunde unterliegt freilich beträchtlichen Schwankungen. Verrey und Barth berichten von 16,2%, Heinsius 19,75%, Bäßler 44%, Kotlajewskaja 30%, Illingworth und Wright (230, 104, 10, 135, 120) fanden bei Meningitis mit Miliartuberkulose miliare Herdchen in 64%, bei Meningitis tbc. ohne Miliare iu 5,5%. Auch die folgenden Autoren trennen zwischen der Häufigkeit der Chorioidealtuberkel bei Meningitis tbc. mit und ohne Miliare, so Debré und Monbrun u. a. (1949), wobei sich die Häufigkeitsangaben bei letzteren wie 90 : 23%, bei Custodis und Heinemann 70 : 33% und bei Meyer 60 : 15% (49, 44, 168) verhalten.

An unserem Krankengut war die Häufigkeit der miliaren Aussaat geringer; von 100 Fällen zeigten nur 16 Fälle den typischen Befund; von den 11 Fällen, in denen die Meningitis tbc. zusammen mit einer Miliartuberkulose der Lungen aufgetreten war, konnten wir 5mal miliare Herdchen beobachten. Unter diesen waren zwei Kinder, bei welchen die miliare Aussaat trotz Streptomycintherapie, also im Laufe der Streptomycinbehandlung, aufgetreten war.

Die Ursache für die verschiedenen Angaben kann z. T. in einer unterschiedlichen Technik der Augenhintergrundsuntersuchungen liegen; wird im umgekehrten Bild gespiegelt, so wird kaum ein Herdchen übersehen. Andererseits ist die Vergrößerung nicht so stark, daß die Differentialdiagnose, ob es sich wirklich um typische Miliartuberkel handelt, nicht erschwert wird. Es gibt periphere kleine Aussparungen der Aderhaut, die auf den ersten Blick den Eindruck von spezifischen Herdchen erwecken können, jedoch nicht als tuberkulös anzusprechen sind [Rohrschneider (1948) (197)]. Derartige Veränderungen finden sich auch aus septischer und toxischer Genese sowie als degenerative Erscheinungen.

Ein weiterer Befund, der zusammen mit den miliaren Herdchen besprochen werden soll, ist das Auftreten von größeren solitären Tuberkeln, die mehr gegen die Fundusperipherie hin liegen und anscheinend aus mehreren kleinen Chorioidealtuberkeln konfluiert sind (Abb. 12 s. Tafel). Diese verhalten sich gegenüber der Streptomycintherapie viel resistenter als die einfachen miliaren Tuberkel. Zahlreiche Autoren, die sich mit diesem Thema beschäftigten, sahen die miliaren Herdchen unter Streptomycinwirkung völlig verschwinden [Heinsius, Esente, Custodis u. a. (104, 64, 44)].

Pat. Johanna L., 7 Monate alter Säugling, der mit den typischen Zeichen einer Meningitis tbc. und einer miliaren Lungenaussaat zur Aufnahme kam.

Unter einer Streptomycintherapie von 500 mg i. m. und 50 mg i. l. pro die verschlechterte sich das klinische Bild in den ersten 5 Tagen derart, daß die Therapie abgesetzt wurde. Daraufhin mäßige relative Erholung innerhalb von 8 Tagen. Der Liquorzucker sank bis auf 12 mg %. Nach Wiederaufnahme der Streptomycinmedikation (200 mg i. m. und 50 mg i. l. pro die) trat in den anschließenden 3 Wochen zunächst eine weitere Erholung ein. Das serologische Bild besserte sich wohl zunächst und der Liquorzucker stieg an. Bald setzte jedoch unter dem sich bildenden Hydrocephalus internus eine Verschlechterung der zerebralen Symptome ein; Erbrechen bis zu 8× am Tage. In der 7. Behandlungswoche stieg die Temperatur auf über 40°. Exitus nach 3tägiger Agonie.

Während des wechselnden klinischen Verlaufes blieb der Augenhintergrundsbefund ziemlich konstant. Etwa in der Mitte des Chorioidealtuberkels trat ein Pigmentfleck auf. Trotz des Hydro-

Augenhintergrundsveränderungen

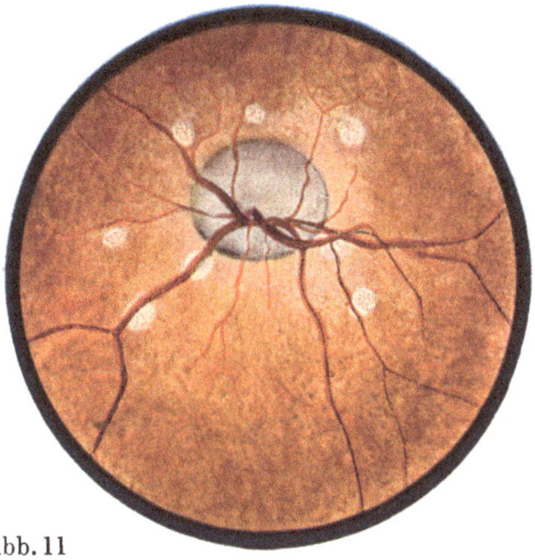

Abb. 11

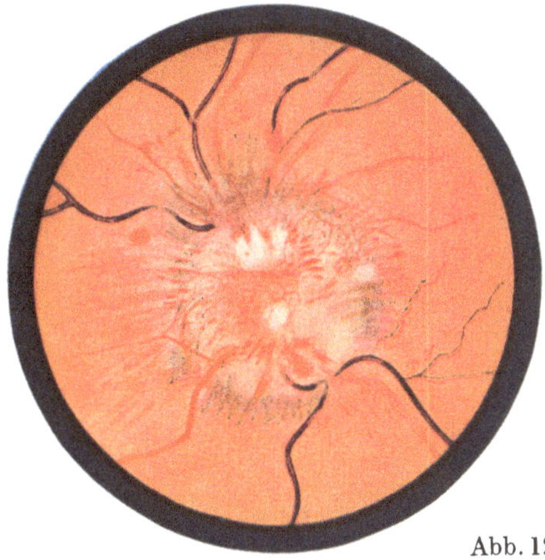

Abb. 12

Abb. 11. Frische miliare Aussaat von Chorioidealtuberkeln

Abb. 12. Großer Chorioidealtuberkel in der Netzhautperipherie bei Meningitis tbc. Ferner besteht eine Abblassung der Papille und ein mäßiges Ödem des hinteren Augenpoles

Abb. 13. Stauungspapille nach akuter Verschlechterung der Meningitis tbc. Starke venöse Hyperämie der Netzhautgefäße, peripapilläres Ödem mit zahlreichen Blutungen

Abb. 14. Optikusatrophie und Engstellung der Arterien bei extrem chronisch verlaufener Meningitis tbc. Zarte weißliche Verschleierung des hinteren Augenpoles

Abb. 15. Exzessiv verengerte Retinalgefäße mit partieller neuritischer Optikusatrophie

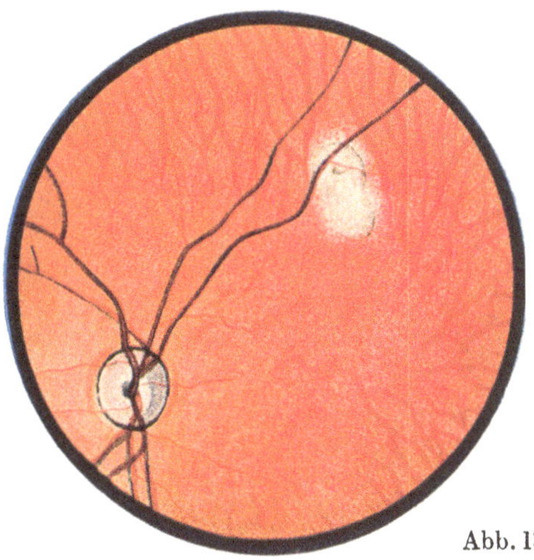

Abb. 13

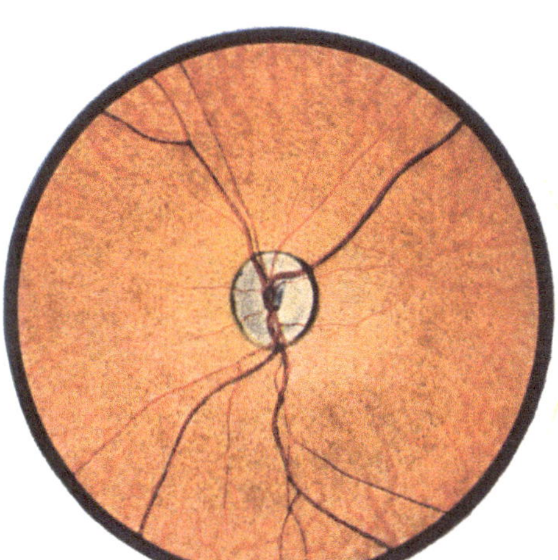

Abb. 14

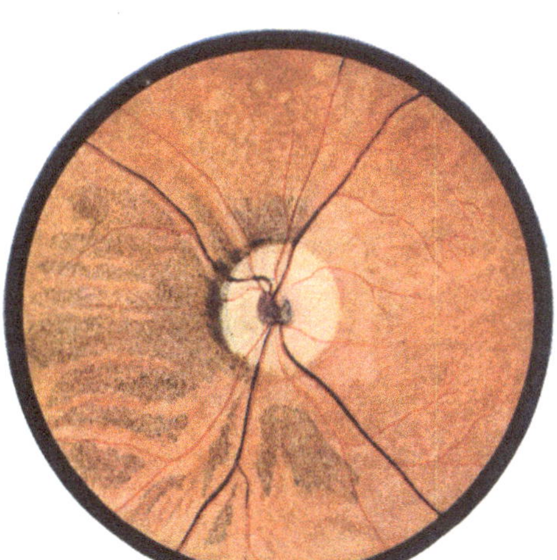

Abb. 15

cephalus internus entwickelte sich keine Stauungspapille; nur das peripapilläre Ödem wurde etwas stärker. Ante finem war der Sehnerveneintritt sehr blaß, die Netzhautgefäße waren relativ eng, jedoch stark geschlängelt. Die Augenmuskelstörungen waren bei dem somnolenten Kind kaum zu prüfen, jedoch bestand eine deutliche Linksabweichung. Etwa eine Woche ante exitum trat eine Antisokorie (Mydriasis rechts) auf.

Die disseminierte Chorioidealtuberkulose weist darauf hin, daß außer einer Tbc-Bazillämie auch noch eine besondere allergische Abwehrlage des Organismus vorhanden ist. In bezug auf die Streptomycinwirkung scheint dies zunächst kein ungünstiges Zeichen zu sein; denn erfahrungsgemäß sprechen gerade die akuten miliaren Schübe recht gut auf Streptomycin an.

Schießen dagegen miliare Chorioidealtuberkel während der Streptomycinbehandlung auf, so mag dies als Zeichen zu verstehen sein, daß infolge einer Resistenzsteigerung der Erreger im jeweiligen Organismus die antibiotische Therapie insuffizient geworden ist.

Ein Beispiel für den Zusammenhang zwischen miliarer Aussaat und Funktion des Endokriniums zeigen die neuesten Arbeiten von Lurie u.M. (1951) (149). Sie konnten bei Versuchstieren (Kaninchen), die mit Cortison vorbehandelt worden waren, durch Tröpfcheninfektion die vierfache Häufigkeit von Miliartuberkeln gegenüber unbehandelten Tieren erzielen. Überdies zeigte sich unter Cortisonwirkung eine deutliche Beschleunigung der Verkäsung der Tuberkel und eine Verstärkung der Tbc-Bazillämie; dagegen waren die regionären Lymphknoten weniger befallen. Da wir nun wissen, daß jeder „stress" (Belastung) des Gesamtorganismus — hierunter versteht Selye Erkältung, Durchnässung, Hunger, besonders Vitamin-B2-Mangel, körperliche Anstrengungen, unspezifische Infektionen, intensive Sonnenbestrahlung u. a. — eine verstärkte NNR-Funktion nach sich zieht, können wir uns auch die Ursache der Resistenzminderung gegenüber Tbc. nach derartigen Einwirkungen erklären. Letzten Endes sind solche Einflüsse auch in der Entstehung der miliaren Aussaat und der miliaren Chorioidealtuberkulose zu berücksichtigen. Nach Lurie (1949) (149) hat übrigens auch das Gelbkörperhormon, welches den Antihyaluronidasetiter im Serum hemmt, einen ähnlichen, das Auftreten der disseminierten Form der Tbc. begünstigenden Einfluß auf den Organismus.

Die Stauungspapille (Abb. 13 s. Tafel)

Vielfach besteht die Ansicht, daß die Papille gleichsam das Manometer des Gehirns sei und intrakranielle Drucksteigerungen sich stets in einer zunehmenden Schwellung des Sehnerveneintrittes manifestieren müßten. Gerade bei Meningitis tbc. ist dies keineswegs immer zutreffend; bei chronischem Hydrocephalus internus fehlt die Stauungspapille sogar sehr häufig.

Pat. Peter G. (derselbe Fall wie Abb. 12). Bei dem 13jährigen Knaben ergab sich in den ersten 3 Wochen trotz wiederholter Krampfzustände eine gute Ansprechbarkeit auf die Streptomycintherapie (2× 500 mg i. m. und 50 mg subokzipital — ab 2. Wo. i. l. — pro die). Nach 7 Wochen waren die miliaren Tuberkeln am Augenhintergrund kaum noch zu sehen. Klinisch zeigte sich ein Ansteigen des Liquorzuckers sowie eine Verminderung der Blutsenkungsgeschwindigkeit, doch anhaltend hohe Lymphozytenzellzahlen. Ständige Gewichtszunahme. Mit Beginn der 8. Therapiewoche rasch zunehmende Verschlechterung bei plötzlich einsetzendem Frühjahrswetter. Innerhalb von 3 Wochen bei ständigem Erbrechen und völliger Somnolenz kam es zur Ausbildung einer hohen Stauungspapille und zum Exitus.

Wenn auch nicht in dem Ausmaß wie die Prozentzahlen der Miliartuberkulose, so schwanken doch die Mitteilungen über die Häufigkeit der bei Meningitis tbc. vorkommenden Stauungspapille ganz erheblich. Bei den mit Streptomycin behandelten tuberkulösen Meningitiden berichten Bäßler (Göttingen) 14%, Heinsius

(Hamburg): 14,82%, Verrey und Barth (Zürich): 24,3%, Meyer (Wien): 20% und Kotlajewskaja (Charkow): rd. 30% Stp. (s. l. c.).

Wenn wir an unserem Berliner Krankengut alle Fälle mit einer Papillenschwellung über 2 D als Stp. bezeichnen, so kommen wir auf 13% Häufigkeit dieses Befundes. Hierbei ist diese Diagnose allein nach der Höhe der Papillenschwellung sicherlich nicht einwandfrei. Es müssen auch noch neuritische Gefäßveränderungen einerseits bzw. die typischen Netzhautblutungen bei Stp. andererseits differentialdiagnostisch in Erwägung gezogen werden. Insgesamt halten wir aber auch die Zahl von 13% Stp. noch für zu hoch und glauben, daß ein Teil von diesen auch Neuritiden waren.

Nicht ohne Interesse war für uns das Auftreten der Stauungspapille im Zusammenhang mit bestimmten Eigenheiten des Krankheitsverlaufes. Stp. war relativ gehäuft bei Frühfällen mit fudroyantem Verlauf und Exitus innerhalb der ersten 10 Tage (50%). Die Stauungspapille bei Rezidiven der Meningitis tbc. war ein Zeichen absolut schlechter Prognose. In manchen unserer Fälle mit Hydrocephalus int. kam es erst nach einer kurzdauernden Periode hohen Fiebers zu einer Stp. Eine ähnlich begünstigende Wirkung wie ein hochfieberhafter Prozeß schienen für die Entstehung der Stp. auch die Otitis media und die Spondylitis tbc. zu haben.

Ophthalmoskopisch ist die Unterscheidung einer Neuritis n. optici von einer Stauungspapille schwierig. Bei der Neuritis beginnt zuerst eine Verschleierung der Papillenmitte, es können exsudative Erscheinungen zu sehen sein; dagegen ist die Prominenz der Papille weniger ausgeprägt. Die Netzhautpartien um die Papille verlieren ihre Durchsichtigkeit; nicht selten besteht ein Ödem des gesamten hinteren Augenpoles, und die Gefäße können von streifigen Trübungen begleitet sein. Im Gegensatz hierzu beginnt die Stauungspapille niemals auf der ganzen Zirkumferenz der Papille, sondern in einem umschriebenen Randbezirk. Meist entsteht diese glasige Netzhauttrübung zuerst am oberen oder unteren, seltener am nasalen Teil, nicht dagegen temporal. Die Papillenfarbe ist rötlich bis rotviolett. Besonders in den Randbezirken des Sehnerveneintrittes fällt die ungleiche Prominenz auf, und zwar ist die stärkste Schwellung oben und unten, wo die Hauptgefäßstämme liegen. Aus diesen Anfangserscheinungen entwickelt sich schließlich das Vollbild der Stauungspapille, die wie ein Pilzkopf in den Glaskörperraum hineinragt und gegenüber der umgebenden Retina Niveauunterschiede von 5 dptr. und darüber haben kann. Der ödematöse Bezirk übertrifft die Größe einer normalen Papille ganz beträchtlich, die Venen sind erweitert und haben starke Windungen; sie können in ihrem Verlauf durch die Trübung des Gewebes unterbrochen erscheinen; am Rand der Papille steigen sie mit einer charakteristischen ellbogenförmigen Biegung in das Niveau der Netzhaut hinab. Radiärstreifige Blutungen, besonders am Rande der Prominenz, vervollständigen das Bild der Stauungspapille (Abb. 13).

Von Interesse ist es, daß in Fällen, wo eine totale oder partielle Optikusatrophie bestand, das Auftreten der Stauungspapille sehr selten zu beobachten war. Hierfür müssen wohl entzündliche Veränderungen in den Sehnervenscheiden oder in den subpialen Septen verantwortlich gemacht werden.

Stauungserscheinungen der Netzhautvenen

Sowohl in den ersten Anfängen der Stauungspapille als auch bei einer Neuritis n. optici sind Stauungserscheinungen der Netzhautvenen sehr ausgeprägt. Freilich muß man mit der Diagnose einer Venenstauung etwas vorsichtig sein; denn auch im normalen Fundusbild erscheinen die Venen im Verhältnis zu den Arterien stärker geschlängelt und etwas weiter. Man trifft auch gelegentlich eine angeborene Tortuositas vasorum retinae, die nicht pathologisch zu sein braucht.

Im Fundusbild der Meningitis tbc. sehen wir eine derartige Venenstauung relativ häufig; in unseren Fällen betrug die Prozentzahl etwa 50. Sie pflegt auch bei einer miliaren Aussaat von Chorioidealtuberkeln recht ausgeprägt vorhanden zu sein.

Bei der Beurteilung von Stauungserscheinungen der Netzhautvenen ist auch das Verhalten des Venenpulses von Interesse. Dieser tritt auf, sobald der Augendruck dem Druck in der V. centralis retinae gleich ist. Läßt sich der Venenpuls schon bei einem leichten Druck auf den Bulbus auslösen oder ist er spontan vorhanden, so spricht dies für einen ungestörten Blutabfluß aus den Orbitalvenen. Kann jedoch der Venenpuls nur schwer oder gar nicht ausgelöst werden, muß ein erhöhter Abflußdruck der Zentralvene angenommen werden. Dieser kann verursacht sein durch eine Steigerung des intrakraniellen Druckes, durch entzündliche Prozesse der Nervenscheiden bei beginnender Neuritis n. optici sowie bei Infiltration des Sehnerven selbst.

Durch die Feststellung des nicht auslösbaren Venenpulses läßt sich manchmal die Diagnose einer Venenstauung, die sonst recht schwierig sein kann, erhärten. Technisch wird dies in der Weise ausgeführt, daß man mit der Kuppe des Zeigefingers durch das Oberlid hindurch von temporal her einen Druck auf den Bulbus ausübt und mit dem Augenspiegel gleichzeitig den Stamm der Zentralvene beobachtet.

Das Kaliber der Netzhautgefäße

Bei der Meningitis tbc. kann auch das Kaliber der Netzhautgefäße in Beziehung zum allgemeinen Krankheitsbild stehen. Im normalen Augenhintergrundsbild ist das Kaliber der Arterien nur wenig geringer als das der Venen. Hertel (1900) (113) nennt für die V. centralis retinae den Durchmesser von 245 : 210 μ.

Im Verlauf der Meningitis ließ sich nun häufig eine zunehmende Engstellung der Netzhautarterien beobachten. Hierbei zeigen die Arterienwandungen keine pathologischen Verdickungen oder Reflexstreifen wie bei Hypertonie, sondern bloß eine Verschmelzung ihres Kalibers (Abb. 14 und 15 s. Tafel).

Pat. Kurt R., 2½ J. Im vorliegenden Falle handelt es sich um die erste in der hiesigen Klinik mit Streptomycin behandelte Meningitis tbc. Bei der Aufnahme bestanden sämtliche typischen klinischen und serologischen Anzeichen der Krankheit. Erreger wurden sowohl im Spinnweb wie in Kulturen wiederholt nachgewiesen. Der Augenhintergrund bei der Aufnahme war normal.

Unter der Streptomycintherapie von täglich 1000 mg i. m. und 50 mg i. l. (in den ersten 8 Tagen subokzipital) zeigten die Temperaturen subfebrile Werte mit starken Remissionen; die völlige Reaktionslosigkeit blieb unbeeinflußbar. Die täglichen Liquorbefunde besserten sich wesentlich, der Liquorzucker hielt sich auch unter der auf 550 mg verringerten Streptomycinmenge, meist um 35 mg %. Tb.-Bakterien wurden weiter wiederholt nachgewiesen. Nach Absetzen der Gesamtdosis von 60 g Streptomycin hielt sich das Kind längere Zeit in dem Zustand reaktionsloser und wächserner Starre unter Ausbildung eines erheblichen Hydrocephalus internus. Doch nach weiteren 6 Wochen kam es bei zunehmender Unruhe und Krämpfen zur Ausbildung eines Rezidivs, das nochmals mit Streptomycin angegangen wurde. 14tägige Medikation erzielte relative Erholung und damit Wiederkehr der vorherigen Starre und Seelentaubheit. Aus dieser trat nach weiteren 3 Wochen innerhalb von 24 Std. eine unaufhaltsame Verschlechterung des Gesamtbefundes ein, in der das Kind ad exitum kam.

Der ursprüngliche normale Augenbefund begann um den 30. Krankheitstag herum eine mäßige temporale Abblassung der Papille aufzuweisen. An den äußeren Teilen zeigte sich bald nach einem Exanthem eine Bindehautphlyktäne rechts. Die temporale Abblassung nahm in den folgenden Krankheitswochen, in denen das Kind auch heftige Krämpfe hatte, erheblich zu. Gleichzeitig waren die Papillen unscharf begrenzt; es bestand ein peripapilläres Netzhautödem. Die ursprünglich normal weiten Netzhautgefäße wurden allmählich enger. Zur Zeit des Rezidivs waren die Arterien bereits sehr dünn. Ohne einen wesentlichen Wechsel im Augenbefund kam es zu einer zunehmenden Optikusatrophie. Abb. 14 (s. Tafel) ist am 193. Krankheitstage gezeichnet. Es änderte sich bis zum Exitus am 201. Krankheitstage nicht mehr.

Pat. Bärbel N., 3¼jähriges Mädchen mit dem typischen klinischen Bild der Meningitis tbc. Es kam am 28. Krankheitstage in unser Krankenhaus, nachdem es auswärts bereits mit 8 g

Streptomycin anbehandelt worden war. Bei der hiesigen Aufnahme war der Allgemeinzustand bereits sehr schlecht: Somnolenz, tonisch-klonische Krämpfe, Blutzucker: 80 mg %, Liquorzucker: 47 mg %, Zellzahl 100/3 (Granulozyten, Lymphozyten), Reaktion auf AT 1 : 100, starke Temperaturremissionen, Leukopenie, Aneosinophilie. Spinnwebgerinnsel und Kultur +. Augenhintergrund: Bis auf einzelne kleine, nicht prominente, gelblich-weiße Herdchen normal.

Nach weiteren 2 Wochen waren im Augenbefund folgende Veränderungen aufgetreten: Die Papillen waren blaß, etwas unscharf begrenzt und besonders die Netzhautarterien auffallend eng. Die Veränderungen waren rechts ausgeprägter als links.

Das klinische Bild verschlechterte sich in den folgenden Wochen stetig; am Augenbefund zeigte sich eine langsam zunehmende Optikusatrophie, die jedoch weniger ins Auge fiel als die haarfeine Verengerung der Netzhautgefäße. Zu dem Zeitpunkt, als dieses Bild (Abb. 15 s. Tafel) gezeichnet wurde, lag das Kind bereits seit einer Woche in Agonie. Es starb zwei Tage später am 84. Krankheitstage.

Die zunehmende Verengerung der Netzhautarterien war besonders in den mittleren und späten Stadien der Erkrankung zu sehen. Es handelte sich im allgemeinen um Kinder im 2. Monat der Erkrankung, die bereits über 30 g Streptomycin bekommen hatten. Vielfach bestanden in diesem Stadium der zunehmenden Verengerung der Netzhautarterien neurologische Zeichen des beginnenden Hydrozephalus, wie Zähneknirschen, Krämpfe und Tremor. In bezug auf die Wirksamkeit des Streptomycins wäre zu vermerken, daß in diesem Stadium eine deutlich günstige Streptomycinwirkung nicht mehr zu beobachten war, sondern der Allgemeinbefund trotz dauernder Streptomycingaben ein unverändertes Niveau beibehielt.

Wenn nach Domagk (56) eine Hyperämie die Voraussetzung für eine erfolgreiche Wirkung der Chemotherapeutica und Antibiotica ist, sind die engen Netzhautarterien vielleicht das erste objektiv feststellbare Zeichen dafür, daß diese Vorbedingung einer günstigen therapeutischen Wirkung nicht mehr gegeben ist. Unseres Erachtens läßt sich die Anschauung vertreten, daß aus den Kreislaufverhältnissen im Auge auf die im Schädel geschlossen werden kann. Der Kreislauf im Auge spielt sich ständig unter Druckverhältnissen ab, wie sie mit den Kreislaufverhältnissen bei intrakranieller Drucksteigerung verglichen werden können. Überdies finden sich bereits physiologisch weitgehende Parallelen in den pulsatorischen und respiratorischen Schwankungen des intrakraniellen und intraokularen Druckes. Veränderungen der osmotischen Konzentration des Blutes rufen z. B. im Tierexperiment einen gleichsinnigen Anstieg bzw. Abfall des Augen- und Liquordruckes hervor [Marx, 1925; Fremont, Smith und Forbes, 1927 (165, 75)].

Die Zentralgefäße der Netzhaut haben etwa den gleichen Blutdruck wie ähnlich starke Gefäße im übrigen Körper [Meves, 1949 (169)], sie müssen jedoch das Blut in ein Kapillarsystem pressen, welches unter dem hohen intraokularen Druck steht. Werden die Kreislaufverhältnisse im Bereich des Schädels ungünstiger, so ist an der A. centralis eine verringerte Füllung deutlich zu erkennen. Die Netzhautarterien reagieren deswegen so rasch, weil die elastischen Anteile ihrer Gefäßwand auffallend stark sind; einen vergleichbar elastikareichen Gefäßtyp findet man nur noch bei der Aorta.

Als Ursache der Gefäßverengerungen kommen endo- und periarteriitische Prozesse sowie tuberkulotoxische Einflüsse in Frage. Überdies können auch solche in Erwägung gezogen werden, die durch toxische Nebenwirkungen des Streptomycins hervorgerufen sind.

Die Gefäßveränderungen bei Meningitis tbc. waren schon vielfach Gegenstand eingehender Untersuchungen. Im wesentlichen handelte es sich um mehr oder minder diffuse Endangiitiden und unspezifische hyalin-fibrinoide Degenerationsvorgänge in Intima und Media [Beitzke, Hübschmann (16, 119)]. Hierbei läßt sich freilich die Menge des verabreichten Mittels nicht immer mit der Ausdehnung der obliterierenden Veränderungen in Einklang bringen [Zollinger (243)]. Der produktiv proliferierende

Charakter der Gefäßveränderungen ist vorherrschend [Güttner (93)]. — Diese Ergebnisse der histologischen Untersuchungen am allgemeinen Gefäßsystem sind ohne Zweifel auch für die Netzhautgefäße gültig. Wir müssen daher die ophthalmoskopisch feststellbare zunehmende Engstellung der Netzhautgefäße mit den obliterierenden Gefäßveränderungen in späteren Stadien der Meningitis tbc. in kausalgenetischen Zusammenhang bringen; so läßt sich aus dem Kaliber der Netzhautgefäße ein Rückschluß auf das Ausmaß der allgemein obliterierenden Vorgänge ziehen und vielleicht ein Hinweis auf die Aussichten der Streptomycinbehandlung geben.

Gesichtsfeldbefunde

Bei dem Versuch einer Differentialdiagnose zwischen Neuritis und Stauungspapille haben wir eine Anzahl älterer Kinder, bei denen das Sensorium genügend klar war, mit dem Handperimeter untersucht. Hierbei ergaben sich in 5 von 13 Stauungspapillen bzw. fraglichen Neuritiden ausgeprägte periphere Gesichtsfeldeinschränkungen sowohl für Weiß als auch für Farben. Dies spricht für die Annahme, daß unsere Diagnose Stauungspapille nicht richtig war und wohl Neuritis n. optici hätte heißen müssen; freilich ist auch nicht ausgeschlossen, daß sich beide Prozesse an dem Zustandekommen der Papillenveränderungen beteiligen, also daß zu einer Stauungspapille noch eine Perineuritis hinzugekommen war.

Die Gesichtsfeldbefunde einer konzentrischen Einschränkung ließen sich in einigen Fällen schon relativ frühzeitig, Ende des 1. Krankheitsmonates, nachweisen; sie scheinen zu dieser Zeit noch reversibel zu sein. Letzteres könnte so verstanden werden, daß durch den basalen entzündlichen Prozeß in der Peripherie des intrakraniellen Verlaufsabschnittes des Optikus zunächst noch reversible toxische Schädigungen auftreten, die erst später von irreversiblen atrophischen Vorgängen gefolgt sind. Auf die peripheren Gesichtsfeldeinschränkungen wurde besonders in der Vorstreptomycinära großes Gewicht gelegt [Wilbrand-Sänger, van Hippel (238, 115)] und darauf hingewiesen, daß die entzündlichen tuberkulösen Veränderungen an der Peripherie des intrakraniellen und intrakanalikulären Optikusanteiles hierfür verantwortlich gemacht werden müssen.

Erschwert wird die perimetrische Differentialdiagnose zwischen Stauungspapille und Neuritis durch mannigfache technische Schwierigkeiten (Kopfschmerzen, Ablenkbarkeit) bei diesen Kindern, wodurch die Befunde nur eine geringe Beweiskraft bekommen. Trotz vorsichtiger Beurteilung der von uns erhobenen Gesichtsfeldbefunde läßt sich jedoch die Vermutung aussprechen, daß der Prozentsatz der Fälle, in denen die basale Meningitis eine Beeinträchtigung der Funktion des Sehnerven verursacht, wahrscheinlich nicht gering ist.

Da die Perineuritis nach den pathologisch-anatomischen Befunden vom intrakraniellen Verlaufsabschnitt des Optikus ausgeht und hier eine konzentrische Anordnung der Optikusfasern besteht, ließe sich auch eine weitgehende Übereinstimmung zwischen den Gesichtsfelduntersuchungen und den pathologisch-anatomischen Befunden erzielen.

Es soll freilich nicht gesagt werden, daß jede konzentrische Gesichtsfeldeinschränkung bei Meningitis tbc. auf einer Erkrankung der Optikusperipherie beruhen muß. Schließlich kann jede Erkrankung der Netzhaut und des Sehnerven, die eine gleichmäßige Herabsetzung der gesamten Netzhautfunktion bewirkt, eine derartige konzentrische Einschränkung aufweisen. Die Ursache ist die physiologisch geringere Wertigkeit der Netzhautperipherie, die sich bei einer Minderung der Sehschärfe frühzeitig in Ausfallserscheinungen manifestiert.

Da sich die Perineuritis des Sehnerven mit Vorliebe im intrakraniellen Teil des Optikus abspielt, ist das papillomakuläre Bündel relativ geschützt und bleibt bei dieser Erkrankung oft lange verschont. Durch das Erhaltensein des zentralen Gesichtsfeldes besteht ein eindeutiger Unterschied gegenüber der bekannten Form der Neuritis optica axialis (Neuritis retrobulbaris), bei welcher das Vorliegen eines Zentralskotoms die größte Rolle spielt. Es kann aber auch an einer Stelle des Optikus der Entzündungsprozeß in die zentralen Teile vordringen und dann diese Unterscheidungsmöglichkeit gegenüber der Neuritis axialis verwischen. Ebenso können sich Übergangsformen zum gewöhnlichen Bild der Neuritis n. optici finden, wenn infolge einer disseminierten Aussaat in die Sehnervenscheide der intraorbitale Teil befallen wird. Hier ist das papillomakuläre Bündel dem temporalen Rand sehr nahe und kann durch eine Entzündung rasch zerstört werden.

Die Perineuritis n. optici

In dem Bestreben, eine pathologisch-anatomische Verifizierung der Augenbefunde bei Meningitis tbc. zu erzielen, haben wir in 6 Fällen den intrakraniellen Teil des Optikus histologisch untersucht. In allen diesen Präparaten ließ sich eine entzündliche Infiltration entlang der subpialen Septen und Gefäßscheiden in den Optikus eindringend nachweisen. Es bestanden entzündliche Gefäßveränderungen sowie eine kleinzellige Durchsetzung des angrenzenden Sehnervengewebes. Herr Oberarzt Brandenburg, Path. Inst. Krankenhaus Westend, war so freundlich, diese Befunde an einer größeren Reihe von Fällen nachzuprüfen. Wir verweisen auf seine im folgenden Abschnitt ausgeführten Ergebnisse.

Die Perineuritis ist auch ohne Zweifel die Ursache, daß nach längerem Krankheitsverlauf die atrophischen Veränderungen der Papille so häufig sind. Die Optikusatrophien haben gegenüber der Vorstreptomycinära anscheinend erheblich zugenommen. Bei den von uns beobachteten Fällen ließ sich eine allmähliche Abblassung der Papillen viel häufiger (in 70%) beobachten als jede andere Fundusveränderung. Wir möchten daher die Optikusatrophie, gleichgültig, ob die Papille scharfrandig oder unscharf begrenzt ist, als einen typischen Befund im Spätstadium der Meningitis tbc. ansehen.

Zur Differentialdiagnose der Fundusveränderungen

Die möglichst exakte Abgrenzung der Diagnose einer Neuritis von der einer Stauungspapille ist prinzipiell wichtig deswegen, weil unter den Ursachen der Stauungspapille der Hirntumor bei weitem den ersten Platz einnimmt. Eine eindeutige Stauungspapille mit einer Höhe von über 2 D unterstützt bei unklaren Fällen niemals die Vermutungsdiagnose einer Meningitis tbc. Aus diesem Grunde halten wir es auch für wünschenswert, wenn schon in der Bezeichnung der Papillenveränderungen bei Meningitis tbc. den verschiedenen Graden der Neuritis n. optici der Vorzug gegeben wird, obwohl rein ophthalmoskopisch in manchen Fällen auch die Benennung „beginnende Stauungspapille“ berechtigt sein könnte.

Die übrigen Fundusbilder bei Meningitis tbc. machen weniger differentialdiagnostische Schwierigkeiten.

Ein ähnliches Bild wie bei der miliaren Aussaat von Chorioidealtuberkeln kann bei septischen Prozessen vorkommen. Beiden gemeinsam sind kleine, weiße, mehr oder weniger scharf begrenzte Netzhautherde, bei der septischen Erkrankung bestehen aber auch meist strichförmige Netzhautblutungen, und die Herde sind in der Größe sehr wechselnd. Septische Netzhautveränderungen sind durchaus nicht selten; sie zeichnen sich durch relative Gutartigkeit aus. Nach Besserung des Allgemeinzustandes können sie ausheilen, ohne wesentliche Netzhautschäden zu hinterlassen.

Bei Leukämie finden sich besonders in der Netzhautperipherie weiße Fleckchen, die aber wegen der eigentümlichen Hellfärbung des gesamten Augenhintergrundes und wegen des Allgemeinbefundes weniger mit miliaren Tuberkeln verwechselt werden können.

Bei juvenilem Diabetes stellen Punktblutungen und weiße Herdchen den typischen Augenhintergrundsbefund dar.

Differentialdiagnostisch könnten noch die disseminierten, scharf begrenzten und teilweise mit Pigmentverschiebungen verbundenen kongenital luetischen Retinitiden erwähnt werden. Die Veränderungen sind hierbei in der Peripherie am stärksten. Gleichzeitig besteht eine allgemeine Chorioidealatrophie. Eine hiermit verwandte Erkrankung ist die Retinitis punctata albescens, bei der eine Unzahl kleiner weißer Fleckchen ziemlich gleichmäßig über den Augenhintergrund verteilt ist.

In diesem Zusammenhang möchten wir erwähnen, daß es beim Erwachsenen eine Chorioiditis disseminata gibt, die in ihrem Anfangsstadium genau so aussieht wie eine Miliartbc. der Aderhaut, die aber nie mit meningealen Reizerscheinungen verbunden ist. Die Ausheilungsform dieser miliaren Knötchen der Chorioidea zeigt freilich meist ein anderes Bild als die der miliaren Chorioidealtbc. des Kindesalters. Erstere hinterläßt scharf begrenzte, am Rande oft tiefschwarz pigmentierte, runde atrophische Narben in der Chorioidea, letztere dagegen heilt unter Hinterlassung kaum merklicher, unscharf begrenzter, gelblich-weißer Aufhellungen mit zarten Pigmentverschiebungen ab. Die abgeheilten miliaren Chorioidealtuberkeln können manchmal bei direkter Beleuchtung mit dem Augenspiegel überhaupt nicht mehr wahrgenommen werden. Leuchtet man dagegen eine Netzhautstelle daneben an, so ist die Stelle bei dieser indirekten Beleuchtung in Form von kleinen, unregelmäßigen Aufhellungen noch recht deutlich zu sehen.

Bezüglich der Augenhintergrundsveränderungen bei Lungentbc. besteht die klinische Beobachtung, daß nahezu ein Ausschließungsverhältnis zwischen Augentbc. und Lungentbc. vorliegt. Frische weiße miliare Netzhautherde und -blutungen wurden von mehreren Autoren übereinstimmend in 1,5—3% der Fälle mit aktiver Tbc. beobachtet [Dinger, Rohrschneider, Reiser und Schulte-Tigges (52, 197, 193)]. Zum Unterschied von diesen sicher tuberkulösen Veränderungen werden kleine Aufhellungen sowie scharf begrenzte pigmentierte Herde in der Fundusperipherie als nicht tuberkulosespezifisch angesehen (Rohrschneider, l. c.).

Nebenwirkungen des Streptomycins

Überempfindlichkeitserscheinungen bei dem Pflegepersonal sahen wir bei zwei Schwestern dieser Station. Die Streptomycinüberempfindlichkeit beginnt mit Jucken der Lider und Brennen der Augen, den Anzeichen einer allergischen Blepharo-Conjunctivitis. Je nach dem Grad der Ekzemneigung kann ein diffuses, nässendes Ekzem der gesamten Lidhaut auftreten und sich bis zu den Ohrläppchen erstrecken. In einem Falle bestand auch eine leichte Dermatitis der Finger, besonders an deren Streckseite. Ähnliche Befunde beobachteten Dufour (1948), Crofton und Foreman, Helms, Touraine und Pichon, Baroni und Gramazio und Orichio (1948) (61, 43, 106, 15, 227, 183), letzterer sogar in 37 Fällen. Unter diesen gab es Patienten, bei denen sich das Ekzem außer an den Lidern und den Fingern auch am äußeren Genitale manifestierte. Die Häufung der Streptomycinüberempfindlichkeit in wärmeren Regionen und die Tatsache, daß die Lidekzeme bei den von uns beobachteten Fällen im Hochsommer auftraten, spricht dafür, daß die hohen Tagestemperaturen bzw. die hierdurch ausgelösten Hautreaktionen (Schwitzen usw.) einen begünstigenden Faktor für das Streptomycinekzem darstellen.

Flüchtige phlyktänulöse Konjunktivitiden, die bei einzelnen Kindern im Laufe der Streptomycinbehandlung auftraten, könnten vielleicht mit dieser allergisierenden Komponente des Streptomycins in Zusammenhang gebracht werden. Lidekzeme kamen dagegen bei den behandelten Kindern nicht zur Beobachtung.

Zusammenfassung

Es werden die Augenbefunde von 98 im Laufe dreier Jahre beobachteten Kindern mit streptomycinbehandelter Meningitis tbc. besprochen. Die Art und Häufigkeit der Fundusbefunde: miliare Tuberkel in 16% bei reiner Meningitis, in 45% bei Meningitis mit Miliartbc.; Stauungspapille in 13% stehen etwa mit denen anderer Autoren im Einklang.

In späteren Stadien der Meningitis ließen sich verschiedene Grade von Optikusatrophie als häufigste Fundusveränderung feststellen. Sie bestand in 70% der Fälle. Gleichgültig, ob die Papille hierbei scharfrandig oder unscharf begrenzt ist, werden als Ursache für die Optikusatrophie perineuritische Veränderungen im intrakraniellen Verlaufsabschnitt des Sehnerven angesehen.

Bei den Veränderungen an den Netzhautgefäßen wird neben den Stauungserscheinungen der Netzhautvenen (in 50% der Fälle) besonders die zunehmende Engstellung der Netzhautarterien in späteren Stadien der Meningitis tbc. betont. Diese Arterienverengung trat meist in einem Stadium auf, in dem die günstige therapeutische Wirkung des Streptomycins im Absinken war. Es wird angenommen, daß diese Veränderungen der Netzhautgefäße zu den allgemein obliterierenden Gefäßveränderungen bei Meningitis tbc. in Beziehung stehen und einen Hinweis auf herabgesetzte Erfolgsaussichten der Streptomycinbehandlung geben können.

5. Sehnervenveränderungen

Wolfgang Brandenburg

Aus dem pathologisch-anatomischen Institut der Freien Universität Berlin
(Leiter: Prof. Dr. W. Koch)

Die Leptomeningitis tuberculosa kann als metastatischer Prozeß bei Tuberkulose anderer Organe oder als Symptom der Miliartuberkulose auftreten. Im akuten Stadium ist sie ein durch fibrinöse Exsudation und zellige Emigration charakterisierter phlegmonöser Prozeß der Pia. Hierbei ergießt sich das Exsudat in verschieden großer Menge in den Subarachnoidalraum, um dort zu verkäsen. Die Meningitis tuberculosa kann lokalisiert, d. h. vorwiegend im Bereich der basalen Hirnhautpartien und der basalen Zisternen oder diffus auftreten [Beitzke (16)]; in letzterem Falle ist das Exsudat auch an den seitlichen und dorsalen Hirnhautpartien zu finden.

Zur speziellen Pathogenese der Meningitis tbc. soll nur in Erinnerung gebracht werden, daß hauptsächlich zwei Anschauungen vertreten werden. Die eine hält einen oder mehrere Hirntuberkel, die ihren bakterienbeladenen erweichten Inhalt in den Subarachnoidalraum schütten, für die Vorbedingung der Entstehung der Meningitis tbc., während die andere eine direkte hämatogene Streuung der Tuberkelbazillen in die weichen Hirnhäute als den wohl bei weitem häufigsten Mechanismus annimmt.

Als Teil des Gehirns ist der N. opticus ebenso wie dieses von den weichen Hirnhäuten umkleidet; vom Foramen n. optici ab tritt noch die Dura hinzu. Ein entzündlicher Prozeß der Leptomeninx wird also auf die Optikusscheide übergehen; bei jeder Form einer basalen Meningitis findet man auch Exsudat in den Optikusscheiden in verschiedener Stärke. Gelingt es der chemotherapeutischen Behandlung, den entzündlichen Vorgang zum Schwinden zu bringen, so läßt sich anatomisch meist nichts mehr von der durchgemachten Erkrankung erkennen. Eine akute tuberkulöse Meningitis mit ihrem stark leukozytären und makroskopisch eitrig-sulzig imponierenden Exsudat kann, vor allem wenn noch keine Verkäsungen aufgetreten sind, in eine anatomische Heilung übergehen — wie wir es selbst beobachten konnten. Anders ist es bei nicht mehr resorbierbaren verkästen Exsudatmassen. Hier vermag die Chemotherapie mit Streptomycin keine restitutio ad integrum zu bewirken. In den verkästen Exsudatmassen bleiben chemotherapeutisch unerreichbare Tuberkelbakterien eingeschlossen, die wohl als Ursache für die Rezidive zu gelten haben.

In dem zell- und fibrinreichen verkästen Exsudat bilden sich während der Streptomycinbehandlung als Ausdruck des Überganges in die produktive Phase Epitheloid-Riesenzellentuberkel. Fresen (76, 77) hat in seinen Arbeiten gezeigt, daß die Epitheloidzellen retikulärhistiozytärer Herkunft sind. In der Pia bzw. im Subarachnoidalraum bilden sich in dem unter Streptomycin häufiger erreichten chronischen Stadium der Meningitis tbc. die Epitheloidzellen, die dank ihrer Herkunft auch zur Faserbildung befähigt sind und evtl. zur fibrösen „Abheilung" des Prozesses führen. Leider sind nun aber diese „Abheilungsvorgänge" an den Meningen kein so günstiger Ausgang, wie er bei miliaren Tuberkeln der Lungen z. B. erwünscht ist. Am Gehirn stellt sich nämlich meist ein totaler Block der Liquorzirkulation infolge Verschlusses der Liquoraustritte aus dem 4. Ventrikel in den Subarachnoidalraum ein, so daß sich der gefürchtete Hydrocephalus progrediens entwickelt. Ihm erliegen die Patienten wegen des zunehmenden allgemeinen Hirndrucks. Hinzu kommen noch infiltrative entzündliche Gefäßprozesse, die zu einer Proliferation des subintimalen Bindegewebes, einer Endangitis (vor allem Endarteriitis) obliterans führen. Bei totalem Verschluß der Arterien innerhalb der Exsudatmassen des Subarachnoidalraumes fallen mehr oder weniger ausgedehnte Hirnpartien der Kolliquationsnekrose anheim. Hydrozephalus — wie schon oben erwähnt — oder Hirnerweichung oder beides zusammen sind bei den chronischen Formen der Leptomeningitis tuberculosa die Todesursache. Beide Erscheinungen sind bei unbehandelten Fällen sehr selten; sie werden seit Beginn der Streptomycinbehandlung öfter gefunden.

Um die histologischen und funktionellen Veränderungen am Sehnerven besser zu verstehen, sei noch auf eine typische Begleiterscheinung der Leptomeningitis hingewiesen, und zwar die perivaskuläre Zellinfiltration um die in die Hirnrinde eindringenden Meningealgefäße sowie eine diffuse Infiltration der grauen Substanz. Wir nennen dieses Bild die Meningo-enzephalitis. Ein analoges Bild bietet sich bei der noch zu besprechenden Perineuritis und Neuritis peripherica interstitialis.

Veränderungen am Sehnerven und seinen Scheiden bei der mit Streptomycin behandelten Leptomeningitis tuberculosa

Bei der tuberkulösen Meningitis schafft die Behandlung entweder wieder normale Verhältnisse oder der Prozeß geht in ein chronisches Stadium mit Defektbildung oder letalem Ausgang über. Für unsere Betrachtung können nur der ungünstige Ausgang und die dabei zu findenden Optikusschäden zugrundegelegt werden.

Unsere Befunde wurden an 16 sezierten Fällen von kindlicher (9 Monate bis 9 Jahr) tuberkulöser Meningitis erhoben. Nach den nicht immer klaren anamnestischen Angaben variierte die Krankheitsdauer zwischen 3 und 15 Monaten. Bei den protrahiert verlaufenen Krankheitsfällen handelt es sich teilweise um Rezidive. Die Patienten wiesen zunächst nach der klinischen Behandlung eine weitgehende Besserung auf, so daß die Streptomycinmedikation abgesetzt werden konnte. Oft schon nach kurzer Zeit des Wohlbefindens kehrten jedoch die typischen Symptome wieder und völlig unbeeinflußbar durch Streptomycin nahm das Leiden seinen Verlauf.

Das histologische Bild der intrakranialen Sehnerventeile, vor allem auch der chiasmanahen Anteile, war vorwiegend das folgende:

Der Sehnerv ist von einem breiten Mantel umgeben, der teils aus Exsudat, teils aus spezifischem Granulationsgewebe besteht. Die Pia mater ist deutlich aufgelockert bzw. aufgesplittert durch kleine und große Rundzellen. Sie liegen meist sehr dicht. Man kann an ihnen kleine nacktkernige Lymphozyten, Plasmazellen und Makrophagen sowie histiozytäre Elemente unterscheiden. In den Rezidivfällen treten unter den Exsudatzellen auch wieder Leukozyten auf. Um das Chiasma und die chiasmanahen Nerventeile ist die fibrinöse Exsudation meist sehr stark. Hier finden sich auch ausgedehnte Verkäsungen. Innerhalb dieser Exsudatmassen in der Pia und im Subarachnoidalraum des Optikus sieht man viele helle knotenartige Gebilde, die sich aus Epitheloidzellen zusammensetzen. Übergänge von histiozytären Elementen in Epitheloidzellen können hier beobachtet werden. Auch Langhanssche Riesenzellen sind reichlich vorhanden. Z. T. werden die Tuberkel recht groß und können zentral verkäsen. Menge und Dichte der Tuberkel lassen den Schluß zu, daß es sich um eine lange Krankheitsdauer gehandelt hat. In den stark protrahierten Fällen kann eine praktische Verödung des Subarachnoidalraumes vorhanden sein (Abb. 16). In diesem Punkte weichen die Befunde von den an unbehandelten Fällen erhobenen [v. Hippel (115)] ab.

In den chiasmanahen Teilen der Optikusscheiden treten auch Gefäßveränderungen der dort verlaufenden Gefäße in Erscheinung. Die größeren Gefäße zeigen eine starke zellige Infiltration der aufgelockerten Gefäßwand, besonders der Adventitia, aber auch der Media und subintimalen Schicht, eine Panangitis. In einzelnen kleinen Arterien ist das subintimale Bindegewebe gewuchert, das Lumen konzentrisch eingeengt und somit das Bild der Endarteriitis obliterans entstanden. Die kleinen Gefäßchen der Nervenscheide, die in den Optikus eindringen, sind meist nur im Sinne einer adventitiellen Infiltration erkrankt; das Endothel ist manchmal geschwollen. Die perivaskuläre Infiltration dieser kleinen Gefäßchen nimmt nach den axialen Nerventeilen zu ab. Trotz oft hochgradiger Stenosierung des Lumens kleiner Gefäße konnte eine Nekrose im N. opticus nicht beobachtet werden; das Anastomosennetz in der Nervenscheide ist reich genug, um einzelne Gefäßausfälle unwirksam zu machen.

Vom mit Exsudatmassen durchsetzten Granulationsgewebe der Optikusscheide dringen stellenweise kleine Herde in den peripheren Nervenabschnitt vor und zerstören die dort liegenden Nervenfasern:

Bei einem 7 Jahre alten Mädchen, das während einer 11 Monate langen Krankenhausbehandlung (160 g Streptomycin, später nochmals 17 g und PAS.) ein Rezidiv bekam, konnte im interstitiellen Bindegewebe des N. opt. ein Ansatz zur Epitheloidzellentuberkelbildung mit Zerfall der umgebenden Nervenfasern gesehen werden (Abb. 17). Auffallend stark tritt in einzelnen Fällen das interstitielle Ödem in Erscheinung (Abb. 18). Hierbei sind um die perivaskulären Infiltrate herum häufig sogar feine Eiweißniederschläge vorhanden.

Die Markscheidenfärbungen lassen auf eine relativ einheitliche Topographie des Faserzerfalles schließen. Das Ausmaß der geschädigten und zerfallenen Faserpartien ist verschieden. Eine Abhängigkeit von der Dauer der Erkrankung ist scheinbar nicht gegeben. Einige Sehnerven lassen

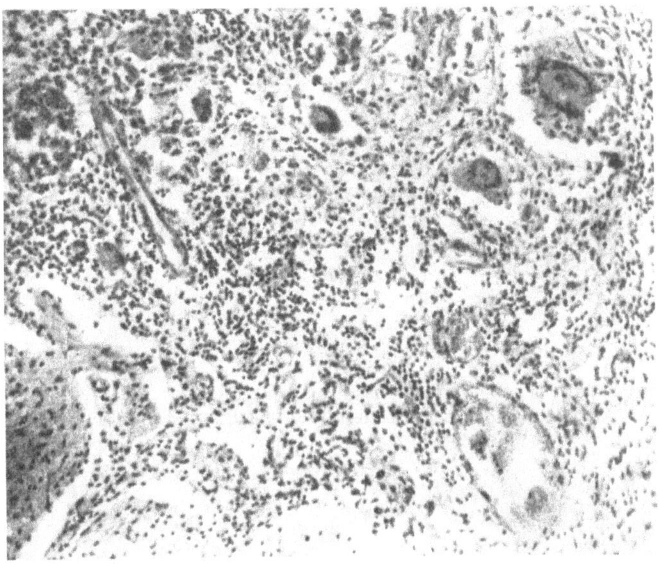

Abb. 16. Links unten periphere Opticusfasern. In der unteren Bildhälfte multiple Tuberkel. (2 Jahre altes Mädchen)

nur kleine Ausfälle in den periphersten Anteilen erkennen, andere wieder fleckförmig verteilte Herde mit Faserzerfall in einem relativ breiten peripheren Gebiet. Neben perivaskulären Zellinfiltraten, interstitiellem Ödem und peripheren Nervenfaserdegenerationen finden sich auch in einzelnen der untersuchten Nerven lockere diffuse rundzellige Infiltrationen.

Die histologische Diagnose der bei mit Streptomycin behandelten tuberkulösen Meningitiden gefundenen Optikus-Veränderungen muß demnach lauten: Perineuritis tuberculosa productiva, Neuritis interstitialis peripherica, interstitielles Ödem und Faserdegeneration im peripheren Optikusgebiet.

Die anatomischen Sehnervenveränderungen lassen zu den häufigsten Augenbefunden bei der tuberkulösen Meningitis Stellung nehmen, der Perineuritis, der Stauungspapille und dem Papillenödem. Anatomisch ist bei jeder chronischen Meningitis tuberculosa eine Perineuritis bzw. Neuritis interstitialis peripherica vorhanden. Da die Perineuritis klinisch nur mit Hilfe der Perimetrie festgestellt werden kann, läßt sich bei somnolenten Patienten das Ausmaß der Faserdegeneration nicht mehr bestimmen. Das Ausmaß der Sehnervenschädigung ist überhaupt klinisch nicht immer klar zu erkennen. Erst nach Zerstörung größerer Anteile der peripheren Fasern wird sie deutlich in Erscheinung treten.

Die Stauungspapille bildet sich aus, wenn die Liquorzirkulation, vor allem der Abfluß aus dem vierten Ventrikel in den Subarachnoidalraum, gestört ist. Die Druckerhöhung im Liquorraum pflanzt sich auf die Optikusscheiden fort, da der Optikus

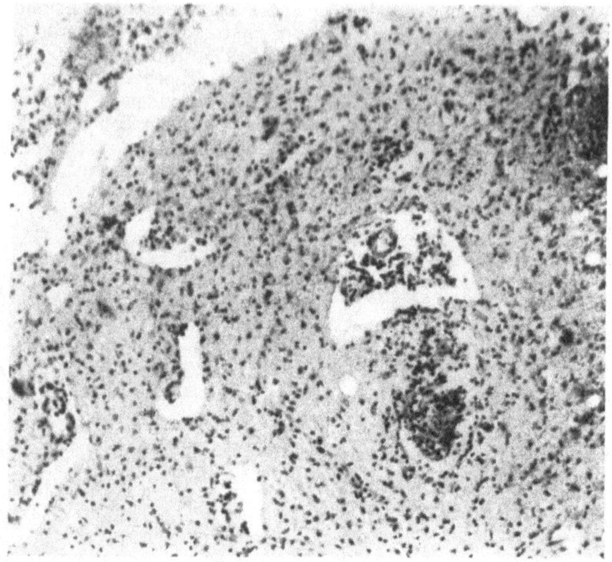

Abb. 17. Optikusquerschnitt mit interstitieller Infiltration und Ödem. Im unteren Bildteil beginnende Epitheloidzellbildung. (7 Jahre altes Mädchen)

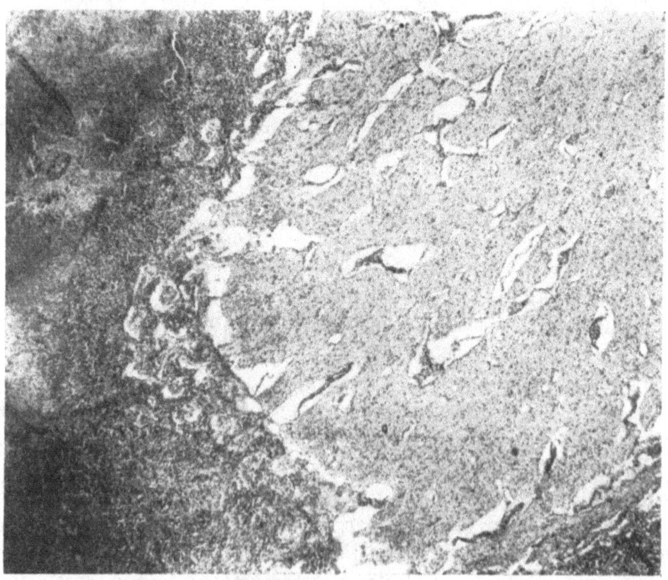

Abb. 18. Querschnitt durch den N. opt. mit Scheide. Von l. nach r. verkästes Exsudat, tuberkulöses Granulationsgewebe, Nervengewebe mit interstitiellem Ödem. (5 Jahre altes Mädchen)

auch vom Liquor umflossen wird. An der Lamina cribrosa findet der Liquordruck Widerstand. Solange der Subarachnoidalraum des N. opticus für den Liquor durchgängig ist, kann sich der erhöhte Druck an der Papilla n. optici auswirken, so daß es zur Vorwölbung des Sehnervenkopfes, zur Stauungspapille kommt. Damit einher geht sehr häufig ein interstitielles Ödem des Sehnerven. In vielen Fällen chronischer tuberkulöser Meningitis ist aber der Subarachnoidalraum durch tuberkelhaltiges Granulationsgewebe, evtl. vernarbende Prozesse, verschlossen, so daß die Liquorzirkulation im Optikusscheidengebiet aufgehoben ist. Es kann dann auch nicht mehr zur Auswirkung des erhöhten Druckes auf die Papille kommen. So erklärt sich, daß bei einer Anzahl von chronischen tuberkulösen Meningitiden eine Stauungspapille nicht feststellbar ist, auch dann nicht, wenn der Patient infolge zunehmenden Hirndruckes ad exitum gekommen war. — Es besteht aber auch die Möglichkeit, daß trotz Verödung des Subarachnoidalraumes ein starkes interstitielles Ödem sich bis zur Papilla n. optici fortpflanzt und klinisch dann ein Ödem der Papille zu sehen ist.

Aus den geschilderten Veränderungen der Sehnerven bei der unter Streptomycinbehandlung nicht zur Abheilung gelangten, sondern protrahiert verlaufenden Meningitis tuberculosa geht hervor, daß eine Perineuritis und Neuritis interstitialis peripherica stets vorhanden ist, eine Stauungspapille jedoch nur dann, wenn die chronische Meningitis bzw. Perineuritis noch nicht zu einer Verödung des Subarachnoidalraumes geführt hat. Es kommt unter Streptomycinschutz zu einer Umwandlung der exsudativen Prozesse in produktive evtl. auch in fibrös-narbige. Ähnliches hat Berblinger (17) schon in der ersten Zeit der Streptomycintherapie bei der Miliartuberkulose beobachtet und beschrieben. — Eine ähnliche toxische Streptomycinwirkung, wie sie am N. vestibularis und N. cochlearis vorkommt, ist für den N. opticus nicht bekannt. Auch von uns konnten keine direkten toxischen Wirkungen auf den N. opticus festgestellt werden. In der Literatur ist der von Arthur Schulz (210) beschriebene Fall einer Streptomycinwirkung mit dem Erfolg des Ausfalles der oberen Gesichtshälfte einer Seite etwas zweifelhaft. Schulz nimmt an, daß infolge Verkürzung der Gerinnungszeit durch Streptomycin die Entstehung einer Thrombose der Arteria centralis retinae begünstigt worden ist.

Zusammenfassung

Die anatomischen Veränderungen der Sehnerven bei der protrahiert verlaufenden Meningitis tuberculosa leiten sich von den histologischen Veränderungen der Basalmeningitis ab. Einen spezifischen lokalen Streptomycineffekt jenseits der chemotherapeutischen Wirkung gibt es nicht; auch keinen toxischen. Unter der Streptomycinwirkung kann aus der exsudativen Phase, wenn es nicht zur Rückbildung kommt, die proliferative Phase hervorgehen, die bei unbehandelten Fällen nicht erreicht wird. Dabei kommt es mitunter zur Verödung des Subarachnoidalraumes, so daß trotz zunehmenden allgemeinen Hirndrucks eine Stauungspapille nicht zur Ausbildung gelangt. Eine Perineuritis und Neuritis interstitialis peripherica ist stets vorhanden.

6. Behandlung und klinisches Bild bei Jugendlichen und Erwachsenen*)

Karl Auersbach und Reinhard Fickermann

Aus dem Tbc.-Krankenhaus Heckeshorn in Berlin-Wannsee
(Ärztl. Direktor Dr. K. Auersbach)

In der Arbeit werden folgende Abkürzungen gebraucht:
e. th. = endothekal, i. m. = intramuskulär, Str. = Streptomycin, TB = Tuberkulosebakterium(en), Tbc. = Tuberkulose, t. M. = tuberkulöse Meningitis.

Die Zahlen, mit denen die einzelnen Patienten gekennzeichnet sind, beziehen sich auf die Zusammenstellung am Ende der Arbeit.

Im Juli 1948 wurde der erste Kranke mit t. M. zur Str.-Behandlung bei uns aufgenommen und damit das Behandlungszentrum eröffnet. Bis Ende 1950*) wurden insgesamt 95 Kranke eingeliefert. 29 von ihnen sind Kinder bis zur Vollendung des 15. Lebensjahres. Über sie wird hier nicht berichtet, da Nohlen und Gildemeister dieses Lebensalter an anderer Stelle dieses Buches (s. S. 20) bearbeiten. Ein gelegentlicher vergleichender Seitenblick auf die eigenen Fälle des Kindesalters dürfte

*) Die bedauerliche Verzögerung der Drucklegung um fast 2 Jahre hat wenigstens eine Nachbeobachtung ermöglicht, die unsere guten Anfangsresultate auch als dauerhaft erwies. Dementsprechend sind die Daten im Text und in den Tabellen auf den gegenwärtigen Stand gebracht worden. Mit einer Letalität von 56% (unter Einbeziehung der 3 Kranken, die gar nicht an ihrer Meningitis gestorben sind) und 44% Heilungen bei einer Durchschnittsdauer der Nachbeobachtung von 2 Jahren gehört unsere Statistik mit zu den besten, die über die Behandlung der tuberkulösen Meningitis mit Streptomycin veröffentlicht worden sind. Die in der zweiten Hälfte des Jahres 1949 von uns begonnene Behandlung mit Streptomycin, PAS und Conteben bzw. Solvoteben, und zwar endothekal und intramuskulär bzw. oral, hat uns auch bei den inzwischen aufgenommenen weiteren 22 Kranken keine merkliche Verbesserung der Ergebnisse gebracht, weder hinsichtlich der Letalität noch der Neigung zu Rezidiven. Die Ergebnisse, die Heepe und Santelmann (100) mit diesem Verfahren der „Mischspritze" an ihren Kindern erzielten und 1951 bei allerdings sehr kurzer Nachbeobachtungszeit mitteilten, konnten wir bei Jugendlichen und Erwachsenen keineswegs erreichen. Eine grundlegende Verbesserung der Heilungsmöglichkeiten brachte dagegen die Kombination der Streptomycinbehandlung mit dem intravenösen PAS-Dauertropf, mit dem Löffler, Moeschlin und Zollikofer (145) 90% ihrer Kranken heilen konnten. Bei Anwendung dieser Methode ist es uns gelungen, von den in dieser Zusammenstellung noch nicht berücksichtigten Kranken zwei zu retten, die bereits im Stadium III eingeliefert worden waren. Da wir diesen Erfolg vorher niemals erzielen konnten, scheint auch uns die genannte Kombination besonders empfehlenswert zu sein, so lange die Erfolge der Therapie mit Isonikotinsäurehydraziden nicht in größerer Zahl vorliegen.

Die Behandlung mit Dihydrostreptomycin, die wir nur bei wenigen Kranken anwandten, haben wir bald wieder aufgegeben. Seine Toxizität gegenüber dem N. cochlearis ist so viel größer als die des Altstreptomycin, daß uns dabei die Verhinderung der doppelseitigen Cochlearisschädigung durch die oben beschriebene Lagerung nicht gelang. In allen mit Altstreptomycin behandelten Fällen hat sich dagegen die Lagerung bis heute bewährt.

Zum Schluß glauben wir betonen zu müssen, daß bei der Entlassung den Vestibularisgeschädigten das Schwimmen ausdrücklich zu verbieten ist. Einer unserer geheilten Patienten, R. S. Nr. 27, ist inzwischen im Freibad ertrunken, als er beim Tauchen nicht mehr an die Oberfläche zurückfand. Ein zweiter unserer Geheilten kam bei dem gleichen Vorgang in Lebensgefahr, konnte aber noch gerettet werden.

jedoch von Nutzen sein und sei uns daher gestattet. Im wesentlichen liegen unserer Darstellung aber die 66 Kranken des Jugendlichen- und Erwachsenenalters zugrunde. Sämtliche Altersgruppen, die Geschlechter lediglich nach Zimmern getrennt, wurden auf ein und derselben Meningitisstation behandelt. Sowohl die ärztliche als auch die pflegerische Leitung der Station und die Laboratoriumsuntersuchungen liegen, nur von kurzen Perioden unterbrochen, in denselben Händen. Dadurch konnten Fehler der Beobachtung und der therapeutischen Technik, die bei häufigem Personalwechsel unvermeidlich sind, auf ein Mindestmaß beschränkt bleiben.

Die klinisch manifeste t.M. verlief früher fast ausnahmslos tödlich, ihre Behandlung war rein palliativ. Die objektiv belegten Fälle einer Spontanheilung waren gegenüber dem häufigen Vorkommen der Krankheit so selten, daß sie praktisch nicht ins Gewicht fielen. Damit ist das früher relativ geringe allgemeine Interesse an dieser Krankheit verständlich. Seit Einführung der Str.-Therapie hat sich das grundlegend geändert. Das überall auflebende Studium dieser Krankheit und ihr unter Str. oft protrahierter Verlauf haben eine Fülle neuer Erkenntnisse gebracht. Man gerät daher bei einer Darstellung der Str.-Behandlung der t. M. immer wieder in Versuchung, über die t.M. als Ganzes zu berichten, besonders über ihre Diagnose und Pathogenese. Wir sind dieser Versuchung bewußt nicht aus dem Wege gegangen, da die Wirksamkeit der Str.-Behandlung mit der Frühdiagnose steht und fällt und manche Besonderheiten der Behandlung durch die Berücksichtigung der Pathogenese verständlicher werden.

Die Verifizierung der Diagnose

Die Diagnose der t. M. kann einwandfrei nur durch den Nachweis von TB im Liquor oder spezifisch-tuberkulösen Gewebes bei der Autopsie gesichert werden. Alle klinischen Zeichen und die anderen Ergebnisse der Laboratoriumsuntersuchung sind nur bedingt zuverlässig und unzureichend für einen Bericht, der den Einfluß des Str. auf die t. M. schildern soll. Wir haben daher nur solche Fälle in der am Schluß der Arbeit stehenden Ergebnisübersicht angeführt, bei denen uns wenigstens einer der beiden Beweise gelang. Es ist durchaus möglich, daß die beiden „geheilten" Kranken, bei denen uns der Nachweis der TB nicht gelang, auch eine t. M. hatten. Bei den 5 Kranken, die starben, ohne daß der Bakteriennachweis im Liquor gelungen wäre, wurde in jedem Fall die Diagnose anatomisch bestätigt. Warum bei diesen Patienten der Erregernachweis intra vitam nicht gelang, wurde durch die Autopsie nicht geklärt. Es waren unter ihnen sowohl Fälle, die auf den Meningen nur einzelne Knötchen hatten, als auch solche mit ausgedehntem sulzigem oder verkästem Exsudat im Bereich der basalen Zisternen.

Die Stadieneinteilung der t.M.

Zur Beurteilung der Wirkung eines Heilmittels muß man berücksichtigen, in welchem Stadium sich die Krankheit bei Beginn der Behandlung befindet. Die verschiedenen Versuche einer Stadieneinteilung der t. M. befriedigen um so weniger, je komplizierter sie sind. Wenn St. Engel (63) 5 Stadien unterscheidet und zum ersten, das er Stadium der uncharakteristischen Prodrome nennt, noch das Erbrechen rechnet, so fragt man sich, wo dann die oft ganz flüchtigen Störungen untergebracht werden sollen, die bei genauer Erhebung der Anamnese, natürlich unter Mitbefragen der Angehörigen, besonders beim Erwachsenen so oft angegeben werden. Gerade für Erwachsene kann das Schema nicht einfach genug sein, da der sog. „typische Verlauf" der t. M. beim Erwachsenen gar nicht häufig ist. Das hat Garcia Banuelos (12) bereits 1925 mit den Worten ausgedrückt, es gäbe kaum ein neurologisches Symptom, mit dem sie nicht beginnen könne. Was bei der t. M. des Kindes als atypischer Beginn gelte, sei bei der des Erwachsenen die Regel. Wir können das bestätigen. Deswegen halten wir es auch für das beste, die alte Einteilung in 3 Stadien beizubehalten: I = Prodromalstadium, II = Stadium der Reizungserscheinungen, III = Stadium der Lähmungserscheinungen. Daß diese Stadien selten ganz scharf voneinander abzugrenzen sind, bedarf kaum der Erwähnung. Bei insgesamt 66 erwachsenen Kranken konnten wir in 19 Fällen Prodromalerscheinungen in der Vorgeschichte erheben. Ob hierbei wirklich alle Prodromalerscheinungen erfaßt sind, ist mehr als fraglich. Oft handelt es sich um sehr indolente Patienten oder die Angehörigen sind zu uninteressiert, als daß sie genaue Angaben machen könnten.

Bei unseren 29 Kindern gelang es 11mal. Der Unterschied ist nicht bedeutend genug, als daß man daraus einen Schluß ziehen könnte, wie Holten (116) das 1921 tat, als er meinte, beim Erwachsenen fehle besonders oft das Stadium der Prodrome.

Die Bedeutung des Prodromalstadiums

Aus zwei Gründen halten wir ein näheres Eingehen auf die Prodromalerscheinungen für angebracht: Seitdem die Bedeutung der Frühbehandlung der t. M. mit Str. erkannt und das Schicksal des Kranken damit weitgehend in die Hand des praktischen Arztes gelegt wurde, muß dieser wissen, was an Prodromalerscheinungen vorkommen kann, um den Kranken nach Möglichkeit noch vor Ausbruch der manifesten Meningitis in stationäre Behandlung geben zu können. Darüber hinaus aber verspricht ein sorgfältiges Herausholen aller Prodromalsymptome und der Versuch, sie bei den trotz Str.-Behandlung gestorbenen Patienten zu den bei der Sektion erhobenen Befunden in Beziehung zu bringen, eine Erweiterung unserer Kenntnisse der Pathogenese.

Symptome des Prodromalstadiums

An unseren 64 Kranken wird deutlich, daß die körperlichen Symptome keineswegs hinter den seelischen zurückstehen, wie man nach der älteren Literatur vielleicht annehmen könnte. Seelische Veränderungen wurden in 9 Fällen angegeben. Von auffallender Unruhe, Gereiztheit, Fahrigkeit, Vergeßlichkeit über deutliche Herabsetzung der Auffassung und Merkfähigkeit bis zur völligen Unbeherrschtheit und regelrecht deliranten Zuständen waren alle Störungen und Übergänge vorhanden. Bei anderen hingegen waren ein ungewohntes Ruhebedürfnis, Interesselosigkeit und Gleichgültigkeit aufgefallen, die zeitweise in völlige Apathie und Somnolenz übergingen. Die Persönlichkeitsveränderungen waren z. T. so erheblich, daß die Kranken dadurch ihren Arbeitsplatz verloren und berufsunfähig wurden.

An körperlichen Störungen zeigten sich:

Kopfschmerzen 11mal. Sie wurden als gleichmäßiger Druck vorwiegend auf Stirn und Schädeldach empfunden und als sehr andauernd und quälend bezeichnet. Die Kranken hatten oft das Gefühl, als ob ihnen der Kopf platze. Bei einigen Kranken war der Schmerz mehr lokalisiert, z. B. an einer Stirnseite oder Schläfe, und dann meist stechend und anfallsweise auftretend. Man muß diese Kopfschmerzen des Prodromalstadiums, die schon monatelang vor der klinisch manifesten Meningitis auftreten und vorübergehend nachlassen können, unterscheiden von denjenigen Kopfschmerzen, die sich kurz vor oder gleichzeitig mit den akuten meningitischen Symptomen einstellen.

Lähmungserscheinungen hatten sich bei 5 Kranken gezeigt. Es handelte sich um vorübergehende motorische Lähmungen bzw. Schwächezustände an Gliedmaßen.

Sprachstörungen wurden in der Vorgeschichte von 5 Kranken angegeben. Nach der Schilderung handelte es sich offensichtlich um motorische Aphasien, die meist nur 1—2 Tage anhielten. Bei zwei der Kranken wiederholten sich die Störungen beim Ausbruch der Meningitis in verstärktem Maße.

Absenzen und Bewußtseinsverlust waren in je einem Fall vorhergegangen. In beiden Fällen traten die Erscheinungen bei im übrigen völliger Beschwerdefreiheit auf.

Im folgenden bringen wir die verkürzten Krankengeschichten der erwähnten 19 Patienten mit Prodromalerscheinungen in der Vorgeschichte, geordnet nach dem zeitlichen Abstand zum Beginn der manifesten t. M. In den Fällen, die zur Sektion kamen, wird versucht, Veränderungen, die als anatomisches Substrat der Prodromalsymptome angesehen werden können, herauszustellen.

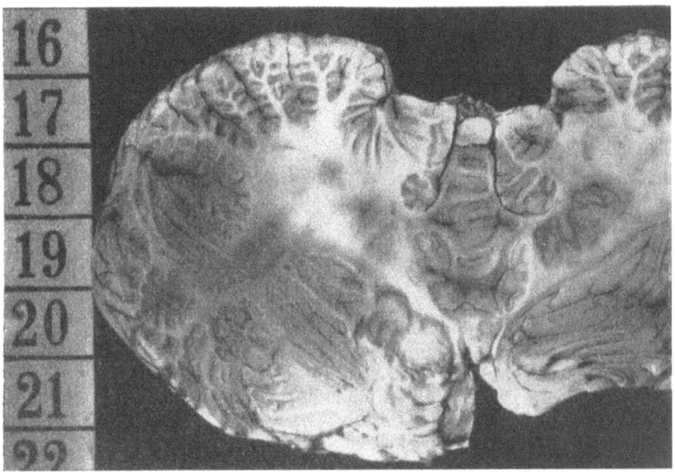

Abb. 19. Pat. O. K. (Nr. 20)
Frontalschnitt durch das Cerebellum 1 : 1. Konglomerattuberkel im Marklager der linken Hemisphäre

Eingehende Kasuistik auffallender Prodrome

1. Bei Nr. 20 O. K., Bäcker, 39j., 1945 in russ. Gefangenschaft Auftreten von zunehmender Schwäche in beiden Beinen. IX/46 Pleuritis exsudativa, subfebrile Temperaturen. IX—XI/46 stationäre Behandlung in einer neurol. Abteilung. In beiden Lungen wurden produktive Herde festgestellt. Wegen der deutlichen Muskelatrophie wurde trotz Pyramidenbahnsymptomen und einem nicht völlig normalen Liquor eine progressive Muskeldystrophie angenommen. Bis IX/48 wiederholte Arbeitsversuche. Zunehmende statische Unsicherheit. X/48, einen Monat nach einer Typhus-Schutzimpfung, zunehmende Atemnot und Muskelkrämpfe in beiden Beinen. Zunehmende Reizbarkeit, internistisch Myokarditis. Ferner Kreuzschmerzen. 1. 1. 49 manifeste Meningitis mit stärksten Kopfschmerzen, Bewußtseinstrübung und Harnverhaltung. Nach 5 Tagen Einlieferung bei uns bereits im Stadium III mit einem im Enzephalogramm bereits deutlichen Hydrocephalus internus. Die Sektion ergab eine generalisierte Miliar-Tbc., wobei auch eine knötchenförmige Pankarditis auffiel (vgl. die Vorgeschichte!). Typische tuberkulöse Basalmeningitis mit spezifischen enzephalitischen und myelitischen Herden, u. a. in der Nähe der Pyramidenbahnkreuzung. Der größte, 2 × 1 cm messende enzephalitische Herd saß im Marklager der linken Kleinhirnhemisphäre nahe der Incisura cerebelli posterior unmittelbar subpial mit entzündlicher Infiltration der Leptomeninx. Durch ihn wurden offensichtlich Teile des Tractus pontocerebellaris zerstört (s. Abb. 19). Dieser Herd zeigt ausgedehnte zentrale

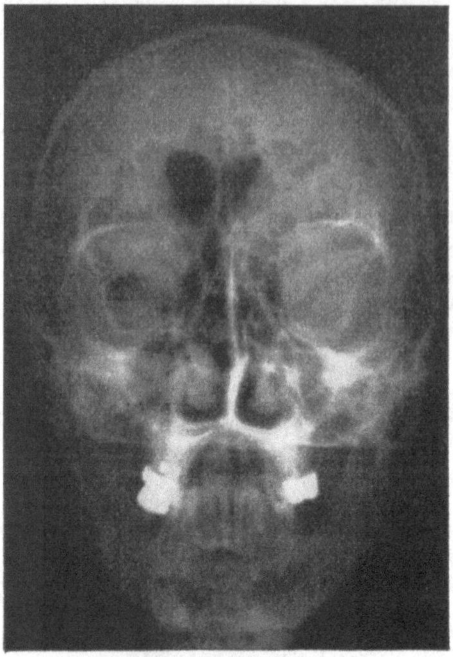

Abb. 20. Pat. J. B. (Nr. 35)
Enzephalogramm durch Zisternenstich nach Ablassen von 56 ccm Liquor. a-p-Aufnahme. Ventrikelsystem nach rechts verdrängt, lk. cella media von lateral her eingeengt, lk. Unter- und Hinterhorn nicht mit Luft gefüllt, da die Verbindung zur pars parietalis unterbrochen ist (vgl. Abb. 21)

Verkäsung. Am Rande besteht er aus knötchenförmigem Granulationsgewebe mit Epitheloidzellen. Auffallend war ferner ein starker Hydrocephalus internus, besonders der Unterhörner, trotz nur 10 Tage dauernder manifester Meningitis.

Der vorliegende Fall läßt sich zwanglos erklären als protrahierte Durchseuchung mit bereits 1946 einsetzendem disseminiertem Befall des nervösen Zentralorgans. 1948, zur Zeit der zunehmenden Gleichgewichtsstörungen, hat sich offensichtlich der abgebildete Herd im Kleinhirn mit seiner Zerstörung eines Teiles des Tractus pontocerebellaris entwickelt. Den Ausbruch der akuten generalisierten Miliartuberkulose möchten wir mit der 4 Wochen früher vorgenommenen Typhusschutzimpfung in Verbindung bringen, wie wir das bereits bei 4 Fällen von t. M. berichten konnten (9). Es ist besonders bei der subpialen Lage des Kleinhirnherdes durchaus möglich, daß die terminale Meningitis in diesem Falle kein Teil der generalisierten Miliar-Tbc. ist, sondern durch Übergreifen vom enzephalitischen Herd auf die Leptomeninx mit Einbruch in den Liquorraum entstanden ist, nach der Terminologie Kments (132) also als enzephalitische Form bezeichnet werden muß.

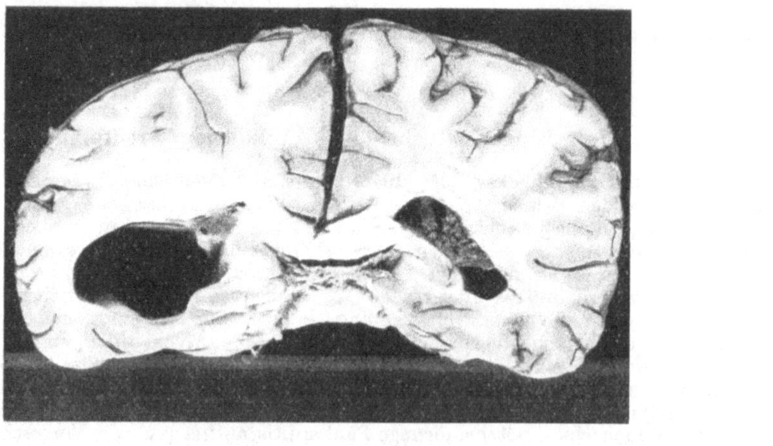

Abb. 21. Pat. J. B. (Nr. 35)
Frontalschnitt durch das Großhirn mit zystisch erweitertem Unterhorn links. Im medialen oberen Winkel der mit tuberkulösem Granulationsgewebe durchsetzte Plexus chorioideus (1 : 2) Vgl. Abb. 22

2. Bei Nr. 35, J. B., Damenfriseur, 44j., wurde 1947 eine kavernöse Lungen-Tbc. entdeckt. Anfang 1948 fiel den Verwandten auf, daß der Pat. immer mehr zu einem Sonderling wurde. X/48 Aufnahme hier wegen der Lungen-Tbc. Auf die Erwähnung einer ev. Operation hin verließ Pat. fluchtartig die Anstalt. Ab I/49 anfallsweise Kopfschmerzen auf der linken Stirn- und Schläfenseite. III/49 Wiederaufnahme. Pneuanlage. Während eines Kaustikversuches Verwirrungszustand mit Paraphasie. 29. V. völlige Apathie, Somnolenz, Aphasie, die sich am nächsten Tag als vorwiegend sensorisch herausstellt, am 31. V. meningitische Reizerscheinungen. Die sofort vorgenommene Punktion ergab TB. und einen meningitisch veränderten Liquor.

Pat. lebte unter Str.-Behandlung noch 10½ Monate, ohne daß der Liquorbefund sich wesentlich gebessert hätte. Ein am Ende des 7. Monats angefertigtes Enzephalogramm ließ eine deutliche Verdrängung des Ventrikelsystems nach rechts erkennen sowie eine Einengung der Cella media von lateral her bei fehlender Füllung des Unter- und Hinterhorns links (Abb. 20). Es wurde daher an ein Tuberkulom im linken Schläfenlappen gedacht. Die Sektion zeigte neben einer typischen exsudativen Meningitis der Hirnbasis und des Rückenmarks, daß der Eingang in das Unterhorn des linken Seitenventrikels durch Granulationsgewebe im Plexus völlig verlegt und das Unterhorn selbst sehr stark zystisch erweitert war (s. Abb. 21). Ein Stück des linken Plexus chorioideus mit großem, zentral verkästem Tuberkel zeigt die Abb. 22.

Dieser Fall kann im Sinne Kments als primär plexogene Meningitis aufgefaßt werden. Es ist nicht ausgeschlossen, daß bereits lediglich die Plexustuberkulose für sich zu Kopfschmerzen führt, da die Plexus reich mit Nervenfasern versorgt sind und eine Berührung z. B. bei Hirnoperationen vom Patienten als Schmerz empfunden wird [siehe M. Clara (37)]. Offensichtlich hat im vorliegenden Fall die Schwellung des Plexus chorioideus früh zur Absperrung des linken Unterhorns geführt, dessen zystische Erweiterung mit ihrem Druck auf die angrenzenden Hirnabschnitte einen Teil der Prodromalerscheinungen zwanglos erklärt.

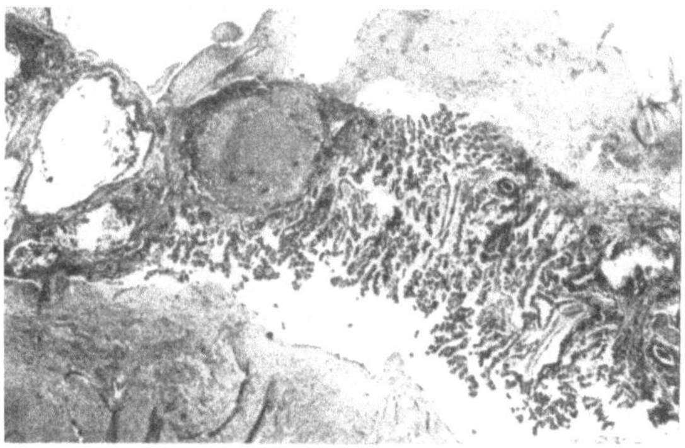

Abb. 22. Pat. J. B. (Nr. 35)
Ausschnitt aus dem linken Plexus chorioideus mit großem, zentral verkästem Tuberkel und reichlich gebildeten älteren Fasern. Präparat nach van Gieson gefärbt (7 : 1)

3. Nr. 14, H. G., Bürovorsteher, 31j.; bemerkte im VII/48 eine auffallende Schläfrigkeit. Diese steigerte sich im VIII zu einer regelrechten Schlafsucht, die ihn nahezu arbeitsunfähig machte. Zur selben Zeit Auftreten der ersten Kopfschmerzen, anfallsweise und nicht lokalisierbar. Anfang XI allgemeiner Kopfdruck mit Übelkeit, Brechreiz, Leibschmerzen und Durchfall. Am 20. XI. Temperaturerhöhung und auffallender Umschlag in Schlaflosigkeit, dazu Schmerzen in beiden Oberschenkeln, die von der Kreuzgegend ausstrahlten. 5 Tage später Krankenhauseinweisung und Klärung durch die Lumbalpunktion. Pat. starb nach 51tägiger Behandlung. Bei der Sektion war kein Exsudat an der Basis cerebri zu finden, dagegen bestand eine Knötchenaussaat, die auch die Hemisphären weit überzog. Dasselbe Bild boten die Rückenmarkshäute, hier allerdings mit sulzigem Exsudat. Auch die Plexus chorioidei waren mit Tuberkeln verschiedenster Größe durchsetzt. Die Hirnsubstanz zeigte zahlreiche kleine Rundzelleninfiltrate (s. Abb. 5), besonders im Bereich der Stammganglien nahe dem 3. Ventrikel.

Die Krankengeschichte des Pat. H. G. Nr. 14 beginnt mit einem charakteristischen enzephalitischen Symptom, der Schlafsucht. Zu ihr gesellen sich allmählich die typischen meningitischen Symptome. Die bei der Sektion gefundenen Rundzelleninfiltrate der Hirnsubstanz sind wohl als anatomisches Substrat der Enzephalitis anzusehen. Die unmittelbare tuberkulöse Ätiologie dieser Veränderungen durch färberischen Nachweis des Erregers im Schnitt konnten wir allerdings nicht beweisen. Die Möglichkeit einer unabhängigen Encephalitis epidemica oder einer parainfektiösen, „aseptischen" Enzephalitis braucht wohl nur am Rande erwogen zu werden.

4. Nr. 40, E. D., Hausfrau, 43j., erkrankte Ende 1947 an rechtsseitiger Pleuritis exsudativa. 6 Mon. in einem Krankenhaus behandelt. Im 2. Monat der Behandlung heftigste, etwas unbestimmte Schmerzen im ganzen linken Bein, zu denen bald eine Herabsetzung der groben Kraft trat und das Gefühl, als ob das Bein versteife. Unter der Diagnose Ischias wurde die übliche Therapie angewandt, jedoch ohne jeden Erfolg. Erst später bildeten sich die Erscheinungen von selbst zurück. Wirbelsäule und Becken waren röntgenologisch einwandfrei. VIII desselben Jahres infiltrative Tbc. der linken Lungenspitze. Anfang des nächsten Jahres Pleuritis exs. der anderen Seite. VIII gehäufte Kopfschmerzen in der Stirn, geringe Temperaturerhöhung, Mattigkeit. Es sei ihr schwer gefallen, sich zu konzentrieren, sie habe Gesprächen kaum noch folgen können.

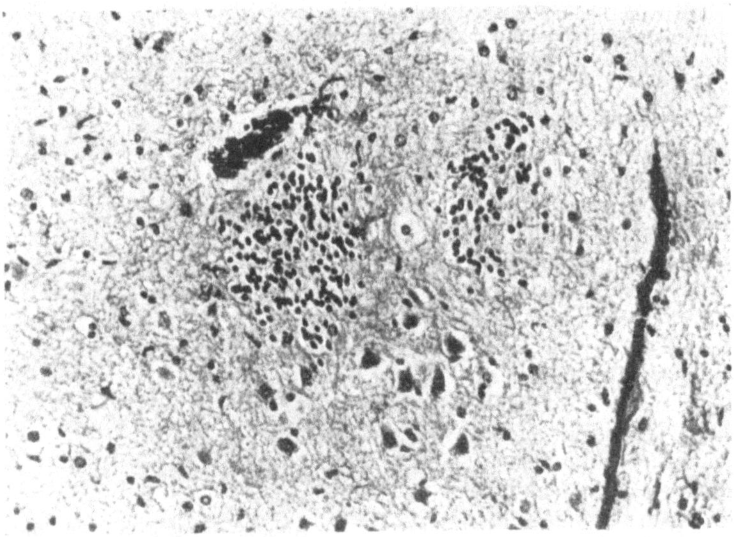

Abb. 23. Taf. II. G. (Nr. 14)
Enzephalitische Rundzellenherde bei t. M. H. E. 160 : 1

Manchmal sei sie sich für Minuten ihrer Umgebung nicht mehr bewußt gewesen. Am 21. VIII, Beginn des Stadiums der Reizerscheinungen mit Erbrechen und Nackenstarre. Bezeichnenderweise traten die Absenzen auch während der manifesten Meningitis in verstärktem Maße auf, z. T. im Wechsel mit kurzen Anfällen von optischer Objektagnosie. Die sonst bei t. M. häufige Benommenheit infolge Hirndrucks fehlte völlig. Die Pat. wurde durch die Str.-Behandlung gerettet. Sie erhielt III/50 die letzte Str.-Injektion und ist seitdem rezidivfrei.

Angesichts der protrahierten hämatogenen Aussaat darf die Frage aufgeworfen werden, ob die Ischalgie nicht bereits Folge einer Absiedelung im Bereich des ZNS gewesen ist. Die Absenzen und agnostischen Anfälle kurz vor und während der manifesten Meningitis sprechen eindeutig für enzephalitische Veränderungen.

5. Nr. 6, S. K., Schülerin, 18j., erkrankte XII/47 mit uncharakteristischen, diffusen Bauchschmerzen, nachdem die früher regelmäßige Menstruation in den letzten Monaten unregelmäßig geworden war. Anfang 48 unter subfebrilen Temperaturen kalter Abszeß, vom linken Radius ausgehend, und eine histolog. als tuberkulös gesicherte Analfistel. V/48 Krankenhausaufnahme. Es wurden tastbare Mesenteriallymphknoten und eine doppelseitige Adnexitis festgestellt, ferner eine doppelseitige kleinherdige Oberlappen-Tbc. der Lungen. 26. V. erstmals typischer epileptischer Anfall von 4 Min. Dauer. Am 3. VI. Probelaparotomie, die eine miliare produktive Tbc. des Peritoneum aufdeckte. Am Tage der Operation zweiter epileptischer Anfall. Diese Anfälle wiederholten sich jetzt in etwa 10tägigem Abstand, wobei eine deutliche Aura mit optischen und akustischen Wahrnehmungen auftrat. Pat. behauptete, sie habe durch Angioton, ein homoeopathisches Cardiotonicum, die Anfälle kupieren können, wenn sie das Mittel während der Aura

nahm. Pat. wurde ungeheilt entlassen. Bereits damals wurde an einen enzephalitischen tuberkulösen Prozeß als Ursache der Epilepsie gedacht. Die Temperatur stieg langsam. Wegen der anhaltenden Anfälle Verlegung zu uns mit der Diagnose „drohende Meningitis". Bei der Aufnahme sehr feinherdige miliare Lungen-Tbc., jedoch keine meningitischen Symptome, keine Aderhauttuberkel, normaler Liquor. Ein hier wenige Tage nach der Aufnahme beobachteter generalisierter Krampfanfall hinterließ eine motorische Schwäche und Herabsetzung der Sensibilität im Bereich der rechten Hand. 2 Tage nach dem Krampfanfall enthielt der Liquor 90/3 Zellen bei vermindertem NaCl- und Zuckergehalt. Wir hielten uns damals, am Anfang unserer Erfahrungen für berechtigt, uns auf die i. m. Str.-Zufuhr zu beschränken, da wir das Krankheitsbild für eine sympathische Meningitis bei subpialem Tuberkulom in der Nähe der vorderen Zentralwindung links hielten. Die schnelle Normalisierung des Liquor nach Beginn der i. m. Behandlung, das Sistieren der Anfälle und der negative Ausfall sämtlicher Untersuchungen auf TB bestärkte uns in dieser Meinung. Erst 14 Tage nach dem Ende der 4monatigen i. m. Kur kam es zu echten meningitischen Symptomen, diesmal mit Bakteriennachweis im Liquor, und einem verstärkten Auftreten der Krampfanfälle. Jetzt wurde nach den Anfällen eine Lähmung des rechten Armes, der rechten Gesichts- und Zungenhälfte und eine motorische Aphasie beobachtet, die etwa 24 h anhielt. Die sofort aufgenommene i. m. und e. th. Str.-Behandlung führte zu einem völligen Verschwinden sämtlicher neurologischer Symptome. Das Mädchen erhielt IV/49 die letzte Str.-Injektion und ist seitdem rezidivfrei.

Bei der Pat. liegt eine protrahierte Durchseuchung vor, in deren Verlauf es zu einer linksseitigen Rindenenzephalitis im Bereich des Gyrus frontalis inferior und des prae- und postzentralen Gyrus mit konsekutiver Meningitis gekommen ist.

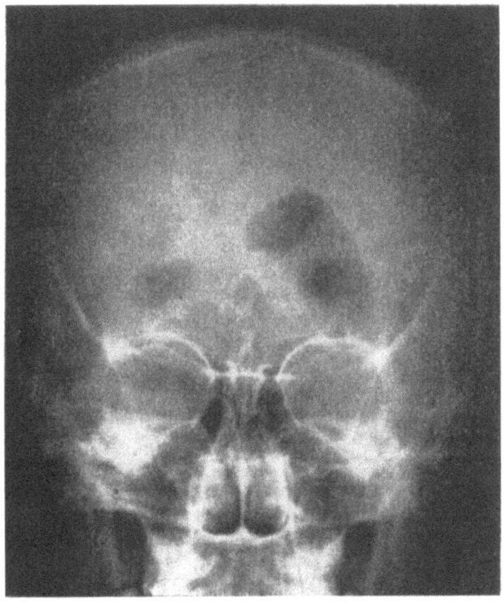

Abb. 24. Pat. D. B. (Nr. 31) Enzephalogramm durch Zisternenstich nach Ablassen von 70 ccm Liquor. p-a-Aufnahme. Starke isolierte Erweiterung des linken Seitenventrikels

6. Nr. 62, E. T., Hausfrau, 55j., litt seit VI/48 an plötzlichen Anfällen von Bewußtlosigkeit ohne äußere Veranlassung. X/48 erhöhte Temperaturen und allgemeines Krankheitsgefühl. XI hohes Fieber; Krankenhausbeobachtung, während derer sich schnell Somnolenz entwickelte. Die Röntgenaufnahme ergab eine Miliar-Tbc der Lungen. Die Pat. kam bereits moribund im Stadium III zu uns und starb nach 6 Tagen. Die Sektion zeigte eine typische ausgedehnte Basalmeningitis. Serienschnitte und histologische Untersuchung unterblieben aus äußeren Gründen.

Bei einer bis dahin völlig gesunden 55jährigen Frau kommt es 4 Monate vor Ausbruch einer Miliar-Tbc. mit t. M. zu gehäuften Anfällen von kurzdauernder Bewußtlosigkeit. Da andere ursächliche Erkrankungen, z. B. des Kreislaufes, ausscheiden, erscheint die Annahme enzephalitischer Veränderungen berechtigt.

7. Nr. 31, D. B., Schwesternschülerin, 17j., bei der während der Schulzeit die Kutanproben mehrfach negativ ausgefallen waren und die Thoraxdurchleuchtung bei der Einstellung einen normalen Lungenbefund ergeben hatte, bemerkte XI/48, nachdem sie $3/4$ Jahr auf einer inneren Abteilung gearbeitet hatte, plötzlich, daß sie beim Sprechen oft nach Worten suchen und mehrfach ansetzen mußte, bevor sie das Wort richtig aussprechen konnte. II/49 Fieber, Schmerzen auf der linken Brustseite, um dieselbe Zeit anfallsweise sehr heftige Schmerzen auf der linken Kopfseite. Am 26. II. deckte der Röntgenfilm eine miliare Lungentuberkulose mit linksseitigem Hilustumor auf. Bis zum 20. III. Zunahme der Kopfschmerzen mit Ausstrahlen in den Nacken. Am 22. III. akuter Meningitisbeginn. Am 27. III. Aufnahme bei uns im Stadium II. Auffallend an neurologischen Symptomen war bei uns neben Hirnbasiszeichen eine Hyperreflexie der rechten Extremitäten. Das am 30. III., also 8 Tage nach Ausbruch der Meningitis, angefertigte Enzephalogramm zeigt eine deutliche Erweiterung des linken Seitenventrikels (Abb. 24). Das

Mädchen erlitt nach der ersten Kur ein Rezidiv, das wiederum e.th. und i.m. behandelt wurde. II/50 erhielt sie die letzte Str.-Injektion und ist seitdem rezidivfrei.

Es hat sich bei dem Mädchen zweifellos um eine Frühgeneralisation gehandelt, bei der es bereits 3—4 Monate vor den ersten klinischen Zeichen der Miliar-Tbc. zu Sprachstörungen kam, die zwanglos auf die isolierte Erweiterung des linken Seitenventrikels mit ihrem Einfluß auf die umgebenden Hirnteile zurückgeführt werden können (vgl. Fall J. B. Nr. 35 S. 83). Auch die Hyperreflexie der rechten Extremitäten könnte so erklärt werden. Die Erweiterung wurde, wie gesagt, bereits beim Ausbruch der akuten Meningitis festgestellt.

8. Nr. 19, A. J., Hausfrau, 54j., erkrankte im VIII/48 mit allgemeiner Schwäche und Gewichtsabnahme, Schmerzen im Rücken und zunehmender Schwäche im ganzen linken Bein. Zunächst konnte sie noch am Stock laufen, wurde aber bald bettlägerig. Am 28. X. Kopfschmerzen, Erbrechen, Obstipation und hohes Fieber. Am 10. XI. Nackenstarre, Kernig usw. Aufnahme bei uns am 13. XI. mit miliaren Lungenherden bei erheblicher Schwellung der Hilus- und Paratracheallymphknoten. Neurologisch auffallend war das Fehlen der Bauchdeckenreflexe und der Sehnenreflexe an den unteren Extremitäten, außerdem bestand eine Blasen- und Mastdarmlähmung. Die Pat. starb nach 3 Tagen. Leider wurde nur eine Gehirnsektion gestattet, die eine typische frische Basalmeningitis ergab.

Angesichts des partiellen Querschnittssyndrom ist es sicher, daß auch meningomyelitische Veränderungen vorlagen. Die ersten durch diese bedingten Symptome traten bereits 2—3 Monate vor Ausbruch der manifesten Meningitis auf.

9. Nr. 32, H. G., ungelernter Arbeiter, 21j., arbeitete seit XII/48 als Sandstrahlbläsergehilfe. Er mußte sich gleich nach der Arbeit immer sofort hinlegen, was auf die ungewohnte Arbeit zurückgeführt wurde. Anfang I/49 leichte, aber anhaltende Stirnkopfschmerzen, zunehmende allgemeine Erschöpfung. Anfang II/49 Temperaturanstieg auf 38 mit verstärktem Stirnkopfschmerz. Bettruhe. 12. II. Temperatur 40 Grad. Kopfschmerz zieht sich jetzt über die ganze Schädeldecke hin, Gefühl als ob der Kopf platze. Ab 13. II. Rückgang der Temperatur auf subfebrile Werte bei anhaltendem Kopfschmerz. Am 25. II. Temperatur wieder 39 Grad, jetzt als Continua. Krankenhauseinweisung wegen Typhusverdachts, der sich aber nicht bestätigte. Liquor angeblich normal. Thoraxfilm am 12. III. ergab deutlich vergrößerten rechten Hilus. Verlegung zu uns am 2. IV. mit Verdacht auf Miliar-Tbc. Wir nahmen eine t. M. im Stadium II an und fanden im Liquor auf Anhieb TB. Wir stellten u. a. ein Papillenödem und ein auffallend enges, fast spaltförmiges Ventrikelsystem im Enzephalogramm fest und nahmen daher eine Hirnschwellung an. Der Pat. wurde unter einer kombinierten i.m. und e.th. Behandlung gesund und ist seit der letzten Str.-Injektion im VIII/49 rezidivfrei.

Es drängt sich die Frage auf, ob die Hirnschwellung sich nicht langsam entwickelt hat und die Ursache der beschriebenen Kopfschmerzen und Allgemeinbeschwerden 2 Monate vor Ausbruch der Meningitis gewesen ist. Eine weitere Klärung der Pathogenese ist klinisch kaum möglich.

10. Nr. 45, H. B., Schülerin, 18j., ein Kind mit typischer reizbarer Konstitution nach Klare, erkrankte VI/49 mit hohem Fieber, Stirnkopfschmerz und leichter Nackensteifigkeit. Im Krankenhaus wurde links ein Hilustumor festgestellt und 3 Wochen lang Conteben gegeben. Da sich der Zustand schnell besserte, wurde Conteben abgesetzt und das Kind nach Hause entlassen. VIII/49 fiel in der Schule eine zunehmende Konzentrations- und Merkschwäche auf, die das Mädchen, das sonst sein Pensum gut bewältigt hatte, stark zurückwarf. Es traten Perioden von ausgesprochener Somnolenz auf, die jeweils von Zeiten größter Schlaflosigkeit abgelöst wurden. Den Eltern fiel die psychische Veränderung auf: das Kind verlor jegliches Selbstvertrauen und wurde depressiv. Im XI/49 Kopfschmerz, vorwiegend in der linken Stirnhälfte lokalisiert. Mitte XI/49 subfebrile Temperaturen, dann Brechreiz, und Ende XI Fieber bis 39 Grad mit sturzartigem Erbrechen. Am 1. XII. vom Hausarzt verordnete Sulfonamide und Pyramidon waren ohne Wirkung. Am 6. XII. klassische Meningitissymptome. Am 12. XII. bei uns im Stadium III eingeliefert. Wir fanden u. a. ein Papillenödem. Druckerhöhung des Liquor über 300 mm H_2O. Pat. starb nach 4tägiger Behandlung. Die Sektion ergab eine allgemeine Miliar-Tbc. bei floridem Primärherd in der Spitze des linken Unterlappens, eine granulierende Tbc. der Plexus und zahlreiche Tuberkel auf den die Plexus versorgenden Arterien. Frische, vorwiegend exsudative Basalmeningitis mit Hirnödem. Enzephalitische Veränderungen wurden nicht nachgewiesen.

Es handelt sich hier offensichtlich um eine plexogene Meningitis im Sinne Kments (132) im Verlaufe einer Frühgeneralisation, bei der die Einsaat, nach der Vorgeschichte beurteilt, bereits 5 Monate vor Ausbruch der Meningitis erfolgte. Ein anatomisches Substrat für die erheblichen psychischen und vegetativen Störungen haben wir nicht gefunden. Die Möglichkeit, daß diese Störungen toxisch bedingt waren, ist bei dieser ausgesprochen subakut verlaufenen Miliar-Tbc. in Erwägung zu ziehen.

11. Nr. 38, H. M., Schülerin, 16j., zeigte Anfang IV/49 eine den Eltern auffallende psychische Veränderung. Typische Konzentrations- und Aufnahmeschwäche. Sie wurde zunehmend vergeßlich, antriebslos und gleichgültig. So vergaß sie beispielsweise, in die Schule zu gehen. Von den Eltern zu irgendwelcher Tätigkeit angehalten, wurde sie gereizt und ausfallend. Anfang V/49 subfebrile Temperaturen, die gegen Ende des Monats auf 39 Grad anstiegen. Der zugezogene

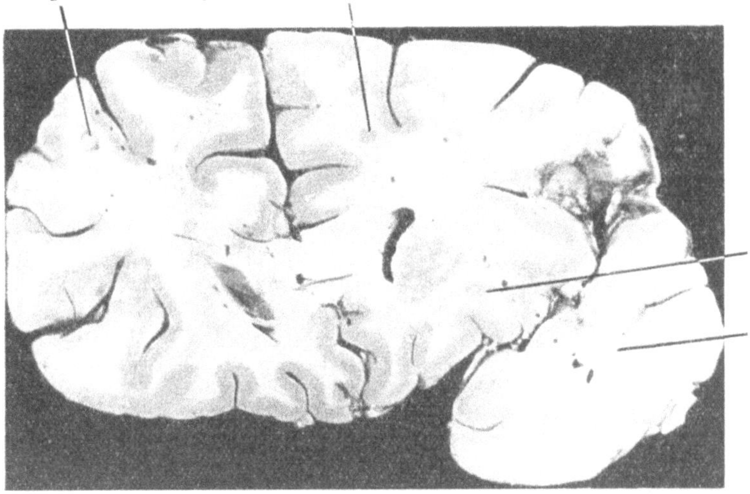

Abb. 25. Pat. U. P. (Nr. 7)
Frontalschnitt (durch die Deformierung des Gehirns bei der Fixierung schräg verlaufend, so daß die Schnittebene vom Balkenknie rechts zum Kopf des nucleus caudatus links verläuft). 4 linsengroße tuberkulöse Herde, hier sämtlich in der weißen Substanz. 1 : 1

Hausarzt konnte bereits meningitische Zeichen (Nackenstarre, Erbrechen) feststellen und wies die Pat. zu uns ein. Bei der Aufnahme befand sich das Mädchen im Stadium III mit Lähmungserscheinungen seitens der Hirnnerven. Es fehlten die Bauchdeckenreflexe und die Sehnenreflexe an den unteren Extremitäten, ferner bestand eine Blasen-Mastdarmlähmung. Der Liquordruck war über 300 mm. Im Verlauf der Behandlung trat eine linksseitige Hemiplegie auf. Die Pat. starb nach 18tägiger Behandlung. Die Sektion zeigte eine allgemeine Miliar-Tbc mit floridem Primärherd an der Basis des rechten Unterlappens, starkes Hirnödem mit spaltförmig verengerten Ventrikeln, typische exsudative Basalmeningitis schwersten Ausmaßes mit Übergreifen auf die Substanz des r. Temporallappens und des rechten Linsenkerns bis in die innere Kapsel. Es handelt sich hierbei im wesentlichen um eine Enzephalomalazie auf Grund spezifischer Gefäßprozesse, die das Lumen der Äste der A. cerebri med. stellenweise spaltförmig verschlossen hatten. Außer den malazischen Veränderungen wurden keine Herde im Gehirn gefunden.

Auch hier haben wir 1—2 Monate vor Ausbruch der im Verlaufe einer Frühgeneralisation auftretenden Meningitis psychische Veränderungen, für die die Sektion kein gröberes anatomisches Substrat aufdeckt. Tuberkulotoxisch bedingte symptomatische Psychose? Die linksseitige Hemiplegie während der manifesten Krankheit ist auf die Malazie im Bereich der linken inneren Kapsel zurückzuführen.

12. Nr. 7, U. P., Vikarin, 38j., ist VI/48 wegen linksseitiger Nieren-Tbc. nephrektomiert. Thoraxaufnahme zu dieser Zeit ohne krankhaften Befund. 4 Wochen später Auftreten subfebriler Temperaturen. Etwa gleichzeitig stellten sich bei der Pat., die früher psychisch keinerlei Be-

sonderheiten gezeigt und in ihrer beruflichen Tätigkeit volle Befriedigung gefunden hatte, schwere Depressionen ein mit einer gereizten Haltung gegenüber ihrer Umgebung. Mitte IX Erbrechen, Kopfschmerzen, Sehstörungen (Doppelbilder), Gliederschmerzen, vorwiegend in den Beinen, denen zunehmende Schwäche folgte. Wegen der jetzt sehr ausgeprägten psychischen Veränderungen Einweisung der Pat. in eine psychiatrische Klinik. Dort Feststellung einer kompletten Querschnittslähmung mit spinaler Blockbildung. Die Thoraxaufnahme zeigte jetzt eine Miliar-Tbc. der Lungen. Daraufhin Überweisung zu uns. Die Pat. starb nach 3 Tagen. Die Sektion zeigte eine allgemeine Miliar-Tbc. An der Gehirnbasis ausgedehnte Knötchenbildungen, die ebenfalls auf den spinalen Häuten zu finden waren, hier aber mit ausgedehnten Verklebungen im Bereich des ganzen Rückenmarks. Auf Serienschnitten des Großhirns und des Rückenmarks fanden sich in großer Anzahl (insgesamt über 200) stecknadelkopf- bis linsengroße tuberkulöse Herde (s. Abb. 25), vielfach an der Mark-Rindengrenze, aber auch in der grauen Substanz selbst, z. T. mit Übergreifen auf die Pia (Abb. 26).

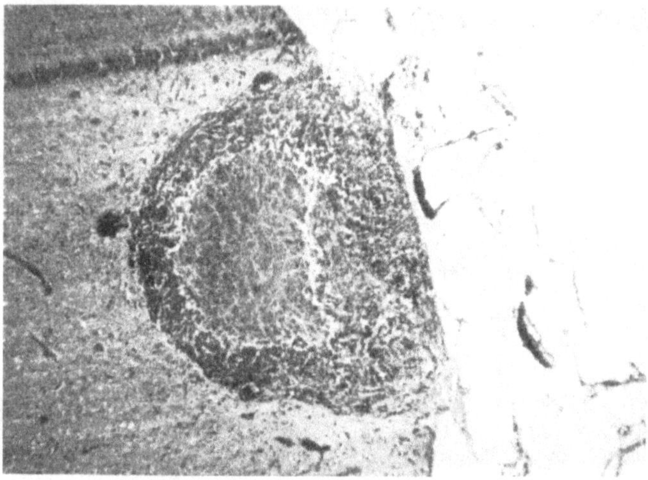

Abb. 26. Pat. U. P. (Nr. 7)
Tuberkulöser Herd im äußeren Rindenanteil, der das übrige Niveau deutlich überragt. Zentrale Verkäsung, Kapselbildung durch spezifische Granulationen. In diesem Schnitt keine Riesenzellen, in anderen Herden vorhanden. Außerhalb des Lymphozytenwalls kollaterales Ödem. Die Leptomeninx ist lymphozytär infiltriert und hyperämisch. Zahlreiche abgeschilferte Arachnothelien. H. E. 80 : 1

Die 2—3 Monate vor Ausbruch der Meningitis aufgetretenen schweren psychischen Störungen, die sogar zur Einweisung in eine psychiatrische Klinik führten, dürften wohl zu den zahlreichen enzephalitischen Herden in Beziehung gesetzt werden, die das gesamte Zentralnervensystem durchsetzten unter besonderer Bevorzugung des Stirnhirns. Bei der subpialen Lage einiger dieser Herde ist in diesem Falle die enzephalitische Entstehungsform der Meningitis in Betracht zu ziehen.

13. Nr. 22, W. B., Radiomechaniker, 22j., erkrankte II/47 an doppelseitiger Lungen-Tbc. Aus späteren Filmen ist deutlich ersichtlich, daß es sich um eine postprimäre hämatogene Lungen-Tbc. gehandelt hat, bei der es zur Bildung großer Infiltrate mit Kavernen kam. Ende X/48 trat bei im übrigen leidlichen Wohlbefinden plötzlich eine motorische Sprachstörung auf, die einen Tag anhielt. Ende XII/48 Somnolenz mit zeitlicher und örtlicher Desorientiertheit, dabei stärkere aphasische Erscheinungen, ferner heftige Kopfschmerzen. In den nächsten Tagen typische Meningitissymptome. Aufnahme bei uns am 7. I. 49 im Stadium III. Das am Tag nach der Aufnahme, 12 Tage nach Ausbruch der Meningitis angefertigte Enzephalogramm zeigt den linken Seitenventrikel gegenüber dem rechten deutlich erweitert. Sonst keine Besonderheiten. Pat. starb nach 14tägiger Behandlung. Die Sektion wurde verweigert.

Einen Zusammenhang zwischen der Erweiterung des linken Seitenventrikels und der Sprachstörung anzunehmen liegt nahe. Möglicherweise lagen ähnliche Verhältnisse vor wie im Falle J. B. Nr. 35 (s. S. 83), wo die granulierende Plexustuberkulose das linke Unterhorn abgesperrt hatte.

14. Nr. 28, P. St., Mechaniker, 40j. Anfang 1948 Lungen-Tbc. Es wurde trotz der ausgedehnten frischen exsudativen Tbc. ein Pneumothorax angelegt und, obwohl die Lunge breitflächig verwachsen war, eine Kaustik versucht. Dabei entstand eine innere Fistel und ein mischinfiziertes Empyem. Trotz dieser Komplikation wurde der Pat. VIII/48 zur ambulanten Spülbehandlung entlassen. Anfang XII/48 traten Kopfschmerzen auf, die auf toxische Einflüsse des Empyem zurückgeführt wurden, obwohl sie ausgesprochen einseitig waren (links). Außerdem trat eine auffallende Schlafstörung auf, die im wesentlichen in einer Umkehrung des Rhythmus bestand. Etwa gleichzeitig hatte der Pat. ein Taubheitsgefühl im rechten Arm. Anfang I/49 wies ihn der behandelnde Arzt in ein zweites Krankenhaus, da er das Empyem wegen Kammerung nicht mehr spülen konnte. Dort Anlage eines Bülau. Am 25. I. Zeichen einer Meningitis. Deswegen am 6. II. zu uns verlegt im Stadium II. Schon bei der Aufnahme bestand eine Amyloidose, mehrere äußere Fisteln und eine sichere Bronchalfistel. Unter Str., Penicillin und Sulfonamiden wurde die unspezifische Infektion der Pleura schnell beherrscht, die äußeren Fisteln schlossen sich. Das spezifische Empyem jedoch und die innere Fistel blieben unverändert. Die Meningitis sprach zwar gut auf Str. an, trotzdem haben wir ihretwegen und wegen der bereits bestehenden Amyloidose die Dekortikation mit ev. Lob- oder Pneumonektomie nicht vorgenommen. Pat. starb nach 132 Tagen, klinisch offensichtlich nicht an der Meningitis.

Die Sektion ergab deutlich erweiterte Ventrikel, wobei der linke Seitenventrikel stärker als der rechte erweitert war; die Plexus chorioidei zeigten granuläre Veränderungen. Ein basales Exsudat war nicht vorhanden, lediglich eine geringe Trübung ohne Verdickung der Leptomeninx, ferner spärliche Knötchen. Im medialen Teil der linken inneren Kapsel wurde ein 4 mm großer tuberkulöser Herd gefunden. Die Leptomeninx des Rückenmarks war ebenfalls verändert und zeigte, besonders im Bereich der unteren Hals- und oberen Brustsegmente, deutliche Knötchen, vereinzelt auch in Höhe des Lendenmarks. Markherde selbst wurden nicht gefunden.

Es handelt sich um eine Meningitis, die unter 4monatiger Str.-Behandlung weitgehend abgeheilt war. Ob der prodromale Kopfschmerz nur durch die Plexus-Tbc. ausgelöst wurde oder aber erst durch eine früh entstandene Erweiterung des linken Seitenventrikels, die ihrerseits durch die Plexus-Tbc. bedingt war, muß offen bleiben, da wir kein Enzephalogramm bei der Aufnahme anfertigten. Ebenso können wir nicht entscheiden, ob die Sensibilitätsstörung im rechten Arm mit dem Herd an der inneren Kapsel zusammenhängt oder mit der Tuberkelbildung an der Leptomeninx im Bereich des unteren Zervikal- bzw. oberen Dorsalmarks.

15. Nr. 43, M. R., Dolmetscherin, 45j., erkrankte VI/49 mit Schüttelfrost, an den sich eine Continua anschloß. Am 2. VIII. Miliaris der Lungen, mit Conteben behandelt. Auf insgesamt 5 g bildeten sich die klinischen Erscheinungen gut zurück, die Lungenherde allerdings nicht. Ende IX/49 machte die Pat. bereits kleine Spaziergänge. Anfang X fielen dem Ehemann eine zunehmende Antriebslosigkeit und Gedächtnislücken sowie Merkschwäche bei seiner Frau auf; so hatte sie z. B. den Tod ihres Vaters völlig vergessen und sprach von ihm als von einem Lebenden. Ferner war das Wortfindungsvermögen deutlich gestört, in der Unterhaltung gebrauchte sie ständig Ersatzworte. Eine zu dieser Zeit vorgenommene Lumbalpunktion soll bereits eine geringe Pleozytose ergeben haben (das Krankenblatt wurde uns leider nicht zur Verfügung gestellt). Mitte X Kopfschmerzen, Ende X Nackenstarre und Kernig bei zunehmender Pleozytose. Am 4. XI. Verlegung zu uns, da dem Haus kein Str. zur Verfügung stand. Pat. befand sich im Stadium II. Das bei uns sofort angefertigte Enzephalogramm (Abb. 27) deckte einen erheblichen ziemlich seitengleichen Hydrocephalus internus auf. Die Krankheit zeigte eine bemerkenswert schlechte Rückbildungstendenz, vor allem auch hinsichtlich der Lungenherde, bei denen wir sonst eine wesentlich schnellere Rückbildung gewöhnt waren. Ende VIII/50 begann sich die Zellzahl im Liquor, die nie ganz normal geworden war, wieder zu erhöhen, und wir begannen deswegen mit einer erneuten i. m. und e.th. Str.-Behandlung. VII/51 konnte das Str. abgesetzt werden. Pat. ist seitdem rezidivfrei. Als einziges Residuum ist eine leicht skandierende Sprache geblieben.

5 Monate nach dem Ausbruch der Miliar-Tbc wird bei der Pat. eine Meningitis manifest, die bereits nach 4 Tagen einen erheblichen seitengleichen Hydrozephalus erkennen läßt. Schon 2 Monate vorher sind aber deutliche psychische Veränderungen vorhanden. Für den Hydrozephalus ist mit größter Wahrscheinlichkeit eine mit der hämatogenen Aussaat entstandene Plexus-Tbc. verantwortlich zu machen. Darüber

hinaus müssen für die Erklärung der psychischen Veränderungen und der Sprachstörungen enzephalitische Herde angenommen werden.

16. Nr. 39, W. Sch., Schüler, 17j., ein Kind mit reizbarer Konstitution nach Klare, erkrankt II/48 mit einer rechtseitigen Pleuritis exsudativa. II/49 heftige Stirnkopfschmerzen und langsam ansteigendes Fieber. Sulfonamide beeinflussen das Fieber kaum. Ende IV hatte die Temperatur 39 Grad erreicht. Es wurde jetzt endlich ein Thoraxfilm gemacht, der eine Pleuritis der anderen Seite aufdeckte. Die unverändert hohe Temperatur ließ an eine Miliar-Tbc. denken, die aber auch auf weiteren Filmen nicht diagnostiziert werden konnte. Ende V ging die Temperatur etwas zurück. Anfang VI Schwäche des rechten Beines mit Schmerzen in der Wadenmuskulatur. Am 23. VI. akute Meningitissymptome (Erbrechen, erneuter Kopfschmerz, Nackenstarre). Am 27. VI. Aufnahme bei uns, Stadium II im Übergang zu III. Ein Enzephalogramm wurde aus äußeren Gründen nicht gemacht. Die r. Pupille war weiter als die linke, Reaktion träge; Sehnenreflexe des rechten Beins gesteigert bei vorhandenen Pyramidenzeichen. Die Behandlung konnte nie Symptomfreiheit und einen normalen Liquor erzielen. 265 Tage nach der Aufnahme starb der Patient. Die Sektion zeigte eine Plexus-Tbc. und eine typische ausgedehnte Basalmeningitis, stellenweise mit reichlichen narbigen Veränderungen und Organisation des Exsudats. Produktive Tbc der Rückenmarkshäute. In der grauen Substanz des linken Gyrus praecentralis fanden sich zwei stecknadelkopfgroße, gut abgekapselte tuberkulöse Herde.

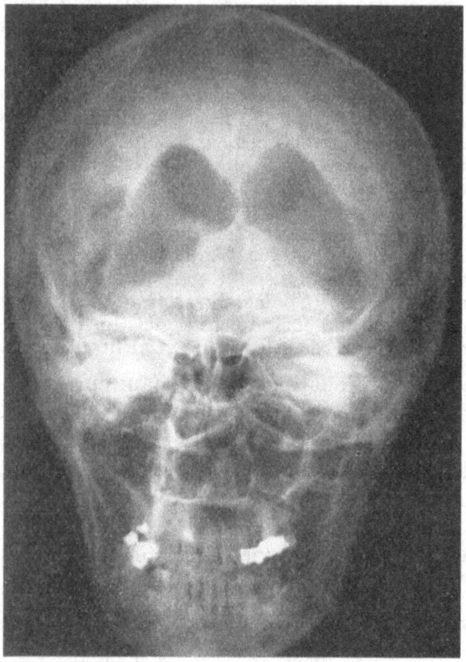

Abb. 27. Pat. M. R. (Nr. 43) Enzephalogramm (4 Tage nach Ausbruch der Meningitis) durch Lumbalstich nach Ablassen von 63 ccm Liquor. p-a-Aufnahme. Fast gleichmäßige Erweiterung der Seitenventrikel

Wenn bei einem Kranken 3 Wochen vor Ausbruch der Meningitis eine klinisch zentral bedingte Parese des rechten Beines auftritt und bei der 9 Monate später erfolgenden Sektion zwei gut abgekapselte, offenbar ältere tuberkulöse Herde im Gyrus praecentralis der anderen Seite gefunden werden, so drängt es sich auf, einen ursächlichen Zusammenhang anzunehmen.

17. Nr. 48, J. W., Sekretärin, 28j. Im Anschluß an das Wochenbett VII/47 Pleuritis mit Fieber bis über 39 Grad. Am 11. VIII. ergab der Thoraxfilm eine doppelseitige Lungen-Tbc. Am 25. IX. starb der Säugling an Miliar-Tbc. Jetzt Behandlung der Pat. mit Pneumothorax links, der komplettiert wurde, dann aber unter Exsudat bald einging, ferner mit intratrachealen Str.-Instillationen bis Ende 1948. Mitte VI/49 spezifisches Empyem des rechten Schultergelenks und kalter Abszeß am rechten Rippenbogen. Daher am 17. XI. erneut Krankenhausaufnahme. Dort blieb die Temperatur um 38 Grad trotz Conteben, die Knochen-Tbc. bildete sich aber gut zurück. Während des ganzen XII. heftige Stirnkopfschmerzen, die zunächst auf das Conteben bezogen wurden. Sie blieben aber auch nach dem Absetzen des Mittels in gleicher Stärke bestehen. Im I/50 ließen die Kopfschmerzen nach bei unverändert hoher Temperatur. Starker Kräfteverfall. Am 6. II. zeigte der Thoraxfilm eine sichere Miliar-Tbc. der Lungen. Am 8. II. wurde Pat. auf eigenen Wunsch entlassen. Mitte II erneut sehr heftige Kopfschmerzen, die sich jetzt von der Stirn auch auf das Schädeldach ausbreiteten. Am 28. II. Erbrechen und Nackenstarre, die am 4. III. bei uns zur Aufnahme führten im Stadium II. Neurologisch fand sich für einen umschriebenen Herd kein Anhalt. Das Enzephalogramm, das erst ½ Jahr später gemacht wurde, zeigt völlig seitengleich erweiterte Ventrikel. Pat. wurde im Verlauf der Str.-Behandlung nie symptomfrei. Wenn auch die Zellzahl zuletzt an 10/3 herankam, so bewegte sich der Liquorzucker doch immer um 15 mg %, das Kochsalz lag bei 600 mg %. Außerdem bildete

sich bei ihr als dem bisher einzigen unserer Pat. eine sichere Optikusatrophie aus, der eine lange bestehende Stauungspapille vorherging. Pat. starb nach 344 tägiger Behandlung.

Die Sektion ergab u. a. eine t. M. in beginnendem Narbenstadium mit gleichmäßiger narbiger Verdickung der Leptomeninx im Bereich der Cisterna cerebello-medullaris und des Stammhirns bis auf etwa 3 mm, narbige Ummauerung des Chiasma und der Fasciculi optici, Optikusatrophie, schwere Leptomeningitis spinalis, erhebliche Vergrößerung sämtlicher Ventrikel, glasige Verdickung des Ependym, das mit zahlreichen sandkorngroßen Knötchen bedeckt war. Auch die Plexus sind von solchen Knötchen in großer Anzahl übersät. Die histologische Untersuchung der Plexus deckte neben frischeren Knötchen einige ältere, bereits narbig abgeheilte mit einzelnen Riesenzellen auf. Auch die Ependymitis granularis zeigte histologisch u. a. Epitheloidzellen und Lymphozyten. Enzephalitische Herde wurden auf Übersichtsschnitten nicht gefunden.

Die 2 Monate vor Ausbruch der manifesten t.M. einsetzenden Stirnkopfschmerzen sind hier zweifellos fälschlich auf die Conteben-Behandlung bezogen worden, offenbar unter dem Eindruck von Berichten über Hirndruckerscheinungen, wie sie in der ersten Zeit der Conteben-Anwendung bei zu brüskem Beginn und Überdosierung beobachtet wurden. Ob der Stirnkopfschmerz auf die histologisch erwiesene weitgehend abgeheilte Plexus-Tbc. zurückgeführt werden muß, ist allerdings bei der langen Krankheitsdauer dieses Falles schwer zu entscheiden.

18. Nr. 33, G. S., Mechaniker, 22j. Im III/48 eine exsudativ-kavernöse Tbc. des linken Oberlappens festgestellt. Wegen hoher septischer Temperaturen am 28. VI. Intrakutanimpfung mit lebenden TB, am 27. VII. Phrenikusquetschung. Röntgenologisch Rückbildung, Verschwinden der TB aus dem Sputum, jedoch blieben die hohen Temperaturen. Seit X/48 heftige nicht lokalisierte Kopfschmerzen, die dem Pat. völlig neu waren, außerdem fielen Vergeßlichkeit, Antriebsschwäche und paraphasische Erscheinungen auf. Am 5. XII. Beginn der akuten Meningitis mit Blasenlähmung, Nackenstarre und Supersensibilität.

Pat. zeigte eine außerordentliche Neigung zu Rezidiven. Beim 1. Rezidiv wurde er zu uns verlegt, die Str.-Behandlung des 3. im IV/51 beendet. Seidem kein Rezidiv mehr. Eine vorübergehende Querschnittslähmung der Beine bildete sich zu einer mäßigen spastischen Paraparese zurück. Pat. geht an Stützkrücken.

8—9 Wochen vor Ausbruch der manifesten t.M. treten bei dem Pat. heftige Kopfschmerzen, Vergeßlichkeit, Antriebsschwäche und paraphasische Erscheinungen auf. Besonders die letzteren legen den Verdacht nahe, daß diese Prodromalsymptome auf enzephalitische Herde bzw. kollaterales Ödem in ihrer Umgebung zurückgeführt werden müssen.

19. Nr. 34, W. B., Kunstmaler, 30j., kam VII/46 aus russischer Kriegsgefangenschaft. Die Thoraxaufnahme ergab einen doppelseitigen, sehr großen Hilustumor. Auf der Kontrollaufnahme im XII/47 war dieser völlig verschwunden. II/48 Pleuritis exsudativa rechts. II/49 histologisch gesicherte Sehnenscheiden-Tbc der rechten Hand. Anfang II/49 hexenschußähnliche Beschwerden in der linken Lendengegend. Pat. konnte weder stehen noch gehen. Auch die Bewegungsfreiheit des Kopfes war etwas eingeschränkt. Am 6. V. Fieber über 39 Grad und allgemeiner Kopfdruck, der in den Nacken ausstrahlte. Mitte V akute Meningitissymptome, daraufhin am 18. V. Verlegung zu uns im Stadium II—III. Bei der Aufnahme fehlten Bauchdecken-, Cremaster- und die Sehnenreflexe an den unteren Extremitäten. Es bestand bereits ein Block mit Nonne-Froin-Syndrom. Im Laufe der nächsten Wochen partielles Querschnittssyndrom mit Paresen beider Beine und Sensibilitätsausfall, die auf eine Affektion von L_1 an abwärts hinweisen. Der Verlauf brachte 2 Rezidive. VIII/51 Absetzen des Str. Seitdem rezidivfrei. Das Querschnittssyndrom ist völlig verschwunden.

Im vorliegenden Fall sind 6 Wochen vor dem Ausbruch der akuten Meningitis deutliche neurologische Störungen vorhanden, die auf eine Herdbildung im Bereich des Lendenmarks schließen lassen. Gröbere myelitische Herde sind kaum anzunehmen angesichts der guten Restitution, sondern kleinere Herde, deren kollaterales Ödem sich gut zurückbildete oder vorübergehende Beeinflussung durch den spinalmeningitischen Prozeß mit seinen Durchblutungsstörungen, Exsudatbildung usw.

Die Bedeutung der Prodrome für die Pathogenese und Diagnose

Die eingehende Darstellung dieser Vorgeschichten hat gezeigt, welche verwirrende Fülle von Symptomen dem Ausbruch der eigentlichen t. M. vorausgehen kann. Es fällt auf, daß ein wesentlicher Teil dieser Symptome auf Veränderungen im Plexus chorioideus und auf enzephalitische bzw. myelitische Herde zurückgeführt werden müssen. Wir sehen darin klinische Stützen für die Anschauungen über die Entstehung der t.M., wie sie 1924 von Kment (132) und später von Rich und McCordock (194) besonders für die enzephalitische Genese vertreten worden sind. Der Hauptzweck der Darstellung sollte aber sein, wie eingangs gesagt, den Blick des Praktikers auf derartige Prodromalsymptome zu lenken. So wie es zu einem Reflex geworden ist, bei ungeklärten Kopfschmerzen an eine Erkrankung der Nebenhöhlen zu denken, so muß auch die beginnende Meningitis häufiger als bisher in differentialdiagnostische Erwägung gezogen werden. Es ist kaum einer unter unseren Kranken mit längerem Prodrom, der wegen auftretender Kopfschmerzen nicht dem Hals-Nasen-Ohrenarzt vorgestellt worden wäre, einer von ihnen selbst dann noch, als die Miliar-Tbc. bereits diagnostiziert war. Aber wegen „drohender Meningitis" eingewiesen wurde nur eine einzige Patientin, nämlich als sie bei bekannten multiplen extrapulmonalen Herden Krampfanfälle vom Jackson-Typ bekam (S. K. Nr. 6). Ähnliches gilt für die Gruppe der durch myelitische Prozesse verursachten Symptome wie Kreuzschmerzen, ischiasähnliche Beschwerden, beginnende Paraparesen usw.

Die Bedeutung der Vorgeschichte für die Diagnose

Unter welchen Voraussetzungen ist man nun berechtigt bzw. verpflichtet, beim Auftreten dieser an sich unspezifischen Symptome an eine beginnende t. M. zu denken? Hier halten wir die Erhebung einer genauen Vorgeschichte für besonders bedeutsam, zumal sie jedem Arzt und unter allen Bedingungen möglich ist.

Pleuritis exsudativa

Wird in der Vorgeschichte eine exsudative Pleuritis angegeben, so ist das von überragender Bedeutung. Bei unseren 18 Jugendlichen war in sieben Fällen eine Pleuritis vorhergegangen, und zwar 1—19 Monate vor der Meningitis. Auch von den 48 Erwachsenen hatten 17, also mehr als ein Drittel, eine Pleuritis durchgemacht.

Hier ist der Abstand zur Pleuritis natürlich sehr verschieden groß, aber das beeinträchtigt ihre Bedeutung für die Diagnose nicht im geringsten. Die zur Pleuritis führenden Lungenherde können natürlich derselben hämatogenen Aussaat entstammen, die auch im Gehirn angegangen ist, meist jedoch sagt die Tatsache der Pleuritis uns nicht mehr, als daß der Körper nicht in der Lage war, eine hämatogene Aussaat reaktionslos abzufangen. Der längste Abstand bei einem 53jährigen Mann (A. B. Nr. 36) fällt mit 27 Jahren nur zeitlich etwas aus dem Rahmen, aber Erst- und Endmanifestitation der Tuberkulose stehen bei diesem Kranken keineswegs isoliert da. Bei dem seinerzeit 26jährigen jungen Mann leitete die feuchte Rippenfellentzündung eine doppelseitige kleinherdige Lungen-Tbc., die typische Fibrosa densa der Neumannschen Nomenklatur, ein, die über 27 Jahre hin in Schüben vorschritt, bis die Meningitis das Leben des Pat. beendete. Der 30jährige W. B. Nr. 34 dagegen, der mit 10 Jahren seine Pleuritis durchgemacht hatte, wies bei Ausbruch der Meningitis, also nach 20 Jahren, lediglich große Kartoffeldrüsen der Hilusgegend auf. Hier war nicht klarzustellen, ob es in der russischen Gefangenschaft nach biologischer Ausheilung der ersten zu einer erneuten Primärinfektion gekommen war oder ob eine Exazerbation im Bereich der früher erkrankten Lymphknoten vorlag, eine Erscheinung, die wir nach jahrelanger Unterernährung und Erschöpfung nicht selten sahen. Der 26jährige E. G. Nr. 15 wiederum, dessen Pleuritis 10 Jahre zurück lag, erkrankte ohne jedes Brückensymptom an der Miliar-Tbc. Entsprechend der Faustregel, daß die Meningitis um so häufiger als Erstmanifestation der Tbc. auftritt, je jünger der Mensch ist, ist bei Kindern seltener eine

Pleuritis in der Vorgeschichte zu erwarten. Tatsächlich haben von unseren 29 meningitischen Kindern auch nur 4 eine Pleuritis gehabt. Bei der 12jährigen C. J., bei der sie zwei Monate zurücklag, handelte es sich um eine echte Spätgeneralisation. Bei den drei anderen, jüngeren Kindern lag eine typische Frühgeneralisation mit ausgedehnter Verkäsung des Primärherdes vor. Da die Pleuritis 1—5 Monate zurücklag, ist der Ausgang von hämatogenen Lungenherden in diesen Fällen keineswegs sicher, sondern auch eine Entstehung per continuitatem vom Primärherd aus möglich.

Gleichzeitig bestehende aktive Tbc.

Hat der Kranke bereits eine aktive Tuberkulose, so muß das den Verdacht verstärken, besonders wenn es sich um extrapulmonale, hämatogen entstandene Herde handelt. Aber auch das Vorhandensein einer isolierten Lungentuberkulose vom Reinfektionstyp darf nicht den Blick für die Meningitis versperren. Von unseren 66 Kranken hatten 17 eine solche isolierte Tertiärtuberkulose der Lungen.

2 von ihnen können unberücksichtigt bleiben, da bei ihnen die Generalisation zweifellos terminal war. Weitere 6 nehmen insofern eine Sonderstellung ein, als bei ihnen Eingriffe am Thorax vorgenommen worden waren. Bei dem 46jährigen W. B. Nr. 25 trat die Meningitis 40 Tage nach einer Korrekturplastik auf, die 19jährige M. H. Nr. 13 erkrankte dagegen bereits 19 Tage nach einer als Eingriff komplikationslos verlaufenen Strangdurchbrennung. Die übrigen 4 Patienten hatten inter- bzw. extrapleurale Empyeme, die wiederholt gespült worden waren. Immerhin bleiben 8 Fälle von isolierter, z. T. Jahre alter Lungen-Tbc , die weder nach ihrem klinischen Verlauf und röntgenologisch im geringsten an hämatogene Entstehung denken ließen noch sich im Finalstadium befanden, bei denen es aber trotz allem zur t. M. kam.

Die Frage, ob sie jemals an einer Tuberkulose der Lungen oder anderer Organe gelitten oder eine feuchte Rippenfellentzündung durchgemacht hätten, konnten ganze 4 der 48 Erwachsenen verneinen. Nichts kann die Bedeutung einer genau erhobenen Vorgeschichte besser unterstreichen, wenigstens soweit es sich um Erwachsene handelt. Je jünger der Mensch ist, um so eher besteht allerdings die Möglichkeit, daß erste, anderweitige Äußerungen der Tbc. schnell von der Meningitis überdeckt werden. Dementsprechend hatten von unseren 18 Jugendlichen trotz der kleineren Gesamtzahl ebenfalls 4 keine spezifische Vorgeschichte, und von den 29 Kindern sogar mehr als die Hälfte, nämlich 16.

Erbliche Organdisposition

Die Frage, ob in der Familie bereits Fälle von t.M. vorgekommen seien, kann u.U. wegweisend sein. Unter den bei uns gestorbenen ist die 38jährige Hausfrau J. L. Nr. 21 und ihre 9jährige Tochter I. L., die 5 Monate vor der Mutter starb. 2 weitere Töchter der Pat. J. L. waren bereits 8 bzw. 13 Monate vorher mit 11 bzw. 12 Jahren an t.M. gestorben. Die Mutter hatte keine Lungen-Tbc. und kommt als Infektionsquelle nicht in Betracht. Hier drängt sich doch der Gedanke an eine konstitutionelle Disposition auf, zumal die Mutter und die Töchter typische Vertreterinnen der reizbaren Konstitution nach Klare waren, während der Vater und der 6jährige Sohn, die beide gesund sind, die Merkmale dieser Konstitution nicht aufweisen.

Beschränkte Bedeutung der Tuberkulinreaktion

Selbstverständlich muß Klarheit darüber bestehen, ob die tuberkulöse Erstansteckung bereits stattgefunden hat. Bei Erwachsenen braucht diese Frage in unseren Breiten mit ihrer praktisch totalen Durchseuchung kaum gestellt zu werden. Auf jeden Fall ist der Nachweis einer kutanen Tuberkulinallergie einschließlich der Bestimmung der Reizschwelle ohne Bedeutung für die Diagnose. Der negative Ausfall der Reaktion kann dagegen eher wegweisend sein. Pirquet (188) selbst hat bekanntlich schon ein Jahr nach seiner ersten Mitteilung über die diagnostische Verwendung der Allergie auf die Unzuverlässigkeit der Tuberkulinreaktion bei der Miliar-Tbc. hingewiesen. Er sagt, die Reaktion falle um so häufiger negativ aus, je länger die Krankheit bereits dauere, um in den letzten 10 Tagen bei etwa der Hälfte der Patienten negativ zu sein.

2 von 49 unserer gestorbenen Erwachsenen reagierten bei der Aufnahme nicht auf die intrakutane Injektion von ATK 1 : 10. In dem einen Fall handelte es sich um einen 38jährigen Mann F. H. Nr. 11, dessen seit Jahren mit einer schweren doppelseitigen Lungen-Tbc. belastetes Leben eine Meningitis beendete; im anderen Fall um eine 55jährige Frau E. T. Nr. 3 mit allgemeiner Miliar-Tbc, der aber bereits 4—5 Monate lang Vorboten der Meningitis vorausgegangen waren. In beiden Fällen wurde der Mendel-Mantoux erst nach der Aufnahme bei uns geprüft, d. h. bei voll entwickelter Meningitis. Festzustellen, wie weit es bereits im Prodromalstadium zum Eintritt der hier zweifellos als negativ zu bezeichnenden Anergie kommen kann, war uns verständlicherweise nicht möglich.

Bei den Jugendlichen erhebt sich natürlich bei negativem Ausfall der Tuberkulinprobe jedesmal die Frage: negative Anergie oder Nomergie? Hier hilft am besten die Frage nach dem Ausfall früher angestellter Reaktionen, die bei entsprechend plastischer und verständlicher Ausdrucksweise („Sind Pickel oder Bläschen aufgetreten?“ o. dgl.) meist sehr zuverlässig beantwortet wird. In den beiden Fällen, in denen unter unseren 18 Jugendlichen eine negative Anergie bestand, handelte es sich um eine Miliar-Tbc. mit Meningitis bei einem 19jährigen Mädchen G. S. Nr. 5 und einem 18jährigen Jüngling E. P. Nr. 26. Nur bei Kindern ist der positive Ausfall der Tuberkulinreaktion wirklich von Bedeutung, und zwar um so mehr, je jünger und damit je näher dem Infektionszeitpunkt das Kind ist. Fehlende Reaktion bei einem Mendel-Mantoux 1 : 10 sahen wir unter 29 Kindern nur zweimal, einmal bei einem 2jährigen Mädchen mit Miliaris und Meningitis, das andere Mal bei einem 7jährigen Knaben mit diskreter Miliaris und Meningitis.

Zusammengefaßt ergibt sich also eine Bedeutung der negativen Reaktion bei Erwachsenen sowie bei Jugendlichen mit bereits früher festgestellter Allergisierung, der positiven Reaktion bei Kindern, und zwar in um so höherem Maße, je jünger das Kind ist.

Die ersten Symptome der manifesten t. M. (Stadium der Reizerscheinungen)

Sind die Prodromalsymptome einer t.M. nicht als solche erkannt worden oder waren überhaupt keine vorhanden, so kommt es um so mehr darauf an, die manifeste Meningitis an ihren ersten Symptomen zu erkennen. Nach den Erfahrungen an unseren Meningitikern ist das früheste und fast obligate Symptom der Kopfschmerz. Er ist meist zu Beginn ein seitengleicher Stirnkopfschmerz, geht aber oft bald in einen allgemeinen, manchmal unerträglich werdenden Kopfdruck über. Sein schlechtes Ansprechen auf die üblichen Antineuralgika ist kennzeichnend, eine wirkliche Erleichterung bringt erst die Lumbalpunktion. Liegt nicht gleichzeitig eine Miliar-Tbc. oder eine andere fieberhafte Erkrankung vor, so ist die Temperaturerhöhung keineswegs so regelmäßig wie der Kopfschmerz. Wir stellten sie jedenfalls als Frühsymptom nur bei zwei Drittel unserer Kranken fest. Die anderen Symptome folgten als Frühsymptom in weitem Abstand. Brechreiz bzw. Erbrechen in 14%, sensorische Überempfindlichkeit in 4%, Benommenheit in 2%. Bei den Kindern waren, wie zu erwarten, lediglich Erbrechen und Fieber als Frühsymptome etwas häufiger (25 bzw. 73%). Kommt zu diesen Symptomen noch die Nackenstarre, evtl. zusammen mit dem Kernigschen Zeichen oder einem der nach Brudzinski benannten Phänomene, besonders dem Nackenphänomen, so gehört der Kranke in die Klinik. Das Stadium der Übererregbarkeit nähert sich nämlich jetzt seinem

Höhepunkt, und jeder Tag, der der Str.-Behandlung verloren geht, bedeutet eine sichere Verschlechterung der Prognose. Symptome wie die Hyperreflexie (41%), Verstopfung (40%) und relative Bradykardie (25%) können ebenfalls wertvolle Hinweise geben, keines von ihnen kennzeichnet jedoch das Reizstadium der t.M. derart wie die Nackenstarre (95%).

Für den Praktiker erübrigen sich weitere Maßnahmen. Die Punktion des Liquorraumes im Hause des Kranken empfiehlt sich jedenfalls schon wegen der Angehörigen nicht. Wenn auch bei einem solchen Vorgehen unter 10 eingewiesenen Patienten nur bei einem wirklich eine t.M. festgestellt wird, so ist es doch berechtigt, denn für den einen an t.M. erkrankten kann die Frühbehandlung die Rettung bedeuten.

Die falschen Einweisungsdiagnosen hier zu besprechen, würde den Rahmen allzu sehr sprengen. Daß der Typhus weitaus an erster Stelle stand, ist verständlich bei der Häufigkeit, mit der er in den ersten Nachkriegsjahren in Berlin vorkam. Der Hinweis, daß Meningitis und Typhus durch das weiße Blutbild ziemlich sicher unterschieden werden können (Typhus: Leukopenie mit Lymphozytose, t. M.: Leukozytenzahlen, die zwischen normal und erhöht stark schwanken, mit relativer Lymphopenie), ist fruchtlos, da in der Wohnung des Kranken bei Bettlägerigen selten Blutbilder gemacht werden.

Bakteriologische und chemische Liquordiagnostik

Mit der Krankenhausbehandlung tritt die Liquordiagnostik in ihr Recht. Sie wird von Mader an anderer Stelle dieses Buches (s. S. 13) ausgiebig erörtert, so daß wir uns hier beschränken können auf einige eigene Erfahrungen, die für uns Bedeutung erlangten. Das sog. Spinnwebgerinnsel ist bekanntlich nicht pathognomonisch für die t.M., aber auch für den Nachweis der TB hat es sich uns nicht bewährt. Bei den ersten 14 Kranken, bei denen wir uns für den färberischen Nachweis der TB noch im wesentlichen auf das Spinnwebgerinnsel verließen, fanden wir auf diese Weise nur zweimal Bakterien. Seitdem wir den Liquor etwa ½ Stunde bei 2000 Umdrehungen/min zentrifugieren und das Sediment färben, gelingt uns der mikroskopische Nachweis in 81%. Einen statistisch verwertbaren Unterschied in der Ausbeute zwischen Lumbal- und Zisternenliquor konnten wir im Gegensatz zu anderen Autoren nicht feststellen. Er ist auch kaum zu erwarten bei dem oft sehr starken Befall der Leptomeninx spinalis. Uns hat sich am meisten bewährt, vor Behandlungsbeginn an beiden Stellen zu punktieren. Nur mit der Menge des untersuchten Liquor nimmt die Ausbeute an mikroskopisch nachgewiesenen Bakterien in jedem Fall zu. Man darf sich also besonders den für eine evtl. Enzephalographie entnommenen Liquor nicht entgehen lassen, da hierbei die Bakterien sozusagen aus den abgelegensten Winkeln herausgeholt werden. Mehrfach ist uns der färberische Bakteriennachweis erst- und einmalig bei der Enzephalographie gelungen.

Der Fall eines 2jährigen Mädchens, dessen grotesken Hydrocephalus internus wir im Enzephalogramm und im Präparat abbilden (Abb. 28a, b, c), ist dafür bezeichnend. Obwohl das Kind während der insgesamt 155tägigen Behandlung niemals Blocksymptome hatte, wurden doch erst am 60. Tag in den für die Enzephalographie abgelassenen 140 cm³ (!) färberisch TB nachgewiesen.

Wir haben nach Ziehl-Neelsen und nach Much gefärbt auf Grund der häufig vertretenen Ansicht, daß die Bazillen unter der Chemotherapie ihre Färbbarkeit nach Ziehl-Neelsen verlieren und oft nur noch als Granula auftreten. Eine Überlegenheit der Färbung nach Much in dem Sinne, daß durch sie eine höhere Ausbeute bei der Bakterioskopie erzielt worden wäre, haben wir jedoch nicht feststellen können.

Von den chemischen Untersuchungen des Liquor hat sich uns die gleichzeitige Bestimmung des Zuckers und des Kochsalzes bewährt, da jede für sich allein weniger zuverlässig ist. Lediglich ein erhöhter Liquorzucker (normalerweise betrug er auch bei uns mit großer Konstanz etwa 60% des Blutzuckers), spricht mit hoher Wahrscheinlichkeit gegen t.M. Wir beobachteten dieses Zusammentreffen jedenfalls nie. Ferner lag bei uns in jedem Fall, in dem der NaCl-Spiegel den Wert von 600 mg% unterschritt, eine t.M. vor.

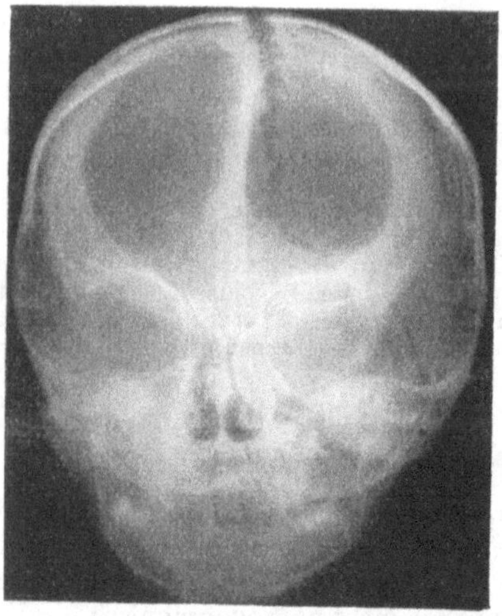

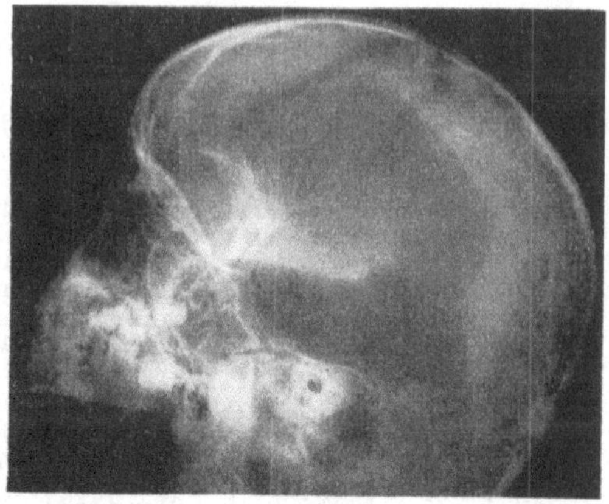

Abb. 28a und b. Enzephalogramm des 2jährigen Mädchens D. B. durch Lumbalstich nach Ablassen von 140 ccm Liquor am 60. Krankheitstag. a-p-Aufnahme und Frontalaufnahme

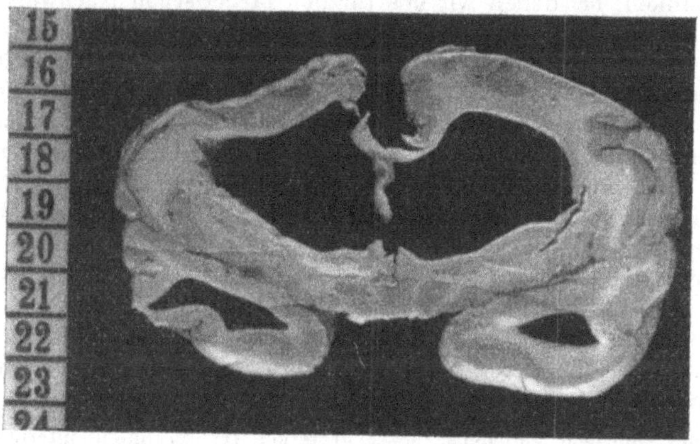

Abb. 28c
Frontalschnitt durch das Großhirn kurz ventral vom Chiasma opt. Tod am 155. Tag. (Klassische „Enthirnungsstarre" während der letzten 3 Monate)

Die Bedeutung der Frühbehandlung

Es geht natürlich nicht an, mit der Einleitung der Str.-Behandlung zu warten, bis die Diagnose der t.M. absolut gesichert ist, d. h. bis TB im Liquor nachgewiesen sind. Einen schlechteren Weg, sein therapeutisches Ziel zu erreichen, könnte man gar nicht einschlagen, da jeder verpaßte Tag die Prognose zunehmend trübt. Nachdem wir bereits mehrfach auf die Bedeutung einer möglichst frühzeitigen Behandlung hingewiesen haben, soll diese jetzt eingehender erörtert werden. Wie wichtig sie ist, drängte sich bereits bald nach Einführung des Str. in die Behandlung der t.M. schon rein statistisch auf, indem man das Behandlungsergebnis zur Dauer der manifesten Meningitis bis zum Behandlungsbeginn in Beziehung setzte. Von Löffler und Piotti (147) wird bekanntlich in der Schweizerischen Monographie die Zeit, die nach ihren Fällen nicht überschritten werden durfte, mit 15 Tagen angegeben. Fast das gleiche Ergebnis (14 Tage) konnten wir auf Grund von 62 Meningitisfällen in einem Vortrag vor Berliner Ärzten im V/49 berichten. An derartige Feststellungen knüpft sich ganz von selbst die Frage, ob sich nicht durch immer weitere Verkürzung der unbehandelten Phase die Prognose entsprechend verbessern oder gar durch Behandlungsbeginn vor Ausbruch der manifesten Meningitis diese überhaupt verhindern läßt.

Die „prophylaktische" endothekale Behandlung bei Miliaris

Für die Beantwortung dieser Frage scheinen uns die Beobachtungen an Kranken mit Miliar-Tbc. von besonderer Bedeutung zu sein. Grundsätzlich haben wir alle unsere Kranken mit Miliar-Tbc. routinemäßig lumbalpunktiert, um eine etwa auftretende Meningitis möglichst früh zu erfassen. 3 von 8 Kranken bekamen eine Meningitis trotz der selbstverständlich laufenden i.m. Str.-Behandlung. Der einzig sichere Schluß, den man daraus ziehen kann, ist, daß die i.m. Str.-Behandlung nicht immer imstande ist, den Ausbruch einer t.M. zu verhindern, selbst dann nicht, wenn sie vor Beginn jeglicher Liquorveränderungen beginnt. Auffallend war jedoch, daß alle 3 Kranke Chorioidealtuberkel hatten. Für die weiteren Überlegungen ist es wichtig, sich über die Stellung der Chorioidealtuberkel klar zu sein. Schon Stähelin hat vor Jahrzehnten betont, daß sie nur bei Miliar-Tbc. gefunden werden, jedoch nicht bei t.M. ohne Miliar-Tbc. Chorioidealtuberkel und t.M. sind also lediglich koordiniert. Dem entsprechen ältere und neuere Statistiken. Eine Erkrankung der Aderhaut vom infizierten Liquor aus ist praktisch unmöglich, da das Spatium intervaginale, der den Fasciculus opticus umhüllende Ausläufer des Subarachnoidealraumes, an der Sklera blind endigt. Die anatomischen Verhältnisse machen aber wahrscheinlich, daß eine Streuung, die Herde in der Aderhaut setzt, auch zu einer Aussaat in das Gehirn bzw. die Meningen führt. Der frontale Anteil des Gehirns wird von der A. carotis interna versorgt. Von der Konvexität ihrer fünften und letzten Krümmung geht die A. ophthalmica als relativ enges Gefäß derart ab, daß ihre Strömungsrichtung mit der der Carotis interna einen stumpfen Winkel bildet. Eine Bakterienembolie in die A. ophthalmica berechtigt daher schon aus strömungsdynamischen Gründen zu der Annahme, daß über den weiteren Verlauf der Carotis int. Bakterien auch in die ventralen Hirnabschnitte, die Plexus oder die Meningen gelangt sind. Die umgekehrte Annahme ist nicht berechtigt, denn einmal kann die Invasion überhaupt über die A. vertebralis erfolgt sein oder aber über die Carotis int., ohne daß der strömungsdynamisch ungünstig liegende, relativ enge Ast, den die A. ophthalmica darstellt, befallen wurde. Aderhauttuberkel schießen bekanntlich sehr schnell auf, oft in wenigen Stunden. Bei laufender Kontrolle des Augenhintergrundes hat man, so schlossen wir, die Gewähr, eine Bakterieninvasion über die Carotis int. zu erfassen, bevor überhaupt Liquorveränderungen oder gar klinische Zeichen einer Meningitis auftreten können. Wir haben daher dem nächsten Kranken mit Miliaris und Chorioidealtuberkeln, den wir II/49 aufnahmen, das Str. nicht nur i.m., sondern auch e.th. verabfolgt, und zwar ½ mg/kg Körpergewicht jeden zweiten Tag 6 Wochen lang. 6 weitere, später eingelieferte Kranke wurden inzwischen ebenso behandelt. Alle 7 waren frei von jeglichen meningitischen Symptomen und hatten noch einen normalen Liquor. Bei keinem der Kranken ist es bis jetzt zu einer Meningitis gekommen, obwohl sie zwischen 8 Monaten und 3 Jahren kein Str. mehr erhalten haben und längst mit klinisch abgeheilter Miliar-Tbc in ambulanter Kontrolle stehen. Die reaktive Pleozytose, bei der die polymorphkernigen Leukozyten überwiegen, und die geringe Eiweißvermehrung waren 14 Tage nach Abschluß der e.th. Behandlung wieder verschwunden.

Diese sozusagen prophylaktische e. th. Str.-Applikation, die in Wirklichkeit eine Frühbehandlung sein dürfte, ist von Heimann, Colbert und Michaux (103), durch deren Arbeit wir angeregt wurden, inauguriert worden. Inzwischen haben Wechselberg und Weidenbusch (234) damit begonnen, bei ihren Kindern die Miliar-Tbc. grundsätzlich e. th. zu behandeln. Ob diese sozusagen „ungezielte“ prophylaktische Behandlung angesichts der Toxizität des Str. nicht über das Ziel hinausschießt, soll hier nicht näher erörtert werden.

Behandlungsbeginn ohne Bakteriennachweis

Daß gerade im Zusammenhang mit der Diagnostik die Bedeutung der Frühbehandlung unterstrichen wurde, hat seinen guten Grund: es kommt nämlich vor, daß die Frühbehandlung wegen zeitlich allzu ausgedehnter Diagnostik versäumt wird. Gewiß, bei der Mehrzahl der Kranken lassen sich leicht Veränderungen nachweisen, wie sie die Miliar-Tbc. z. B. hervorruft. Diese lassen dann an der Diagnose t.M. trotz Fehlen des Bakteriennachweises im Liquor kaum einen Zweifel aufkommen. In diesen Fällen wird kein Arzt zögern, das Str. sofort anzuwenden. Unsere Warnung gilt vielmehr für die jenigen Fälle, bei denen zunächst eine klinisch mehr oder weniger isolierte Meningitis vorzuliegen scheint und Bakterien nicht gefunden wurden. Hier zögern manche, das Str. anzuwenden, in dem Bestreben, einmal etwaige toxische Nebenwirkungen des Mittels nur da in Kauf zu nehmen, wo es wirklich lebensnotwendig ist, und ferner das Krankheitsbild, insbesondere die Veränderungen des Liquor, nicht noch durch die Reaktion auf das Str. zu verwischen. Diesen Bedenken ist eine gewisse Berechtigung keineswegs abzusprechen. Trotzdem möchten wir zu dem zuletzt genannten Grund folgendes sagen: man muß immer wieder davon ausgehen, daß die t. M. im allgemeinen zum Tode führt und daß die Prognose vom Zeitpunkt des Behandlungsbeginns abhängt. Daher ist man verpflichtet, die Str.-Behandlung einzuleiten, sobald die Diagnose klinisch und durch das Ergebnis der verschiedenen Laboratoriumsuntersuchungen wahrscheinlich gemacht ist, wenn auch der färberische Nachweis der TB im Liquor auf Anhieb nicht gelungen ist. Zwei Sicherungen sind allerdings in solchen Fällen notwendig. Die eine braucht eigentlich kaum erwähnt zu werden. Es ist die Verpflichtung, täglich durch erneute Untersuchung des Kranken einschließlich des Liquor zu überprüfen, ob die erste Diagnose noch berechtigt ist. Die zweite Sicherung wurde bereits 1948 von Mollaret (172) gefordert: es muß bei fehlendem färberischen Bakteriennachweis vor Beginn der Behandlung mit Liquor eine Kultur und möglichst auch ein Tierversuch angesetzt werden. Dann kann man, falls vorher noch keine Klärung erfolgt sein sollte, spätestens bei negativem Ausfall dieser Verfahren die Str.-Behandlung immer noch abbrechen. Es ist aber wichtig, beide Untersuchungen vor der ersten Str.-Injektion, besonders der endothekalen, anzusetzen, da sie hinterher nach unseren Erfahrungen erheblich an Zuverlässigkeit einbüßen. Der färberische Nachweis ist selbstverständlich bis zur endgültigen Entscheidung anzustreben. Je länger die Str.-Behandlung bereits dauert, um so mehr gewinnt er gegenüber Kultur und Tierversuch an Bedeutung. Eine Verbesserung des Ergebnisses durch Anwendung der Muchschen Granulafärbung konnten wir, wie bereits erwähnt, nicht erzielen.

Die Veränderungen des Liquor durch Str. bei Meningitis anderer Genese

Die übrigen durch das Str. erzeugten Veränderungen des Liquor sind nach unseren Erfahrungen keineswegs derart, daß sie jede weitere Diagnostik unmöglich machen. Hier haben Untersucher mit nur geringen, unglücklicherweise auch noch schlechten eigenen Erfahrungen zu einseitige Darstellungen gegeben. Wir haben es jedenfalls häufiger erlebt, daß „sterile" Meningitiden mit normalerweise schnellem Ablauf auch unter e. th. Str.-Behandlung eine kaum verzögerte Normalisierung des Liquor erkennen ließen, und zwar derart, daß eine etwa gut ansprechende t. M. von vornherein ausschied. Es ist ein günstiger Umstand, daß das Ausmaß der durch den Str.-Reiz bewirkten Liquorveränderungen um so geringer ist, je stärker entzündet die Meningen bereits sind. Als Beispiel für den Str.-Effekt auf eine nichttuberkulöse Meningitis bringen wir den Fall eines Kindes mit meningitischen Erscheinungen im Verlauf einer Poliomyelitis:

Die 6 J. alte B. L. erkrankte am 4. VIII. 48 mit Kopfschmerzen und Fieber. Als Erbrechen und Nackenstarre hinzutrat, wies der behandelnde Praktiker das Kind mit dem Verdacht auf Meningitis in ein Krankenhaus. Die dort vorgenommene Liquoruntersuchung ergab: 260/3 Zellen, 25 mg % Zucker, 50 mg % Eiweiß. Wegen der Erniedrigung des Liquorzuckers wurde trotz negativer Moroprobe eine t. M. angenommen und eine Str.-Behandlung begonnen. Dasselbe geschah mit 2 weiteren Kindern. Die Kinder wurden dann zu uns verlegt. Wir nahmen, da in Berlin seinerzeit die Poliomyelitis gehäuft auftrat und inzwischen der Liquorzucker des Kindes überhöht war, eine meningitische Reizung bei Poliomyelitis an, führten aber die i.m. und e.th. Str.-Behandlung (2 × 0,25 bzw. 1 × 0,025 g tgl.) noch weiter durch. Die Veränderungen des Liquor sind aus folgender Tabelle ersichtlich:

Tabelle 1

	Vor der Streptomycin-Behandlung	Nach 1 Tag	Nach 2 Tagen	Nach 3 Tagen	Nach 4 Tagen	Nach 5 Tagen letzte Injektion	Nach 6 Tagen 24 h nach Absetzen	Nach 7 Tagen 48 h nach Absetzen
Zellzahl in mm³	484/3	182/3	156/3	64/3	24/3	50/3	30/3	6/3
Prozentsatz an Mononukleären	85	40	60	75	85	85	90	85
Zucker in mg%	85	109	59	63	65	48	50	61
Blutzucker in mg% zur selben Zeit	90	124	100	91	105	85	85	105
NaCl in mg%	724	701	732	712	724	720	725	732
Eiweiß in mg%	52	43	35	60	60	60	65	20

Der zweite Grund, der bei nicht geklärter bakteriologischer Diagnose trotz erheblichem klinischem Verdacht zuweilen die Str.-Anwendung verhindert, ist die Furcht vor toxischen Nebenwirkungen. Zu den Bedingungen, von denen diese Nebenwirkungen abhängig sind, gehört neben der Dosierung vor allem die Art der Applikation. Hier ist die ausschließlich i.m. Anwendung zweifellos weniger belastend, wenngleich die Schädigung des N. octavus, zumindest in seinem Vestibularisanteil, keineswegs immer vermieden werden kann (s. Jauerneck, S. 142). Weil die Nebenwirkungen bei der i.m. Anwendung seltener vorkommen, ist verschiedentlich vorgeschlagen worden, sich auf diese Art der Applikation zu beschränken, solange die Diagnose noch nicht absolut gesichert ist. Diese Art des Vorgehens liegt um so näher, als bei Meningitiden nach ausschließlich i.m. Zufuhr im Liquor deutlich meßbare Str.-Spiegel auftreten, von denen man eine bakteriostatische Wirkung erwarten darf. Giesen und Koelzer (82), die über Resorption, Verteilung und Ausscheidung des Str. eingehend gearbeitet haben, geben an, daß lediglich bei 6stündlicher i.m. Injektion sich nach einigen Tagen im Liquor Spiegel von 2—8 γ fänden, ein kontinuierlicher Spiegel sei jedoch nicht vorhanden. Unsere Erfahrungen stimmen damit überein.

Die Bedeutung der endothekalen Behandlung

Es mag danach zunächst verführerisch erscheinen, sich bis zur endgültigen Klärung auf die i.m. Injektion zu beschränken, dennoch muß man sich darüber klar sein, daß eine beginnende t. M., wenn wirklich eine solche vorliegt, dadurch meist nicht am Vorschreiten verhindert wird. Die kombinierte i.m. und e.th. Behandlung ist nun einmal wirksamer als die rein i.m., bei der offenbar die in den Liquor übertretende Menge an Str. nicht ausreicht. Schon der Bericht des British Medical Research Council vom April 1948 (29) ließ die Überlegenheit der kombinierten Behandlung bei Kindern deutlich erkennen. Heute gibt es nur noch wenige Autoren, die für die allein i.m. Behandlung eintreten und die e.th. Injektion ablehnen. Ihre Ergebnisse überzeugen nicht. U. E. spricht jedoch am stärksten gegen die allein i.m. Behandlung der t. M. die Häufigkeit, mit der unter der i.m. Str.-Behandlung der Miliar-Tbc. eine Meningitis zum Ausbruch kommt. Gewiß ist das keineswegs bei allen Miliariskranken der Fall, aber wir wissen ja auch nicht, wie oft es zur Aussaat in das ZNS kommt. Unsere 3 Miliariskranken mit Chorioidealtuberkeln, deren Auftreten im Verlauf einer Miliar-Tbc. nach unseren Ausführungen auf S. 97 mit an Sicherheit grenzender Wahrscheinlichkeit für eine Aussaat in das ZNS spricht, haben jedenfalls sämtlich trotz i.m. Str.-Therapie eine Meningitis bekommen, während bei den anschließend eingelieferten 7 Kranken, die wir sofort i.m. und e.th. behandelten, keine t. M. aufgetreten ist. Es liegt nahe, die Höhe der im Liquor erzielten Str.-Spiegel damit in Verbindung zu bringen. Diese sind natürlich bei e.th. Injektion unvergleichlich höher. Wir haben bei Erwachsenen nach Injektion von 50 mg noch nach 90 Min. am Orte der Einspritzung Spiegel bis 290 γ[1]) gefunden. Die Ausbreitung nach anderen Stellen des Liquorraumes ist allerdings nicht sicher vorauszusagen und scheint Bedingungen zu unterliegen, die wir im einzelnen noch nicht alle übersehen (vgl. auch S. 107). Auch Giesen und Koelzer (s. o.) betonen diese Unsicherheit der Str.-Verteilung im Liquor. Während wir zuweilen nach lumbaler Injektion von 50 mg Str. eine halbe Stunde später in der Zisterne denselben Wert von 2 oder 3 γ fanden wie vor der Injektion, kam es vor, daß wir bei demselben Kranken unter gleichen Bedingungen an einem anderen Tag in der Zisterne Werte von 30 oder 35 γ fanden, ohne daß sonst irgendwelche Zeichen einer Blockbildung vorhanden waren, welche die Unterschiede erklären könnten. Ein gewisser Einfluß der Schwerkraft ist nicht zu verkennen. Jedenfalls lagen die Zisternenwerte bei lumbaler Injektion höher, wenn das Fußende des Bettes nach der Einspritzung um 20^0 erhöht wurde. Wurde dagegen die lumbale Injektion im Sitzen gemacht und blieb der Kranke in dieser Haltung, so war nach 10 Min. noch nicht der geringste Anstieg in der Zisterne festzustellen. Derartige Erörterungen über die Höhe des Str.-Spiegels im Liquor haben sowohl theoretische wie praktische Bedeutung. Gerade bei der Meningitisbehandlung drängt sich einem die Frage nach der Natur der Str.-Wirkung ganz besonders auf. Wenn auch die Mehrzahl der Ärzte heute die Meinung vertritt, daß Str. hauptsächlich bakteriostatisch wirkt, so ist doch darüber keineswegs das letzte Wort gesprochen. Schatz, Bugie und Waksman (206) haben in ihrer ersten Mitteilung bekanntlich dem Str. starke bakterizide Eigenschaften zuerkannt, und noch kürzlich hat Garrod (81) die Zahl der für eine Bakterizidie bei höheren, therapeutisch erreichbaren Spiegeln sprechenden Beobachtungen um weitere vermehrt. Ruziczka (204) glaubt zwar nach seinen mit Martischnig zusammen durchgeführten Untersuchungen am Elektronenmikroskop, daß die nach achttägiger Einwirkung von 5 γ/cm^3 auftretenden Struktur-

[1]) Sämtliche Spiegelbestimmungen wurden im Haupt-Untersuchungsamt der Stadt Berlin (Leiter Prof. Dr. Marcuse) von Frau Dr. Eggert ausgeführt.

veränderungen kaum noch mit lebenden Bakterien vereinbar sind, daß also 5 γ/cm^3 bereits bakterizid wirken. Es handelt sich aber dabei eben um ein in vitro-Experiment mit optimalen Wirkungsbedingungen für das Str. Anscheinend ist die Konzentration von 5 γ im Liquor über längere Zeit hin durch i.m. Applikation nicht zu erreichen. Nimmt man mit Garrod den Beginn einer wesentlichen Bakterizidie bei etwa 30 γ/cm^3 an, so könnte hierin vielleicht eine Erklärung dafür gesehen werden, daß die e.th. Behandlung im allgemeinen schneller und sicherer die Keimfreiheit des Liquor erreicht. Uns ist es jedenfalls nicht gelungen, bei allein i.m. Injektion derart hohe Spiegel im Liquor zu erzielen, auch nicht bei ausgeprägtester Meningitis, und in der Literatur liegen derartige Beobachtungen ebenfalls nur als vereinzelte Maxima vor. Nach allem halten wir es für gefährlich, die e.th. Behandlung bei klinischer Sicherheit der Diagnose nur deswegen aufzuschieben, weil der bakteriologische Nachweis nicht gelungen ist.

Die lokale Wirkung des Str. auf das ZNS und seine Hüllen

Mit den ungewollten Nebenwirkungen, die der e.th. Str.-Behandlung im besonderen zugeschrieben werden, müssen wir uns allerdings noch auseinandersetzen. Die verschiedenen subjektiven Beschwerden und vorübergehenden Symptome, die während und nach der e.th. Injektion auftreten können, interessieren hier weniger und werden weiter unten besprochen. Wichtig ist dagegen die Frage: vermag das Einbringen des Str. in den Liquorraum das ZNS und seine Hüllen wesentlich und dauernd zu schädigen? Für den N. octavus ist das erwiesen. Hier genügt bereits, wie gesagt, die i.m. Injektion, was auch im Tierversuch gezeigt werden konnte; bei e.th. Injektion läßt sich die Oktavusschädigung kaum vermeiden (s. Jauerneck). War man gezwungen, die kombinierte Behandlung ohne die bakteriologische Sicherung zu beginnen, so ist man wie gesagt verpflichtet, täglich seine Diagnose zu überprüfen, will man seinem Kranken nicht unnötigerweise eine Oktavusschädigung zufügen. Andere Schädigungen der Nervensubstanz als die im Bereich des Oktavus sind dagegen nach den bisherigen Erfahrungen mit beträchtlicher Skepsis zu betrachten und kommen sicherlich sehr selten vor. Im Zweifelsfall empfiehlt es sich bei der t. M. immer, auftretende nervale Erscheinungen auf die tuberkulöse Infektion des ZNS zu beziehen. In diesem Zusammenhang kann man auf die früher von der Klinik etwas stiefmütterlich behandelten enzephalitischen und myelitischen Herde gar nicht genügend hinweisen. Und wenn keine infektiöse Meningitis vorliegt, aber auf Grund einer falschen Diagnose eine kombinierte i.m. und e.th. Str.-Behandlung durchgeführt wurde, so sollte man auch hier nach anderen möglichen Ursachen für neurologische Schäden suchen, ehe man die e.th. Behandlung beschuldigt. Fälle wie der vor einiger Zeit von Leiblein (140) geschilderte, dessen Patientin 4 Wochen vor der Erkrankung zwei Bandwurmkuren gemacht hatte, bei dem aber die Erfahrung, daß die Filixsubstanzen kumulieren und ausgesprochen neurotoxisch sind, ätiologisch für das schwere neurologische Bild nicht einmal diskutiert wird, vermögen uns nicht zu überzeugen. Wir haben bei Fehldiagnosen in der Anfangszeit, vor allem aber bei den sieben „prophylaktisch" e.th. behandelten Miliariskranken, keine einzige neurale Schädigung erlebt, abgesehen von geringen Vestibularisschädigungen, und sind der Meinung, daß Schädigungen der nervösen Substanz, wie sie nach größeren Dosen e.th. eingebrachten Penicillins beobachtet worden sind, beim Str. jedenfalls sehr viel seltener vorkommen. Wir haben daher auch beim Auftreten z. B. von motorischen Lähmungen peripheren Charakters unter der kombinierten Behandlung immer zunächst ein Übergreifen des tuberkulösen Prozesses auf das periphere Neuron angenommen und die e.th. Behandlung erst recht intensiv betrieben bzw. sie wieder aufgenommen, wenn sie bereits abgesetzt war. Wäre das Str. die Ursache gewesen, so hätten wir wohl kaum Gelegenheit gehabt, die guten Rückbildungen zu sehen, die tatsächlich eintraten, wie das folgende Beispiel zeigen möge:

Der 21 Jahre alte L. H. Nr. 12, der an einer typischen langsam progredienten kleinherdigen und symmetrischen Tbc. beider Lungen nach vor 5 Jahren durchgemachter Pleuritis exsudativa litt, wurde wegen einer t. M. mit ausgesprochenen Reizerscheinungen bei uns eingeliefert. Wir behandelten i.m. mit 2× tgl. 0,5 g Str., e.th. wurde während des 1. Monats tgl. 0,1 g Str. verabfolgt, im 2. Monat jeden 2. Tag 0,1 g. Danach stellten wir die e.th. Behandlung ein, obwohl der Liquor noch stark pathologische Veränderungen zeigte und anfangs jeden 2. Tag, im 3. und 4. Monat alle 4—5 Tage Entlastungspunktionen vorgenommen werden mußten. Mitte des 4. Monats traten bei dem Kranken, der bis dahin insgesamt 4,2 g Str. e.th. erhalten hatte, heftige Schmerzen in beiden Oberschenkeln und Unterschenkeln auf. Nach wenigen Tagen war eine schlaffe Lähmung beider unterer Extremitäten ohne sichere Störungen der Sensibilität eingetreten. Der Eiweißgehalt des Lumballiquor war doppelt so hoch wie der des Zisternenliquor. Wir nahmen an, daß ein spinalmeningitischer tuberkulöser Prozeß auf die Vordersäule bzw. die ventralen Wurzeln im Bereich des lumbosakralen Rückenmarksanteils übergegriffen habe, und begannen sofort wieder mit der e.th. Str.-Behandlung, zunächst mit 0,1 g pro dosi, später mit 0,05 g und sogar 0,025 g jeden 2. bzw. 3. Tag. Jetzt setzte eine zwar langsame, aber deutliche Besserung der Liquorbefunde ein, ebenso ging das Ausmaß der Lähmungen wesentlich zurück. Die Besserung hielt auch an, als am Ende des 5. Monats das Str. ganz abgesetzt wurde. Bei der Entlassung, 15 Monate nach der Aufnahme, war die Plantarflexion des Fußes beiderseits unmöglich, die Dorsalflexion war rechts unmöglich, links angedeutet. Mit Hilfe von Schienen kann der Pat. ausgezeichnet gehen. Er ist seit dem Absetzen des Str. im V/49 rezidivfrei.

Noch wichtiger als die etwaige Schädigung der nervösen Substanz ist jedoch die Frage, ob es unter dem Reiz des e.th. injizierten Str. zu Verklebungen der Hirn- und Rückenmarkshäute kommen kann, mit anderen Worten, ob die e.th. Str.-Injektionen nicht die Ursache oder wenigstens eine der Bedingungen für die bei der t. M. häufige Blockbildung ist. Die Frage ist gerade von denjenigen Klinikern immer wieder aufgeworfen worden, die der e.th. Behandlung zunächst ablehnend gegenüberstanden. Auch wir haben sie uns bei jedem unserer Kranken immer wieder vorgelegt und anfangs unter ihrem Einfluß 5 Patienten ausschließlich i.m. behandelt. Eine nähere Betrachtung ist für unsere Frage insofern besonders instruktiv, als 4 der 5 Kranken schwerste Blockbildungen bekamen, die auch anatomisch untersucht werden konnten. 3 der Kranken starben bereits am Ende der ersten Behandlungswoche. Da sie erst am 11., 18. bzw. 22. Tage nach Auftreten manifester Meningitissymptome mit schweren Lähmungserscheinungen zur Str.-Behandlung aufgenommen wurden und bereits nach 6, 4 bzw. 9 Tagen starben, kann ihr Tod nicht ohne weiteres mit dem Verzicht auf die e.th. Behandlung in Zusammenhang gebracht werden.

1. Die Anamnese des 31j. H. G. Nr. 14 wurde bereits auf S. 83 bei der Abhandlung der Prodromalsymptome berichtet. Der Pat. wurde am 11. Tag nach Ausbruch der akuten Symptome im Zustand der Reizerscheinungen bei relativ gutem AZ aufgenommen. Während der ersten 10 Tage wurde tgl. 2 × 0,5, an den weiteren 41 Tagen 2 × 1,0 g Str. i.m. gespritzt. Die aus diagnostischen Gründen und zur Druckentlastung vorgenommenen Lumbalpunktionen ließen bereits am Ende der 1. Behandlungswoche eine beginnende Blockbildung zwischen Lumbalgegend und Cisterna cerebello-medullaris erkennen; in der 2. Woche wurde der Block komplett. In der 5. Woche Querschnittslähmung mit Blasen- und Mastdarmparese. Erste Zeichen von Hirnnervenlähmungen in der 7. Woche, eine Woche vor dem Tode. Bei der S e k t i o n erwies sich u. a. die Leptomeninx in ihrer ganzen Ausdehnung durchsetzt von zahlreichen Knötchen und überzogen von einem gelatinösen Exsudat (s. Abb. 29).

2. Bei der 20 J. alten A. K. Nr. 16 zeigten sich akute Meningitissymptome am 16. XI. 48. Aufnahme am 8. XII. mit stark getrübtem Sensorium und Lähmungserscheinungen. Bereits am 1. Tag nur verzögerter Druckanstieg bei Kompression der Halsvenen, am 3. Tag vollständiger Block. Der gelbliche Lumballiquor, der ein außergewöhnlich dickes Spinnwebgerinnsel bildete, enthielt 361 mg % Eiweiß, der Zisternenliquor war opalisierend und enthielt 94 mg %. Völlige Areflexie der unteren Extremitäten und der Bauchdecken. Auf tgl. 2 × 0,5 g Str. i.m. nicht die geringste Besserung. Tod am 9. Behandlungstag. Die S e k t i o n zeigte u. a. neben einer typischen Basalmeningitis 15 cm unterhalb des Foramen magn. occipitale in Ausdehnung von 6 cm eine Verklebung der weichen Hirnhäute mit gallertig-gelblicher Verdickung der Pia.

3. Bei der 35 J. alten M. K. Nr. 17 wurde 1943 eine Lungen-Tbc. entdeckt. Konservativ behandelt. XI/48 Sputum + bei subfebriler Temperatur. 4. XII. meningitische Zeichen, am 15. XII. Aufnahme mit ausgebildeten Reiz- und beginnenden Lähmungserscheinungen. Bauchdeckenreflexe fehlen, Blasen-Mastdarmlähmung. Liquordruck lumbal am 1. und 2. Tag 400 mm H_2O, am 3. Tag nur 120 mm, bei Entnahme rasch abfallend. Beginnendes Queckenstedtsches Zeichen. Am 4. Tag typischer Queckenstedt bei klassischem Blockliquor. 2 × 1,0 Str. pro Tag i.m. haben nicht die geringste Wirkung. Tod am 6. Tag. Die Sektion zeigt u. a. neben typischer Basalmeningitis eine schwere produktive tuberkulöse Leptomeningitis spinalis besonders des Brustmarkes. Im unteren Brustmark zentral sitzender grau-weißer unscharf begrenzter Herd, der bis an die Pia reicht. Diese ist hier stark entzündlich verdickt.

4. Der 26 J. alte E. G. Nr. 15 machte II/48 in russischer Gefangenschaft eine Pleuritis exs. bilateral. durch. V/48 Heimkehr. 1. XI. 48 Stirnkopfschmerz und Fieber, 18. XI. typische Reizerscheinungen, Rö.-Film: Miliaris. Ende XI Somnolenz, Blasen-Mastdarmlähmung, Schwerhörigkeit. 6. XII. Einweisung. Eindeutiger Queckenstedt, lumbal sind nur wenige cm^3 Liquor zu gewinnen, der Druck fällt sofort ab. Eiweiß 747 mg %! Zisternenpunktion kann wegen der außergewöhnlich heftigen Genickstarre nicht vorgenommen werden. 3 Tage lang 2 × 1,0 g Str. i.m. Exitus am 9. XII. Die Sektion zeigte u. a. neben einer typischen Basalmeningitis starke Trübung der Leptomeninx spinalis mit stellenweise gallertigen Auflagerungen. Im Bereich des Brustmarks besonders ausgedehnte Verklebungen.

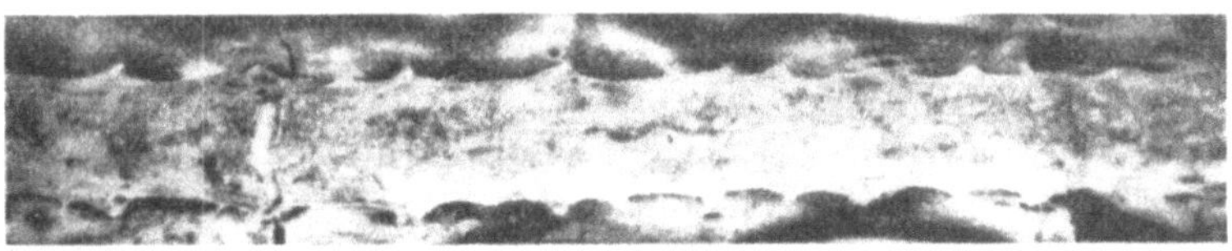

Abb. 29. Pat. H. G. (Nr. 14)
Dorsalansicht des Rückenmarks in Höhe der Intumescentia cervicalis nach Spaltung und stumpfer Ablösung der Dura von der Leptomeninx. Beide zeigen zahlreiche Knötchen und ein gelatinöses Exsudat. 1 : 1

Aus den 4 Krankengeschichten geht jedenfalls eindeutig hervor, daß Blockbildungen mindestens auch ohne eine e.th. Str.-Behandlung vorkommen und daß sie dann auf die tuberkulöse Affektion der Leptomeninx spinalis zurückzuführen sind. Die Blockbildungen bei den rein i.m. behandelten Fällen übertreffen sogar an Schwere bzw. Ausdehnung der Verklebungen diejenigen, welche wir bei unseren kombiniert behandelten Fällen beobachteten. Damit ist zwar nicht gesagt, daß die tuberkulöse Affektion der Meningen die einzige Ursache der Blockbildung bei der t. M. ist und daß dem e.th. eingebrachten Str. gar keine Bedeutung zukommt. Wir neigen jedoch zu dieser Ansicht, denn bei unseren „prophylaktisch" mit Str. e.th. behandelten Miliarisfällen, bei den drei beschriebenen mit Str. e.th. behandelten Poliomyelitis-Fällen und den unter falscher Diagnose behandelten haben wir in keinem einzigen Fall klinisch die geringsten Anzeichen einer Blockbildung gesehen oder bei der Sektion Verklebungen gefunden. Wir sind im Gegenteil sogar der Meinung, daß die e.th. Str.-Behandlung bei der t. M. dazu beiträgt, Blockbildungen zu verhüten bzw. beginnende Verklebungen günstig zu beeinflussen, wie wir weiter unten bei der Behandlung der Komplikationen ausführen werden.

Wir sehen also, daß auch unter dem Gesichtswinkel etwaiger Schädigungen durch die e.th. Behandlung betrachtet, gegen die sofortige kombinierte i.m. und e.th. Behandlung bei erhöhtem klinischem Verdacht nichts einzuwenden ist. Nicht immer wird man bei anfänglicher Zurückstellung der e.th. Behandlung diese noch zur rechten Zeit beginnen können wie in unserem 5. nur i.m. behandelten Fall. Dieser zeigt zugleich, daß der Übergang auf die kombinierte Behandlung geeignet war, die beginnende Blockbildung aufzuhalten.

M. H. Nr. 13, weiblich, 19 J. alt. III/47 Pleuritis exs. V/47 infraklavikuläres Infiltrat rechts. VIII/48 Pneuanlage nach pos. Bakterienbefund. 5. XI. Kaustik, 24. XI. erste meningitische Symptome. Bei der Aufnahme mäßige Reizsymptome bei völlig klarem Bewußtsein. TB im

Liquor +. 3 Wochen lang 2× tgl. 0,5 g Str. i.m., dann Übergang auf 2× tgl. 1,0 g, da sich der Zustand ständig verschlechtert. Die Maximalspiegel des Str. im Liquor sind dabei anfangs 2—4 γ, bei 2× tgl. 1,0 g 2—8 γ. Die Liquordruckwerte steigen immer höher, so daß tgl. 2 Entlastungspunktionen notwendig sind. Starke Bewußtseinstrübung, Harnverhaltung, Opisthotonus. Auch durch die Dosissteigerung keine wesentliche Änderung, Temp. weiterhin bis 39. Am 30. Tag und 52. Tag (Enzephalographie) werden aus dem Liquor kulturell noch TB gezüchtet. Da Zisternen- und Lumballiquor bezüglich des Eiweißgehaltes immer mehr auseinandergehen bei steigenden absoluten Werten, wird ab 53. Tag zusätzlich tgl. 0,05 g Str. e.th. gegeben. Nach lumbaler Injektion treten jedesmal heftigste Schmerzen auf, die von der Punktionsstelle in die Oberschenkel und nach dem Bauch zu ausstrahlen und von uns als Reizung der sensiblen Wurzeln aufgefaßt werden. Es wird daher die e.th. Einspritzung abwechselnd lumbal und zisternal vorgenommen. Mit Beginn der e.th. Behandlung sinkt die Temperatur langsam ab, Nackenstarre und Kopfschmerzen bessern sich, und die Eiweißwerte der beiden Liquorportionen nähern sich wieder einander. Am 85. Tag kann die Pat. frei stehen. 19. V. 49 letzte Str.-Injektion. Seitdem rezidivfrei. Re taub, bds. Vestibularisausfall (kalorisch unerregbar). Das blühend aussehende Mädchen hat die Ausfälle kompensieren gelernt und steht in Ausbildung zu einem technischen Beruf.

Ablehnung der ausschließlich endothekalen Behandlung

Als Ergänzung des zuletzt besprochenen sei noch kurz auf die ausschließliche e.th. Behandlung eingegangen, für die sich neuerdings besonders Wechselberg und Weidenbusch (235) einsetzen. Über diese Art der Behandlung wurde erstmalig von Mehas und Truax (167) berichtet. Diese Autoren kamen damals zu einer Ablehnung, da die allein e.th. Behandlung nicht geeignet sei, die Progredienz völlig zu unterdrücken. Sie wurden darin bestärkt durch die Erfahrung, daß einer ihrer kombiniert behandelten Kranken sich stark verschlechterte, als sie wegen Str.-Mangels die i.m. Injektion für 6 Wochen unterbrechen mußten. Wir selbst haben nur zwei Kranke ausschließlich e.th. zu behandeln versucht, sahen uns aber in beiden Fällen gezwungen, auf die kombinierte Behandlung zurückzugreifen.

Bei dem 20jährigen H. G. Nr. 32, der mit mäßigen Reizerscheinungen aufgenommen wurde, verschlechterte sich der Zustand trotz täglicher ausschließlicher e.th. Injektion von 100 mg Str. in der 4. Woche zu dauerndem Erbrechen, schwerer Benommenheit und deutlichen Zeichen einer zusätzlichen M. spinalis. Eine Woche nach Umstellung auf die kombinierte Behandlung ging die Temperatur herunter, das Erbrechen hörte auf und das Sensorium wurde klar. Nach 4½ Mon. Absetzen des Str. VIII/49. Der junge Mann ist seit dieser Zeit rezidivfrei. Bei dem 2. Kranken, dem 53jährigen A. B. Nr. 36, der nach 4 Tagen meningitischer Symptome mit Reizerscheinungen besonders an den Beinen eingeliefert wurde, brachte die ausschließliche e.th. Behandlung zunächst eine vorübergehende subjektive und klinische Besserung, auffallenderweise aber nicht im Liquor. Von der 9. Woche an zunehmende Verschlechterung, die auch durch zusätzliche i.m. Behandlung nicht zu beeinflussen war und in der 12. Woche zum Exitus führte.

Wichtig für die Beurteilung des Versagens der ausschließlich e.th. Behandlung ist die Tatsache, daß bei dem 20jährigen jungen Mann auch die weichste Röntgenaufnahme keinerlei Lungenherde aufdeckte. Der zweite Kranke hatte zwar eine alte kavernisierte Fibrosa densa, der letzte Schub, der in das ZNS ging, hatte aber nicht zu nachweisbarer neuer Herdbildung in den Lungen geführt. Die ausschließlich e.th. Behandlung versagte also, obwohl in beiden Fällen keine generalisierte Miliar-Tbc. vorlag. Natürlich kann man mit zwei Fällen eine Methode nicht empirisch ablehnen, aber es bestehen u. E. auch erhebliche theoretische Bedenken. Die t. M. ist nur sehr selten eine Lokalerkrankung, in den weitaus meisten Fällen handelt es sich vielmehr um eine Generalisation, innerhalb derer die t. M. im Vordergrund steht durch ihre Symptomatik und ihren Einfluß auf die Prognose.

Bei unseren 37 Sektionen an t. M. Verstorbener haben wir nur zweimal neben den Herden im ZNS keine spezifischen Herde an anderen Stellen des Körpers gefunden. Der eine Fall, der des 63jährigen G. G. Nr. 1, ist unbedingt zu verwerten, da er bereits am 3. Behandlungstag nach 2,15 g Str. starb. Die 26jährige H. K. Nr. 44 starb zwar erst am 125. Behandlungstag, jedoch waren bei ihr auch klinisch sowohl bei der Aufnahme wie während der Behandlung niemals anderswo hämatogene Absiedlungen nachweisbar gewesen. Unter den 19 Kindersektionen ist der einzige entsprechende Fall irreführend. Der 3jährige G. P. zeigte zwar bei der Aufnahme deutliche Lungenherde. Die 574 Tage dauernde Behandlung hatte jedoch eine solche Heilung bewirkt, daß histologisch nirgendwo spezifische Zellelemente mehr festzustellen waren.

Ist die Tuberkulose beim Vorliegen einer t. M. aber derart häufig mehr oder weniger generalisiert, so drängt sich die Frage auf, ob vom Cavum leptomeningicum aus genügend hohe Blutspiegel für die Behandlung dieser Streuungen zu erreichen sind. Es ist nun in der Tat nicht möglich, durch ausschließlich e.th. Injektion Blutspiegel zu erzielen, von denen man sich therapeutisch etwas versprechen könnte. Koelzer und Giesen (82) haben überhaupt keine Blutspiegel dabei feststellen können, und wir möchten unsere Blutspiegel, die sich um 1 γ/cm^3 bewegten, ebenso bewerten, da sie sich zuweilen nicht von den „Leerspiegeln" unterschieden. Die Ursache kann nur ein langsamer Übertritt in das Blut sein, denn auch die im Urin erscheinenden Mengen sind gegenüber denen bei i.m. Injektion minimal. Während Roost-Pauli und Mitarbeiter (199) für die 1. bis 2. Stunde nach der i.m. Injektion von 0,5 g Str. Urinkonzentrationen von 800—1000 γ/cm^3 angeben, fanden wir nach e.th. Injektion von 100 mg Str. in den ersten 1½ Stunden Werte von höchstens 40 γ/cm^3 Urin. Eins der Untersuchungsergebnisse sei als Beispiel wiedergegeben:

Tabelle 2. H. G. Nr. 53, 22 Jahre, ♀

	Urinmenge (in cm^3)	γ Streptomycin/cm^3 Urin	Gesamtausscheidung an Streptomycin (in γ)
Vor Streptomycin-Injektion .	—	0	0
100 mg Streptomycin e. th. .	—	—	—
nach 15 Minuten	130	0,4	52
nach 30 Minuten	26	8	208
nach 45 Minuten	25	12	300
nach 60 Minuten	100	8	800
nach 75 Minuten	80	20	1600
nach 90 Minuten	60	20	1200

Selbst bei der Behandlung von Rezidiven, bei denen die Meningitis im ersten Schub längere Zeit kombiniert behandelt worden ist und man infolgedessen unter Umständen mit einer weitgehenden Abheilung der anderswo lokalisierten Streuherde rechnen kann, können wir uns nicht zur ausschließlich e.th. Behandlung entschließen, wie sie von Wechselberg und Weidenbusch vorgeschlagen wird. Allein in 8 von 24 Fällen konnten wir bei unseren Rezidiven das Aufschießen neuer Chorioidealtuberkel beobachten, d. h. es war also neben dem Aufflackern der Meningitis zu einer Aussaat in den großen Kreislauf gekommen.

Vorübergehende Nebenwirkungen der endothekalen Behandlung
Wahl der Einstichstelle

Die Wahl der Einstichstelle für die e.th. Behandlung hängt von verschiedenen Umständen ab. Bei einwandfreier Technik ziehen fast alle Kranken den Zisternenstich vor. Für diagnostische Punktionen, z. B. bei der Nachbeobachtung, benutzen wir ihn daher in der Regel. Bei Str.-Injektionen kann dieser Gesichtspunkt der geringeren Belästigung des Patienten jedoch nicht maßgebend sein. Hier entscheidet lediglich die Tatsache, daß die zisternale Injektion den Cochlearis wesentlich mehr beeinträchtigt als die lumbale. Das haben schon Löffler und Piotti (147) betont, und auch an unseren Kranken tritt das deutlich in Erscheinung (s. Beitrag Jauerneck). Man wird daher, wenn die technische Möglichkeit besteht und keine Gründe dagegen sprechen, immer den lumbalen Weg wählen. Sonstige Nebenerscheinungen können aber hierbei ebenso auftreten, wie bei der Einspritzung in die Zisterne.

Lösung des Str. in Liquor reizt deutlich weniger als in physiologischer Kochsalzlösung oder Aqu. bidest., vermag aber die Beschwerden auch nicht zu verhindern. Sie treten bei etwas über der Hälfte unserer Kranken auf, und zwar bald nach der Injektion. Ein meist als brennend angegebenes Schmerzgefühl breitet sich von der Punktionsstelle entlang der Wirbelsäule kranial- und kaudalwärts aus. Bei einem Teil der Kranken strahlt es in die Oberschenkel, selten bis in die Unterschenkel aus oder in die Genitoanalregion. Häufig klagen die Kranken auch über Hitzegefühl oder Juckreiz, ohne daß die Inspektion eine Veränderung ergibt. Herabsetzung der groben Kraft, Störungen der Tiefensensibilität oder pathologische Reflexe haben wir, abgesehen von den meningitisch bedingten Veränderungen, nicht erlebt. Andere Patienten hatten ein Gefühl, als trügen sie einen zu engen, drückenden Gürtel. Bei einem einzigen Kranken machte sich dieses Gürtelgefühl in Brustkorbhöhe bemerkbar, so daß er nicht tief durchatmen konnte. Bedeutend stärker und fast obligat zeigten sich diese Beschwerden bei Kranken mit partiellem und totalem Spinalblock. Wir haben versucht, durch Kopftieflagerung die Beschwerden der Kranken nach lumbaler Injektion zu lindern, indem wir das Fußende des Bettes hochstellten. Dies hatte aber nur bei freiem Cavum leptomeningicum Erfolg. Die Linderung scheint demnach durch eine schnellere Verteilung zustandezukommen.

Bei der Injektion in die Zisterne treten neben den subjektiven Störungen häufiger objektiv faßbare Veränderungen auf.

Patienten mit klarem Bewußtsein verspüren schon während der Injektion eine leichte Benommenheit mit mehr oder weniger starkem Schwindel, dem manchmal Übelkeit und Brechreiz folgen, zuweilen sogar sturzartiges Erbrechen. Die einzelnen Kranken unterscheiden sich in der Heftigkeit ihrer Beschwerden sehr untereinander. Über die Hälfte unserer Patienten gab nach zisternaler Einspritzung nur die etwa 2—3 Stunden dauernde leichte Benommenheit und Übelkeit an, bei den anderen waren dagegen Benommenheit, Schwindel und Brechreiz wesentlich stärker ausgeprägt. Bei dem sehr unruhigen 22 J. alten W. B. Nr. 22 wirkte die zisternale Injektion geradezu wie eine Narkose. Er fiel jedesmal in einen tiefen Schlaf, der für mehrere Stunden mit den üblichen Weckreizen nicht zu unterbrechen war. Bei einigen Kranken hielt stärkere Übelkeit und häufiges Erbrechen über mehrere Stunden an, so daß die Kranken bei Injektion zu Beginn des Vormittags oft das Mittagessen noch nicht bei sich behalten konnten; besonders Bewegungen des Kopfes verstärkten den Brechreiz immer wieder. Bei einigen Kranken war ein feinschlägiger horizontaler Nystagmus zu beobachten, und zwar besonders häufig bei denjenigen, die über Schwindel und Sehstörungen nach der Injektion klagten. Bei diesen Sehstörungen haben die Kranken den Eindruck, als ob bei Bewegungen des Kopfes die sie umgebenden Gegenstände mit in Bewegung gerieten und gleichsam um sie herumtanzten. Wesentlich seltener wurde über Doppelbilder geklagt. In diesen Fällen konnte übrigens niemals Strabismus festgestellt werden. Ohrgeräusche traten nach der zisternalen Injektion besonders bei denjenigen Patienten auf, die schon schwerhörig oder gar taub waren.

Für beide Orte der e.th. Applikation gilt, daß die Stärke etwa auftretender Beschwerden deutlich von der Größe der injizierten Dosis abhängt. Eine Verkleinerung der Dosis auf die Hälfte bringt den Kranken meist schon eine wesentliche Erleichterung.

PAS und Solvoteben, die wir oft mit Str. kombiniert oder bei zunehmender Schwerhörigkeit infolge Str. oder bei eingetretener Resistenz gegen Str. allein gegeben haben, verursachen e.th. keine stärkeren Reizerscheinungen, sofern man wie beim Str. ausreichend verdünnt und nicht über 50 mg pro dosi hinausgeht.

Eine einzige Ausnahme erlebten wir bei dem Patienten J. B. Nr. 35 (Krankengeschichte bei den Prodromalsymptomen auf S. 83). Als dessen Schwerhörigkeit unter e.th. Str.-Behandlung zunahm, spritzten wir 50 mg Solvoteben und 100 mg PAS lumbal. Es traten sehr heftige brennende Schmerzen unterhalb der Injektionsstelle auf, die in das Gesäß, die Genitalregion und die Oberschenkel ausstrahlten. Solvoteben allein machte kaum Beschwerden, Verringerung der PAS-Dosis auf 50 mg machte sie erträglicher. Nach 5wöchiger Anwendung trat auf der rechten Seite (auf welcher der Kranke während und nach der e.th. Injektion stets lag) im Gebiet von L_{1-2} und S_{1-3} ein Zoster auf. Wir behandelten diesen lokal und spritzten weiter. Als er jedoch ausgesprochen gangränös wurde, setzten wir die e.th. Behandlung ab. Danach besserte sich der Zoster schnell und war nach 14 Tagen völlig abgeheilt. Da uns ein Zoster bei all unseren Menigitiskranken nur dieses eine mal begegnete, ist es natürlich durchaus möglich, daß ein zufälliges Zusammentreffen vorliegt. Ein einfacher Kausalzusammenhang liegt sicherlich nicht vor, es muß vielmehr die bestehende Meningitis spinalis dieses Falles als Bedingung mit gewertet werden.

Endothekale Behandlung bei Blockbildung

Die eben besprochenen unerwünschten Nebenwirkungen können durchaus entscheidend sein für die Wahl der Injektionsstelle bei der e.th. Behandlung. Bei einigen Patienten haben wir in der Tat die zisternale Einspritzung nur deswegen gewählt, weil die lumbale für diese Kranken auf die Dauer unerträglich gewesen wäre. Maßgebend sind aber auch Komplikationen, die mit der e.th. Behandlung als solcher nichts zu tun haben. Hier ist ganz besonders an die Verlegung des freien Cavum leptomeningicum durch mehr oder weniger ausgedehnte Verwachsungen zwischen Arachnoides und Pia mater zu denken, d. h. an mehr oder weniger komplette Blockbildung. Wir haben bei unseren grundsätzlichen Auseinandersetzungen über die Methode der e.th. Behandlung auf S. 100 bereits betont, daß wir diese Blockierungen für tuberkulös bedingt halten und keine Veranlassung haben, der Reizung der Leptomeninx durch das Str. dabei eine wesentliche Rolle zuzuerkennen. Darauf brauchen wir an dieser Stelle nicht mehr einzugehen. Es herrscht nun Übereinstimmung darüber, daß man bei komplettem Block, kenntlich am Queckenstedtschen Zeichen und dem Vorhandensein eines Sperrliquor bei der Lumbalpunktion, das Str. in die Cisterna cerebello-medullaris injizieren soll. Nach dem Vorgehen der Cocchischen Schule in Florenz wird dabei zisternal meist nur die Hälfte der Lumbaldosis verabfolgt. Legt man aber Wert auf höhere Str.-Konzentration auch im Bereich der Schädelkapsel, so wäre es verfehlt, mit der zisternalen Applikation bis zur Bildung eines kompletten anatomischen Blockes zu warten. Es gibt zweifellos auch einen funktionellen Liquorstop, mag er nun bedingt sein durch partielle Verödung des Cavum leptomeningicum oder dadurch, daß Verdickungen der Leptomeninx eine Übertragung äußerer Drucke (Pulswelle, Abdominalinnendruck usw.) auf den Liquor erschweren. Wahrscheinlich ist er sogar sehr häufig entsprechend den zahlreichen Veränderungen, die an der Leptomeninx spinalis gefunden werden. Auch liegt es nahe, die bereits besprochene Unregelmäßigkeit, mit der sich das Str. im Liquorraum verteilt, auf das Vorliegen funktioneller oder anatomischer Stops zurückzuführen. Die Klinik Fanconis geht so weit, bereits dann, wenn der Eiweißgehalt des Lumballiquor mehr als 10% über dem des Zisternenliquor liegt, dies als erstes Zeichen eines beginnenden Liquorstop anzusehen und dementsprechend das Str. nur noch zisternal einzuspritzen (Rossi). Auch wir haben, überzeugt von dem Nutzen bakterizid wirksamer Str.-Konzentrationen am Sitz der Krankheit, die zisternale Injektion angewendet, sobald uns die freie Liquorströmung nicht mehr gewährleistet schien. Wir haben uns bei der Entscheidung darüber allerdings nicht nur auf geringe Unterschiede des Eiweißgehaltes verlassen. Sehr zuverlässig ist hier der Queckenstedtsche Versuch, bei dem ein trägeres Ansteigen des Liquordruckes bei Kompression der Jugularvenen den beginnenden Stop anzeigt. Ebenso haben wir uns nach der Str.-Verteilung gerichtet, die nach lumbaler Injektion auftrat, ohne allerdings wie Milani einen regelrechten Index für den Str.-Gehalt des Lumbal- und Zisternalliquor aufzustellen. Können wir nach lumbaler Injektion der üblichen Dosis von 1 mg/kg Körpergewicht auch nach 2 Stunden im Zisternenliquor noch keine Werte erzielen, die sich 30 γ/cm^3 nähern oder darüber hinausgehen, so sehen wir darin eine Veranlassung, zisternal zu spritzen.

Hier allerdings gehen wir anders vor als viele andere Autoren, indem wir uns nicht auf die zisternale Injektion beschränken. Ausgehend von der Tatsache, daß die Verklebungen durch die Tbc. entstehen und daß sich innerhalb des abgesperrten Teiles des Cavum leptomeningicum tuberkulöse Prozesse abspielen, wie die Sektion immer wieder zeigt, halbieren wir die Gesamtdosis und spritzen je die Hälfte lumbal und zisternal. Dadurch werden die spinalmeningitischen Veränderungen besser beeinflußt und noch frische Stops sogar wieder behoben, wie folgender Fall zeigt:

Bei dem 47 J. alten W. B. Nr. 25 wurde V/48 eine 8 Rippen-Plastik ausgeführt. 7. XII. Korrektur wegen Restkavum. 16. I. 49 hartnäckige heftige Kopfschmerzen. 22. I. Verlegung zu uns und Behandlungsbeginn mit 2× 0,5 g i.m. und 1× 0,1 g lumbal. Bereits Ende der 1. Behandlungswoche ist das Queckenstedtsche Zeichen vorhanden. Wir spritzen daraufhin tgl. je 0,05 g Str. lumbal und zisternal. Als Zeichen, daß auch eine Meningitis spinalis bzw. eine Meningomyelitis vorliegt, tritt nach wenigen Tagen eine Harnverhaltung auf, ein Grund mehr für uns, auch lumbal die Behandlung fortzusetzen. Bereits in der 4. Woche tritt nach Kompression der Jugularvenen eine verzögerte Drucksteigerung des Liquor auf, und nach kurzer Zeit ist das Queckenstedtsche Symptom völlig verschwunden. Der Pat. bekommt nach 4monatiger Str.-Behandlung X/50 ein Rezidiv, wird aber am 14. I. 51 endgültig abgesetzt und ist seit dieser Zeit rezidivfrei und klinisch gesund.

Vermeidung doppelseitiger Ertaubung bei zisternaler Behandlung

Autoren, die gegenüber der zisternalen Injektion zurückhaltender sind, begründen ihre Einstellung mit der häufigeren Schädigung des N. cochlearis bei dieser Art der Anwendung. Diese stärkere und häufigere Cochlearisschädigung bei zisternaler Injektion haben auch wir gesehen, und vielleicht hätte sie auch uns bewogen, seltener zisternal zu spritzen, wenn uns eine Zufallsbeobachtung nicht einen Ausweg gezeigt hätte. Im akuten meningitischen Stadium ist die Punktion bzw. Injektion am liegenden Kranken zweckmäßiger als im Sitzen, da die Nackenstarre auf diese Weise leichter zu überwinden und die Unruhe besser zu beherrschen ist. Aus äußeren Gründen, veranlaßt durch die Stellung der Betten, hatten wir uns angewöhnt, ausschließlich in rechter Seitenlage zu punktieren und die Kranken auch noch einige Zeit nach der Injektion in dieser Lage verharren zu lassen. Als uns die Neigung zu einseitiger Ertaubung unserer Kranken, und zwar der rechtsseitigen, auffiel, lag es nahe, dies mit unserem Vorgehen bei den Injektionen in Verbindung zu bringen. Das experimentum crucis, die Behandlung eines Kranken in linker Seitenlage, brachte in der Tat das erwartete Ergebnis: die Schwerhörigkeit trat hier auf dem linken Ohr auf. Der Vestibularis wird dagegen offensichtlich durch die Seitenlagerung nicht einseitig beeinflußt. Solange nicht eine bessere Erklärung vorliegt, möchten wir annehmen, daß die Str.-Lösung, deren spezifisches Gewicht höher ist als das des Liquor, aus der Zisterne direkt über den abhängigen Teil der Hinterhauptsschuppe durch den Subarachnoidealraum zur kranialen Öffnung des Ductus perilymphaticus läuft, und daß die Perilymphe des abhängigen Innenohres dadurch besonders mit Str. angereichert wird. Im übrigen verweisen wir auf die Darstellung, die Jauerneck in diesem Buche gegeben hat. Wir sind bisher in allen Fällen, in denen wir die zisternale Injektion in immer der gleichen Seitenlage angewandt haben, nicht ein einziges Mal enttäuscht worden in unserer Hoffnung, dadurch eine nur einseitige Ertaubung zu erhalten. Wir glauben daher, die Methode sehr empfehlen zu können für alle Fälle, in denen die zisternale Injektion notwendig wird. Es ist natürlich wichtig, sich bei Beginn der Behandlung zu vergewissern, ob nicht bereits eine einseitige Schwerhörigkeit besteht, was bei dem Zustand der Kranken nicht immer einfach ist. Durch Nichtbeachtung dieser Vorsicht kamen 2 unserer Kranken auf die falsche Seite zu liegen.

Erfahrungen mit verschieden langer Anwendung des Streptomycins

Nicht nur den Anfänger in der Str.-Behandlung, sondern auch noch den Erfahrenen quält die Frage: wie lange ist die Str.-Behandlung fortzusetzen? Und insbesondere: wie lange soll man e.th. und wie lange i.m. spritzen? Es stehen eine Anzahl von Systemen in Konkurrenz, die sich voneinander in der Intensität und der Dauer der Anwendung unterscheiden. Der Anfang wurde in den USA. gemacht mit einem Schema, das 6 Wochen einer täglichen e.th. Injektion vorschrieb (1 mg/kg Körpergewicht) bei i.m. Injektion von täglich mindestens 2 g für die Dauer von 4 Monaten.

Wir haben 1948 die ersten Patienten nach diesem Schema behandelt und konnten es bei 10 Patienten bis zu Ende durchführen. Das Ergebnis war sehr unbefriedigend: lediglich 2 Kranke (Kinder) wurden klinisch geheilt und sind jetzt fast 4 Jahre rezidivfrei. Der Liquorbefund normalisierte sich erst etwa 2 Monate nach Abschluß der Behandlung. Bei 6 Patienten (Nr. 8, 33 und 4 Kinder) wurde die erneute Str.-Anwendung notwendig, da sie einen Rückfall erlitten. Bei ihnen war der Liquor in der Zwischenzeit nicht normal gewesen. Die Rezidive traten 4—8 Wochen nach Abschluß der i.m. Behandlung auf. Die beiden übrigen Patienten starben kurz nach Beendigung der i.m. Behandlung an ihren Grundleiden: die 15jährige I. K. Nr. 4 an großkavernöser Lungen-Tbc., Kehlkopf- und Darm-Tbc.; der 40jährige P. S. Nr. 28 an chronischem spezifischem Pleuraempyem mit Bronchal- und Brustwandfisteln und Amyloidnephrose.

Die Hirnsektion des ersten Falles ließ exsudative Veränderungen an den Prädilektionsstellen der Basis völlig vermissen, nur ganz vereinzelt waren an der Basis und entlang den Gefäßen der Sylvischen Furchen weißliche miliare Knötchen zu sehen. Beide Ventrikel waren erweitert und zeigten eine deutliche Ependymitis granularis. Durch Frontalschnitte wurden im Bereich der linken Sylvischen Furche exsudative meningitische Veränderungen sichtbar, die auf das benachbarte Hirngewebe übergriffen. Die pialen Häute des Rückenmarks erwiesen sich vor allem in dem unteren Teil ziemlich dicht besetzt mit allerfeinster knötchenförmiger Aussaat.

Der anatomisch-pathologische Befund des zweiten Falles wurde bereits bei der Abhandlung der Prodromalsymptome auf S. 89 mitgeteilt.

Die Befunde der Hirnsektion dieser beiden Patienten zeigen, daß die meningitischen Veränderungen unter dem genannten Behandlungsschema keineswegs vollständig abgeheilt waren. Die relativ große Anzahl der Rückfälle dürfte mindestens bei einem Teil dieser Kranken in der Exazerbation derartiger Restherde ihre Erklärung finden, besonders wenn man berücksichtigt, daß diese Fälle keine Normalisierungstendenz des Liquor zeigten.

Wir folgerten daraus, daß die e.th. Str.-Behandlung nicht ausreichend lange durchgeführt worden war. Bei gleicher 4monatiger i.m. Behandlung verlängerten wir daher die e.th. Behandlung auf 12 Wochen, wobei wir jedoch in der 7.—9. Woche nur jeden 2. Tag, in der 10.—12. Woche jeden 3. Tag e.th. instillierten. Auf diese Art behandelten wir 16 Kranke. Unsere Hoffnung, die Anzahl der Rückfälle durch diese Verlängerung der e.th. Behandlung vermindern zu können, wurde nicht erfüllt, da wiederum 10 Patienten Rückfälle erlitten (Nr. 18, 24, 25, 27, 30, 31, 34 und 3 Kinder). Diese traten übereinstimmend mit den 6 Rückfällen der ersten Behandlungsgruppe 4—8 Wochen nach dem Ende der 4monatigen i.m. Anwendung auf. Nur 3 Patienten dieser 2. Gruppe bedurften keiner weiteren Str.-Applikation und sind jetzt 3 Jahre rezidivfrei (Nr. 29 und 2 Kinder). 3 Kranke sind nach anfänglicher Besserung unter zunehmenden Symptomen einer Meningo-Enzephalitis kurz nach Beendigung der Behandlung gestorben (Nr. 39 und 2 Kinder). Die Sensitivitätsprüfung der aus dem Liquor ante exitum gezüchteten Bakterien ergab zweimal ein Wachstum bei 40 γ, in einem Fall noch bei 200 γ/cm^3. Die Verlängerung der e.th. Anwendungszeit hatte offenbar die Behandlung nicht wirksamer gestaltet, mindestens nicht bei einer schematischen Begrenzung der i.m. Anwendung auf 4 Monate.

Wir haben daher auch die i.m. Behandlung verlängert. Dies geschah besonders mit Rücksicht auf die Tatsache, daß ein Drittel der Rezidive sich keineswegs nur in neuen meningitischen Symptomen und Liquorveränderungen äußerte, z. T. mit Wiederauftreten der Bakterien, sondern daß wir achtmal gleichzeitig frische Chorioidealtuberkel und zweimal extrakraniale Absiedlungen (Rippenkaries und Epididymitis) sahen, also eindeutige Beweise für einen erneuten Einbruch in den großen Kreislauf. Das Ergebnis in dieser aus 6 Kranken bestehenden Gruppe übertraf die bisherigen: alle Kranken wurden klinisch geheilt. Sie sind jetzt nach Abschluß der Behandlung von 1 $^3/_4$ bis über 3 Jahre lang rezidivfrei (Nr. 2, 9, 12, 40, 52 und 1 Kind).

Gleichzeitige Anwendung von Streptomycin, PAS und Conteben

In einer anderen, insgesamt 7 Kranke umfassenden Gruppe kam außer Str. gleichzeitig auch PAS und Conteben bzw. Solvoteben zur oralen und e.th. Anwendung. Die orale Dosierung von PAS und Conteben entsprach der üblichen, e.th. gaben wir von beiden durchschnittlich je 50 mg. Wie wir bereits auf S. 106 ausführten, treten nach der gemeinsamen e.th. Verabfolgung dieser Dosen keine stärkeren Reizerscheinungen auf, als man sie vom Str. allein gewöhnt ist. Der erste Eindruck, den wir von dieser gleichzeitigen Anwendung hatten, war außerordentlich günstig. Wir erreichten nämlich bei 2 Patienten, die erst nach 14 bzw. 16 Tagen bestehender t.M. im Stadium III eingeliefert wurden, eine überraschend schnelle Besserung bis zur klinischen Symptomfreiheit. Bei alleiniger Str.-Behandlung hatten wir eine derartige Besserung bei Patienten im ausgebildeten Stadium der Lähmungserscheinungen bisher noch nicht beobachten können. Die endgültige klinische Heilung gelang jedoch bei beiden Patienten nicht, wie die folgenden Krankengeschichten zeigen:

Bei dem 49j. Zoologen H. S. Nr. 41 ergab die Röntgenaufnahme 1940 eine Lungen-Tbc. Behandlung konservativ. VI/49 Pleuritis exsudativa dextra. VIII/49 Thoraxaufnahme: Miliar-Tbc. Pat. weigerte sich gegen stationäre Behandlung. Am 29. VIII. meningitische Symptome. Aufnahme bei uns am 12. IX. im Stadium III bei offensichtlich desolatem Zustand. Die Behandlung wurde sofort mit allen 3 Mitteln gleichzeitig begonnen (e.th. tgl. je 100 mg Str., PAS und Solvoteben in der Mischspritze, verdünnt mit mindestens 10 ccm Liquor; i.m. 2×1 g Str. tgl., PAS und Conteben oral einschleichend in der üblichen Weise). Auffallend schnelle Rückbildung der schweren meningitischen Symptome. Nach 9 Wochen wurde die e.th. Behandlung abgesetzt, die i.m. und orale ging weiter bei sich weiter besserndem Liquorbefund. Nach 6 Monaten Absetzen der i.m. Str.-Behandlung. 4 Tage später verließ Pat. die Klinik gegen ärztlichen Rat. Liquor: 90 mg % Eiweiß, 37 mg % Zucker und 664 mg % NaCl bei 27/3 Zellen. 2 Monate später Neueinweisung. Trotz Verschlechterung hatte Pat. wiederum die stationäre Behandlung abgelehnt, so daß er erst im tiefen Coma gebracht wurde. Dieses Mal war eine wesentliche Beeinflussung nicht mehr möglich, auch nicht durch einen zusätzlichen i.v. Dauertropf von 22 g PAS tgl. Tod nach 3 Wochen. Die Sektion zeigte zwar an der Basis eine weitgehend narbig abgeheilte Meningitis, in den Furchen jedoch noch zahlreiche sulzig veränderte Abschnitte. Die Basis des rechten Stirn- und Schläfenlappens zeigte eine ausgedehnte meningeale Blutung (Abb. 30). Die aus dem Liquor der Leiche gewonnenen TB erwiesen sich als ebenso empfindlich wie beim Behandlungsbeginn (1 γ/cm^3).

Bei der 26j. Lohnbuchhalterin H. K. Nr. 44 wurde IX/48 eine infiltrative Lungen-Tbc. entdeckt, die bei konservativer Behandlung sich bis auf geringste Reste zurückbildete. Mitte IX heftige Kopfschmerzen, die zunächst auf eine Stirnhöhlenaffektion zurückgeführt wurden. Behandlung mit Sulfonamiden sine effectu. Ab 9. X. zunehmende meningitische Symptome, worauf Penicillin in hohen Dosen appliziert wurde. Erst 24. X. Überweisung zu uns in hochgradig komatösem desolatem Zustand. Sofortiger Behandlungsbeginn mit Str., PAS und Conteben-Solvoteben wie bei dem eben aufgeführten Patienten. Gleichfalls wesentliche Besserung des Zustandes, so daß die Patientin im 3. Monat bereits kleinere Spaziergänge unternehmen konnte. Liquorbefund zu dieser Zeit: 54/3 Zellen, Zucker 41 mg %, NaCl 672 mg %, Eiweiß 48 mg %. Ende des 4. Monats wurde die Pat. plötzlich in stark benommenem Zustand mit einer Fazialis- und Hypoglossusparese rechts aufgefunden. Eine Woche später starb sie nach dem Auftreten schwerer vegetativer Störungen. Die Obduktion zeigte an der Hirnbasis zwischen Pons und Infundibulum sowie rostral des Infundibulum Ausfüllung der basalen Zisternen mit bereits deutlich festem, angedeutet gekörntem gelblich-grünem Exsudat. Die Arachnoides darüber war verdickt, fest und weitgehend geglättet.

Es gelang also unter der gleichzeitigen i.m. bzw. oralen und e.th. Str.-, PAS- und Conteben-Solvoteben-Behandlung bei Patienten in finalem Zustand vorübergehend klinisch weitgehende Symptomfreiheit zu erreichen. Es verblieben jedoch umschriebene Bezirke mit verkäsendem Exsudat, die von der allgemeinen Liquorzirkulation abgesperrt zu sein schienen und die als Ausgangsherde der Rezidive angesehen werden können. Ebenso entsprach der Krankheitsverlauf bei 3 weiteren Patienten dieser Gruppe nicht unseren Erwartungen (U. H. Nr. 42, M. R. Nr. 43, M. S. Nr. 47). Es konnte weder eine frühere Liquornormalisierung noch eine klinische Symptomfreiheit mit größerer Sicherheit gegen Rezidive erzielt werden als durch die alleinige Str.-Anwendung besonders in ihrer prolongierten Form.

Es soll damit nicht gesagt werden, daß die gleichzeitige Anwendung von PAS und Conteben bedeutungslos ist. Welche Wirkung die beiden Präparate haben können, geht aus der Krankengeschichte des L. T. Nr. 24 hervor, bei dem das Str. bei einer Verschlechterung des klinischen Befundes und der Liquordaten abgesetzt und durch PAS und Conteben-Solvoteben ersetzt wurde, da die TB im Liquor gegenüber 40 γ Str./cm³ keine Empfindlichkeit zeigten. Die e.th. Gaben von PAS und Solvoteben wurden XI/49 abgesetzt. Der Liquor ist seit dieser Zeit normal und der Pat. rezidivfrei.

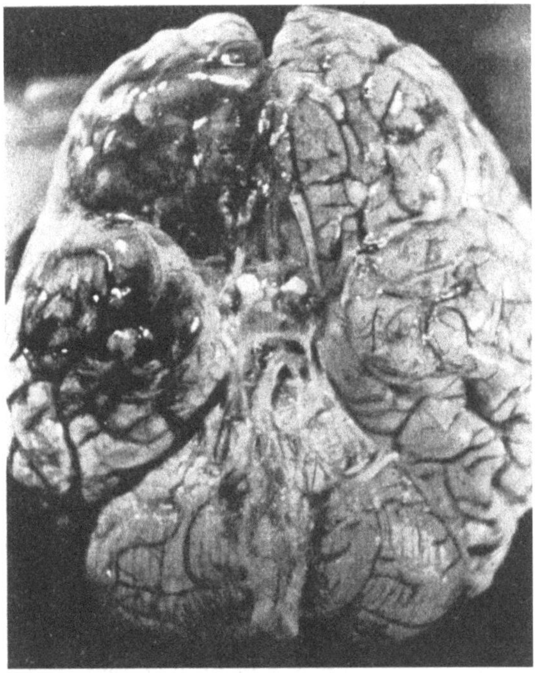

Abb. 30. Pat. H. S. (Nr. 41)
Stellenweise narbig abgeheilte t. M. der Basis mit frischer meningealer Blutung an der Basis des rechten Stirn- und Schläfenlappens

Der 31j. L. T. Nr. 24 wurde wegen Miliar-Tbc. eingewiesen. Wir stellten außerdem bds. Chorioidealtuberkel und eine geringe Zellvermehrung im Liquor fest. Trotz einer i.m. Str.-Behandlung verschlechterte sich der Liquorbefund. Ohne daß es zu den klinischen Symptomen einer Meningitis kam, konnten wir im Liquorsediment bakterioskopisch TB nachweisen, der gleichzeitig angesetzte Tierversuch fiel ebenfalls positiv aus. Unter der dann auch durchgeführten e.th. Applikation war nach insgesamt 4 Monaten Behandlung eine wesentliche Besserung erreicht, es bestanden jedoch noch subfebrile Temperaturen, und im Liquor war lediglich die Zellzahl normal. 6 Wochen später, als der Pat. aufstand und schon kleine Spaziergänge machte, kam es unter Fieberanstieg und Liquorzellvermehrung zu einem Rezidiv, worauf die i. m. und e.th. Behandlung sofort wieder aufgenommen wurde. Der weitere Verlauf nahm ausgesprochen torpiden Charakter an, zu Beginn des 3. Monats nach dem Rezidiv trat eine Blasenlähmung und motorische und sensible Lähmungserscheinungen an den Beinen bei Verschlechterung des Allgemeinzustandes auf. Im Liquorsediment konnten wieder TB nachgewiesen werden; kulturell zeigten sie noch Wachstum bei einer Konzentration von 40 γ/cm³ Nährboden. Die Str.-Behandlung wurde zur Zeit der Verschlechterung nach 192 g i.m. und 7,25 g e.th. abgebrochen und statt dessen eine PAS- (10 g oral und 0,1 g e.th.) und Conteben- (oral 0,2 g) und Solvoteben-Behandlung (e.th. 0,02 g) durchgeführt. Nach 2 Monaten war das Fieber auf subfebrile Werte gesunken, die

Blasenlähmung behoben, die motorischen und sensiblen Störungen in deutlicher Rückbildung. Bei weiterer, dann nur noch oraler Medikation normalisierte sich der Liquor völlig. Als Defekt bestand nach einem Jahr außer der Str.-Schädigung des 8. Hirnnerven eine periphere Schädigung im Fibularis- und Tibialisbereich.

Die geringe Anzahl der Kranken, denen mehrere Mittel gleichzeitig verabfolgt wurden, verlangt eine vorsichtige Stellungnahme. Der Versuch, die zu verabfolgende Gesamtmenge des toxischen Str. durch die Kombination mit den beiden anderen Mitteln zu verringern, ist durchaus verständlich, darf aber offensichtlich nur mit größter Vorsicht unternommen werden. Nur bei hoher Resistenz gegen Str. ist der Kranke mit diesem Mittel nicht mehr zu retten, und dann ist auf jeden Fall eine orale und e.th. PAS- und Conteben-Solvoteben-Behandlung durchzuführen.

Nicht Schema, sondern Individualisierung

Der vielfach aufgezeigte wechselvolle Verlauf der t. M. gestattet selten das Festhalten an einem Schema. Damit soll selbstverständlich nicht einer planlosen Str.-Anwendung das Wort gesprochen, sondern nur die Notwendigkeit der Individualisierung betont werden. Früh erfaßte und leichtere Fälle brauchen nicht so intensiv und so lange behandelt zu werden wie bereits länger bestehende und schwere Fälle. Die untere Grenze stellen die Miliarisfälle dar, die wir „prophylaktisch" behandelten mit einer 6wöchigen e.th. Injektion von 0,5 mg Str./kg Körpergewicht jeden 2. Tag. Auch früh erfaßte Rezidive konnten wesentlich kürzer behandelt werden als Patienten mit ausgeprägten meningitischen Symptomen. Bei letzteren, besonders wenn bereits Anzeichen des III. Stadiums aufgetreten sind, halten wir es für richtig, die Behandlung zu intensivieren: wir haben hier während der ersten Wochen bis zu 40 mg/kg Körpergewicht i.m. appliziert und bei stark erhöhtem Liquordruck (über 400 mm H_2O) morgens und abends entlastet und jedesmal Str. (1 mg/kg Körpergewicht) instilliert. Bestehen multiple Hirnnervenparesen, so geben wir der zisternalen Instillation unbedingt den Vorzug unter Berücksichtigung der auf S. 108 angeführten Vorsichtsmaßregeln.

Dauer der Behandlung abhängig vom Liquorbefund

Die Dauer der Str.-Anwendung, um auf die oben gestellte Frage zurückzukommen, wird auch unserer Ansicht nach maßgebend bestimmt vom Liquorbefund. Unter Berücksichtigung der meningealen Reizung durch die e.th. Einbringung des Str. erscheint uns ein Absetzen der e.th. Behandlung nicht angängig, bevor nicht die Zellzahl etwa 25/3, das Eiweiß etwa 50 mg%, der Zucker etwa 50—60% des Blutzuckers und das NaCl etwa 700 mg% erreicht hat. Diese Zahlen dürfen nur als grobe Richtlinien aufgefaßt werden.

Die i.m. Behandlung führen wir jetzt bis zur völligen Normalisierung des Liquor durch und noch 2 Monate darüber hinaus. Und zwar hat sich uns hier die ununterbrochene Behandlung besser bewährt, während wir e.th. nach Eintritt der klinischen Symptomfreiheit von der täglichen Instillation abgehen und bei fortdauernder Besserung des Liquor etwa alle 4 Wochen die Abstände zwischen den einzelnen Instillationen verdoppeln. Durch die so entstehenden Pausen in der e.th. Behandlung, die wir bis zu einer Woche ausdehnen (meist nicht vor dem 6. Monat), wird deutlicher, wie weit die Veränderungen des Liquor noch spezifisch bedingt sind. Auch bei günstigstem Krankheitsverlauf haben wir bei keinem der von uns angewandten Schemata eine vollständige Liquornormalisierung vor Ablauf des 6. Krankheitsmonats gesehen. Wir halten daher eine Gesamtbehandlungsdauer von 6 Monaten für die untere Grenze.

Sekundäre Bedeutung der klinischen Symptome

Gegenüber der Bedeutung des Liquorbefundes für die Art und Dauer der Str.-Behandlung treten alle anderen Untersuchungsbefunde zurück, ja sie können sogar zuweilen irreführen. Das gilt besonders für die Senkungsgeschwindigkeit. Uns ist jedenfalls keine Tuberkuloseform bekannt, die auch im akutesten Zustand bei hohem Fieber derart oft mit völlig normaler Senkung einhergeht wie die t. M. Nach den Liquorwerten selbst legen wir den größten Wert auf eine genaue orale Temperaturmessung. Immer wieder auftretende, auch nur leicht subfebrile Werte mahnen zu größter Vorsicht. Erst bei völliger Normalisierung des Liquors pflegen diese kleinen Spitzen zu verschwinden. Bei Kindern mit ihrer an sich unruhigen Temperaturkurve scheidet diese Kontrollmöglichkeit dagegen weitgehend aus.

Die vitale Bedeutung der Resistenz und die Notwendigkeit laufender bakteriologischer Kontrolle

In diesem Zusammenhang bedarf die Frage der Resistenz noch einer Besprechung. Bereits aus dem Bericht des Medical Research Council, den Daniels und Barber (46) 1948 erstatteten, geht hervor, daß das Auftreten der Resistenz unter der Behandlung bei der t. M. seltener ist als beispielsweise bei der Lungen-Tbc. Auch wir machten diese Erfahrung. Die Tatsache wirkt sich gerade bei der Behandlung von Rezidiven besonders günstig aus. Auch bei 3 Kranken mit 2. und sogar 3. Rezidiv (W.B. Nr.34, G.S. Nr.33 und R.S. Nr.27) konnten wir nach einer Str.-Behandlung mit einer Dauer von 8—11 Monaten und einer Gesamtdosis von 240—300 g aus dem Liquor TB von derselben Sensibilität wie vor Beginn der Behandlung züchten. Entsprechend günstig wurden die Rezidive von der erneut aufgenommenen Behandlung beeinflußt. Bei 4 weiteren Kranken (D. B. Nr. 31, W. M. Nr. 30, U. H. Nr. 42 und W. B. Nr. 25), die nur 1 Rezidiv bekamen, war nach einer Behandlung von 4 Monaten und 80—130 g ebenfalls noch die volle Sensibilität erhalten. Auch hier wurden die Rezidive gut beeinflußt. Diese Patienten sind bereits zwischen $1^1/_4$ und $2^1/_2$ Jahren erscheinungs- und rezidivfrei.

Welche Bedeutung der Eintritt der Resistenz für den Verlauf der t. M. hat, geht deutlich daraus hervor, daß die 10 resistenten Stämme, die wir aus Liquor züchten konnten, in 8 Fällen aus dem Liquor Verstorbener stammten oder solcher Kranken, die später gestorben sind. Nur die beiden Kranken L. T. Nr. 24 und H. G. Nr. 53 wurden unter Weiterführung der Behandlung mit PAS und Conteben bzw. Solvoteben gesund. Bei der letzteren sind die Medikamente allerdings erst seit 2 Monaten abgesetzt. Einzelheiten sind aus der umstehenden Tabelle zu ersehen.

Von 19 aus Liquor jenseits der 6. Behandlungswoche gezüchteten sensiblen Stämmen stammten dagegen nur 3 aus dem Liquor Verstorbener. Bezeichnenderweise war der eine von diesen, P. S. Nr. 28, an seinem Empyem und der Amyloidnephrose gestorben, der 2. Fall ist der des Kindes D. B., dessen früh entstandener, grotesker Hydrozephalus (s. Abb. 28a—c) durch hochgradige Atrophie von End- und Stammhirn zu einem Enthirnungszustand geführt hatte.

Gerade am Beispiel der Resistenz wird deutlich, wie wichtig nicht nur der Bakteriennachweis zur Erhärtung der Diagnose, sondern auch eine laufende bakteriologische Kontrolle des Liquor ist. Zeigten nämlich die nach dem ersten Behandlungsmonat angesetzten Liquorkulturen, denen natürlich in diesem Fall keine Str. inhibierenden Stoffe zugesetzt werden dürfen, trotz fortlaufender Behandlung Bakterienwachstum, so ist der Eintritt der Resistenz ziemlich sicher.

Ergibt bei Kranken, die gleichzeitig an einer Tbc. anderer Organe leiden, die Sensitivitätsprüfung an leichter zu gewinnenden TB den Eintritt der Resistenz, so darf man keineswegs ohne weiteres auch Resistenz der Liquorpopulation annehmen

Tabelle 3
Zusammenstellung der Patienten, bei denen aus dem Liquor streptomycinresistente Keime gezüchtet wurden

Name Geschlecht Alter	Empfindlichkeit vor Behandlungsbeginn der t. M., d. h. kein Wachstum bei	Behandlung vor Feststellung der Resistenz a) Dauer b) Gesamtmenge	Höhe der Resistenz, d. h. Wachstum bei	a) Eintritt der Verschlechterung am wievielten Behandlungstag? b) Überlebenszeit nach Feststellung der Resistenz c) Eventuelle Kombinationstherapie
1. H. S ♀ 12 Jahre	1 γ	a) 65 Tage b) 66,6 g	200 γ	a) etwa 40. Tag b) 0
2. H. L., Nr. 37 ♂ 35 Jahre	1 γ	a) 70 Tage b) 75,5 g	200 γ	a) etwa 50. Tag b) 8 Tage
3. H. S. ♂ 2 Jahre	1 γ	a) 120 Tage b) 61,4 g	40 γ	a) etwa 95. Tag b) 9 Tage
4. J. W., Nr. 48 ♀ 27 Jahre	1,7 γ (wegen Lungentuberkulose früher 61 g Streptomycin)	a) 133 Tage b) 117,9 g	40 γ	a) etwa 118. Tag b) 213 Tg. c) gleichzeitig PAS oral und e. th.
5. H. G., Nr. 53 ♀ 22 Jahre	> 200 γ (wegen Lungentuberkulose früher 120 g Streptomycin)	a) 166 Tage b) 171 g	200 γ	a) kein deutlicher Einschnitt b) überlebt bisher seit IV/50 c) gleichzeitige PAS- u. Conteben-Anwendung, diese erst seit V/52 abgesetzt
6. L. T., Nr. 24 ♂ 30 Jahre	1 γ	a) 197 Tage b) 199,25 g	40 γ	a) etwa 160. Tag b) klinisch geheilt c) nach Eintritt der Resistenz Behandlung nur mit PAS u. Conteben oral und e. th.
7. U. F. ♀ 7 Jahre	1 γ	a) 242 Tage b) 184,6 g	200 γ	a) etwa 220. Tag b) 41 Tage
8. W. S., Nr. 39 ♂ 17 Jahre	1 γ	a) 245 Tage b) 238 g	200 γ	a) etwa 200. Tag. b) 0 c) ab 200. Tag gleichzeitig Streptomycin mit PAS u. Conteben oral und e. th. Am 245. Tag Exitus
9. G. P. ♂ 3 Jahre	1 γ	a) 294 Tage b) 152,4 g	10 γ	a) ? b) 10 Tage
10. G. L., Nr. 49 ♂ 34 Jahre	1 γ (wegen Miliartuberkulose bereits 120 g)	a) 29 Tage b) 36,4 g	10 γ	a) ? b) 0

und die Str.-Behandlung der t. M. deswegen absetzen. Im Falle P. S. Nr. 28 wurde die Population des Empyem resistent (> 200 γ), während die des Liquor sensibel blieb, bei R. L. Nr. 18 und R. S. Nr. 27, die beide an Nebenhoden-Tbc. litten, sahen wir analoges bei der Bakterienpopulation des Sperma (20 bzw. 40 γ).

Notwendigkeit routinemäßiger Liquoruntersuchung in der Nachkontrolle

Ist die Behandlung zum guten Ende geführt und wird der Kranke aus der stationären Behandlung entlassen, so ist besonderer Wert auf die Nachfürsorge zu legen. Für die Nachfürsorge sind dieselben Gesichtspunkte maßgebend, die beim Prodromalstadium bzw. der Frühbehandlung herausgestellt wurden. Einer unserer Fälle ist besonders aufschlußreich:

Bei R. L. Nr. 18 war das Str. seit 16 Mon. abgesetzt und der Liquor seit 1 Jahr normal. Bei der ambulanten Kontrolle am 12. IX. 50 verneinte er auf Befragen jegliche Beschwerden und führte als Beweis für die eingetretene Kompensation seines Vestibularisausfalles einen Grotesktanz vor. Die anschließende Liquoruntersuchung ergab wieder einen völlig pathologischen Liquor mit positivem Tierversuch. Die sofort wieder aufgenommene Behandlung konnte im VI/51 erfolgreich beendet werden.

Später erkannte und entsprechend später wieder behandelte Rezidive nahmen einen schlechteren Verlauf (z. B. H. S. Nr. 41). Zweifellos ist die Früherfassung des Rezidivs leichter als die Frühdiagnose der t. M. und ihrer Prodrome überhaupt, da die Kranken im Laufe ihrer langen stationären Behandlung gelernt haben, alle möglichen Beschwerden im Zusammenhang mit ihrer Krankheit zu sehen. Der Fall R. L. Nr. 18 zeigt aber u. a. am deutlichsten, daß dieses Achten auf subjektive Beschwerden nicht ausreicht, sondern daß der Liquor routinemäßig kontrolliert werden muß. Wir bestellen unsere Kranken ein Jahr lang monatlich zur Liquorkontrolle, im zweiten Jahr alle 6—8 Wochen, entsprechend unserem bisher spätesten Rezidiv nach 16 Monaten. Die Rekonvaleszenten unterziehen sich nach entsprechender Unterweisung bei uns dieser Nachkontrolle gern. Nur in einem einzigen Fall haben wir es bisher erlebt, daß eine 42jährige Frau aus Furcht, daß ein Rezidiv entdeckt werden könnte und sie wieder stationär behandelt werden müßte, nicht mehr zur Kontrolle kommt. Sie ist glücklicherweise seit 2½ Jahren erscheinungsfrei.

Zusammenfassung

Von Juli 1948 bis Ende 1950 wurden in das Tbc.-Krankenhaus Heckeshorn neben 29 Kindern 18 Jugendliche und 48 Erwachsene mit t. M. eingeliefert, bei denen die Diagnose bakteriologisch oder anatomisch belegt werden konnte. 59 der Jugendlichen und Erwachsenen wurden mit Str. behandelt. Von diesen starben 14 innerhalb der ersten Behandlungswoche. Hier kann billigerweise von einem Versagen der Str.-Therapie nicht gesprochen werden. Weitere 19 starben zwischen dem 8. und dem 320. Behandlungstag. 3 der letzteren starben nicht an ihrer Meningitis, sondern an ihrem tuberkulösen Grundleiden. 26 Kranke sind klinisch von ihrer Meningitis geheilt, 25 von ihnen mit Nachbeobachtungszeiten zwischen 7 Monaten und 3 1/4 Jahren. Nur bei einer Kranken ist das Streptomycin erst 2 Monate abgesetzt.

Die Behandlung mit Str. muß i.m. und e.th. erfolgen. Gegen die alleinige i.m. Behandlung spricht am meisten die Häufigkeit, mit der unter der i.m. Behandlung einer Miliar-Tbc. eine t. M. auftritt. Die Wirkung der e.th. Behandlung beruht wahrscheinlich auf den höheren Liquorspiegeln, bei denen eine Bakterizidie möglich ist. Die alleinige e.th. Behandlung lehnen wir ab, da die t. M. nur in den seltensten Fällen eine isolierte Tbc. ist und vom Liquor her keine bakteriostatisch wirksamen Blutspiegel erzielt werden können.

Normalerweise führen wir die e.th. Behandlung lumbal durch. Bei anatomischem und funktionellem Block spritzen wir je die Hälfte der e.th. Dosis lumbal und zisternal. Einen funktionellen Block nehmen wir an, wenn der Str.-Spiegel 2 Stunden nach lumbaler Injektion in der Zisterne noch keine Werte erreicht, die um 30 γ oder darüber liegen. Auch bei Fällen mit hervortretenden Hirnbasissymptomen bevorzugen wir häufiger zisternale Injektionen.

Die e.th. Behandlung schädigt den N. octavus stärker als die allein i.m. Die Vestibularis-Schädigung läßt sich nicht vermeiden. Die doppelseitige Ertaubung, besonders bei der zisternalen Injektion, kann man weitgehend sicher vermeiden, wenn die Injektion immer in derselben Seitenlage erfolgt. Dann ertaubt nur das abhängige Ohr. Andere Str.-Schädigungen der nervösen Substanz sind nicht sicher. Neurale Schäden sind bis zum Beweis des Gegenteils auf die t. M. zu beziehen, die häufiger als allgemein bekannt mit enzephalitischen und myelitischen Veränderungen einhergeht.

 (Fortsetzung S. 138)

Tabelle 4. Zusammenstellung sämtlicher mit Streptomycin

Lfde Nr. Name, Vorname Geschlecht. Alter	Diagnose	Dauer des Prodromalstadium	Dauer der manifesten Meningitis bis zur Streptomycin-Behdlg.	Stadium bei der Aufnahme	Intervall zwischen letzter Str.-Injektion und Rezidivausbruch	Behandlungsdauer i. m.	Behandlungsdauer e. th.
1. G. G. ♂ 63 J.	t. M. Narbe nach exzidierter Haut-Tbc. am linken Fuß	6 Tg.	8 Tg.	III		4 Tg.	4 Tg.
2. G. G. ♀ 39 J.	t. M. bei Miliar-Tbc. Aderhaut-Tuberkel. Nieren- u. Blasen-Tbc.	8 Tg.	4 Tg.	II		7 Mo.	4 Mo.
3. H. H. ♂ 17 J.	t. M. Restexsudat li nach Pleuritis exsudativa	?	17 Tg.	III		2 Tg.	2 Tg.
4. I. K. ♀ 15 J.	t. M. Grobherdige Dissemination der re Lunge. Aderhaut-Tuberkel, li Seropneu nach Punktion einer Pleuritis exsudativa	0	0	s. letzte Spalte		4 Mo.	6 Wo.
5. G. S. ♀ 19 J.	t. M. bei Miliar-Tbc.	18 Tg.	10 Tg.	III		11 Tg.	11 Tg.
6. S. K. ♀ 18 J.	t. M. bei Miliar-Tbc. Verdacht auf Tuberkulom nahe der li Zentralwindung. Großkavernöse Tbc. der re Niere	8 Mo.	3 Tg.	II		10 Wo.	10 Wo.

behandelter t.M.-Patienten in chronologischer Reihenfolge

Streptomycinmenge i. m.	 zisternal lumbal	Letzte Streptomycin-Injektion	Behand-lungs-ergebnis	Octavus-Schäden bei Entlassung a) Vestibul. b) Cochlear.	Pathologisch-anatomischer Befund	Besonderheiten
3,8 g	0,3 g		+		Meningo-Encephalitis et -myelitis mit Verklebungen im Spinalkanal. Sonst nirgends frische Tbc.-Herde. Alte Pleuraspitzenschwiele	Isolierte t. M. Spinale Blockbildung vor Behandlungsbeginn. Lumbal typischer Sperrliquor.
135 g	0,67 g 4,16 g	20. 12. 1949	klinisch geheilt	a) bds. unerregbar b) re taub li vermindert		3½ Mon. nach 4-monatiger Str.-Behandlung wegen Miliaris Ausbruch d. t. M.
1 g	0,15 g		+		Meningo-Encephalitis et -myelitis m. Verklebungen im Spinalkanal, verkäster PK li OL, Pleurasynechie li, vereinzelt Miliartuberkel in Leber u. Milz	
111,5 g	0,45 g 1,09 g		+ an Lungen-, Darm- und Kehlkopf-Tbc.		Vereinz. miliare Tuberkel an den Hirnbasisgefäßen. Mehrere Hirntuberkel. Kehlkopf-, Lungen- u. Darm-Tbc.	Bei der Aufnahme typischer meningitischer Liquorbefund ohne klin. Symptome. Liquor im 4. Mon. normal, ante exitum wieder pathologisch
16,5 g	— 1,1 g		+		Meningo-Encephalitis et -myelitis, verkäster PK li UL, miliare Aussaat i. Lunge, Leber und Milz	Mendel-Mantoux 1:10 ∅
69 g	0,5 g 1,8 g	20. 4. 1949	klinisch geheilt	a) bds. unerregbar b) re taub li gering vermindert		14 Tage nach 4 monatiger Str.-Behandlung wegen Miliaris Ausbruch der t. M. Jackson-Epilepsie. XII/49 Nephrektomie

Zusammenstellung sämtlicher mit Streptomycin behandelter

Lfde. Nr. Name, Vorname Geschlecht, Alter	Diagnose	Dauer des Prodromalstadium	Dauer der manifesten Meningitis bis zur Streptomycin-Behdlg.	Stadium bei der Aufnahme	Intervall zwischen letzter Str.-Injektion und Rezidivausbruch	Behandlungsdauer	
						i. m.	e. th.
7. U. P. ♀ 38 J.	t. M. bei Miliar-Tbc. Zustand nach Nephrektomie re wegen Tbc.	14 Tg.	14 Tg.	III		3 Tg.	3 Tg.
8. H. G. ♀ 16 J.	t. M. bei Miliar-Tbc. Aderhaut-Tuberkel	?	11 Tg.	II bis III	3 Mo.	1. 4 Mo. 2. 3 Mo.	6 Wo. 3 Mo.
9. G. K. ♂ 22 J.	t. M. Infiltrative Tbc. li OL. Hämatogene Streuherde in beiden Lungen. Spondylitis tbc. Aderhaut-Tuberkel	8 Tg.	12 Tg.	II		6 Mo.	3 Mo.
10. G. K. ♂ 26 J.	t. M. Kleinherdige Tbc. in beiden Lungen. Spondylitis tbc.	5 Tg.	9 Tg.	III		3 Tg.	3 Tg.
11. E. H. ♂ 38 J.	t. M. Doppelseitig kleinherdig-kavernöse Lungen-Tbc.	6 Tg.	11 Tg.	II bis III		7 Wo.	6 Wo.
12. L. H. ♂ 21 J.	t. M. bei Miliar-Tbc.	2 Tg.	10 Tg.	II		6 Mo.	3 Mo.
13. M. H. ♀ 19 J.	t. M. Kavernöse Lungen-Tbc. re. Pneu re, durch Kaustik komplettiert	10 Tg.	5 Tg.	II		5 Mo.	3 Mo.

t.M.-Patienten in chronologischer Reihenfolge (Fortsetzung)

Streptomycinmenge i. m.	Streptomycinmenge zisternal lumbal	Letzte Streptomycin-Injektion	Behandlungsergebnis	Octavus-Schäden bei Entlassung a) Vestibul. b) Cochlear.	Pathologisch-anatomischer Befund	Besonderheiten
5,0 g	0,3 g		+		t. M. mit Hunderten von Tuberkeln im Hirngewebe. Schwere Meningomyelitis	Spinale Blockbildung u. komplette Querschnittslähmung vor Behandlungsbeginn
111 g 107,5 g	4,2 g 0,65 g 4,45 g	20. 8. 1949	klinisch geheilt	a) bds. untererregb. b) bds. vermindert re stärker als li		Ausbruch der t. M. und Miliar-Tbc. nach Typhusschutzimpfung
184 g	0,05 g 5,85 g	4. 5. 1949	klinisch geheilt	a) bds. unerregbar. b) bds. gering vermindert re stärker als li		Unter der Behandlung Entstehung einer Fettsucht mit Striaebildung und herabgesetzter Potenz
5,3 g	— 0,3 g		+		Meningo-Encephalitis et -myelitis (durch Einbruch d. Spondylitis i. d. Duralsack). Caries d. BW u. LW. Kavernöse Lungen-Tbc.	
57,0 g	— 4,2 g		+		Meningo-Encephalitis et -myelitis mit Verklebungen im Spinalkanal. Erweichungsherd im Bereich der li Stammganglien. Kavern. Lungen-Tbc. Darm-Tbc.	Am 17. Behandlungstag re Hemiplegie
165 g	0,22 g 5,2 g	4. 5. 1949	Defektheilung (Fibularis und Tibialislähmung bds.)	a) bds. unerregbar b) bds. o. B.		Mitte 4. Mon. Eintritt einer Paraparese bd. Beine. Restzustand s. Spalte 11
174 g	0,92 g 1,92 g	19. 4. 1949	klinisch geheilt	a) re unerregbar, li untererregbar b) re taub, li o. B.		Die ersten 2 Behandlungsmonate rein i. m. Traumatische Genese der t. M. (Kaustik)?

Zusammenstellung sämtlicher mit Streptomycin behandelter

Lfde Nr. Name, Vorname Geschlecht, Alter	Diagnose	Dauer des Prodromalstadium	Dauer der manifesten Meningitis bis zur Streptomycin-Behdlg.	Stadium bei der Aufnahme	Intervall zwischen letzter Str.-Injektion und Rezidivausbruch	Behandlungsdauer	
						i. m.	e. th.
14. H. G. ♂ 30 J.	t. M.	5 Mo.	11 Tg.	II		7 Wo.	—
15. E. G. ♂ 26 J.	t. M. Miliar-Tbc. Kavernöse Lungen-Tbc.	14 Tg.	18 Tg.	III		3 Tg.	—
16. A. K. ♀ 20 J.	t. M. Zustand nach Pleuritis exs. im Wochenbett	3 Mo.	20 Tg.	III		8 Tg.	—
17. M. K. ♀ 35 J.	t. M. Infiltrative Tbc. li OL.	?	11 Tg.	III		6 Tg.	—
18. R. L. ♂ 38 J.	t. M. Zustand bei spezifischem Pneumolysenempyem unter Spülbehandlung. Aderhaut-Tuberkel	6 Tg.	7 Tg.	II	16 Mo.	1. 4 Mo. 2. 9 Mo.	3 Mo. 4 Mo.
19. A. J. ♀ 54 J.	t. M. Hämatogene Streuherde in beiden Lungen. Hilus- und Paratrachealdrüsen-Tbc.	4 Mo.	15 Tg.	III		2 Tg.	2 Tg.
20. O. K. ♂ 39 J.	t. M. bei Miliar-Tbc. Aderhaut-Tuberkel. Partielle Querschnittslähmung	4 J.	5 Tg.	III		4 Tg.	5 Tg.

t.M.-Patienten in chronologischer Reihenfolge (Fortsetzung)

Streptomycinmenge i. m.	Streptomycinmenge zisternal lumbal	Letzte Streptomycin-Injektion	Behandlungsergebnis	Octavus-Schäden bei Entlassung a) Vestibul. b) Cochlear.	Pathologisch-anatomischer Befund	Besonderheiten
90,5 g	— —		+		Meningo-Encephalitis et -myelitis, zahlreiche enzephalitische Infiltrate. In re UL-Spitze zahlreiche kleinere Käseherde	Ausschließlich i.m.-Behandlung. In d. 1. Woche Spinalblock. In der 5. Querschnittslähmung
5,0 g	— —		+		Meningo-Encephalitis et -myelitis	Ausschließlich i.m.-Behandlung. In d. 1. Woche Spinalblock
8,5 g	— —		+		Meningo-Encephalitis et -myelitis. Verkäster PK im re OL. Pleurasynechie re mit zahlreichen Tuberkeln	Ausschließlich i.m.-Behandlung. Spinale Blockbildung ab 3. Behandlungstag mit typischem Sperrliquor
10 g	— —		+		Meningo-Encephalitis et -myelitis. Verkäsung beider Tuben. Tbc. Douglasabszesse	Ausschließlich i.m.-Behandlung. Spinale Blockbildung ab 4. Behandlungstag m. typ. Sperrliquor
73,25 g 272,5 g	0,1 g 3,5 g 0,175 g 3,2 g	19. 6. 1951	klinisch geheilt	a) bds. unerregbar b) re mäßig, li stark vermindert		Traumat- Genese durch Empyemspülung? Rezidiv aufgedeckt durch routinemäßige Liquorkontrolle
1,5 g	— 0,2 g		+		Meningo-Encephalitis. Hämatogene Streuherde der Lunge verschiedenen Alters. Verkäste Hilus-, Paratracheal- u. Mesenterialdrüsen. Darm-Tbc.	
4,5 g	0,1 g 0,4 g		+		Meningo-Encephalitis et -myelitis Konglomerattuberkel im Groß- und Kleinhirn und Rückenmark. Allgemeine Miliar-Tbc.	

Zusammenstellung sämtlicher mit Streptomycin behandelter

Lfde Nr. Name, Vorname Geschlecht, Alter	Diagnose	Dauer des Prodromalstadium	Dauer der manifesten Meningitis bis zur Streptomycin-Behdlg.	Stadium bei der Aufnahme	Intervall zwischen letzter Str.-Injektion und Rezidivausbruch	Behandlungsdauer i. m.	Behandlungsdauer e. th.
21. J. L. ♀ 38 J.	t. M. bei Miliar-Tbc. Aderhaut-Tuberkel	14 Tg.	4 Tg.	II bis III		23 Tg.	23 Tg.
22. W. B. ♂ 22 J.	t. M. Doppelseitig kavernöse Lungen-Tbc.	2 Mo.	11 Tg.	III		14 Tg.	14 Tg.
23. B. R. ♂ 34 J.	t. M. Infiltrative Tbc. li OL. Zustand nach Untergeschoßplastik wegen Empyem re	3 Tg.	7 Tg.	III		15 Tg.	15 Tg.
24. L. T. ♂ 30 J.	t. M. bei Miliar-Tbc. Aderhaut-Tuberkel	0	0	s. letzte Spalte	6 Wo.	1. 4 Mo. 2. 2 Mo.	3 Mo. 2 Mo.
25. W. B. ♂ 46 J.	t. M. Zustand nach Plastik und Korrekturplastik li wegen kavernöser Lungen-Tbc.	1 Wo.	5 Tg.	II	5 Mo.	1. 4 Mo. 2. 3 Mo.	3 Mo. 2 Mo.
26. E. P. ♂ 18 J.	t. M. bei Miliar-Tbc.	3 Wo.	5 Tg.	III		5 Tg.	5 Tg.
27. R. S. ♂ 15 J.	t. M. bei Miliar-Tbc. Ader-Tuberkel	0	0	s. letzte Spalte	2 Mo. 3 Wo.	1. 4 Mo. 2. 6 Mo. 3. 12 Mo.	3 Mo. — 9 Mo.
28. P. S. ♂ 40 J.	t. M. Kavernöse Lungen-Tbc. Spezifisches Pleuraempyem nach Thorakokaustik. Amyloidnephrose	2 Mo.	12 Tg.	II		4 Mo.	6 Wo.

t.M.-Patienten in chronologischer Reihenfolge (Fortsetzung)

Streptomycinmenge i. m.	Streptomycinmenge zisternal lumbal	Letzte Streptomycin-Injektion	Behandlungsergebnis	Octavus-Schäden bei Entlassung a) Vestibul. b) Cochlear.	Pathologisch-anatomischer Befund	Besonderheiten
24,0 g	0,25 g 2,1 g		+		Meningo-Encephalitis et -myelitis. Allgemeine Miliar-Tbc.	Familäre Disposition: 3 Kinder der Pat. ebenfalls an t. M. +
13,5 g	— 1,4 g		+		(keine Sektion)	
8 g	0,15 g 0,9 g		+		Meningo-Encephalitis et -myelitis Hämatog. Streuherde in beiden Lungen. Li OL abgekapselte käsige Herde	
115,5 g 76,5 g	0,25 g 2,7 g 0,42 g 2,5 g	19. 9. 1949	klinisch geheilt	a) bds. unerregbar b) re fast taub, li o. B.		Ausbruch der t. M. während der i. m. Behandlung der Miliaris. Nach 2-monatiger Rezidivbehandlung klinisch und in vitro Resistenz. Behandl. mit PAS u. Conteben-Solvoteben fortges.
127 g 90 g	0,75 g 3,90 g 0,54 g 0,85 g	14. 1. 1950	klinisch geheilt	a) bds. unerregbar b) re taub, li leicht vermind.		Offenbar traumatische Genese der t. M. (Korrekturplastik 40 Tage vor Ausbruch)
5 g	0,05 g 0,45 g		+		Meningo-Encephalitis et -myelitis Allgemeine Miliar-Tbc. Ulzeröse Ileum-Tbc.	
113,5 g 181 g 359 g	0,35 g 2,3 g — — 0,7 g 3,7 g	6. 3. 1951	klinisch geheilt, später b. Baden ertrunken	a) bds. unerregbar b) re taub, li o. B.		Ausbruch der t. M. während der i.m. Behandlung der Miliaris. Auffallende Adipositas mit Striaebildung
120 g	— 4,2 g		+ an Lungen-Tbc., Pleuraempyem und Amyloidnephrose		Meningo-Encephalitis, Meningitis spinalis mit Anzeichen von Abheilung. Kav. OL-Tbc. re, Pleuraempyem re. Nierenamyloidose	

Zusammenstellung sämtlicher mit Streptomycin behandelter

Lfde. Nr. Name, Vorname Geschlecht, Alter	Diagnose	Dauer des Prodromalstadiums	Dauer der manifesten Meningitis bis zur Streptomycin-Behdlg.	Stadium bei der Aufnahme	Intervall zwischen letzter Str.-Injektion und Rezidivausbruch	Behandlungsdauer	
						i. m.	e. th.
29. K. E. ♂ 16 J.	t. M. Hilus- und Paratrachealdrüsen-Tbc.	11 Tg.	9 Tg.	II		4 Mo.	3 Mo.
30. W. M. ♂ 17 J.	t. M. bei Miliar-Tbc. Aderhaut-Tuberkel	14 Tg.	13 Tg.	II	5 Wo.	1. 4 Mo. 2. 4 Mo.	3 Mo. 4 Mo.
31. D. B. ♀ 17 J.	t. M. bei Miliar-Tbc.	4 Mo.	6 Tg.	II	6 Wo.	1. 4 Mo. 2. 5 Mo.	3 Mo. 3 Mo.
32. H. G. ♂ 21 J.	t. M.	3 Mo.	0	I		3 Mo.	6 Wo.
33. G. S. ♂ 23 J.	t. M. Infiltrative Lungen-Tbc.	?	2 Tg.	II	6 Wo. 6 Wo. 5 Mo.	1. 4 Mo. 2. 3 Mo. 3. 4 Mo. 4. 10 Mo.	6 Wo. 3 Mo. 3 Mo. 5 Mo.
34. W. B. ♂ 30 J.	t. M. Hämatogene Streuherde in beiden Lungen	2 Wo.	12 Tg.	II	2 Mo. 6 Wo.	1. 4 Mo. 2. 4 Mo. 3. 10 Mo.	3 Mo. 2 Mo. 3 Mo.

t.M.-Patienten in chronologischer Reihenfolge (Fortsetzung)

Streptomycinmenge i. m.	zisternal lumbal	Letzte Streptomycin-Injektion	Behandlungsergebnis	Octavus-Schäden bei Entlassung a) Vestibul. b) Cochlear.	Pathologisch-anatomischer Befund	Besonderheiten
123 g	0,95 g 2,25 g	4. 7. 1949	klinisch geheilt	a) bds. untererregbar b) re vermindert, li o. B.		Ab 3. Behandlungswoche Spinalblock
80 g 124 g	0,36 g 2,5 g 1,42 g 0,52 g	25. 12. 1949	klinisch geheilt	a) li unerregbar, re untererregbar b) re taub, li o. B.		Spinale Blockbildung ab 1. Behandlungsperiode, i. d. 2. partielles Querschnittssyndrom, das sich völlig zurückbildete
112 g 158 g	0,53 g 2,1 g 0,35 g 3,45 g	7. 2. 1950	klinisch geheilt	a) bds. untererregbar b) bds. o. B.		
94 g	0,25 g 3,45 g	3. 8. 1949	klinisch geheilt	a) re unerregbar, li untererregbar b) bds. o. B.		Aufdeckung der t. M. durch Liquorkontrolle bei der Aufnahme. Die ersten vier Wochen ausschließlich e. th., dann auch i. m.
104,5 g 98,5 g 83 g 312 g	— 5,5 g 0,9 g 3,7 g 0,3 g 2,4 g 0,58 g 1,725 g	17. 4. 1951	klinisch geheilt	a) bds. unerregbar b) re taub, li vermindert		Restzustand: spast. Parese bd. Beine n. Querschnittslähmung bei Beginn des 4. Rezidivs
120 g 112 g 299 g	1,7 g 2,7 g 0,5 g 0,2 g 0,965 g	9. 8. 1951	klinisch geheilt	a) bds. unerregbar b) re taub, li stark herabgesetzt		Zu Beginn der 1. Behandlungsperiode partielles Querschnittssyndrom mit spinalem Block. Rückbildung während der 3. Behandlungsperiode. Block unverändert

Zusammenstellung sämtlicher mit Streptomycin behandelter

Lfde Nr. Name, Vorname Geschlecht, Alter	Diagnose	Dauer des Prodromalstadium	Dauer der manifesten Meningitis bis zur Streptomycin-Behdlg.	Stadium bei der Aufnahme	Intervall zwischen letzter Str.-Injektion und Rezidivausbruch	Behandlungsdauer i. m.	Behandlungsdauer e. th.
35. J. B. ♂ 45 J.	t. M. Kavernöse Lungen-Tbc.	12 Mo.	2 Tg.	II		6 Mo.	4 Mo.
36. A. B. ♂ 53 J.	t. M. Ältere kleinherdige Lungen-Tbc.	3 Wo.	4 Tg.	II		7 Wo.	12 Wo.
37. H. L. ♂ 35 J.	t. M. Doppelseitig kavernöse Lungen-Tbc. Kehlkopf-Tbc.	?	12 Tg.	II		2 Mo.	2 Mo.
38. H. M. ♀ 16 J.	t. M. Hämatogene Streuherde in beiden Lungen	2 Mo.	13 Tg.	III		1 Wo.	2 Wo.
39. W. S. ♂ 17 J.	t. M. Hämatogene Streuherde in beiden Lungen	1 Mo.	5 Tg.	II		7 Mo.	6 Mo.
40. E. D. ♀ 43 J.	t. M. bei Miliar-Tbc.	1 Mo.	3 Tg.	II		7 Mo.	3 Mo.

t.M.-Patienten in chronologischer Reihenfolge (Fortsetzung)

Streptomycinmenge i. m.	Streptomycinmenge zisternal lumbal	Letzte Streptomycin-Injektion	Behandlungsergebnis	Octavus-Schäden bei Entlassung a) Vestibul. b) Cochlear.	Pathologisch-anatomischer Befund	Besonderheiten
160 g	0,8 g 5,05 g		+	a) bds. unerregbar b) re taub, li herabgesetzt	Meningo-Encephalitis et -myelitis mit Verwachsungen im Spinalkanal. Granulierende Plexus-Tbc. mit Verschluß des li Unterhorns. Kavernöse Lungen-Tbc. re OL	Der Ausgang der t. M. vom li Plexus chorioideus erscheint klinisch und pathologisch-anatomisch sehr wahrscheinlich
48 g	0,14 g 4,06 g		+		keine Sektion	Die ersten 5 Wochen ausschließlich e. th. Injektionen
75,5 g	0,72 g 4,3 g		+		Meningo-Encephalitis et -myelitis. Anämische Nekrose im Bereich der re basalen Ganglien. Kav. Lungen-Tbc. u. ulzeröse Kehlkopf-Tbc.	Am 69. Behandlungstag plötzlich Hemiparese li. Hohe Str.-Resistenz
14,0 g	0,25 g 1,5 g		+		Meningo-Encephalitis (besonders im Bereich der li Stammganglien) et -myelitis. Verkäster PK li UL. Miliartuberkel in Lungen, Milz und Leber	In der 2. Woche Hemiparese re
239,5 g	0,47 g 3,57 g		+		Meningo-Encephalitis et -myelitis. Vereinzelte Konglomerattuberkel, produktive Tbc. d. Hypophysen-VL. Verkäster Bifurkations-Lymphknoten. Atrophie d. Hoden	Hohe Str.-Resistenz
126 g	0,85 g 2,40 g	23. 3. 1950	klinisch geheilt	a) bds. unerregbar b) li vermindert, re o. B.		

Zusammenstellung sämtlicher mit Streptomycin behandelter

Lfde Nr. Name, Vorname Geschlecht, Alter	Diagnose	Dauer des Prodromalstadium	Dauer der manifesten Meningitis bis zur Streptomycin-Behdlg.	Stadium bei der Aufnahme	Intervall zwischen letzter Str.-Injektion und Rezidivausbruch	Behandlungsdauer	
						i. m.	e. th.
41. H. S. ♂ 48 J.	t. M. bei Miliar-Tbc.	1 Mo.	14 Tg.	III	2 Mo.	1. 5 Mo. 2. 3 Wo.	2 Mo. 3 Wo.
42. U. H. ♀ 17 J.	t. M. bei Miliar-Tbc.	0	4 Tg.	I bis II	6 Wo.	1. 4 Mo. 2. 10 Mo.	6 Wo. 6½ Mo.
43. M. R. ♀ 45 J.	t. M. bei Miliar-Tbc.	2 Mo.	14 Tg.	II	2 Mo.	1. 7 Mo. 2. 10 Mo.	2 Wo. 7 Mo.
44. H. K. ♀ 26 J.	t. M. nach weitgehend abgeheilter infiltrativer Lungen-Tbc.	1 Mo.	16 Tg.	II bis III		3 Mo.	2 Mo.
45. H. B. ♀ 18 J.	t. M. bei Miliar-Tbc.	3 Mo.	15 Tg.	III		4 Tg.	4 Tg.
46. C. F. ♀ 30 J.	t. M. bei Miliar-Tbc. Aderhaut-Tuberkel. Zustand n. fieberhaftem Abort. Darmscheidenfistel nach Douglasabszeß und Peritonitis. Salpingitis tbc.	1 Wo.	6 Tg.	III		28 Tg.	28 Tg.

t.M.-Patienten in chronologischer Reihenfolge (Fortsetzung)

Streptomycinmenge i. m.	Streptomycinmenge zisternal lumbal	Letzte Streptomycin-Injektion	Behandlungsergebnis	Octavus-Schäden bei Entlassung a) Vestibul. b) Cochlear.	Pathologisch-anatomischer Befund	Besonderheiten
82,25 g 28,7 g	0,47 g 1,77 g 0,85 g 0,90 g		+	a) bds. untererregbar b) bds. o. B.	Meningo-Encephalitis et -myelitis. Weitgehend abgeheilte Miliar-Tbc. der Lunge. Verkalkter mesenterialer Lymphknoten	Bovine Infektion. Behandlung gleichzeitig mit Str., PAS u. Conteben
87,5 g 263,5 g	0,09 g 0,45 g 0,23 g 0,51 g	1. 3. 1951	klinisch geheilt	a) bds. unerregbar b) bds. o. B.		Ausbruch der t. M. unter PAS-Behandlung der Miliar-Tbc. Behandlung gleichzeitig mit Str., PAS u. Conteben
180 g 266 g	0,07 g 0,90 g 0,065 g 3,95 g	1. 7. 1951	klinisch geheilt	a) bds. untererregbar b) re taub, li stark herabgesetzt		Ausbruch der t. M. unter der Contebenbehandlung der Miliaris, Behandlung gleichzeitig mit Str., PAS u. Conteben
96 g	0,46 g 1,40 g		+		Meningo-Encephalitis. Verkalkter PH li OL. Keine frischen Tbc.-Herdbildungen	Ende 4. Monats plötzlich Facialis u. Hypoglossusparese re
7 g	— 0,30 g		+		Meningo-Encephalitis et -myelitis. Miliar-Tbc. der Lunge. Verkäst. PK in der Spitze li UL. Verkäsende Tbc. der re Tube	
32 g	0,35 g 0,80 g		+		Meningo-Encephatis. Allgemeine Miliar-Tbc. Diffuse tbc. Peritonitis. Ulzeröse Colon-Tbc. mit Perforationen, verkäsende Tbc. des Uterus, der li Tube und des li Ovars	Traumatische Genese der t. M. wahrscheinlich (Curettage 6 Wo. vor Ausbruch der t. M.)

Zusammenstellung sämtlicher mit Streptomycin behandelter

Lfde Nr. Name, Vorname Geschlecht, Alter	Diagnose	Dauer des Prodromalstadium	Dauer der manifesten Meningitis bis zur Streptomycin-Behdlg.	Stadium bei der Aufnahme	Intervall zwischen letzter Str.-Injektion und Rezidivausbruch	Behandlungsdauer i. m.	Behandlungsdauer e. th.
47. M. St. ♂ 20 J.	t. M. Infiltrative OL-Tbc. li. Seropneumothorax li. Kleinherdige Tbc. der re Lunge	?	4 Tg.	II		12 Mo.	8 Mo.
48. J. W. ♀ 27 J.	t. M. Kleinherdige Lungen-Tbc. Spondylitis tbc.	2 Mo.	4 Tg.	II		11 Mo.	8 Mo.
49. G. L. ♂ 34 J.	t. M. bei Miliar-Tbc. Aderhaut-Tuberkel	?	9 Tg.	III		1 Mo.	1 Mo.
50. J. H. ♂ 15 J.	t. M. bei Miliar-Tbc. Aderhaut-Tuberkel	1 Mo.	14 Tg.	III		6 Tg.	6 Tg.
51. A. D. ♀ 21 J.	t. M.	2 Wo.	3 Tg.	III		11 Tg.	11 Tg.

t.M.-Patienten in chronologischer Reihenfolge (Fortsetzung)

Streptomycinmenge i. m.	Streptomycinmenge zisternal lumbal	Letzte Streptomycin-Injektion	Behandlungsergebnis	Octavus-Schäden bei Entlassung a) Vestibul. b) Cochlear.	Pathologisch-anatomischer Befund	Besonderheiten
352 g	0,25 g 4,35 g	31. 1. 1951	klinisch geheilt	a) bds. unerregbar b) bds. o. B.		Behandlung gleichzeitig mit PAS u. Conteben
257 g	0,18 g 2,96 g		+		Meningo-Encephalitis et -myelitis z. T. vernarbend. Grobknotige verkäste Lungen-Tbc. in Abkapselung begriffen. Verkäsende Wirbel-Tbc.	2 Jahre vor Ausbruch der t. M. Str.-Behandlung der hämatogenen Lungen-Tbc. Nach 4-monatiger Behandlung der t. M. Str.-Resistenz. Behandlung gleichzeitig mit PAS und Conteben
36 g	0,27 g 1,70 g		+		Meningo-Encephalitis et -myelitis. Multiple Hirntuberkel. Allgemeine Miliar-Tbc.	Ausbruch der t. M. 6 Wochen nach 4-monatiger Str.-Behandlung der Miliar-Tbc. Str.-Resistenz der aus dem Leichenliquor gewonnenen Bazillen
6 g	0,12 g 0,17 g		+		Meningo-Encephalitis et -myelitis mit Verklebungen im Spinalkanal. Allgemeine Miliar-Tbc.	Geringe Resistenz schon vor Behandlungsbeginn. Wachstum bis 10 γ
18 g	0,25 g 0,70 g		+		Meningo-Encephalitis. Ausgedehnte Verkalkung und Verkreidung mehrerer Ileo-Coecal-Lymphknoten	

Zusammenstellung sämtlicher mit Streptomycin behandelter

Lfde Nr. Name, Vorname Geschlecht, Alter	Diagnose	Dauer des Prodromalstadium	Dauer der manifesten Meningitis bis zur Streptomycin-Behdlg.	Stadium bei der Aufnahme	Intervall zwischen letzter Str.-Injektion und Rezidivausbruch	Behandlungsdauer	
						i. m.	e. th.
52. E. S. ♀ 49 J.	t. M. Diffuse Peritoneal-Tbc. Adnex-Tbc. bds.	5 Tg.	2 Tg.	II		6 Mo.	3 Mo.
53. H. G. ♀ 22 J.	t. M. bei frischer miliarer Streuung in beiden Lungen. Ältere linksseitige Lungen-Tbc.	?	1 Tg.	II		21 Mo.	10 Mo.
54. C. M. ♀ 19 J.	t. M. Kavernöse Lungen-Tbc. Hirntuberkulom ?	6 Mo.	3 Tg.	II		7 Mo.	7 Mo.
55. H. F. ♂ 48 J.	t. M. bei Miliar-Tbc. Aderhaut-Tuberkel	?	5 Tg.	III		3 Tg.	3 Tg.

t.M.-Patienten in chronologischer Reihenfolge (Fortsetzung)

Streptomycinmenge		Letzte Streptomycin-Injektion	Behandlungsergebnis	Octavus-Schäden bei Entlassung	Pathologisch-anatomischer Befund	Besonderheiten
i. m.	zisternal lumbal			a) Vestibul. b) Cochlear.		
153 g	0,16 g 1,63 g	28.10. 1950	klinisch geheilt	a) bds. unerregbar b) re taub, li mäßig vermindert		Traumatische Genese zu erwägen, da Ausbruch 6 bis 7 Wochen nach Gebärmutteramputation bei tbc. Peritonitis. Gleichzeitig Anwendung von PAS und Conteben
723 g	0,6 g 3,655 g	20. 5. 1952	bei jetzt normalem Liquor symptomfrei. Kavernöse Lungen-Tbc. unverändert	a) bds. unerregbar b) bds. taub		Bereits 2 Jahre vor t. M.-Ausbruch 4-monatige Str.-Anwendung wegen Lungen-, Kehlkopf- und Darm-Tbc. TB aus dem Liquor vom t. M.-Ausbruch bereits hoch resistent
204,5 g	0,31 g 2,82 g	20.12. 1950	klinisch geheilt	a) bds. untererregbar b) bds. o. B.		6 Monate vor Ausbruch epileptische Anfälle, die evtl. auf spezifische enzephalitische Herde zurückzuführen sind. Gleichzeitige Behandlung mit Str., PAS und Conteben
4 g	0,10 g 0,25 g		+		Meningo-Encephalitis et -myelitis mit Verklebungen im Spinalkanal. Allgemeine Miliar-Tbc. Tbc.-Caries LW II—III mit Einbruch in den Duralsack	Spinalblock vor Behandlungsbeginn. Mischinfizierte M. Gleichzeitige Behandlung mit Str. u. Penicillin

Zusammenstellung sämtlicher mit Streptomycin behandelter

Lfde Nr. Name, Vorname Geschlecht, Alter	Diagnose	Dauer des Prodromalstadium	Dauer der manifesten Meningitis bis zur Streptomycin-Behdlg.	Stadium bei der Aufnahme	Intervall zwischen letzter Str.-Injektion und Rezidivausbruch	Behandlungsdauer i. m.	Behandlungsdauer e. th.
56. H. K. ♂ 25 J.	t. M. bei Miliar-Tbc. Aderhaut-Tuberkel. Kav. Lungen-Tbc.	?	14 Tg.	III		8 Tg.	7 Tg.
57. H. G. ♂ 48 J.	t. M. bei Miliar-Tbc.	?	1 Tg.	I bis II		7 Mo.	6 Mo.
58. I. M. ♀ 16 J.	t. M. Infiltrative Lungen-Tbc.	3 Wo.	8 Tg.	II		12 Mo.	11 Mo.
59. G. B. ♀ 24 J.	t. M. bei Miliar-Tbc. post Abortum	?	0	s. Spalte 13		10 Mo.	7 Mo.

t.M.-Patienten in chronologischer Reihenfolge (Fortsetzung)

Streptomycinmenge i. m.	Streptomycinmenge zisternal lumbal	Letzte Streptomycin-Injektion	Behandlungsergebnis	Octavus-Schäden bei Entlassung a) Vestibul. b) Cochlear.	Pathologisch-anatomischer Befund	Besonderheiten
15 g	0,05 g 0,60 g		+		Meningo-Encephalitis mit erbsgroßen Tuberkulomen im Groß- und Kleinhirn. Allgemeine Miliar-Tbc. Kav. Lungen-Tbc. li, Spermatocystitis caseosa li	
3 24,75 g	0,29 g 2,56 g	27. 6. 1951	klinisch geheilt	a) bds. herabgesetzt b) re taub, li stark vermindert		Gleichzeitige Anwendung von Str., PAS und Conteben
363 g	1,17 g 1,695 g	8. 12. 1951	klinisch geheilt	a) bds. unerregbar b) re mäßig vermindert, li o. B.		Gleichzeitige Anwendung von Str., PAS und Conteben. Spinale Blockbildung ab 2. Behandlungswoche
291 g	0,04 g 4,09 g	30. 10. 1951	klinisch geheilt	a) bds. unerregbar b) re deutlich vermindert, li o. B.		Aufdeckung der t. M. lediglich durch Liquorkontrolle. Gleichzeitige Anwendung von Str., PAS u. Conteben

Tabelle 5. Nicht streptomycinbehandelte t.M.-Fälle

Lfde. Nr. Name, Vorname Geschlecht, Alter	Diagnose	Dauer des Prodromalstadium	Dauer der manifesten t.M. vor der Aufnahme	warum keine Str.-Behandlung ?	Pathologisch-anatomischer Befund	Besonderheiten
60. O. G. ♂ 47.	t.M. Exsud.-kavern. Lg.-Tbc.. Kehlkopf- und Darm-Tbc.	2 Tg.	9 Tg.	völlig desolater Zustand	Miliare Tuberkel an den Hirnbasisgefäßen. Exsudativ kavernöse Lungen-Tbc. bds. mit frischen hämatogenen Streuherden. Ulzeröse Dickdarm-Tbc. Kehlkopf-Tbc.	Finale t. M. bei ausgedehntester Lungen-, Darm- und Kehlkopf-Tbc.
61. W. J. ♂ 41 J.	t. M. Prod. kavern. Lg.-Tbc.	16 Tg.	8 Tg.	völlig desolater Zustand	Meningo-Encephalitis u. -myelitis. Produktiv-cirrhotische Lungen-Tbc. bds. mit zahlreichen Kavernen und käsigen Herden	Finale t. M. bei ausgedehntester Lungen-Tbc.
62. E. T. ♀ 55 J.	t. M. bei Miliar-Tbc.	4 Mo.	20 Tg.	völlig desolater Zustand	Meningo-Encephalitis. Allgemeine Miliar-Tbc.	
63 U. A. ♀ 16 J.	t. M.	10 Tg.	8 Tg.	kurz nach d. Aufnahme gestorben	Meningo-Encephalitis und -myelitis. Blockierung des IV. Ventrikels durch sulziges Exsudat. Verkäster PH im re UL.	

Nicht streptomycinbehandelte t. M.. Fälle (Fortsetzung)

Lfde Nr. Name, Vorname Geschlecht, Alter	Diagnose	Dauer des Prodromalstadium	Dauer der manifesten t. M. vor der Aufnahme	warum keine Str.-Behandlung?	Pathologisch-anatomischer Befund	Besonderheiten
64. K. W. ♂ 21 J.	t. M., spezifisches Pleuraempyem re	?	10 Tg.	kurz nach d. Aufnahme gestorben	Meningo-Encephalitis und -myelitis. Verkäste Miliartuberkel vorwiegend subpleural. Spezifisches Pleuraempyem re	Traumatische Genese? 8 Wochen lang wöchentlich vor Ausbruch der t. M. gespült
65. H. K. ♂ 29 J.	t. M., prod. kavern. Lg.-Tbc. Kehlkopf-Tbc.	?	15 Tg.	völlig desolater Zustand	Meningo-Encephalitis u. -myelitis. In beiden Lungen hämatog. Streuherde. Isolierte Kaverne re OL. Ulzeröse Kehlkopf-Tbc.	
66. G. K. ♀ 50 J.	t. M., exs. kavern. Lg.-Tbc., Kehlkopf-Tbc.	?	13 Tg.	völlig desolater Zustand	Meningo-Encephalitis und -myelitis. In beiden Lungen apfelgroße Kavernen. Ulzeröse Kehlkopf-Tbc.	Finale Meningitis bei ausgedehntester Lungen- u. Kehlkopf-Tbc.

(Fortsetzung von S. 115)

Schematische Behandlungen sind abzulehnen. Maßgebend ist allein der Liquorbefund. Bis zu seiner völligen Normalisierung ist die ununterbrochene tägliche i.m. Injektion durchzuführen, wobei 2 Injektionen am Tage genügen. E.th. raten wir zu täglichen Injektionen etwa 3 Monate lang. Wenn dann der Liquor Normalisierungstendenz zeigt, kann der Abstand zwischen den einzelnen Injektionen monatlich verdoppelt werden. Eine Behandlung unter 6 Monaten führte bei uns nur in 5 Fällen zum Erfolg.

Die Entstehung einer Resistenz der TB ist von vitaler Bedeutung. Werden nach dem ersten Behandlungsmonat trotz fortlaufender Behandlung die Liquorkulturen wieder positiv, so ist die Resistenz wahrscheinlich. Ein Versuch mit oraler und e.th. PAS- und Conteben-Solvoteben-Behandlung darf in diesem Fall nicht unterlassen werden. Eine wesentliche Verbesserung der Behandlungsergebnisse durch Kombination der drei Mittel gegenüber der Behandlung mit Str. allein konnten wir nicht feststellen.

Die Prognose der Str.-behandelten t. M. ist wesentlich abhängig vom Stadium der Krankheit und von der Krankheitsdauer beim Behandlungsbeginn. Beide Größen gehen nicht in jedem Fall parallel und müssen daher jede für sich berücksichtigt werden. Die 6 Kranken, deren Behandlung nach dem 14. Tag begonnen wurde, starben sämtlich. Ebenso gelang es nicht, einen einzigen der 21 Kranken durchzubringen, deren Behandlung im Stadium III begonnen wurde, d. h. mit ausgesprochenen Lähmungserscheinungen. Die Behandlung muß daher so früh wie möglich einsetzen. Der Erfolg wird am sichersten sein, wenn sie bereits vor Ausbruch der manifesten t. M. begonnen wird. Diesem Ziel können wir uns nähern:

a) durch sofortige i.m. und e.th. Behandlung bei sicherer klinischer Diagnose, auch wenn der Bakteriennachweis nicht gelungen ist;
b) durch i.m. und e.th. Behandlung aller Fälle von Miliar-Tbc., sobald sie Aderhauttuberkel zeigen (gezielte prophylaktische Behandlung);
c) sicherer, allerdings unter Inkaufnahme von Str.-Schäden bei Kranken, die vielleicht gar keine t. M. bekommen hätten, durch obligate i.m. und e.th. Str.-Behandlung aller Kranken mit Miliar-Tbc.;
d) durch Aufklärung des praktischen Arztes über die Prodromalsymptome der t. M. und die Bedeutung einer Tuberkulose in der Vorgeschichte, besonders der Pleuritis exsudativa.

Bei 19 unserer 66 Jugendlichen und Erwachsenen waren Prodromalsymptome aufgetreten. Der Abstand zwischen diesen und dem Ausbruch der t. M. betrug im längsten Fall 3 Jahre. Es handelte sich sowohl um psychische wie somatische Symptome. Z. T. konnte bei der Sektion das anatomische Substrat für das Prodrom gefunden werden. Diese Untersuchung unterstreicht, daß gerade die enzephalitischen und myelitischen Veränderungen oft die ersten Erscheinungen machen. Sie zeigt außerdem, daß sich die pathogenetische Einteilung der t.M. von Kment (132) auch klinisch belegen läßt.

Die Entlassung aus stationärer Behandlung vor wirklicher Normalisierung des Liquors empfiehlt sich nur in den seltensten Fällen.

Für die ambulante Nachkontrolle sind regelmäßige Liquoruntersuchungen unerläßlich, da viele Rezidive zunächst klinisch stumm sind und nur durch die Liquoruntersuchung erfaßt werden können. Wir punktieren im ersten Jahr einmal monatlich, im zweiten Jahr alle 6—8 Wochen. Unser bisher längstes Intervall zwischen Behandlungsende und Rezidiv beträgt 16 Monate.

Weitere nicht im einzelnen zitierte Literatur: Matthes (166), Rossi (200).

7. Oktavusschäden

Alfred Jauerneck

Aus der Hals-Nasen-Ohrenabteilung des Rudolf Virchow-Krankenhauses, Berlin
(Chefarzt: Dr. Jauerneck)
und dem Tuberkulose-Krankenhaus Heckeshorn, Berlin-Wannsee
(Chefarzt: Dr. Auersbach)

(Abgeschlossen Dezember 1950)

Den großen Erfolgen des Streptomycins bei der Behandlung der Tuberkulose, besonders der bisher absolut therapieresistenten Tuberkulosemeningitis steht leider eine unerfreuliche Eigenschaft des Mittels gegenüber, die Einwirkung auf den Nervus octavus, meist auf den vestibulären, oft aber auch auf den cochlearen Anteil. Alsbald nach Einführung der Streptomycintherapie wurden zahlreiche Schäden am Nervus octavus beobachtet und beschrieben. Die Häufigkeit und Schwere dieser Schäden hat sich seitdem auf Grund der gemachten Erfahrungen sehr vermindert, sie spielen aber immer noch eine erhebliche Rolle in unserer Therapie. Es hat sich darüber schon eine umfangreiche Literatur angesammelt, zunächst nur aus dem Ausland, besonders aus Nordamerika, seit 1949 auch aus Deutschland, nachdem das Medikament auch bei uns angewandt werden konnte. Es soll hier eine kurze Übersicht über die bisherigen ausländischen und deutschen Beobachtungen und Erkenntnisse gegeben werden, dazu ein Bericht über das von uns in Berlin, hauptsächlich im Tuberkulosekrankenhaus Heckeshorn, untersuchte Krankengut[1]). Die ausländische Literatur ist soweit als möglich berücksichtigt, aber nur soweit sie wesentlich erschien, aufgeführt worden. Eine lückenlose Literaturübersicht hätte den Rahmen dieser Arbeit überschritten.

Das ältere Schrifttum ist in dem 1948 in Basel erschienenen Schweizer Sammelwerk „Streptomycin und Tuberkulose", herausgegeben von Fanconi und Löffler (68), erschöpfend verwertet worden, wo die Oktavusschäden durch Graf (89) bearbeitet worden sind. Es ist dies die erste in deutscher Sprache erschienene Arbeit über dieses Gebiet. Graf (89) berichtet über 41 verwertbare eigene Fälle, 17 mit Lungentuberkulose (10 Erwachsene und 7 Kinder) und 24 mit Tuberkulosemeningitis (8 Erwachsene und 16 Kinder). Bei den nur intramuskulär mit Streptomycin behandelten Patienten mit Lungentuberkulose wiesen 8 Erwachsene und 3 Kinder Störungen des Vestibularis auf, Cochlearisstörungen wurden nicht beobachtet. Bei den Meningitisfällen, die intramuskulär und intrathekal behandelt wurden, erlosch die Vestibularfunktion bei allen Erwachsenen völlig, ebenso fanden sich bei 14 Kindern vestibulare Störungen, meist Erlöschen der Funktion beiderseits, nur 2 blieben verschont. Bei 3 Erwachsenen und bei 3 Kindern kam es zu beiderseitiger Taubheit. Graf (88) führt diese zahlreichen Schäden, besonders die Ertaubung, auf die zu hohen Dosen Streptomycin zurück, wie sie damals üblich waren (intramuskulär bis 4,0 täglich, intrathekal bis 0,25, in einzelnen Fällen noch mehr). Viele der späteren Arbeiten befassen sich demgemäß mit dem Problem: Wieweit

[1]) Die Untersuchungen wurden zum größten Teil von meinem Mitarbeiter Dr. Mashoff ausgeführt, gemeinsam mit Dr. Fickermann, Heckeshorn, denen auch einige neue Beobachtungen zu verdanken sind.

kann man mit der Dosierung des Streptomycins heruntergehen, ohne seine Wirkung auf den Tuberkulosebazillus zu sehr abzuschwächen oder unsicher zu machen?

Elektive Wirkung auf N. VIII

Daß dem Streptomycin eine elektive Wirkung auf den Nervus octavus eigentümlich ist, wird heute auf Grund der sehr zahlreichen Beobachtungen allgemein anerkannt. Zunächst mußte natürlich die Frage gestellt werden, ob es sich bei den Oktavusausfällen, wie sie vor allem bei der jetzt zum erstenmal heilbaren Tuberkulosemeningitis beobachtet wurden, nicht etwa um Folgen der Tuberkulose handelte, die nur früher nicht erkennbar waren, da die Krankheit immer tödlich verlief. Die Schäden treten aber nicht nur bei der Tuberkulosemeningitis auf, sondern auch bei allen anderen mit Streptomycin behandelten Krankheiten, man hat sogar das Streptomycin schon erfolgreich dazu benutzt, um bei Menière-Erkrankungen den Vestibularis auszuschalten und so den Schwindel zu beseitigen. Die elektive Wirkung auf den N. VIII steht also außer Zweifel. Daß allerdings die Tuberkulosemeningitis selbst auch Oktavusausfälle verursachen kann, ist bekannt, es kommt aber dann kaum zu isolierten Störungen dieses einen, sondern zu Lähmungen mehrerer Hirnnerven. Andererseits kann auch das Streptomycin gelegentlich außer dem Oktavus noch andere Nerven schädigen [Dennig und Noeske (51), Leiblein, Gundrum (96)].

Bei der Bearbeitung von Streptomycinschäden muß man immer grundsätzlich unterscheiden, ob das Mittel nur intramuskulär (Lungen-, Miliar- oder sonstige Tuberkulose) oder ob es auch intrathekal (Tuberkulosemeningitis) gegeben worden ist. Bei der intrathekalen Anwendung treten die Schäden sehr viel schneller und schwerer auf, es handelt sich dabei aber immer um Kranke, die nach unseren heutigen Erkenntnissen nur durch die regelmäßige und langfristige intrathekale Streptomycinanwendung gerettet werden können, so daß man die Schäden in Kauf nehmen muß. Leider wurden diese beiden Dinge in manchen Veröffentlichungen nicht scharf genug auseinandergehalten.

Vestibularschädigung

Bei beiden Streptomycinanwendungen leidet immer zuerst der Vestibularapparat. Die Symptome sind von zahlreichen Autoren ausführlich geschildert worden [u. a. Graf (88), Blohmke (26)] und sollen hier nur kurz besprochen werden. Die subjektiven Schwindelerscheinungen sind im akuten Stadium oft sehr gering, manchmal allerdings auch erheblich. Solche Unterschiede beobachten wir ja auch sonst bei Labyrintherkrankungen und ganz besonders nach der Otoskleroseoperation. Es kommt bei den Streptomycinschäden darauf an, ob die Schädigung auf beiden Seiten gleichzeitig auftritt oder einseitig. Im letzten Fall sind die subjektiven Schwindelerscheinungen stärker [Blohmke (26)]. Dabei kommt es auch zu Spontannystagmus, der bei Seitengleichheit der Schädigung nicht auftritt. Der Vorgang ist dabei ähnlich wie bei der von Ruttin (203) angegebenen doppelseitigen kalorischen Labyrinthprüfung: Die von beiden Seiten kommenden Nystagmusreize heben sich auf. Die ersten subjektiven Zeichen sind Unsicherheit beim Greifen nach Gegenständen und Scheinbewegungen der Umgebung, besonders bei Kopfbewegungen. Bei den ja immer bettlägerigen und schwerkranken Patienten wird dies oft nicht bemerkt oder auf die allgemeine Schwäche zurückgeführt. Eingehende Labyrinthprüfungen sind dabei natürlich nicht durchzuführen, es genügt aber die auch im Bett leicht auszuführende kalorische Prüfung, um die im Beginn der Schädigung auftretende kalorische Untererregbarkeit nachzuweisen, die meist nach Verbrauch von etwa 30 g Streptomycin intramuskulär eintritt. Bei Fortsetzung der Streptomycingaben erlischt dann die Vestibularisfunktion innerhalb von 10—20 Tagen oft beiderseits völlig. Jetzt verschwinden in Ruhelage die etwa vorhandenen Schwindelerscheinungen, es bleibt aber die Ataxie. Mit der Zeit gewöhnt sich der Kranke an den Ausfall des Vestibularapparates, er lernt es, die fehlenden Sinnesempfindungen durch das Haut- und Muskelgefühl zu ersetzen, nach der Heilung lernt er wieder gehen, zuerst nur auf ebenem Gelände, schwierig bleibt das Treppensteigen, besonders das Hinuntergehen, ebenso das Gehen auf einer unebenen Fläche. Besondere Schwierigkeiten bestehen natürlich im Dunkeln oder mit geschlossenen Augen. Dieselben Erscheinungen sind schon lange bekannt bei Patienten mit beiderseitigem Labyrinthverlust durch Eiterungen oder durch Meningitis epidemica und ebenso beim beiderseits labyrinthektomierten Versuchstier. Kinder und jüngere Personen lernen es schneller und besser, sich auch ohne Vestibularapparat sicher zu bewegen, ältere Leute behalten öfter dauernde Störungen.

Kalorische Prüfung

Wie bereits gesagt, kann man die objektive Untersuchung während der Krankheit nur mit der kalorischen Prüfung durchführen, eventuell noch mit dem galvanischen Strom, während die Drehprüfungen und sonstigen Methoden (Gangabweichung, Kipptisch) erst später nach Besserung oder Heilung angestellt werden können. Bei der kalorischen Prüfung beginnt man zweckmäßig mit einem Schwachreiz, den man bei negativem Ausfall zunehmend verstärkt. Es ist vielfach üblich, dabei die Latenzzeit und die Nystagmusdauer zu messen; wir verzichten bei unseren Untersuchungen auf diese Messungen, da die Fehlerquellen zu groß sind (Dicke des Knochens, Art der Pneumatisation). Die notwendigen Unterscheidungen: Regelrechte, herabgesetzte oder fehlende Erregbarkeit, evtl. auch Übererregbarkeit kann man auch ohne die umständlichen Zeitmessungen ausreichend sicher treffen. Wir spülen zunächst mit 5 ccm Wasser von etwa 15° in 5 Sekunden. Danach tritt beim Gesunden in der „Optimumstellung" nach Brünings (Kopf um 60° nach hinten gebeugt) ein deutlicher Nystagmus zur Gegenseite auf. Beobachtung unter der Frenzelschen Leuchtbrille ist zweckmäßig, aber nicht unbedingt notwendig. Fehlt der Nystagmus, dann spülen wir, jedesmal nach kurzer Pause, mit 10 ccm, 25 ccm, 100 ccm und 300 ccm Wasser von 15°. Tritt erst bei einer von diesen größeren Wassermengen Nystagmus auf, dann wird das Labyrinth als untererregbar verbucht, mit Vermerk der notwendigen Wassermenge, tritt auch bei 300 ccm kein deutlicher Nystagmus auf, dann wird es als unerregbar betrachtet. Eiswasserspülungen sind für den Patienten sehr unangenehm und bieten m. E. keinen weiteren Vorteil, die Wärmeentziehung durch 300 ccm Wasser von 15° ist groß genug, um auch bei der kleinsten noch vorhandenen Erregbarkeit einen deutlichen Nystagmus zu verursachen. Ein deutlicher Nystagmus aber mit schneller und langsamer Phase muß es sein, etwa auftretende unregelmäßige und nicht rhythmische Augenbewegungen darf man nicht als Nystagmus bewerten, wobei allerdings eine Täuschung bei diesen Untersuchungen nicht so schwerwiegend ist wie etwa bei der Indikationsstellung zur Labyrinthoperation [Jauerneck (123, 124)]. Man darf sich auch nicht durch den Einstellungsnystagmus täuschen lassen, der häufig bei starkem Seitwärtsblick auftritt, aber nach beiden Seiten gleich stark ist. So läßt sich auch bei schwerkranken und bettlägerigen Patienten leicht feststellen, ob der Vestibularapparat noch intakt oder schon geschädigt ist, auch der Grad der Schädigung läßt sich damit bewerten. Natürlich muß man sich vor der Ohrspülung überzeugen, daß keine Trommelfellperforation besteht. In diesem Fall, wo man bekanntlich nicht spülen darf, läßt sich die kalorische Prüfung leicht auch mit kalter Luft anstellen. Wir blasen dann mit einem Gebläse durch ein Röhrchen (Ohrkatheter) Luft in den Gehörgang. Die Luft kann man abkühlen, indem man den Katheder mit Mull bewickelt und auf den Mull solange Chloräthyl spritzt, bis sich eine Eisschicht gebildet hat. Sobald es der Zustand des Patienten gestattet, wenden wir außerdem die übliche Drehprüfung an: Nach 10 Umdrehungen in 20 Sekunden auf dem Drehstuhl wird, wieder am besten unter der Leuchtbrille, der Nachnystagmus beobachtet und seine Dauer gemessen. Außer diesem Dreh-Nachnystagmus prüfen wir auch den eigentlichen Dreh-Nystagmus, den wir der Deutlichkeit halber Andreh-Nystagmus nennen: Der Patient wird mit möglichst festgestelltem Kopf langsam um 45° gedreht. Dann entstehen einige Nystagmus-Zuckungen in der entgegengesetzten Richtung wie beim Dreh-Nachnystagmus, also die schnelle Phase in der Drehrichtung. Man kann das unter der Leuchtbrille beobachten oder dadurch, daß man, hinter dem Patienten stehend, zwei Finger leicht auf die geschlossenen Augen des Patienten legt [Grahe (90)]. Dieser Andreh-Nystagmus ist bei den meisten Patienten noch nachweisbar, wenn der kalorische und der Drehnachnystagmus schon völlig fehlt. Die Bewertung ist aber schwierig und unsicher, da bei seinem Zustandekommen außer dem Labyrinth auch die Halsreflexe eine Rolle spielen [Güttich (92)]. Weitere Untersuchungen in dieser Hinsicht könnten vielleicht zur Klärung der Frage beitragen, an welcher Stelle des Vestibularsystems der Streptomycinschaden angreift.

Verfeinerte kalorische Prüfung

Bei den kalorischen Prüfungen haben wir noch eine neue Beobachtung gemacht: Wenn bei einem gesunden Patienten nach 5 ccm Wasser ein Nystagmus entstanden ist, und man spült dann mit einer größeren Wassermenge, so wird der Nystagmus stärker, man kann mit entsprechender größerer Abkühlung des Labyrinthes einen sehr starken Nystagmus mit schwersten Schwindelerscheinungen und Erbrechen erzeugen. Bei zahlreichen Streptomycinpatienten war das anders. Hier konnte man zwar mit einer geringen Wassermenge einen deutlichen Nystagmus erzielen, es war aber nicht möglich, ihn durch massivere Spülung zu verstärken. Vielfach war dies das erste Symptom der Labyrinthschädigung: Der Bogengangsapparat war zwar schon mit 5 ccm Wasser erregbar, auch die Drehprüfung war normal, aber eine Verstärkung des Nystagmus ließ sich durch größere Abkühlung nicht erzielen. Wir sind dabei, diese Beobachtungen bei Labyrinthschädigungen aus anderen Ursachen nachzuprüfen.

Dosierungsschema und Schädigung

Wie schon gesagt, bemüht man sich überall, mit der Streptomycindosierung soweit herunter zu gehen wie noch eine ausreichende Wirkung auf das Tuberkulosebakterium vorhanden ist, um Schädigungen möglichst zu vermeiden. Es scheint bei der Wirkung auf den Oktavus neben der Gesamtdosis wesentlich auf die Höhe der regelmäßig verabfolgten Einzeldosis anzukommen, also auf die Spitzenhöhe des Streptomycinspiegels im Blut [Majer (159)], nicht auf einen einmaligen hohen Spiegel, sondern auf oft wiederholte, wenn auch kurzdauernde hohe Konzentrationen. Deswegen gibt man jetzt meist die Tagesdosis in mehreren (2—4) Einzelgaben, was aber natürlich wieder eine größere Belastung für den Patienten bedeutet. Die untere Grenze der intramuskulären Streptomycinwirkung beim Erwachsenen (Tuberkulose ohne Meningitis) dürfte etwa bei 0,5 g pro die liegen, aber auch bei dieser geringen und vielleicht nicht immer ausreichenden und zuverlässigen Dosierung kommen Vestibularisschäden vor.

Heilmeyer (101) sah bei 0,5 g pro die über 120 Tage in 7% der Fälle Vestibularisschäden. Dennig und Noeske (51) hatten bei 0,5 g pro Tag oder weniger keine Vestibularstörungen, ebenso Chase (35) bei 10 Fällen. Wallner (232) berichtet bei 66 Fällen (39 mit 0,5 g intramuskulär für 120 Tage, 27 für 42 Tage) 7mal über Schwindelerscheinungen, davon aber nur 2mal über kalorische Untererregbarkeit.

Wir selbst sahen bei 2 Erwachsenen, die täglich 2mal 0,25 g intramuskulär erhalten hatten (Gesamtmenge 25 bzw. 28 g), bereits geringe Vestibularschäden: Kalorischer Nystagmus bei 10 bzw. 5 ccm Wasser von 15°, bei beiden aber keine Verstärkung bei weiterer Reizung. Im Ganzen wurden mit dieser geringen Dosis nur 3 Erwachsene behandelt.

Bei einer Tagesdosis von 1,0 g sah nur Boutier (28) keine Vestibularschäden, sonst wurden immer eine gewisse Anzahl von Störungen beschrieben. Chase (35) sah bei 27 Patienten, die 90 Tage täglich 1,0 Streptomycin intramuskulär erhalten hatten, 10mal Verlust des Vestibularis, bei 18 Patienten mit täglich 2,0 Streptomycin 15mal.

Tompsett (225) berichtet bei 1,0 pro die über 12—17% Vestibularisstörungen, bei 2,0 über 83% und bei 3,0 über 90 bis 100%. Bei der Dosis von 1,0 sah er bei kräftigen Patienten über 50 kg Körpergewicht, also bei weniger als 20 mg pro kg keine Störungen. Unterteilung der Dosis auf 2 oder mehr Gaben am Tag verzögerte im allgemeinen das Eintreten der Schäden erheblich.

Wallner (232) fand bei 40 Kranken, die 4 Monate lang täglich 1,0 Streptomycin intramuskulär erhalten hatten, 18mal Schwindelerscheinungen, davon 13mal Unter- bzw. Unerregbarkeit des

Vestibularis, bei 53 Patienten, die täglich 2,0 erhalten hatten, fand er 42mal Schwindel, dabei 25mal objektive Störungen. Peik, High jun. und Campbell (187) beobachteten 21 Patienten mit Lungentuberkulose, die 120 Tage lang täglich 2,0 Streptomycin intramuskulär erhielten. Alle litten an Schwindel, und alle hatten Störungen der kalorischen Reaktion, die sich bei 4 Fällen nach 8—11 Monaten wieder zurückbildeten. Theissing und Döderlein (222) berichteten auf dem HNO-Kongreß 1950 in Kissingen über 30 Kranke, die intramuskulär behandelt worden waren. 22 hatten Vestibularschäden, 14 nur leicht, 4 stark, 4 hatten einen Totalausfall. 5 Patienten, die über 100 g erhalten hatten, zeigten durchweg Störungen. Schon bei einer Tagesdosis von 14 mg pro kg und weniger hatten 2 von 4 Patienten Schäden, bei einer Tagesdosis von 15—20 mg 9 von 11. Kuhn (136) berichtet über 60 mit Streptomycin intramuskulär behandelte Fälle. 51 erhielten weniger als 24 mg pro kg Körpergewicht am Tag, davon behielten 13 eine normale Vestibularfunktion. Einzelne Schäden traten schon nach einer Gesamtdosis von 10 g und weniger auf, die meisten aber erst wie üblich nach 20 bis 30 g. Bei höherer Dosierung — über 24 mg pro kg — traten die Störungen schon nach einer geringeren Gesamtdosis auf. 3mal wurde bei einer Gesamtdosis von über 50 g eine Vestibular-Übererregbarkeit beobachtet, die zunächst nicht zu erklären ist.

Spätschäden nach Absetzen

Wir haben in Heckeshorn 32 Patienten untersucht, die nur intramuskulär mit Streptomycin behandelt wurden (davon 4 mit Miliartuberkulose), 22 Erwachsene und 10 Kinder. Über die 3 Erwachsenen mit einer Tagesdosis von 0,5 habe ich oben schon berichtet. 18 Erwachsene erhielten 2mal 0,5 Streptomycin pro Tag, einer mit Miliartuberkulose 14 Wochen 2mal 0,5 und 2 Wochen 2mal 1,0, die Kinder (bis 14 Jahre) 2mal 0,25. Von den 18 Erwachsenen mit 1,0 p. d. waren 13 mit 5 ccm Wasser kalorisch erregbar, hatten also nach dem üblichen Untersuchungsmodus eine normale Erregbarkeit. Aber bei 7 von diesen 13 Patienten konnten wir das oben erwähnte neue Symptom feststellen, daß nämlich bei stärkerer Reizung keine Verstärkung des Nystagmus zu erzielen war (Gesamtdosis 33—111 g). 3 weitere Kranke waren erst mit 10 ccm erregbar, hatten also eine geringe Untererregbarkeit, ebenfalls mit Fehlen der Nystagmusverstärkung bei stärkerer Reizung. Und 2 andere Patienten zeigten einen ganz besonders eigenartigen Untersuchungsbefund, nämlich eine erst nach mehreren Monaten auftretende schwere Vestibularisschädigung, auf die noch genauer eingegangen wird. Der Patient, der zeitweise 2,0 Streptomycin p. d. erhalten hatte, im ganzen 126 g, hatte nach Abschluß der Behandlung eine erhebliche Untererregbarkeit und ebenfalls nach einigen Monaten einen Totalausfall. Von den 10 Kindern hatte ein 3jähriges Mädchen eine geringe Schädigung, 8mal war der Vestibularis intakt und ein 2jähriges Kind mit Miliartuberkulose, das nach Heilung dieser Erkrankung noch 3 Monate wegen eines Sekundärinfiltrates und später noch einmal 1 Monat wegen eines tuberkulösen Brustwandabszesses mit Streptomycin behandelt wurde, im ganzen mit 124 g intramuskulär, hatte einen Totalausfall.

Wie erwähnt, haben wir bei 3 erwachsenen Patienten einen eigenartigen Verlauf der Vestibularisschädigung gefunden, nämlich Zunahme der zunächst geringen Störungen noch nach mehreren Monaten, teilweise bis zum Funktionsausfall.

1. Erika N., 30 J. Kavernöse Lungentuberkulose beiderseits. Aufn.-Nr. 660/48. 93 g Streptomycin intramuskulär in Dosen von 2mal 0,5 pro die. Erste Untersuchung 2 Monate nach Abschluß der Behandlung: Kalorisch beiderseits mit 5 ccm Wasser erregbar, keine Verstärkung. Zweite Untersuchung 5 Monate später: Erhebliche Untererregbarkeit beiderseits (rechts nach 50 ccm, links nach 100 ccm). Keine Verstärkung.

2. Helga H., 25 J. Aufn.-Nr. 138/49. Miliartuberkulose. 121,5 g Streptomycin in Tagesdosen von 2mal 0,5 intramuskulär. Erste Untersuchung 2½ Monate nach Abschluß der Behandlung: Kalorisch beiderseits mit 5 ccm erregbar, links keine Verstärkung. Zweite Untersuchung 5 Monate später: Kalorisch rechts unerregbar, links stark untererregbar (erst mit 300 ccm). Drehnachnystagmus nach Linksdrehung 7 Sekunden, nach Rechtsdrehung 11 Sekunden. Andrehnystagmus regelrecht.

3. Robert A., 44 J. Aufn.-Nr. 32/50. Käsige Pneumonie. 126 g Streptomycin, 14 Wochen 2mal 0,5, dazwischen 2mal 1 Woche, 2mal 1,0 täglich intramuskulär. Erste Untersuchung nach Abschluß der Behandlung: Kalorische Prüfung rechts positiv (mit kalter Luft wegen Zustand nach Radikaloperation), links negativ (Cholesteatom-Eiterung), Drehnachnystagmus beiderseits 10 Sekunden. Zweite Untersuchung 4 Monate später: Kalorisch beiderseits negativ. Drehnachnystagmus fehlt beiderseits völlig. Andrehnystagmus regelrecht.

4. Bei einem Patienten des Auguste-Viktoria-Krankenhauses konnten wir dasselbe feststellen: Gerhard H., 33 J. Tuberkulöse Meningitis. 125 g Streptomycin intramuskulär und 5,7 g Streptomycin intralumbal. 1. Untersuchung nach Abschluß der Behandlung: Kalorisch: rechts Nystagmus nach 5 ccm, links erst nach 50 ccm. 2. Untersuchung 6 Monate später: beiderseits nach 300 ccm nur Spuren von Erregbarkeit. Drehnachnystagmus bei beiden Untersuchungen nur 5″ (Hörbefund Audiogramm 7).

Die Befunde bei dem ersten Fall könnte man sich noch durch eine vegetativ bedingte Verschiedenheit der Empfindlichkeit erklären, aber bei den anderen muß man wohl annehmen, daß die Streptomycinwirkung auf den Nervus octavus sich noch Monate nach dem Absetzen des Mittels ausgewirkt hat.

Ähnliche Beobachtungen haben Hamberger, Hydén und Koch (97) gemacht bei der Streptomycinbehandlung von 2 Menière-Patienten. Auch hier wurde eine Nachwirkung des Streptomycin gefunden; der eine Vestibularapparat, der bei Beendigung der intramuskulären Streptomycinbehandlung noch völlig intakt war, erwies sich 20 Tage bzw. 2 Monate später als völlig unerregbar. Auch Graf (89) hat erwähnt, daß bei mehreren seiner Fälle die Vestibularstörung noch zunahm, obwohl das Streptomycin schon einige Tage abgesetzt war. Eine so protrahierte Spätwirkung wie bei unseren Fällen ist aber meines Wissens noch nicht beschrieben worden. Über die Aussichten einer Erholung der Vestibularfunktion wird später zusammen mit der Cochlearfunktion berichtet werden.

Auf Grund aller dieser Erfahrungen muß man also leider feststellen, daß sich eine Vestibularisschädigung bei längerer auch nur intramuskulären Streptomycinbehandlung selbst bei sehr vorsichtiger Dosierung nicht sicher vermeiden läßt. Die Schädigung tritt erst nach einer gewissen Behandlungsdauer auf, wobei es auf die Gesamtmenge, aber auch auf die regelmäßig gegebene Einzeldosis ankommt. Bei höherer Einzeldosis tritt der Schaden schon bei einer kleineren Gesamtdosis auf als bei einer niedrigen Einzeldosis. Bei der Mehrzahl der Autoren scheint zur Zeit eine Dosis von 20 mg pro kg Körpergewicht, also beim Erwachsenen etwa 1,0 pro Tag in 2 oder mehr Einzelgaben als am besten zu gelten bezüglich ausreichender und zuverlässiger Wirkung bei geringer Gefahr für den Oktavus. Die Hoffnungen, die man in bezug der Oktavusschäden auf das Dihydrostreptomycin gesetzt hat, scheinen sich leider nicht zu erfüllen [Kuhn (136), Jatho (122)].

Individuelle Streuung der Empfindlichkeit

Die Empfindlichkeit der Patienten gegenüber dem Streptomycin ist sehr verschieden. Kuhn (136) hat schon bei einer Gesamtmenge von unter 10 g und Tagesdosen von unter 24 mg pro kg Körpergewicht Schäden beobachtet. Andererseits gibt es auch Menschen, die sehr große Streptomycinmengen ohne Schaden vertragen. Greuel (91) berichtet über ein Kind von 13 Jahren, bei dem noch nach 113 Tagesdosen von 1,0 der Vestibularis intakt war und Graf (88) über einen Erwachsenen, der 65 Tage lang täglich 2,0 Streptomycin intramuskulär ohne jeden Oktavusschaden erhielt. Wir haben in unserem Krankengut eine Patientin, der 105 Tage hindurch 1,0 Streptomycin intramuskulär injiziert wurden mit regelrecht funktionierendem Labyrinth; die einzige Untersuchung fand allerdings sofort nach Abschluß der Behandlung statt, und auf Grund der oben beschriebenen Beobachtungen muß man vielleicht noch mit einem Spätschaden rechnen. Ein anderer Patient hatte 111 Tage lang täglich 2mal 0,5 Streptomycin intramuskulär erhalten, er war 9 Monate nach Abschluß der Behandlung beiderseits kalorisch mit 5 ccm Wasser erregbar, allerdings ohne Möglichkeit, durch weitere Reizung den Nystagmus zu verstärken. Bei Unterlassung dieser besonders empfindlichen Untersuchungsmethode wäre er auch als „regelrecht" bezeichnet worden. Kinder vertragen im Verhältnis zum Körpergewicht höhere Dosen als Erwachsene [Graf (89)].

Besonders gefährdet sind Patienten, bei denen die Urinausscheidung gestört ist und bei denen dadurch der Streptomycinspiegel im Blut besonders lange hoch bleibt [Tompsett (225), Wallner (232), Graf (89), Kuhn (136), Majer (160)]. Ein Fall von Blohmke (26) hatte schon nach 16,8 g einen völligen Vestibularisausfall.

Schädigung bei intrathekaler Applikation

Bei der intrathekalen Streptomycinanwendung, wie sie bei der Tuberkulosemeningitis nötig ist, wird der Vestibularapparat noch wesentlich mehr gefährdet als bei der nur intramuskulären Verabreichung, hier bleibt er nur ausnahmsweise intakt, in den meisten Fällen kommt es zum völligen Ausfall. Die Literaturangaben sind dabei leider oft nicht verwertbar, da die beiden Arten der Behandlung (nur intramuskulär oder kombiniert) nicht immer scharf genug getrennt werden.

Brüggemann und Soestmeyer (30) berichten bei 42 otologisch untersuchten Fällen von kombiniert behandelter tuberkulöser Meningitis über 11 normal erregbare, 12 untererregbare und nur 19 unerregbare Labyrinthe, was ungewöhnlich günstig ist. 6 von den normal erregbaren Patienten hatten allerdings Übelkeit und Erbrechen. Die Dosierung war: 0,05 bis 0,1 intralumbal täglich oder jeden 2. Tag für 6 Wochen, außerdem 3 Monate täglich 4mal 0,25 intramuskulär, alles bei Erwachsenen. Alle anderen Autoren berichten, daß im Laufe der Behandlung — falls der Patient es noch erlebt — fast immer die Vestibularfunktion schwer geschädigt wird oder ganz erlischt. Auch hier hat sich durch die Einführung des Dihydrostreptomycins anscheinend nicht viel geändert. Jatho (121), Brüggemann und Soestmeyer (30) sahen allerdings mit diesem neuen Mittel erheblich geringere Nebenwirkungen.

Wir haben 36 Patienten mit tuberkulöser Meningitis, die intrathekal und intramuskulär mit Streptomycin behandelt wurden, otologisch untersucht, die meisten mehrfach, außerdem noch 3 Kranke mit Miliartuberkulose, die ebenfalls Streptomycin nicht nur intramuskulär, sondern zur Meningitisprophylaxe auch intrathekal erhielten, darunter 2 mit Aderhautknötchen. Unter diesen 39 Kranken waren 7 Kinder.

Von diesen 39 Fällen behielt nur einer eine regelrechte Vestibularisfunktion, ein 20jähriger Mann mit Miliartuberkulose und Aderhautknötchen, der 4 Monate täglich 2mal 0,5 Streptomycin erhielt und außerdem zur Meningitisprophylaxe 20mal je 0,025 intrathekal.

Eine weitere 16jährige Patientin mit tuberkulöser Meningitis und Rezidiv 3 Monate nach Abschluß der ersten Behandlung — Dosis intramuskulär 111 und 102,5 g, intrathekal 4,2 und 5,0 g bei insgesamt 101 Punktionen, davon 18 subokzipital — erlitt nur eine sehr geringe Schädigung: kalorische Erregbarkeit mit 10 ccm Wasser von 15°, keine Verstärkung bei weiterer Kaltspülung. Auch der Cochlearis blieb intakt.

Bei 18 Patienten erlosch die Vestibularfunktion im Laufe der Behandlung beiderseits völlig, bei 8 Patienten nur einseitig. Auf diese einseitigen Schäden komme ich später noch ausführlich zurück. Bei den übrigen 11 Kranken entstand eine mehr oder weniger ausgeprägte Untererregbarkeit, deren Besprechung im einzelnen unterbleiben kann.

Man muß also bei der intrathekalen Streptomycinbehandlung der Tuberkulosemeningitis noch in einem weit höheren Umfang als bei der intramuskulären Behandlung mit dem Verlust der Vestibularfunktion oder wenigstens mit einer erheblichen Schädigung rechnen. So sehr schlimm ist dies nicht, da ja die Patienten es fast immer lernen, den Verlust durch die anderen Sinnesorgane auszugleichen. Die Störungen an dem anderen Teil des Nervus octavus, dem Cochlearis sind viel schlimmer, glücklicherweise aber wesentlich seltener.

Cochlearisschädigung

Bei nur intramuskulärer Streptomycinbehandlung lassen sich grobe Hörschäden, insonderheit Ertaubungen durch vorsichtige Dosierung vermeiden.

Peik, High jun. und Campbell (187) haben bei 21 Fällen von Lungentuberkulose, die 120 Tage lang täglich 2,0 Streptomycin intramuskulär erhielten, keine Hörstörungen bemerkt, ebenso Wallner (232) bei 93 Patienten, die für 120 Tage 1,0 bzw. 2,0 Streptomycin intramuskulär erhielten, nur 1 Kranker mit einem Nierenschaden und Anurie ertaubte. In einer zweiten Mitteilung [Wallner (232)] berichtet er über 27 Patienten, die 0,5 Streptomycin täglich für 42 Tage, und über 39, die dieselbe Menge für 120 Tage bekamen, ebenfalls ohne Cochlearis-Schaden. Graf (89) hat bei 100 derartigen Patienten nur 1mal eine merkbare Hörstörung gefunden.

Wir haben bei 32 nur intramuskulär behandelten Kranken ebenfalls keine wesentlichen Hörstörungen finden können. Ein Audiometer für eingehende Untersuchungen steht uns im Tuberkulosekrankenhaus nicht zur Verfügung, nur von einigen geheilten Patienten haben wir im Virchow-Krankenhaus auch Audiometerkurven anlegen können. Dabei handelt es sich aber nur um Meningitisfälle, die später noch besprochen werden. Durch genaue audiometrische Untersuchungen wurde von Theissing und Döderlein (222) gefunden, daß geringe Cochlearisschäden auch bei nur intramuskulärer Streptomycinbehandlung recht häufig sind, von 20 Fällen hatte nur einer ein normales Audiogramm. Zuerst treten Senkungen der Hörschwelle in den oberen Frequenzen auf, die sich noch nicht bemerkbar machen, die Knochenleitungskurven liegen dabei wesentlich tiefer als die der Luftleitung. Später können auch die mittleren Frequenzen und damit das Sprachgehör betroffen werden. Jatho (122) hat bei ähnlichen Untersuchungen gefunden, daß sich die Cochlearisstörung, wenn sie einmal begonnen hat, wesentlich schneller verschlimmert, als es bei der immer schon vorher auftretenden Vestibularisstörung der Fall ist.

Jedenfalls ist die Vermeidung von ernsten Hörstörungen bei der nur intramuskulären Streptomycinbehandlung kein Problem mehr. Geringe, nur durch besondere Untersuchungen nachweisbare Störungen muß man wohl auch am Cochlearis in Kauf nehmen, sie wirken sich praktisch aber nur sehr wenig oder gar nicht aus. Das frühzeitige Erkennen solcher Schäden wäre aber wertvoll, damit man dann bei nicht ganz dringender Streptomycinindikation das Mittel aussetzen und ernstere Schäden vermeiden kann. Audiometrische Untersuchungen werden sich nicht überall durchführen lassen, aber Stimmgabelkontrollen, etwa mit der c^5-Gabel in Luft- und der c^3- oder c^2-Gabel in Knochenleitung lassen sich leicht auch am Krankenbett durchführen und dürften eine ausreichende Kontrolle der Cochlearfunktion ermöglichen.

Schädigung des Cochlearis bei intrathekaler Applikation

Ein Problem, und zwar zur Zeit das wichtigste auf unserem Teilgebiet, sind aber die Cochlearisstörungen bei der intrathekalen oder kombinierten Streptomycinbehandlung der tuberkulösen Meningitis. So wenig bedeutsam ein völliger

Vestibularisausfall auf die Dauer ist, so schlimm ist eine doppelseitige Ertaubung. Solche völligen Ertaubungen sind oft vorgekommen.

Graf (88) sah bei 8 Erwachsenen 3, bei 16 Kindern ebenfalls 3 doppelseitige Ertaubungen, die er auf zu hohe Dosierung zurückführt. 1949 berichtete Graf (89) über 3 Patienten, die beiderseits völlig ertaubt waren, bei denen sich aber später wieder geringe Hörreste zeigten, die allerdings praktisch ziemlich wertlos sein dürften. Die audiometrischen Kurven zeigten bei 2 Patienten ein geringes Luftleitungsgehör in den mittleren Frequenzen, Hörverlust etwa 80 Db. Der dritte Fall, der am 21. Tag der Behandlung ebenfalls ertaubt war (sehr hohe Dosen intramuskulär und intrathekal), hörte am 50. Tag wieder Schreien am Ohr und hatte am 72. Tag ein Gehör mit 70—80 Db. Hörverlust von 128 bis 8000 Hz. Einen ähnlichen Befund, allerdings einseitig, haben wir auch erheben können, er wird später besprochen.

Greuel (91) beobachtete bei 9 Kindern nur 1mal eine Herabsetzung der oberen Tongrenze (bei geringer Dosierung, höchstens 0,04 intrathekal).

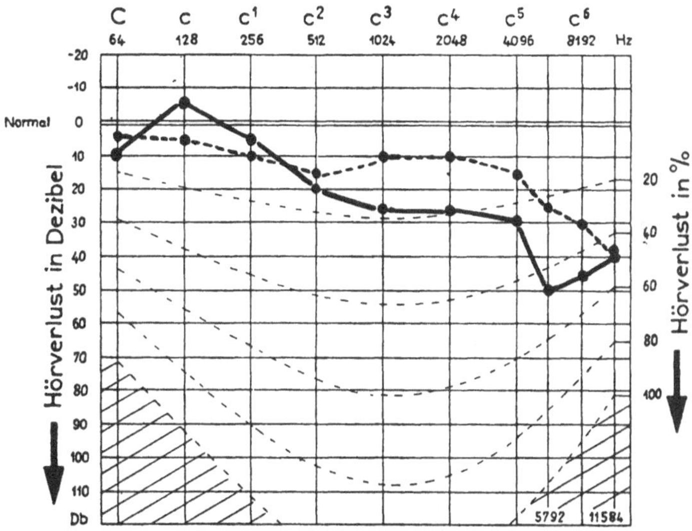

Abb. 31. Audiogramm Wolfgang M. 17 Jahre. Aufn.-Nr. 743/48. Tuberkulöse Meningitis mit Rezidiv. Streptomycin intramuskulär 201 g, intrathekal 4,8 g, 52 Punktionen subokzipital. Linke Seitenlage. Links taub. Sprachgehör rechts regelrecht. Vestibularis beiderseits unerregbar. Andreh-Nystagmus beiderseits +

Eckel (62) fand bei 36 erwachsenen Patienten 16mal eine Schädigung der hohen Frequenzen und 1mal eine einseitige Ertaubung.

Arlt und Netsch (6) berichten über 23 Fälle von Tuberkulose-Meningitis bei Kindern (zum Teil schon von Greuel bearbeitet), dabei 9 Heilungen und 4 weitere günstig verlaufende frische Fälle. Darunter war nur eine einzige geringe Gehörschädigung. Dosierung: Intramuskulär im ersten Behandlungsmonat 45 mg pro kg Gewicht täglich in 4 Dosen, ab 2. Monat 30 mg in 2 Dosen. Intralumbal 4 Wochen jeden 2. Tag 2 mg je kg Gewicht, später 2mal wöchentlich. In vereinzelten Fällen bei Verklebungen im Duralsack auch intrazisternale Injektionen, alles über 3 Monate.

Blohmke (26) sah bei 46 Kranken (30 mit Tuberkulose-Meningitis) 8mal einen wesentlichen Hörverlust, dabei 1 Ertaubung, die sich aber 6 Wochen nach Absetzen des Streptomycins wieder einseitig etwas besserte (laute Umgangssprache am Ohr). Bei den Meningitispatienten handelte es sich wohl meist um Kinder, genaue Zahlen sind nicht angegeben.

Boden und Ferenbach (27) hatten bei 22 Meningitiden (1 Heilung, 12 Besserungen, alles Erwachsene) 2 Cochlearis-Schäden, darunter eine beiderseitige Ertaubung.

Dennig und Noeske (51) sahen bei 10 Erwachsenen mit Tuberkulose-Meningitis (5 wahrscheinlich geheilt, 2 gebessert) keine Schädigung des Cochlearis trotz verhältnismäßig hoher Dosen (0,1 intralumbal abwechselnd mit 0,05 subokzipital 1 Woche täglich, 1 Woche jeden 2. Tag, dann alle 10 Tage und vom 3. Monat ab alle 3—4 Wochen).

Brüggemann und **Soestmeyer** (30) hatten bei 72 untersuchten Erwachsenen (35 wahrscheinlich geheilt) 22mal eine Herabsetzung der oberen Tongrenze, keine Ertaubung.

Majer (160) berichtet über Untersuchungen an 47 Meningitis-Patienten, zum größten Teil Kindern. Er fand 4mal eine Herabsetzung der oberen Tongrenze und in einem Fall, bei einem 20jährigen Mädchen komplette Taubheit.

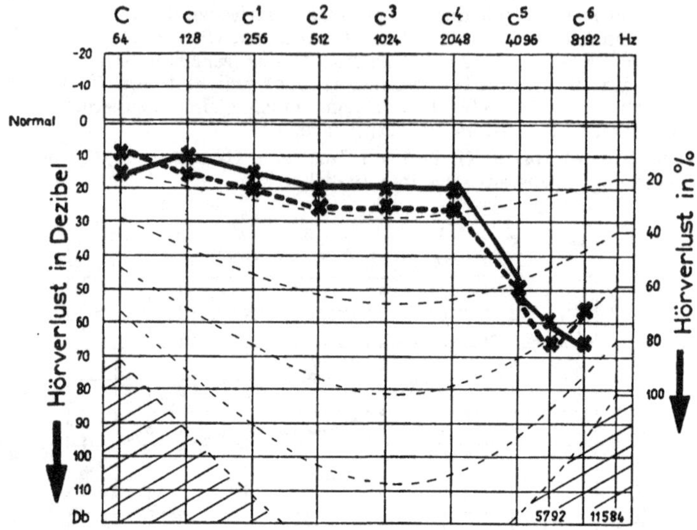

Abb. 32. **Audiogramm** Reinhard St. 16 Jahre. Aufn.-Nr. 645/49. Tuberkulöse Meningitis mit Rezidiv. Streptomycin intramuskulär 228 g, intrathekal 4 g. Rechte Seitenlage. Rechts taub. Sprachgehör links regelrecht. Vestibularis beiderseits unerregbar. Andreh-Nystagmus fehlt beiderseits

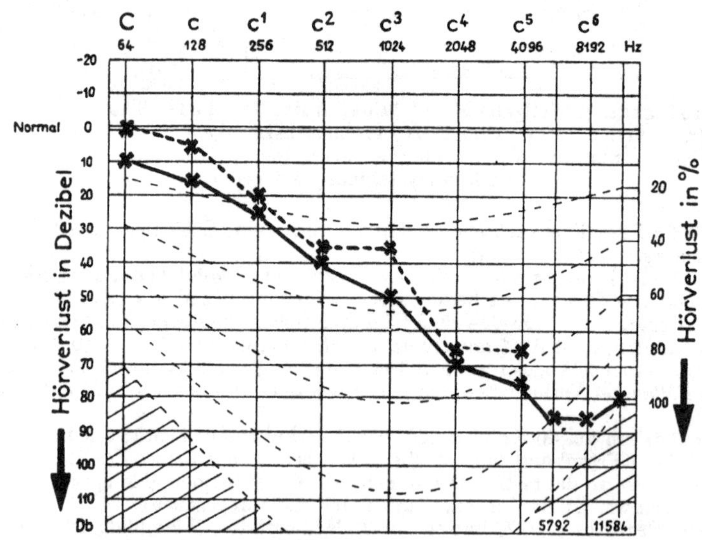

Abb. 33. **Audiogramm** Gerhard Schm. 22 Jahre. Aufn.-Nr. 62/49. Tuberkulöse Meningitis, 2 Rezidive. Streptomycin intramuskulär 286 g, intrathekal 12,85 g, 31 Punktionen subokzipital. Rechte Seitenlage. Rechts taub. Sprachgehör links: Umgangssprache 4 m. Flüstersprache ∅. Vestibularis beiderseits unerregbar. Andreh-Nystagmus fehlt beiderseits

Auf dem Streptomycin-Kongreß der Kinderärzte in Paris im Februar 1950 [Giraud (83)] wurde ebenfalls berichtet, daß die Cochlearisschäden bei der intrathekalen Streptomycinbehandlung schwer zu vermeiden sind. Audiometrische Kontrolle wird beim geringsten Verdacht empfohlen, bei auftretenden Störungen des Gehörs soll das Streptomycin abgesetzt werden, wenn nicht das Leben des Patienten auf dem Spiel steht. Zu befolgen dürfte dieser Ratschlag nur sein bei den Fällen von Miliartuberkulose, die prophylaktisch auch intrathekal behandelt werden.

Bei den von uns untersuchten 39 kombiniert behandelten Patienten behielten 19 ein normales Sprach- und Tongehör (Stimmgabelprüfung). Von diesen 19 Patienten sind 3 später gestorben; es läßt sich also nicht beurteilen, ob bei ihnen das Gehör nicht doch noch gelitten hätte.

Doppelseitig ertaubt ist kein Kranker, einseitig ertaubt sind 11. Davon war das Gehör der anderen Seite 8mal ausreichend, Umgangssprache wurde auf 6 m gehört, die genauere Untersuchung ergab aber geringe, z. T. auch größere Schäden im Sinne einer Innenohrschwerhörigkeit. Bei den 3 anderen Patienten war das Gehör auf dem nicht ertaubten Ohr stärker betroffen: Umgangssprache wurde je 1mal auf 4 m, $^1/_4$ m und am Ohr gehört (Abb. 31—33).

Bei 9 Fällen entstand eine doppelseitige geringe Schwerhörigkeit mit Gehör für Umgangssprache, 6mal auf über 6 m, 3mal für Umgangssprache auf 4 m (s. Tab. 1).

Soweit man es bei den kleinen Zahlen beurteilen kann, ist der Cochlearis bei Kindern weniger gefährdet als bei Erwachsenen. Von den 7 kombiniert behandelten Kindern behielten 6 ein normales Gehör, von den 32 Erwachsenen nur 10. Diese geringe Anfälligkeit des Cochlearis bei Kindern findet sich auch in der angeführten Literatur.

Systematische Beobachtung bei Anwendung von Dihydrostreptomycin konnte n Heckeshorn nicht angestellt werden. Ein auffallender Vorteil des neuen Präparates gegenüber dem Streptomycin trat jedenfalls bei den damit behandelten Fällen nicht in Erscheinung.

Einseitige Schädigung

Auffallend ist bei unseren Ergebnissen das häufige Vorkommen von einseitigen Schäden bei kombinierter Behandlung. Wie oben mitgeteilt, haben wir 8mal einen dauernden einseitigen völligen Vestibularisausfall gesehen, aber außerdem in dieser Hinsicht noch folgendes beobachtet: Ein Patient war bei der ersten Untersuchung rechts kalorisch unerregbar, links bestand noch eine geringe Erregbarkeit (300 ccm), bei der zweiten Untersuchung nach 6 Monaten war er beidseitig unerregbar. Ein Kranker war bei der ersten Untersuchung rechts erst mit 100 ccm, links schon mit 5 ccm erregbar, nach 6 Monaten war er beidseitig unerregbar. Und ein Fall mit Miliartuberkulose und prophylaktischer intrathekaler Behandlung war ebenfalls rechts erst mit 100 und links bereits mit 5 ccm erregbar. (Die beiden erst später unerregbar gewordenen Fälle sind oben bei den 18 Patienten mit völligem Vestibularisausfall mitgezählt.)

Von den 11 einseitig ertaubten Kranken waren 5 ebenfalls nur auf derselben Seite kalorisch unerregbar, während auf der anderen Seite noch eine mehr oder weniger verminderte Erregbarkeit bestand (ein Patient wurde später noch beiderseits unerregbar).

Bei den anderen 6 einseitig Ertaubten war der Vestibularapparat beiderseits völlig funktionsunfähig geworden oder beiderseits schwer geschädigt. Alle diese einseitigen Schäden fanden sich auf der rechten Seite, nur eine einseitige Taubheit war links. Bei der näheren Untersuchung dieser merkwürdigen Erscheinung stellte sich folgendes heraus: Bei der lumbalen und subokzipitalen Punktion lagen die Patienten fast immer auf der rechten Seite, nur ab und zu einmal aus besonderen Gründen auf der linken. Und die rechtsseitig Geschädigten hatten alle auf der rechte Seite gelegen, der linksseitig Geschädigte auf der linken! Manche Kranke hatten zu Anfang unserer Untersuchungen auch wechselnd auf verschiedenen Seiten gelegen, aber bei den Fällen, die nur einseitig geschädigt waren, traf dieser Zusammenhang von Seitenlage und einseitiger Schädigung regelmäßig zu,

Nachdem uns dies erst einmal aufgefallen war, wurden die Patienten, schon um diese Frage weiter zu klären, immer auf derselben Seite liegend behandelt. Diese merkwürdige und interessante Beobachtung hat sich so oft wiederholt, daß man sie nicht als zufällig, sondern als gesetzmäßig ansehen muß. Wir haben nicht eine einzige schwere doppelseitige Cochlearisschädigung gesehen (Tab. 1 und 2)!

Tabelle 1. Cochlearis- und Vestibularisschäden nach kombinierter Streptomycinbehandlung

Cochlearis	Zahl	Vestibularis	Zahl	Lage re	Lage wechs.	Lage li
Beiderseits intakt	19	beiderseits ∅	11	1	9	1
		beiderseits + ...	1	1		
		beiderseits (+)	4	3	1	
		re ∅, li (+)	2	1	1	
		re +), li + ...	1		1	
Beiderseits +)	9	beiderseits ∅	1		1	
		beiderseits (+)	6	2	4	
		re ∅, li (+)	2	1	1	
re taub, li + ...	7	beiderseits ∅	4	4		
		re ∅, li (+)	3	3		
re taub, li (+)	3	beiderseits ∅	1	1		
		re ∅, li (+)	2	2		
i taub, re + ...	1	beiderseits ∅	1			1

w = Lage wechselnd oder Punktion im Sitzen.
Funktion: + = erhalten, +) = gering gestört, (+) = stark gestört, ∅ = erloschen.

Tabelle 2

a) Schädigung an N. VIII überhaupt					b) Schädigungen des Cochlearis				
Überwiegen	Zahl	Lage re	Lage wechs.	Lage li	Grad + Überwiegen	Zahl	Lage re	Lage wechs.	Lage li
0	1	—	1	—	0	19	5	13	1
re = li	22	6	14	1	leicht re = li . .	9	3	6	—
re > li	15	12	3	—	schwer re > li . .	10	10	—	—
re < li	1	—	—	1	schwer re < li . .	1	—	—	1

Von 4 geheilten Meningitispatienten des Auguste-Viktoria-Krankenhauses, Berlin, die wir untersuchen konnten, hatten 3 ein normales Hörvermögen, nur im Audiogramm zeigte sich bei 2 davon beiderseits eine tiefe Senke über c^4 bei geringem Hörverlust von c^1 bis c^4; ein Patient hatte nur einen geringen Hörverlust von c^1 bis c^6. Der vierte Kranke hatte eine einseitige schwere Hörschädigung, er hörte rechts nur Umgangssprache am Ohr bei fast normalem Gehör links (Abb. 34). Bei allen verlief die Knochenleitungskurve dicht neben der Luftleitungskurve. Alle 4 Patienten hatten beiderseits Vestibularisstörungen. Der Kranke mit dem rechtsseitigen schweren Cochlearisschaden hatte bei der intrathekalen Injektion (intralumbal und subokzipital) durchweg auf der rechten Seite gelegen.

Mechanismus der einseitigen Schädigung

Die schweren Cochlearisschäden muß man nach unseren Erfahrungen und nach denen der anderen Autoren nur der intrathekalen Streptomycinanwendung zur Last legen. Denn bei der reinen intramuskulären Anwendung werden sie bei den jetzt üblichen kleineren Dosen nicht mehr beobachtet, von Sonderfällen wie z. B. Nierenschäden abgesehen. Bei der Vestibularschädigung ist es aber anders. Für eine schwere Störung, sogar für die völlige Ausschaltung des Gleichgewichtapparates reicht auch die intramuskuläre Streptomycinanwendung bei genügend langer Dauer aus. Daß also die einseitige Schädigung beim Vestibularapparat nicht so regelmäßig beobachtet werden konnte wie beim Cochlearis, ist verständlich. Daß die bei der intrathekalen Behandlung untenliegende Körperseite mehr geschädigt wird als die obere Seite, kann man sich wohl nur dadurch erklären, daß die injizierte Streptomycinlösung der Schwerkraft folgend sich hauptsächlich auf der unteren Seite des Liquorraumes ausbreitet, wobei zunächst noch unberücksichtigt bleiben kann, ob der Ort

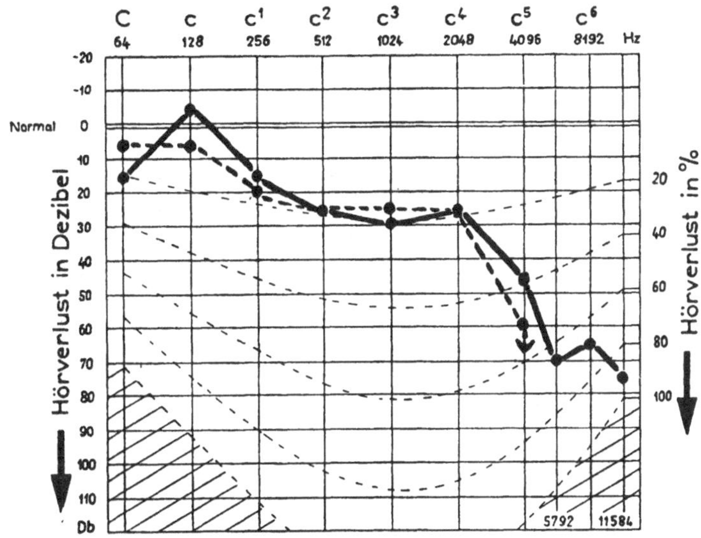

Abb. 34 rechts

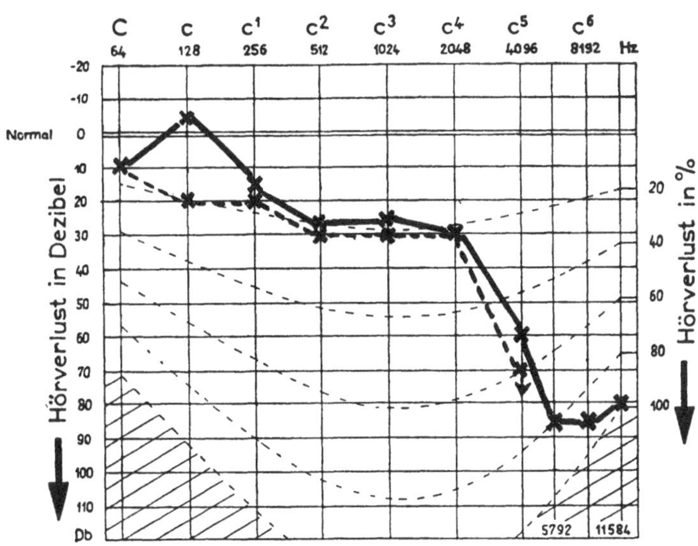

Abb. 34 links

Audiogramm Günther K. 52 Jahr. Aufn.-Nr. 8489/49. Tuberkulöse Meningitis. Streptomycin intramuskulär 124 g, intrathekal 4,2 g. Rechte Seitenlage. Sprachgehör regelrecht. Vestibularis beiderseits gering gestört: 25 ccm, keine Verstärkung

der Streptomycineinwirkung auf den Oktavus sich im IV. Ventrikel oder peripher im Labyrinth befindet. Beides ist denkbar, es wird später darauf noch näher eingegangen werden. Zunächst soll nur untersucht werden, ob solch eine Richtwirkung durch die Schwerkraft überhaupt möglich ist.

Über ein ziemlich gleichliegendes Problem sind von Semb (215) ausführliche Unter-

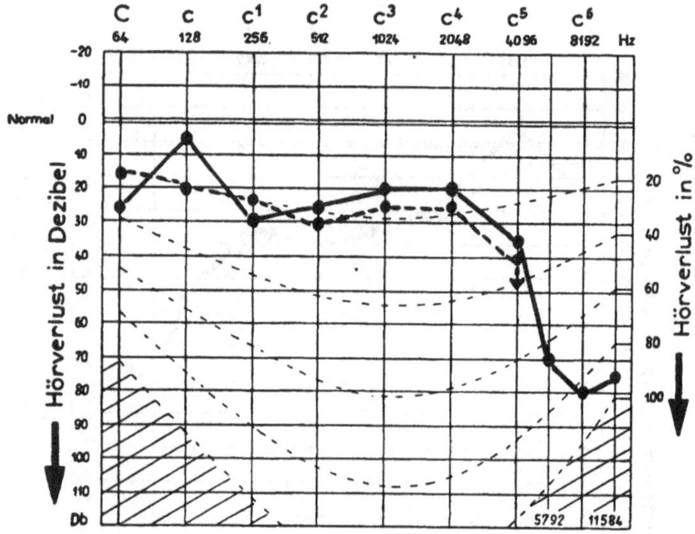

Abb. 35 rechts

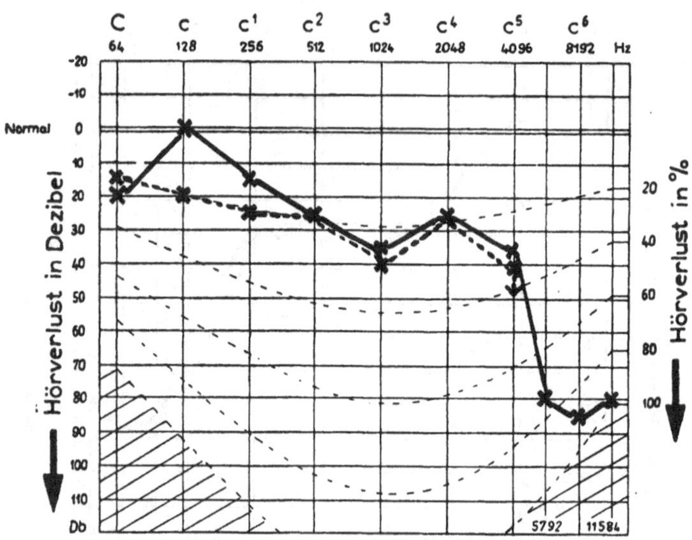

Abb. 35 links

Audiogramm Willi D. 47 Jahre. Aufn.-Nr. 244/49. Tuberkulöse Meningitis und Miliartuberkulose. Streptomycin intramuskulär 120 g, intrathekal 4,15 g. Lage rechts und sitzend. Sprachgehör regelrecht. Vestibularis beiderseits geschädigt: 100 ccm

suchungen angestellt worden, die zu einwandfreien praktischen Ergebnissen geführt haben. Zahlreiche Chirurgen haben schon früher versucht, bei der Lumbalanästhesie mit Hilfe der Schwerkraft das eingespritzte Anästhesierungsmittel, das ein anderes spezifisches Gewicht hat als der Liquor, an eine bestimmte Gegend des Liquorraumes zu dirigieren und dort zu halten. Dabei handelte es sich aber, soweit mir bekannt,

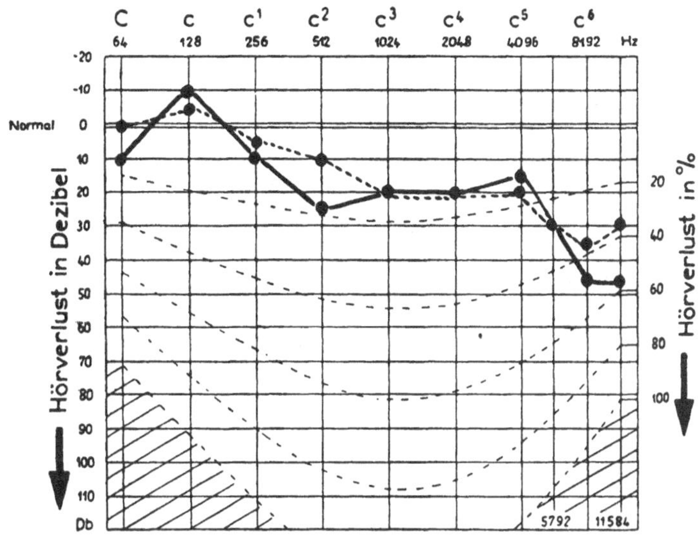

Abb. 36 rechts

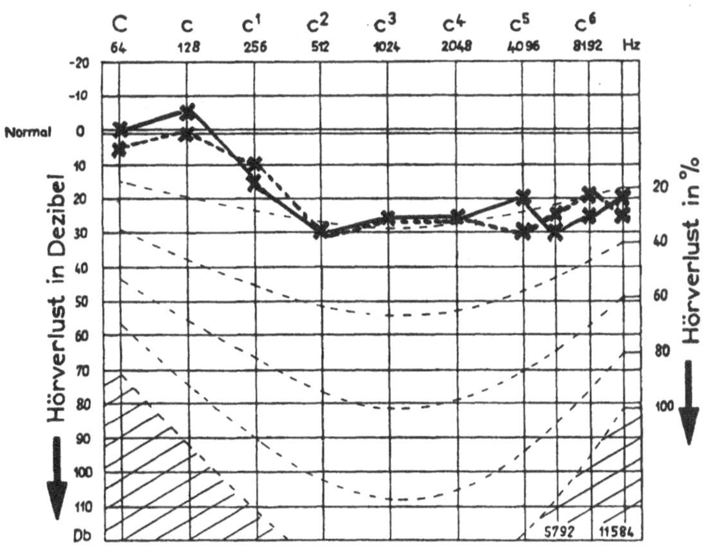

Abb. 36 links

Audiogramm Horst G. 17 Jahre. Aufn.-Nr. 4700/49. Tuberkulöse Meningitis. Streptomycin intramuskulär 99,5 g, intrathekal 2,35 g. Lage wechselnd. Sprachgehör regelrecht. Vestibularis kalorisch beiderseits mit 5 ccm Wasser erregbar, Verstärkung bei größerer Wassermenge. Drehnystagmus regelrecht

immer nur um die Verteilung in kranio-kaudaler Richtung. Semb hat nun gefunden, daß man die Lumbalanästhesie durch geeignete Maßnahmen auch auf eine Körperhälfte beschränken kann. Wenn man eine 5%ige Novokainlösung in Seitenlage langsam — 20 Sekunden pro ccm Lösung — intralumbal einspritzt und den Patienten dann noch 15 Minuten auf derselben Seite liegen läßt, tritt eine ausgesprochene halbseitige Anästhesie auf der untenliegenden Körperhälfte auf. Maßgebend ist dafür das spezifische Gewicht der eingespritzten Lösung, es muß größer sein als das spezifische Gewicht des Liquors. Eine 5%ige Novokainlösung hat ein spezifisches Gewicht von 1015—1017, der Liquor ein solches von 1005—1007. Bei langsamer Einspritzung fällt also offenbar die spezifisch schwerere Flüssigkeit

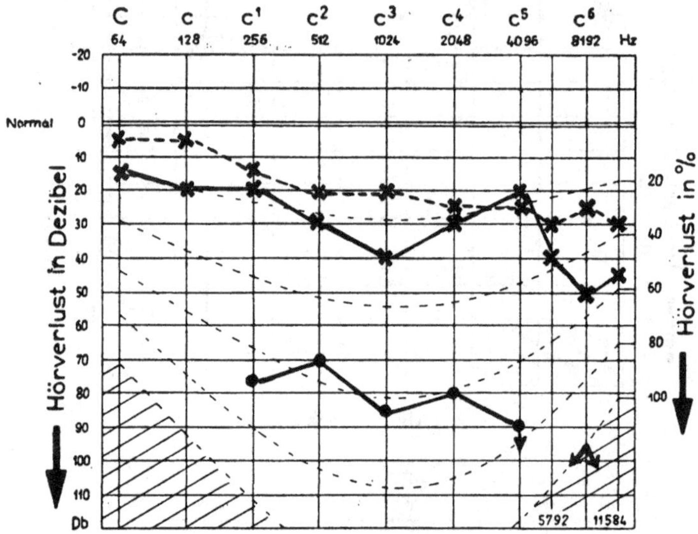

Abb. 37. Audiogramm Gerhard H. 23 Jahre. Aufn.-Nr. 1061/49. Tuberkulöse Meningitis. Streptomycin intramuskulär 125 g, intrathekal 5,7 g. Rechte Seitenlage. Sprachgehör rechts: Umgangssprache am Ohr, links regelrecht. Vestibularis beiderseits untererregbar. (Die Knochenleitungskurve rechts wurde nicht aufgenommen, da der Patient trotz Vertäubung offenbar nach dem linken Ohr herüber hörte)

auf die Unterseite des Liquorraumes, sie verteilt sich allerdings später durch Diffusion über den ganzen mit Flüssigkeit gefüllten Raum, aber diese Verteilung geht so langsam vor sich, daß inzwischen das Novokain bereits an den Nervenwurzeln fixiert ist. Wenn man den Patienten zu früh auf den Rücken legt, verteilt sich das Novokain, ehe es an den Nervenwurzeln fixiert ist, und es kommt nicht zu einer scharf begrenzten einseitigen Anästhesie.

Bei der intralumbalen Streptomycinbehandlung kann man sich nur schwer vorstellen, daß die Streptomycinlösung auf ihrem Weg nach dem Subarachnoidealraum bzw. nach den Ventrikeln stets auf der einen Seite bleibt, wohl aber erscheint das durchaus denkbar bei der subokzipitalen Streptomycinanwendung.

Nun sind die einseitig ertaubten Patienten (doppelseitige Ertaubungen wurden nicht beobachtet) alle bis auf eine Ausnahme neben der intralumbalen Injektion auch subokzipital behandelt worden aus Gründen, die an anderer Stelle (S. 107) erörtert werden, so daß man sich wohl vorstellen kann, daß die einseitige Wirkung auf die geschilderte Weise zustande gekommen ist. Daß der Cochlearis bei der subokzipitalen Streptomycinanwendung mehr gefährdet ist als bei der intralumbalen, ist durchweg beobachtet und beschrieben worden [u. a. Giraud (83)].

Im Krankenhaus Heckeshorn wird bei der intralumbalen und subokzipitalen Streptomycininjektion so vorgegangen, daß erst einige ccm Liquor (im allgemeinen 7 ccm) entnommen werden, dieser Liquor wird mit einer der Dosierung entsprechenden Menge einer 10%igen Streptomycinlösung gemischt, also bei 0,05 Streptomycin mit ½ ccm, und die Mischung wird dann langsam injiziert. Das spezifische Gewicht einer 10%igen Streptomycinlösung beträgt 1,0521. Wenn man das spezifische Gewicht des Liquors mit 1,006 annimmt, so hat die Mischung von 7 ccm Liquor mit 0,5 ccm der 10%igen Streptomycinlösung ein spezifisches Gewicht von 1,009 gegenüber 1,006 des Liquors. Der Unterschied im spezifischen Gewicht ist also nicht so groß wie bei den Versuchen von Semb, aber immerhin noch beträchtlich. Über Untersuchungen, die im Krankenhaus Heckeshorn über die Ausbreitung des Streptomycins bei intralumbaler Injektion angestellt worden sind, wird an anderer Stelle (S. 100, 107) ausführlich berichtet. Es hat sich ergeben, daß auch hierbei die Lage des Patienten nach der Einspritzung einen entscheidenden Einfluß hat.

Versuche zur Verhütung der Schädigungen

Wenn es auch sehr unwahrscheinlich ist, daß die regelmäßige einseitige Schädigung bei unseren Fällen nur ein Zufallsbefund ist, so sind unsere Zahlen doch noch klein und bedürfen der Nachprüfung an einem größeren Krankengut. Abgesehen von dem rein wissenschaftlichen Interesse haben sie auch einen gewissen praktischen Wert. Wie schon mehrfach betont, ist der Verlust des Vestibularapparates, auch der beiderseitige, von keiner großen praktischen Bedeutung, da ziemlich alle Kranken es lernen, diesen Ausfall durch die anderen Sinnesorgane zu ersetzen. Mit dem Gehör ist dies grundsätzlich anders. Ein völliger Verlust des Hörvermögens ist eine schwere Verstümmelung, und bisher ist es noch nicht gelungen, bei der kombinierten Streptomycinbehandlung der tuberkulösen Meningitis einen Cochlearisausfall sicher zu vermeiden, auch nicht bei Kindern [Giraud (83)]. Wenn es auf Grund unserer Beobachtungen gelingt, wenigstens das Gehör der einen Seite einigermaßen intakt zu erhalten, so wäre dies nach den heutigen Streptomycinerfahrungen schon von erheblichem Nutzen. Im Krankenhaus Heckeshorn wird davon schon Gebrauch gemacht, indem die Patienten grundsätzlich immer in der gleichen Seitenlage behandelt werden; nach der Injektion bleiben sie noch längere Zeit, wenn möglich eine Stunde auf dieser Seite liegen. Vielleicht ist es dieser Maßnahme zu verdanken, daß keine doppelseitige Ertaubung und auch kein doppelseitiger schwerer Cochlearisschaden beobachtet wurde, was für die betroffenen Kranken recht wesentlich ist*).

Wie bereits gesagt, ist es bei kombinierter Behandlung noch nicht gelungen, Cochlearisschäden ganz zu vermeiden. Wechselberg und Weidenbusch (235) verzichten bei gewissen Fällen von tuberkulöser Meningitis ganz auf die intramuskuläre Behandlung und geben das Streptomycin nur intrathekal. Dabei scheint der Cochlearis weniger gefährdet zu sein als bei der kombinierten Behandlung. Jatho (121) hat über 10 nach dieser Methode behandelte Kinder berichtet. Dabei fand er nicht eine einzige Cochlearisstörung, auch nicht bei der Untersuchung mit dem Audiometer, aber bei allen schwere Vestibularisschäden. Das ist zweifellos sehr günstig, die Zahl der Patienten ist aber noch zu klein, um eine endgültige Beurteilung zu ermöglichen.

*) Nachtrag bei der Korrektur Juli 1952: Die mitgeteilten Erfahrungen haben sich in der eit seit Abschluß der Arbeit (Dezember 1950) durchweg bestätigt, insonderheit die Vermeidung von doppelseitigen schweren Cochlearis-Schäden bei intrathekaler Behandlung durch Vornahme er Punktionen immer in derselben Seitenlage.

Von der Vermutung ausgehend, daß es sich bei den Oktavusschäden durch Streptomycin um allergische Vorgänge handelt, haben Fowler und Feind (73) Versuche an Katzen gemacht, die toxische Wirkung des Streptomycins durch Antihistamingaben zu verhüten oder wenigstens zu vermindern. Sie brauchten bei Tieren, die neben den — sehr hohen — Streptomycindosen noch Neoantergan bzw. Pyribenzamin erhielten, zur Erzielung von gleich starken Ausfallserscheinungen eine um $^2/_3$ größere Streptomycindosis als bei den Kontrolltieren. Gleichzeitig wurden Versuche mit Desensibilisierung durch „Einschleichen" mit sehr kleinen Streptomycinmengen unternommen. Sie ergaben eine noch größere Herabsetzung der toxischen Wirkung bei den später verabfolgten großen Streptomycindosen. Während aber die Antihistaminbehandlung auch bei der praktischen Therapie empfohlen werden kann,

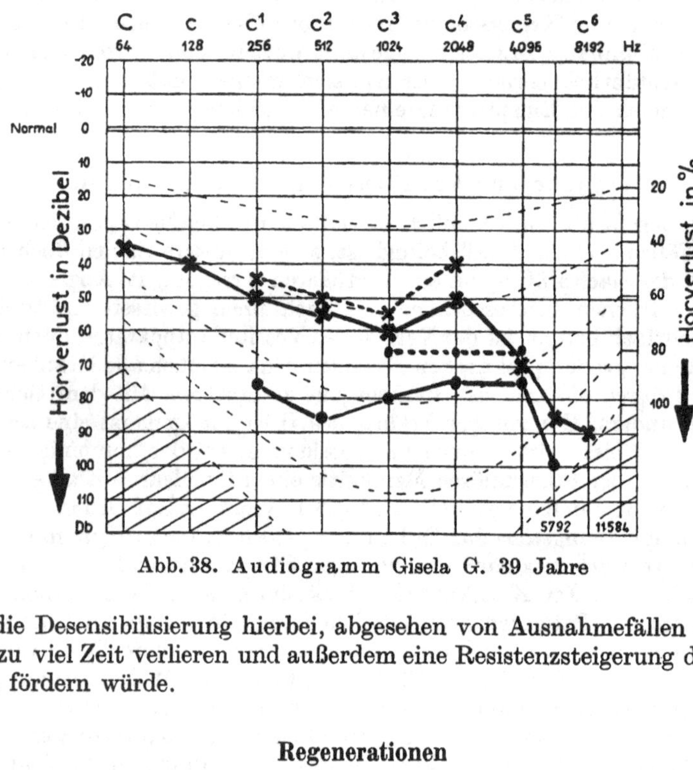

Abb. 38. Audiogramm Gisela G. 39 Jahre

scheidet die Desensibilisierung hierbei, abgesehen von Ausnahmefällen aus, da man dadurch zu viel Zeit verlieren und außerdem eine Resistenzsteigerung der Tuberkelbakterien fördern würde.

Regenerationen

Eine wichtige Frage ist die, ob und inwieweit sich die Oktavusschäden mit der Zeit wieder bessern können. Um diese Frage mit einiger Sicherheit beantworten zu können, sind die bisherigen Beobachtungszeiten noch zu kurz. Einige Beobachtungen sind darüber schon veröffentlicht worden. Beim Vestibularis wurde allgemein festgestellt, daß die völlige Unerregbarkeit sich nicht bessert, während die geringeren Störungen sich wenigstens teilweise zurückbilden können [Graf (88), Blohmke (26), Jatho (121), Majer (159), Dix (53), Peik (187), Seiferth (214)]. Wir haben eine solche Besserung der Untererregbarkeit einmal beobachtet. In der ersten Zeit der Streptomycintherapie wurde dies öfter beschrieben, es handelte sich dabei aber wahrscheinlich um Fehldeutungen der Gewöhnung an den Vestibularisausfall [Graf (81)]. Jedenfalls sind nach den bisherigen Erfahrungen solche Besserungen nur Ausnahmefälle. Dasselbe gilt auch für die Cochlearisstörungen. Jatho (121) hat bei einer Ertaubung nach sofortiger Unterbrechung der Streptomycinbehandlung die Wiederkehr eines sehr geringen Gehörs gesehen, ebenso Graf (89) bei 3 Fällen und Blohmke (26) bei 1 Fall. Wir haben ebenfalls einmal eine solche Besserung beobachtet:

Gisela G. 39 Jahre. Vom 27. 3. bis 26. 7. 49 Behandlung wegen tuberkulöser Meningitis mit täglich 2mal 0,5 Streptomycin intramuskulär, Gesamtmenge 120 g, außerdem 4,425 g intrathekal, zum Teil subokzipital. Am 20. 12. 49 war das rechte Ohr taub, links erhebliche Schwerhörigkeit mit Umgangssprache am Ohr, c^5 um 20 Sekunden verkürzt. Am 28. 2. 50 war rechts wieder Gehör vorhanden, Umgangssprache am Ohr, links wurde Umgangssprache jetzt auf 2 m gehört.

Streptomycin bei Menière

Von der dem Streptomycin eigenen toxischen Wirkung auf den Vestibularapparat ist auch schon therapeutisch Gebrauch gemacht worden. Bei der Menièreschen Krankheit, die in schweren Fällen fast unerträgliche Schwindelerscheinungen verursacht, war bisher die letzte therapeutische Möglichkeit die operative Durchtrennung des Nervus vestibularis, ein schwieriger und großer Eingriff, der immer die Gefahr von Nebenverletzungen des Cochlearis und auch des Fazialis mit sich bringt. In letzter Zeit hat man auch die Zerstörung des Bogengangsapparates selbst vorgenommen. Besonders schlimm sind die Fälle von doppelseitiger Erkrankung. Es lag nahe, die Ausschaltung des Vestibularapparates durch die spezifisch toxische Wirkung des Streptomycins zu versuchen, natürlich nur bei Patienten, die durch die sonstige medikamentöse Behandlung nicht oder nicht auf die Dauer ausreichend beeinflußt werden konnten. Bei den meisten Fällen von Menière kann man glücklicherweise durch Medikamente, z. B. Nikotinsäure, oder durch Sympathikusblockade einen erträglichen Zustand erreichen.

Hamberger, Hydén und Koch (97) haben 4 solche Kranken behandelt, die ersten beiden hatten eine doppelseitige Erkrankung; nach den dabei erzielten guten Erfolgen wurde die Methode auch bei 2 einseitigen angewandt, ebenfalls mit gutem Ergebnis. Es wurden dabei täglich 3 g Streptomycin intramuskulär verabfolgt. 2mal nach 14, je einmal nach 11 und 8 Tagen traten Symptome der Vestibularschädigung auf, und nach weiteren 8 Tagen war bei den beiden doppelseitig Erkrankten die Vestibularfunktion beiderseits völlig aufgehoben. Bei den einseitig Erkrankten erlosch die Vestibularfunktion zunächst nur auf dem kranken Ohr, worauf die Streptomycinbehandlung abgebrochen wurde. Wie bereits erwähnt, stellte sich aber bei der Nachuntersuchung nach 20 Tagen bzw. 2 Monaten heraus, daß inzwischen auch der andere Vestibularapparat unerregbar geworden war. Bei allen Patienten waren die sehr quälenden Schwindelanfälle verschwunden, störend waren natürlich die Ausfallserscheinungen, 2 Patienten hatten sich bald daran gewöhnt und sie, wie oben beschrieben, durch die anderen Sinnesorgane ausgeglichen, bei den beiden anderen bestanden zur Zeit des Berichtes noch erhebliche Schwierigkeiten. Das bei den Patienten durch die Menière-Erkrankung bereits stark herabgesetzte Gehör hatte sich in keinem Fall verschlechtert, bei den beiden doppelseitig Erkrankten sogar einseitig etwas gebessert.

Fowler (73) berichtet ebenfalls über 4 derartige Patienten, die mit Dosen von 4 g täglich erfolgreich behandelt wurden. Da die Kompensation des Vestibularisausfalls bei älteren Menschen unzureichend ist, rät er, die Streptomycinbehandlung nur bis zum 50. Lebensjahr anzuwenden.

Mechanismus der Schädigung

Über den Angriffspunkt des Streptomycins auf den Nervus VIII sind zahlreiche Untersuchungen angestellt und verschiedene Ansichten veröffentlicht worden. Die Mehrzahl der Autoren nimmt eine Schädigung der im Boden des IV. Ventrikels liegenden Oktavuskerne an, andere verlegen den Angriffspunkt in die Peripherie, also das Labyrinth bzw. die Ganglien.

Histologische Untersuchungen, die allein Klarheit bringen könnten, sind vielfach ausgeführt worden. Am Menschen gibt es dabei aber zahlreiche Fehlerquellen, besonders bei der Untersuchung der nervösen Organe im Labyrinth, durch die schnell einsetzenden postmortalen Veränderungen.

Glorig und Fowler (84) halten die Streptomycinschäden für peripher, u. a. auf Grund der galvanischen Labyrinthprüfung, die in 4 Fällen auch bei erloschener Dreh- und kalorischer Erregbarkeit noch positiv war. Blohmke (26) hält ebenfalls eine periphere Schädigung für wahrscheinlich, und zwar auf dem Wege über die Liquorräume des Labyrinthes, in welche das Streptomycin entweder direkt (bei intrathekaler Injektion) über den Aquaeductus cochleae oder von den Blutgefäßen des Innenohres aus eindringen kann. Berg (18) kommt auf Grund von Versuchen an Katzen zu derselben Ansicht. Er hat 20 Tiere mit sehr hohen subkutan gegebenen Streptomycindosen behandelt. Bei 8 Fällen, bei denen der Dreh-Nachnystagmus erloschen war, fanden sich bei der histologischen Untersuchung durchweg erhebliche Zerstörungen des Sinnesepithels der Vestibularendorgane, und zwar zunehmend mit der Höhe der Streptomycindosis. Bei einem Tier, das eine besonders hohe Streptomycindosis erhalten hatte, war auch das Cortische Organ erheblich geschädigt. Auf Grund von Untersuchungen des optokinetischen Nystagmus nimmt Keser (129) ebenfalls eine mehr periphere Schädigung an. Er fand bei der elektrischen Registrierung nach der Methode von Jung und Tönnies bei 6 Fällen von völliger vestibularer Unerregbarkeit durch Dreh- und Kältereize einen normalen optokinetischen Nystagmus. Auch Dix, Hallpike und Harrison (54) haben bei 11 Patienten mit Vestibularschäden den optokinetischen Nystagmus nachgeprüft und außerdem noch die galvanische Reaktion. Bei 7 Fällen war die kalorische Erregbarkeit erloschen, bei 4 Fällen herabgesetzt. Der optokinetische Nystagmus blieb immer erhalten, der galvanische war 10mal aufgehoben, einmal zweifelhaft.

Andere Autoren halten die Streptomycinschäden für zentral bedingt. Rüedi, Furrer, Escher und Lüthy (201) haben bei 5 mit Streptomycin behandelten Meerschweinchen, bei denen danach eine Hörschädigung im Bereich über 10000 Hertz und verschieden starke Vestibularschäden entstanden, die Labyrinthe und das Kerngebiet des Oktavus histologisch untersucht und dabei gefunden, daß die membranösen und nervösen Elemente im Labyrinth keine Veränderungen zeigten, ebensowenig der Oktavusstamm. Dagegen fanden sie geringe Veränderungen im Nucleus ventralis und stärkere im Nucleus triangularis des Nervus octavus. Ähnliche Versuche wurden von Floberg, Hamberger und Hydén (72) ausgeführt. Sie konnten bei 12 mit Streptomycin behandelten Meerschweinchen durch zytochemische Untersuchungen Veränderungen im Ganglion vestibulare und im Deitersschen Kern nachweisen. Winston, Lewey, Parenteau, Marden und Cramer (239) haben Katzen mit hohen Dosen Streptomycin bis zum Erlöschen der Vestibularfunktion behandelt, sie fanden dann Veränderungen im Nucleus dentatus und im medialen und lateralen Vestibulariskern. Ferner zeigten Kontrolltiere nach chirurgischer Zerstörung des Vestibulariskernes einer Seite einen Nystagmus zur anderen Seite und klinisch die Zeichen der einseitigen Labyrinthausschaltung, während nach dem Eingriff bei den mit Streptomycin behandelten Tieren diese Erscheinungen fehlten. Die Autoren sehen darin einen Beweis, daß die Streptomycinschädigung im zentralen Teil des Vestibularapparates angreift. Montandon (173) hält die Schäden ebenfalls für zentral bedingt, besonders auf Grund eines Falles, bei dem nach kalorischer Reizung ein paradoxer Nystagmus auftrat. Dasselbe berichtet an der gleichen Stelle De Reynier.

Wir haben an 5 Patienten mit vestibularer Unerregbarkeit die galvanische Reaktion nachgeprüft, 2mal war sie beiderseits positiv, 3mal negativ, also nicht zu verwerten. Ebenso war es mit dem oben beschriebenen Andreh-Nystagmus. Bei 13 Patienten mit kalorischer Unerregbarkeit und fehlendem Dreh-Nachnystagmus war der Andreh-Nystagmus 7mal vorhanden und 6mal nicht.

Miodouski (171) hat die Verwendung des nach Injektion von Eukodal oder Scophedal auftretenden vertikalen Nystagmus zur Vestibulardiagnostik empfohlen. Wir benutzen dieses Symptom regelmäßig bei der Scophedaldosierung zur Operation im Dämmerschlaf: Wenn der vertikale Nystagmus auftritt, ist die notwendige Dosis erreicht. Miodouski (171) hat bei einem Patienten mit vestibularer Unerregbarkeit nach Streptomycinbehandlung dies Symptom geprüft und schließt aus dem positiven Ausfall, daß der Ort, an dem das Eukodal angreift, vermutlich der orale Teil des Deitersschen Kernes, weiter zentral liegt als der Angriffspunkt des Streptomycins. Wir haben dies an 5 Patienten mit 0,01 Eukodal intravenös nachgeprüft, 4mal ließ sich der vertikale Nystagmus regelrecht auslösen, einmal nicht. Der negative Befund ist nicht zu verwerten, da es auch bei der Operationsvorbereitung vorkommt, daß mit 1 ccm Scophedal = 0,01 Eukodal kein Nystagmus auftritt.

Die Frage, wo das Streptomycin am Oktavusapparat angreift, muß also noch offen bleiben. Man kann sich wohl der Ansicht von Graf (88) anschließen, daß die Streptomycinwirkung nicht rein zentral und auch nicht rein peripher liegt, sondern daß beides denkbar ist. Man wird auch hierbei einen Unterschied machen müssen zwischen dem intramuskulär und dem intrathekal gegebenen Streptomycin. Bei der intramuskulären Behandlung kommt das Mittel auf dem Blutwege sowohl an das Sinnesepithel als auch an die Ganglien und die Kerne im Stammhirn direkt heran ohne Beteiligung der Blut-Liquorschranke. Wie es kommt, daß dabei immer zuerst der Vestibularis ergriffen wird, wissen wir nicht. Bei der intralumbalen und besonders der subokzipitalen Therapie könnte man sich vorstellen, daß das Streptomycin, welches ja bei der subokzipitalen Injektion leicht in den IV. Ventrikel gelangt, dort direkt auf die oberflächlich liegenden Vestibulariskerne wirkt und erst später auf die tiefer liegenden Cochleariskerne. Auch daß bei einem auf der Seite liegenden Patienten die Wirkung hauptsächlich auf der untenliegenden Hälfte des Ventrikels eintritt, wäre denkbar, ebenso aber auch das Einströmen der Streptomycinlösung in den Subarachnoidealraum der untenliegenden Seite mit Übertritt in die Perilymphräume des Labyrinthes.

Zusammenfassung

1. Streptomycin hat sowohl bei der intramuskulären als auch besonders bei der intrathekalen Anwendung eine toxische Wirkung auf den Nervus octavus. Am stärksten ist diese bei der subokzipitalen Injektion. Immer wird zuerst der vestibulare Anteil des Oktavus geschädigt.

2. Bei der lediglich intramuskulären Therapie sind bei geringer Dosierung (unter 20 mg pro kg Körpergewicht täglich in mindestens 2 Dosen) schwere Vestibularschäden selten, leichte sind auch dabei nicht immer zu vermeiden. Ernste Cochlearschäden kommen bei dieser Dosierung nicht vor, wohl aber leichte Störungen der oberen Hörfrequenzen, die jedoch praktisch keine Bedeutung haben.

3. Bei der intrathekalen Behandlung muß man mit völligem Funktionsausfall des Vestibularis rechnen. Diese Ausfälle bedingen aber meist keinen wesentlichen dauernden Schaden für den Patienten, da sie bald durch die anderen Sinnesorgane, Auge und Muskelgefühl, ausgeglichen werden. Bei älteren Patienten, über 50 Jahre, bleibt allerdings dieser Ausgleich öfter aus.

4. Auch mit ernsten Cochlearisschäden muß bei der intrathekalen Behandlung gerechnet werden, allerdings sind sie wesentlich seltener. Kinder sind weniger gefährdet als Erwachsene.

5. Die schweren Cochlearisschäden bei der intrathekalen, besonders der subokzipitalen Behandlung kann man nach unseren Erfahrungen auf eine Seite beschränken, wenn man bei der Injektion und noch eine Zeitlang hinterher den Patienten immer auf derselben Seite liegen läßt. Die schweren Schäden treten dann nur auf der untenliegenden Seite auf.

6. Es empfiehlt sich während der Behandlung eine laufende Kontrolle des Hörvermögens, wenn möglich mittels Audiometer, sonst mit Stimmgabeln, um eine beginnende Cochlearisschädigung schon im Anfang zu bemerken und, falls es der Zustand des Patienten erlaubt, das Streptomycin rechtzeitig absetzen zu können.

7. Wesentliche Besserungen des einmal entstandenen Streptomycinschadens treten nicht ein, die Wiederkehr einer geringen Funktion wurde öfter beobachtet. Ebenso wurden weitere Verschlimmerungen der Streptomycinschäden noch Monate nach der Beendigung der Behandlung gesehen.

8. Es wird eine verfeinerte Methode der kalorischen Vestibularisprüfung angegeben.

8. Differentialdiagnostische Abgrenzung gegen meningeale Reaktionen

F. J. Misgeld und B. Loerbroks

Aus der Tuberkulose-Klinik der Inneren Abteilung des Augusta-Viktoria-Krankenhauses, Berlin-Schöneberg

Die sehr unterschiedlichen Ergebnisse der Streptomycinbehandlung der tuberkulösen Meningitis (t. M.) sind z. T. sicherlich durch uneinheitliche Begriffsbestimmungen bedingt, wobei das Krankheitsbild der Meningitis tuberculosa im klassischen Sinne nicht immer mit der notwendigen Schärfe von den sogenannten meningealen Reaktionen (m. R.) unterschieden wird. Diese m. R. sind nicht so selten, wie bisher angenommen wurde. Die häufigere Anwendung der Lumbalpunktion und ihre regelmäßige Durchführung in allen Fällen, wo nur die geringsten subjektiven Beschwerden an eine Beteiligung des Zentralnervensystems denken ließen, haben unsere Erkenntnisse wesentlich gefördert. Die Ansicht, daß die Erreger bei der Entstehung der M. t. stets als frische Aussaat auf dem Blutwege in die weichen Häute gelangen, ist nach den im Jahre 1933 von Rich und Mc Cordock (195) veröffentlichten Arbeiten in Frage gestellt, in denen erstmalig auf das Vorkommen tuberkulöser Hirnherde hingewiesen wurde. In den folgenden Jahren wurde nicht nur das Vorkommen dieser Herde bestätigt, sondern auch ihre Ätiologie, ihr Alter und ihre Bedeutung diskutiert. Nach Mc Gregor und Green (151) gehen die tuberkulösen Hirnherde nicht in jedem Falle mit einer tuberkulösen Entzündung der Meningen einher, sie können klinisch stumm sein, aber auch zu Herdsymptomen und zu m. R. führen. Beitzke (16) wies darauf hin, daß man auch bei der Miliartuberkulose einzelne miliare Knötchen in der Pia und den Plexus finden kann, ohne daß klinisch das Bild einer t. M. entsteht, und führte Tierversuche mit entsprechenden Ergebnissen durch. Die pathologisch-anatomischen Arbeiten über die tuberkulösen Manifestationen im Cerebrum und an den Meningen, ihre pathogenetischen Beziehungen zueinander und ihre Stellung im Tuberkuloseablauf sind inzwischen sehr zahlreich geworden. Es scheint sich hier der Begriff einer „Gehirntuberkulose“ im Sinne einer Organtuberkulose des Gehirns herauszukristallisieren, in deren Verlauf die Beteiligung der serösen Häute, ähnlich wie bei anderen Organtuberkulosen, an bestimmter Stelle steht.

Im Gegensatz zu den zerebralen tuberkulösen Prozessen ohne meningitische Symptome hat schon Oppenheim 1894 (179) meningeale Reizerscheinungen bei Tuberkulösen beschrieben und zur Diskussion gestellt, ob sie durch eine in der Entwicklung begriffene und im Keim erstickte t. M. entstanden seien, oder ob das Tuberkeltoxin direkt zerebrale Symptome vorübergehender Art hervorrufen kann. Von Quincke (190) werden 2 Fälle berichtet, bei denen zu Lebzeiten auftretende meningitische Erscheinungen in einem gewissen Widerspruch zum Obduktionsbefund standen, der in einem Falle einen starken Hydrozephalus, im anderen eine Trübung der Meningen, aber keine Veränderungen im Sinne einer t. M. ergab. Auch andere Autoren haben in späteren Jahren solche Fälle beschrieben, und vor allem Pagel (185) hat darauf hingewiesen, daß sicher manche derartige Fälle als „geheilte t.M.“ publiziert worden seien. Villaret (231) und Tixier (224) haben im Zusammenhang mit solchen Beobachtungen das wechselnde Bild der t. M. mit der Vorstellung zu erklären versucht, daß eine Reihe dieser Patienten ihre Meningitis nicht dem Eindringen von Tuberkelbakterien, sondern nur deren Toxin verdankt. Viel diskutiert wurde ein von Porad (189) veröffentlichter Fall, bei dessen Sektion man in verschiedenen Organen spezifisch tuberkulöse Veränderungen gefunden hatte. Zu Lebzeiten waren auch seine meningitischen Erscheinungen als tuberkulös angenommen worden, bei der Sektion fand sich jedoch wohl eine Hyperämie, aber kein Exsudat und keine Tuberkel. In zwei Veröffentlichungen von Lepine (141) und Lyonnet (150) über Beobachtungen von ausgeheilter Meningitis bei Tuberkulösen wurden Fälle erwähnt, bei denen im Verlauf der Tuberkulose epileptiforme Anfälle auftraten, und andere, bei denen der tödliche Ausgang der Tuberkulose unter dem typischen Bilde der Meningitis erfolgte, ohne daß sich bei der Sektion entsprechende Veränderungen an den Meningen oder am Gehirn zeigten. Lyonnet (l. c.) nahm ebenfalls für diese Fälle eine Intoxikation an und benannte das Krankheitsbild „Encephalopathia tuberculosa".

Bereits 1887 (Veröffentlichung von Hirschberg aus der Erbschen Klinik) kannte man sowohl chronisch verlaufende Krankheitsfälle mit zum Teil lange dauernden Remissionen, als auch symptomenarme Formen, die französische Kliniker als „tuberkulöse Episoden" ansprachen und für die Herschmann (112) die Bezeichnung „toxische Meningitis" einführte. Seit der Einführung des Streptomycin (Str.) in die Behandlung der t. M. sind zahlreiche „atypische Syndrome" durch die Lebensverlängerung der Kranken geradezu eine regelmäßige Erscheinung geworden. Dazu gehören die Folgen von Gefäßveränderungen, deren Ätiologie hinsichtlich der Spezifität umstritten ist: Intimaproliferation vor allem der kleineren und mittleren Gefäße, die sich manchmal im Sinne einer obliterierenden Endarteriitis entwickelt, manchmal mit tuberkelartigen atypischen Wucherungen oder fibrinoidkäsigen Nekrosen in der Media einhergeht, und die schon 1910 von Askanazy (7) beschriebene hyalin-fibrinoide Nekrose in nicht verkästem Gebiet. Am eigenen Material konnten wir in vielen Fällen derartige Prozesse beobachten, die nach Kahlau (126) zu roten Hirnerweichungen und weißen Hirnnekrosen mit Sequestrierung unter Umständen großer Hirnmassen führen. Ferner ist hierher der chronische Hydrocephalus internus zu rechnen, der bei Verengerung und Verschluß der Verbindungswege zwischen Ventrikelliquor und resorbierender Oberfläche durch die behandlungsbedingte Fibrose der Hirnhäute, allerdings nach S. N. De (47) u. a. auch durch die exsudative tuberkulöse Entzündung selbst in den unbehandelten Fällen oder im Frühstadium der Behandlung, zustandekommt. Der Nachweis eines Hydrocephalus internus vor Beginn der Str.-behandlung ist deswegen so bedeutungsvoll, weil man damit rechnen muß, daß es unter Str. zu einer Verstärkung der Verengerung und keineswegs immer, wie erwartet, zu einer Lösung des Hindernisses kommt. Im Zusammenhang mit der Ausdehnung des meningitischen Prozesses im Sinne einer Meningitis spinalis, aber auch als Folge langdauernder intralumbaler Str.-applikation kann eine Obliteration der Arachnoidea des Rückenmarks auftreten. Die Differentialdiagnose der Art und Lokalisation der verschiedenen Unterbrechungen der Liquorzirkulation ist im Hinblick auf die sich ergebenden therapeutischen Konsequenzen und die Prognose von großer Bedeutung. Sie ist von Cocchi (40) und seiner Schule an Hand eines sehr großen Behandlungsmaterials ausgebaut worden.

Wir selber konnten einen Fall beobachten, bei dem es im Verlaufe einer Wirbelkaries des 2., 3. und 5. LW zu einer Miliartuberkulose und Meningitis mit bald nach Behandlungsbeginn auftretendem spinalen Block im Bereich der beiden oberen befallenen Wirbel kam. Die Liquorveränderungen waren oberhalb und unterhalb des Blocks quantitativ verschieden, aber qualitativ übereinstimmend im Sinne einer spezifischen Meningitis mit positivem Bazillenbefund, so daß die intrathekale Str.-Behandlung lange Zeit intralumbal und subokzipital gleichzeitig durchgeführt wurde. Nach einer mehrmonatigen Remission trat ein Rezidiv auf, das mit einer rechtsseitigen Hemiparese und anschließenden Paraplegie der Beine mit Sensibilitätsstörungen einherging. Die meningitischen Erscheinungen und die Lähmungen bildeten sich nach erneuter subokzipitaler Str.-Behandlung zurück, die anschließend durchgeführte Enzephalographie bestätigte die klinisch auf Grund psychischer Veränderungen gestellte Diagnose eines Hydrozephalus, die Prognose wurde als ungünstig angesehen. Nach einem weiteren, nochmals auf Str. ansprechenden Rezidiv kam es zum Stillstand des meningitischen Prozesses und danach zu einer weitgehenden Normalisierung der Psyche, während eine leichte Parese beider Beine und des re. Armes mit Störungen der Sensibilität und Vasomotorik zurückblieb.

Neben den intrazerebralen Gefäßveränderungen und den Störungen der Liquorzirkulation bilden im protrahierten Verlauf der mit Str. behandelten Fälle die durch das Str. selbst hervorgerufenen Syndrome eine oft nicht geringe diagnostische Schwierigkeit. Außer nicht immer charakteristischen Liquorveränderungen können dabei Wurzelreizungen mit Schmerzen, die in den Rücken und in beide Beine ausstrahlen, oder vorübergehendes Verschwinden der Patellarsehnen- und Achillessehnenreflexe auftreten. Nach intrazisternaler Injektion kommt es häufiger zu Kopfschmerzen und Erbrechen, die im Zusammenhang mit dem Anstieg der Zellzahl im Liquor die Abgrenzung einer Str.-reaktion von dem Wiederaufflackern des spezifischen meningitischen Prozesses ebenso erschweren können, wie die gelegentlich beobachtete Somnolenz bei der intralumbalen Behandlung. Löffler und Piotti (147) berichteten über Krämpfe und Bewußtlosigkeit im Anschluß an die intrazisternale Injektion, die wir bei einem unserer Fälle ebenfalls beobachteten, ohne sie mit Sicherheit auf das Str. zurückführen zu können. Im ganzen sind solche Reaktionen wohl mit der technisch verbesserten Str.-herstellung und der zunehmenden Erfahrung in seiner Anwendung nicht mehr so häufig wie im Beginn der Str.-behandlung.

Schließlich werden bei der chronischen Meningitis, wie sie sich unter der Str.-behandlung oft entwickelt, gelegentlich auch psychotische Krankheitsbilder beobachtet, zuweilen mit optischen und akustischen Halluzinationen, Verwirrtheitszuständen, depressiven Verstimmungen, die zu den exogenen Psychosen zu rechnen sind.

In einem unserer Fälle, einer tuberkulösen Meningitis bei einer 36jährigen Patientin mit großkavernöser Lungentuberkulose, trat im Spätstadium der Streptomycinbehandlung nach Rückgang der meningitischen Symptome und fast vollständiger Normalisierung des Liquors ein solches Syndrom auf, bei dem unruhige Phasen mit Halluzinationen oder absoluter Verwirrtheit und aggressiver Tendenz von depressiven Zuständen abgelöst wurden, die schließlich in ein stuporöses Endbild mit katatonen Zügen übergingen. Die Hirnsektion ergab einen Hydrocephalus internus subacutus bei fast vollständig unter Bildung einer subarachnoidalen dünnen Bindegewebsschwarte ausgeheilter Meningitis tuberculosa basalis et spinalis. Es wurden keine intrazerebralen Herde gefunden.

Allerdings können psychotische und enzephalitische Bilder auch in den Frühstadien der t. M. erscheinen.

In einem anderen Fall, der ohne Miliartuberkulose der Lungen einherging, wurde im Initialstadium vor Beginn der Behandlung das Bild einer schweren progressiven Paralyse vorgetäuscht, und in einem weiteren Fall, bei dem röntgenologisch und klinisch keine sicheren Anzeichen einer Lungen- oder sonstigen Organtuberkulose gefunden wurden, war im klinischen Bild vor Beginn und in den Frühstadien der Behandlung das Syndrom einer Enzephalitis so vorherrschend, daß ohne den positiven Bazillenbefund im Liquor die therapeutische Konsequenz der Streptomycinbehandlung wohl kaum gezogen worden wäre. Ein Rezidiv, das nach klinisch vollständiger, mehrmonatiger Remission auftrat, verlief anfangs unter denselben Erscheinungen. Nach seinem Rückgang ist der Patient jetzt seit 2 Jahren praktisch gesund, seine Intelligenz entspricht offenbar der prämorbiden, und es sind keine postenzephalitischen Veränderungen festzustellen.

Schon die im Vorstehenden gegebene kurze und unvollständige Übersicht läßt die große klinische Bedeutung der frühzeitigen Differentialdiagnose der Meningitis und der m. R. im Rahmen der Tuberkulose vor Beginn und während der Behandlung mit Str. erkennen. Wir wollen an Hand unseres relativ kleinen eigenen Materials versuchen, zur Klärung der dabei auftretenden Probleme beizusteuern.

Von den 32 zur Auswertung herangezogenen Meningitiden hatten 16 gleichzeitig eine Miliartuberkulose. Unser ältester Patient war 64, der jüngste 14 Jahre alt; 9 Fälle fielen in die Altersgruppe 21—25 Jahre und 12 Fälle in die Altersgruppe 41—50 Jahre. 24 Patienten waren männlich gegenüber 8 weiblichen. Von den Behandelten starben 19, von ihnen kamen 15 im Verlauf des ersten Krankheitsschubes und 4 an den Erscheinungen eines Rezidivs ad exitum. Die Nachbeobachtungszeit beträgt zwischen 2½ Jahren und 6 Monaten.

Die Vornahme der speziellen Hirnobduktion war in 14 Fällen möglich. Das in Formalin gehärtete Gehirn wurde in Scheiben von 2—3 mm Dicke zerlegt, und es wurde zunächst mit bloßem Auge nach Herden gefahndet. Verdächtige Stellen wurden, z. T. unter Belassung der Verbindung mit den umgebenden Meningen, z. T. nach Entfernung der Meningen in Paraffin eingebettet und mit dem Mikrotom geschnitten. Die Färbung erfolgte in der üblichen Weise.

Unsere pathologisch-anatomischen Befunde, auf die in anderem Zusammenhang ausführlicher eingegangen wird, standen im wesentlichen mit denen anderer Autoren im Einklang, die weiter oben kurz gestreift wurden. Für unser Thema sind sie nur insofern von Bedeutung, als sie in einigen Fällen retrospektiv ein atypisches Bild erklären halfen bzw. ein klinisch für „typisch" gehaltenes Bild durch ihre Diskrepanz zu einem „atypischen" machten. Die eigentliche Lösung unserer Aufgabe, eine exakte klinische Differentialdiagnose der typischen und atypischen Formen der t. M. von den m. R. zur Grundlage unseres therapeutischen Handelns zu machen, ist nur mit intra vitam anwendbaren Untersuchungsmethoden durchzuführen. Es stehen uns in erster Linie die klinisch-neurologische und die Liquoruntersuchung dazu zur Verfügung. Die entscheidende Voraussetzung für die richtige Bewertung ihrer Ergebnisse ist die Kenntnis der Besonderheiten bei den verschiedenen Varianten der „m. R.", die wir daher im folgenden kurz schildern wollen.

In der ersten Gruppe wollen wir diejenigen Krankheitsbilder zusammenfassen, die als gemeinsames Symptom einen Meningismus aufweisen. Nackensteifigkeit und positiver Kernig werden im Frühstadium der klassischen t. M. selten gefunden, so daß Erkrankungen, bei denen der Meningismus das führende Symptom ist, zunächst an eine andere Ätiologie denken lassen. Im Rahmen der meningealen Reaktionen gehören hierher Zustandsbilder bei Tuberkulösen mit flüchtigen Erscheinungen, wie abendlichen Kopfschmerzen, Nackensteifigkeit und angedeutetem Kernig, dabei neben positiven Hautreaktionen und manchmal röntgenologisch nachweisbaren frischen tuberkulösen Veränderungen im allgemeinen gar keine oder nur geringe pathologische Liquorbefunde: eine geringgradige Erhöhung der Zellzahl und der Eiweißwerte und meist erhöhter Druck. Die Prognose ist im allgemeinen günstig, Lumbalpunktion bessert die Beschwerden schlagartig. Der Tuberkelbakterienbefund ist immer negativ. Es handelt sich demnach um das bekannte Bild der Meningitis serosa, das neben den beschriebenen blanden Formen auch schwere foudroyante Erscheinungen bieten kann, die es klinisch kaum von einer t. M. unterscheiden lassen und bei denen lediglich die nach wenigen Tagen ohne Behandlung eintretende Besserung und der im Widerspruch zum klinischen Symptomenbild stehende uncharakteristische Liquorbefund zur Klärung der Diagnose verhelfen.

Besondere fast immer schwerere und länger dauernde Verlaufsformen aus dem Komplex der Meningitis serosa wurden von Brockmann als „Pseudomeningitis" bezeichnet, er wies dabei auf diagnostische Schwierigkeiten in einer Reihe von Fällen hin, deren Sektion Konglomerattuberkel zeigte.

Hier sollen 2 Fälle unseres eigenen Krankengutes erwähnt werden.

Bei dem einen handelte es sich um einen 46jährigen Patienten, der mit einer subakuten Miliartuberkulose der Lungen und deutlichem Meningismus zur Aufnahme kam. Die laufend durchgeführten Lumbalpunktionen ergaben stets einen stark erhöhten Liquordruck bei einer maximalen

Zellzahl 8/3 und leichter Eiweißvermehrung. Die Behandlung wurde intramuskulär mit Streptomycin 3 Monate lang durchgeführt (90 g). Bei anhaltender bzw. steigender Erhöhung des Liquordrucks (300—500 mm!) kam es trotz mehrmaliger täglicher Lumbalpunktion zur Entwicklung einer beiderseitigen hochgradigen Stauungspapille mit beginnender Opticusatrophie. Im letzten Behandlungsmonat wurde der Patient verwirrt, später somnolent, 14 Tage ante finem trat eine Abduzensparese beiderseits und eine rechtsseitige Hemiparese auf. Der exitus letalis erfolgte etwa 5 Monate nach Beginn der Krankheitserscheinungen. Die Obduktion mit spezieller Sektion des Gehirns ergab insgesamt 98 Tuberkel mit einem Durchmesser von 2 bis 21 mm im Bereich des Groß- und Kleinhirns und der Brücke an ihrem Übergang in die Med. obl. Es bestand eine starke Hirnschwellung, makroskopisch keine Zeichen einer Meningitis. Mikroskopisch fanden sich in den Meningen nur ganz vereinzelt kleine Lymphozytengruppen um größere Gefäßchen (Untersuchung über resp. in der Umgebung einzelner intrazerebraler Herde).

Der zweite Fall betraf einen ca. 50jährigen Arzt, der mehrere Monate vor seiner Aufnahme unter Kopfschmerzen und gelegentlicher Unsicherheit litt, in dieser Zeit auch einmal mit dem Motorrad bei langsamer Fahrt und glatter, übersehbarer Straße gegen einen Baum fuhr und sich den Knöchel brach. Gleichzeitig entwickelte sich eine spezifische erweichende Lymphadenitis colli, die zusammen mit einer plötzlich erfolgten Hautaussaat im Sinne einer Tuberculosis papulosa miliaris die Veranlassung zur stationären Einweisung des auswärtigen Kollegen gab, für den das als notwendig angesehene Streptomycin nicht erreichbar war. Bei der Aufnahme bestanden leichter Meningismus und ein positiver Romberg, die Lumbalpunktion ergab etwas über 20/3 Zellen, eine leichte Eiweißvermehrung und geringe Druckerhöhung. Die Spezifität des Lymphknotenprozesses war bakteriologisch, die der Hautherde histologisch gesichert. Der Röntgenbefund der Lunge war negativ. Nach 20,0 g Streptomycin intramuskulär deutliche Rückbildung der Lymphadenitis mit Verschluß einer bestehenden Fistel. Der Meningismus verschwand, der Liquorbefund wurde normal, es bestand nur noch ein leicht positiver Romberg, der genau wie vorher von dem Patienten selbst als Folge der bei dem Unfall erlittenen Gehirnerschütterung aufgefaßt wurde. Nach der daraufhin unter dem Zwang äußerer Umstände erfolgten Entlassung war der Patient mehrere Monate ohne wesentliche Beschwerden, ohne jedoch seine Praxis ausüben zu können. Nach etwa 8 Monaten traten wieder vermehrte Kopfschmerzen und stärkere Gleichgewichtsstörungen auf, danach entwickelte sich schnell das Bild einer Meningitis, und der Patient wurde uns ca. 9 Monate nach seiner Entlassung im präkomitösen Endstadium einer tuberkulösen Meningitis eingewiesen, mit typischen Liquorveränderungen und positivem Bakterienbefund im Liquor. Der dabei bestehende neurologische Befund mit deutlichen Herdsymptomen ließ uns die Verdachtsdiagnose eines oder mehrerer Konglomerattuberkel stellen, die durch die außerhalb erfolgte Sektion bestätigt wurde.

Aus solchen, wiederholt gemachten Beobachtungen hat sich allmählich die Auffassung ergeben, daß von den leichten meningealen Erscheinungen der Meningitis serosa bis zur tödlichen t. M. im klassischen Sinne ein fließender Übergang besteht. Die Bezeichnung Lechelles (139) für die von ihm beschriebene und in den Kreis dieser Bilder gehörende Krankheitsform als „tuberkulöse Meningitis ohne Liquorveränderungen" gewinnt damit ihre Berechtigung.

In geeigneten Fällen kann die Elektro-Enzephalographie zur Diagnose intrazerebraler Herde von bestimmter Größe und oberflächennaher Lokalisation beitragen. Bei den oben beschriebenen Fällen wurde sie nicht durchgeführt. In den wenigen Fällen, in denen wir sie anwenden konnten, fehlt die autoptische Kontrolle. Das negative Ergebnis der Elektro-Enzephalographie läßt hinsichtlich des Vorhandenseins intrazerebraler Herde keine Schlüsse zu, ein „positives" Ergebnis wird nicht nur durch Tuberkulome (bzw. Tumoren), sondern auch durch Erweichungsherde usw. hervorgerufen. Ein ausgedehnter meningitischer Prozeß zeigt sich im EEG durch Überwiegen der langsamen Deltaschwankungen an. Ob hier differentialdiagnostische Möglichkeiten zur Abgrenzung meningealer Reaktionen gegeben sind, wäre vielleicht interessant zu untersuchen.

Ebenfalls dem Sammelbegriff der Meningitis serosa gehören die allergischen Reaktionen der Hirnhäute an, die mit den bei der Tuberkulose an der Haut auftretenden allergischen Symptomen verglichen werden. Die tuberkulotoxischen m. R. werden besonders häufig bei Säuglingen beschrieben. Diese Beobachtung ist vielleicht damit zu erklären, daß sich die möglicherweise altersbedingte Reaktion in einer Krankheitsphase abspielt, in der noch ein Zusammenhang mit dem Primärkomplex gegeben ist. Auch hier zeigt der Liquor dieselben Veränderungen wie in den anderen Fällen dieser Gruppe, ein positiver Bakteriennachweis gelingt nie, ebenso fehlt regelmäßig eine Herabsetzung der Liquorzuckerwerte. Von Foerster (31) stammt die

Bezeichnung eines auch bei erwachsenen Tuberkulösen im Anschluß an fieberhafte Allgemeinerkrankungen auftretenden „meningo-zerebralen Symptomenkomplexes". Nach einer meist schon innerhalb weniger Tage einsetzenden Rückbildung kommt es zu einer zerebralen Anoxämie, die manchmal Monate andauert, dann aber wieder vollständig zurückgeht. F. nimmt neben der toxisch bedingten meningealen Reizung einen Hydrocephalus internus an.

In der zweiten Gruppe stellen wir Krankheitsbilder zusammen, die durch das Fehlen oder einen sehr schwach angedeuteten Charakter der klinischen Symptomatologie gekennzeichnet sind. Ihre Entdeckung erfolgt meist bei der systematischen Durchführung von Lumbalpunktionen. Auch in dieser Gruppe finden wir Hinweise auf fließende Übergänge von den sogenannten m. R. zur t. M. im eigentlichen Sinne. Unter Berücksichtigung dieser Möglichkeit können wir etwa folgende Bilder abgrenzen: Meningeale Reaktionen im Verlauf der spezifischen Erstinfektion. Es handelt sich dabei um das gelegentliche Auftreten von verdächtigen Symptomen während der Primärinfektion, die auf eine mögliche Gehirnkomplikation hindeuten, z. B. häufiges Erbrechen oder längere Zeit sich hinziehende Temperaturerhöhungen, für die sich sonst kein Anhalt finden läßt. Bei den in diesen Fällen durchgeführten Lumbalpunktionen werden nicht selten Liquorveränderungen festgestellt im Sinne einer geringen Erhöhung der Zellzahl und der Eiweißwerte. Fast immer sind die Erscheinungen flüchtig. Bei nicht bekannter Erstinfektion sind, wie immer, die kutanen Reaktionen im Kindesalter wichtiger als etwaige röntgenologische Lungenbefunde.

Ein verwandtes Bild stellen die Erscheinungen bei frischen Streuungsprozessen dar.

So sahen wir bei einem 18jährigen Mädchen, bei dem es im Anschluß an ein Sonnenbad zu einer lappenbegrenzten miliaren Streuung in den rechten Unterlappen gekommen war, meningitische Liquorveränderungen ohne positiven Bakteriennachweis, als wir uns wegen der geklagten starken Kopfschmerzen zur Durchführung einer Lumbalpunktion entschlossen. Klinisch bestand weder ein Meningismus, noch außer den Kopfschmerzen ein anderes, auf eine Beteiligung des Zentralnervensystems hinweisendes Symptom, doch fand sich bei der Untersuchung des Augenhintergrundes ein rechtsseitiger frischer Aderhauttuberkel. Röntgenologisch ließ die Konfiguration des rechten Hilus, der zum Mittelfeld hin eine zeltförmige Ausziehung und streifige Verdichtung bei zarter diffuser Trübung des parahilären Gebietes zeigte, an eine abklingende Sekundärinfiltrierung als Ausgangspunkt des Prozesses denken. Die 14 Tage nach der Besonnung einsetzende kombinierte intramuskuläre und intralumbale Streptomycinbehandlung konnte intralumbal nur bis zu einer Gesamtdosis von 1,5 g durchgeführt werden, die intrathekale Chemotherapie wurde nach kurzfristiger Fortführung mit TbVI nach insgesamt ca. 30 Punktionen wegen zunehmender Unverträglichkeitserscheinungen abgesetzt. Die allgemeine Chemotherapie wurde mit Conteben noch einige Monate forgesetzt. Der Verlauf war trotz dieser ungenügend erscheinenden Therapie komplikationslos, der Chorioidaltuberkel bildete sich narbig, die Liquorveränderungen und der röntenologische Lungenbefund bildeten sich vollständig zurück, und die Patientin, die außer einigen hohen initialen Fieberzacken und einer leichten Bronchitis keinerlei Krankheitserscheinungen gehabt hatte, ist in mehr als 2jähriger Nachbeobachtungszeit erscheinungsfrei geblieben, sie führt ihr begonnenes Sprachstudium durch.

Gerade dieser Fall, bei dem sich der Zusammenhang zwischen der relativ sehr früh nach der erfolgten Streuung (deren Zeitpunkt ausnahmsweise genau zu bestimmen ist) einsetzenden Therapie und dem günstigen Ausgang aufdrängt, gibt uns Veranlassung, darauf hinzuweisen, daß die Lumbalpunktion als entscheidendes diagnostisches Mittel nicht nur dann angewendet werden sollte, wenn sich ihre Indikation aus bestimmten Symptomen ergibt, sondern auch dann, wenn im Rahmen des gesamten Krankheitsgeschehens erfahrungsgemäß an eine Beteiligung des ZNS nur gedacht werden muß. Wieweit dieser Rahmen zu ziehen ist, wird unsere zunehmende Erfahrung ergeben.

Die positiven Bakterienbefunde im Liquor ohne gleichzeitige entzündliche Liquorveränderungen bilden den Übergang zur t. M. im eigentlichen Sinne. Hier handelt es sich um die seltenen Fälle einer beginnenden Meningealtuberkulose. Meistens zeigt die fortlaufende Liquorkontrolle schon nach wenigen Tagen erst uncharakteristische und dann die charakteristischen Liquorveränderungen der t. M. Tritt der positive Bakterienbefund während oder nach vorausgegangener intramuskulärer Str.-behandlung auf, so ist Str.-resistenz der Erreger anzunehmen.

Wir konnten einen Fall beobachten, bei dem wegen einer Miliartuberkulose bei kavernöser Lungentuberkulose monatelang eine intramuskuläre Streptomycinbehandlung durchgeführt wurde. Die fortlaufenden Lumbalpunktionen ergaben eine lange Zeit konstante mäßige Erhöhung der Zellzahl und der Eiweißwerte und ständig negativen Bakterienbefund. Nach insgesamt einjähriger Behandlung erfolgte der Zusammenbruch unter Ausbildung eines schweren meningitischen Bildes, das auch der kombinierten Chemotherapie gegenüber resistent blieb. In dem wenige Tage vor dem subakut einsetzenden Endstadium entnommenen Liquor war der Bakteriennachweis zum erstenmal, und zwar mikroskopisch und kulturell, positiv.

Über die Meningitis als schwerste, meist tödliche Komplikation der chemotherapeutisch bereits längere Zeit und oft schon mit Erfolg behandelten Miliartuberkulose ist von vielen Autoren übereinstimmend berichtet worden. Die zuerst von Schweizer Ärzten empfohlene regelmäßige Wiederholung der L.P. in 8—10tägigen Abständen bei allen in chemotherapeutischer Behandlung stehenden Fällen von Miliartuberkulose hat sich inzwischen auch bei uns durchgesetzt.

Für die Frühdiagnose meningitischer Komplikationen bei der Miliartuberkulose und evtl. für ihre Trennung von gutartigen „meningealen Reaktionen" scheint die Bestimmung der Cholesterinwerte im Liquor eine gewisse Bedeutung zu haben, deren Anstieg, von französischen Autoren in allen Fällen von tuberkulöser Meningitis festgestellt und auf eine entzündlich erhöhte Permeabilität der Meningen zurückgeführt, dem Abfall der Zucker- und Kochsalzwerte zeitlich vorausgeht. Die von manchen Klinikern erhobene, von den meisten aber abgelehnte Forderung, jede Miliartuberkulose der Lungen prophylaktisch auch intrathekal „ausreichend" mit Streptomycin zu behandeln, könnte unter Umständen in allen Fällen von Miliartuberkulose mit Erhöhung der Cholesterinwerte im Liquor erfüllt werden.

Während es sich bei den bisher beschriebenen Krankheitsbildern um m. R. handelte, die in erster Linie bei unbehandelten oder noch nicht behandelten Patienten auftreten und hier gerade die für die Indikation zur Str.-behandlung wesentliche Anfangsdiagnose erschweren, sollen in der dritten Gruppe diejenigen Erscheinungen zusammengefaßt werden, die nur oder vorwiegend bei den mit Str. behandelten Fällen und meist in späteren Phasen des protrahierten Verlaufes beobachtet werden.

Schon eingangs wiesen wir auf die durch das Str. selbst hervorgerufenen m. R. hin, die wir besonders in der ersten Zeit der Str.-anwendung kennenlernten; häufig wurden damals größere Str.-mengen intrathekal gegeben, als es jetzt üblich ist. Aber auch heute noch sehen wir bei einzelnen Patienten, nach ganz verschieden hohen Gesamtdosen, Unverträglichkeitserscheinungen auftreten, die manchmal von einem Anstieg der Zellzahl und der Eiweißwerte im Liquor begleitet werden. Gelegentlich hilft eine gleichzeitige Bluteosinophilie zur Klärung, das entscheidende Kriterium ist jedoch die Rückbildung der Liquorveränderungen und der klinischen Symptome nach Absetzen des Medikamentes. Fast immer kann man beobachten, daß in den erfolgreich mit Str.-behandelten Fällen von t. M. eine vollständige Normalisierung der Zellzahl im Liquor erst nach Abschluß der intrathekalen Str.-applikationen eintritt. Fehlt sie auch dann, muß an ein „Weiterschwelen" des meningitischen Prozesses mit der Möglichkeit erneuten Wiederaufflackerns gedacht werden. Hier sei noch auf eine andere, unter Umständen verhängnisvolle Str.-reaktion im Liquor hingewiesen: die durch das Str. vorgetäuschte Vermehrung des Liquorzuckers, die nach großen intrathekal verabfolgten Str.-mengen vorkommen kann und bei Verringerung der Dosis wieder verschwindet.

Der scheinbare Anstieg der Zuckerwerte im Liquor wird durch die Reduktionskraft des Streptomycins vorgetäuscht. Im Reagenzglasversuch entsprechen sich eine 5%ige Streptomycin- und eine 692 mg%ige Dextroselösung.

Die Erkennung meningealer Reaktionen bei Störungen der Liquorzirkulation, bei denen sich klinisch-neurologisch je nach Art und Lokalisation des Hindernisses sehr viele und wechselnde Bilder ergeben, ist oft für die Prognose, vor allem aber für die Durchführung bzw. Fortführung der Therapie sehr wesentlich, da die Wirksamkeit des intralumbal verabreichten Str. von seiner freien Passage mit dem Gegenstrom zu den Basiszisternen abhängig ist. Die Liquorbefunde beim zerebrospinalen Block sind zuerst von Froin veröffentlicht und nach ihm als „Froinsche Syndrome des Sperrliquors" bezeichnet worden. Nach dem Negativwerden des Queckenstedtschen Phänomens ist das Ansteigen des Eiweißgehaltes in der lumbalen Liquorfraktion gegenüber der zisternalen das wichtigste Merkmal. Die genauere Erfassung des zerebrospinalen Blocks gelingt durch die Bestimmung des von Cocchi (38) angegebenen Diffusionsindex.

Ausführung: 6—8 Std. nach intralumbaler Injektion einer Testmenge von 60—80 mg PAS wird der PAS-Spiegel in der lumbalen und der zisternalen Liquorfraktion bestimmt. Bei freier Zirkulation ist der Diffusionsindex = zisternaler Spiegel : lumbalem Spiegel = 1. (Wenig später findet sich dieselbe Konzentration auch im Ventrikelliquor.) Bei Absinken des Diffusionsindex bis 0,5 wird ein „funktioneller" Stop angenommen, bei weiterem Absinken unter 0,5 besteht ein sehr schwerer, wahrscheinlich anatomischer Stop.

Bei Auftreten eines „funktionellen" oder „partiellen" Blocks wird die intralumbale Str.-Applikation für den basalmeningitischen Prozeß wirkungslos, die intrathekale Therapie muß vorwiegend zisternal durchgeführt werden und wird durch zusätzliche intralumbale Gaben in etwas größeren Intervallen, je nach Krankheitsstadium, ergänzt. Im Behandlungsbeginn hat sich nach Rossi die tägliche kombinierte intralumbale und intrazisternale Str.-verabfolgung neben der intramuskulären bewährt. Jenseits der initialen Phase ist bei normalem Diffusionsindex die intralumbale Therapie allein (neben der intramuskulären) ausreichend. Die Bestimmung des Diffusionsindex sollte im Beginn jeder und im Verlauf jeder schwereren Form der t. M. regelmäßig alle 14 Tage ausgeführt werden.

Zur Vermeidung der Stop-Bildung wurde die intrathekale Streptokinase-Streptodornase-Therapie versucht, deren Ergebnisse aber nicht sehr vielversprechend sind. Dagegen hat die noch im Versuchsstadium stehende intrathekale Tuberkulintherapie in manchen Fällen interessante Resultate geliefert.

Die Störungen der Liquorzirkulation sind ein Hauptproblem der Meningitisbehandlung, da sie nicht nur die intrathekale Chemotherapie im floriden Stadium unwirksam machen, sondern auch im Narbenstadium nach Abklingen des entzündlichen Prozesses zu psychisch-neurologischen Defektheilungen führen können, durch die der „Erfolg" der Behandlung durchaus in Frage gestellt wird.

Zusammenfassung

Es wurde der Versuch unternommen, das Krankheitsbild der Meningitis tuberculosa im klassischen Sinne von den im Tuberkuloseablauf beobachteten vielgestaltigen meningealen Reaktionen differentialdiagnostisch zu trennen. Die in diesem Zusammenhang wichtigsten Gruppen meningealer Reaktionen wurden in ihrer Symptomatik beschrieben, wobei einige Fälle aus dem eigenen Krankengut herangezogen wurden. Auf die für die Differentialdiagnose geeigneten klinisch-neurologischen und Liquoruntersuchungsmethoden wurde näher eingegangen und die Grenze ihrer Leistungsfähigkeit für die vorliegende Fragestellung kurz gestreift.

Die Bedeutung der exakten Abgrenzung der meningealen Reaktionen von der eigentlichen Meningitis tuberculosa im klassischen Sinne liegt sowohl auf praktisch-therapeutischem, als auch auf theoretischem Gebiet. Wir kamen zu dem Ergebnis, daß für bestimmte Gruppen von meningealen Reaktionen fließende Übergänge zur eigentlichen t. M. angenommen werden müssen und daß hier die für den Erfolg weitgehend entscheidende Möglichkeit einer sehr früh einsetzenden Behandlung besteht. Eine kritische Auswertung der chemotherapeutischen, vor allem der Streptomycinbehandlungsergebnisse der „Meningitis tuberculosa" müßte die hier aufgezeigten differentialdiagnostischen Gesichtspunkte berücksichtigen. Wir haben den Eindruck, daß die Prognose der t. M. im klassischen Sinne unverändert schlecht ist, und daß der Str.-behandlung hierbei lediglich eine lebensverlängernde Wirkung zukommt, so daß sich das vor Beginn der Str.-anwendung wenig bekannte Krankheitsbild der chronischen Meningitis tuberculosa entwickelt. Ob eine echte prophylaktische Behandlung meningealer Reaktionen die Entwicklung der t. M. immer verhindern kann, dürfte klinisch schwer nachprüfbar sein.

Zum Schluß möchten wir an dieser Stelle allen denjenigen danken, die uns bei der Bearbeitung des Stoffes behilflich waren: Prosektor Dr. Schaetz und O.Ärztin Dr. Wilcke sowie Herrn Junghanns für die Herstellung und Auswertung der pathologisch-anatomischen Präparate, Frau Dr. Breitkopf und Frau H. Heßling für die Durchsicht und Zusammenstellung der Literatur.

Weitere nicht im einzelnen zitierte Literatur: Dolivo und Rossi (55), Löffler und Moeschlin (146).

9. Vergleichende Zusammenfassung der Befunde

G. Henneberg

Aus dem Robert-Koch-Institut, Berlin

In der vorliegenden Monographie wurden meist Krankenberichte verwertet, die im Oktober 1950 abgeschlossen waren und bei denen die als „geheilt" bezeichneten Fälle 2 Jahre und mehr sich außerhalb der klinischen Behandlung befanden. Trotz der Weiterentwicklung der Chemotherapie haben die vorgebrachten Darstellungen nicht nur registrierenden, sondern auch einen grundsätzlich bleibenden Charakter.

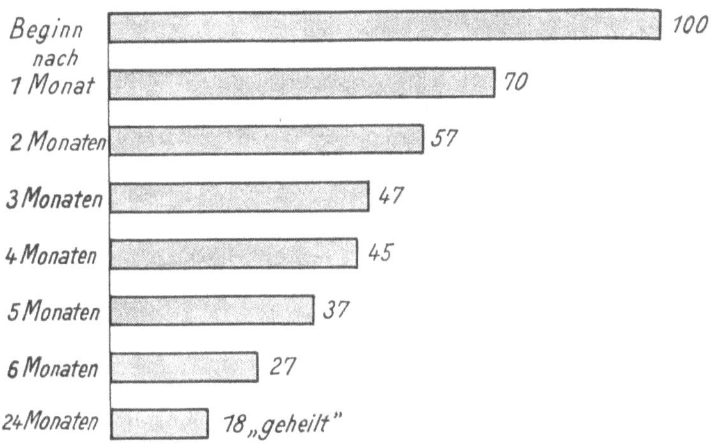

Abb. 39

Aus dem großen Krankengut der Jahre 1948/49 wurden stichprobenartig 100 bzw. 102 mit Streptomycin behandelte Meningitisfälle in den folgenden Zusammenstellungen verwertet. Die in manchen Fällen benutzte Kombinationsbehandlung mit Tb I oder Tb VI konnte unberücksichtigt bleiben, da durch diese Therapie bei den vorliegenden Fällen keine wesentlichen Änderungen des Ablaufes im Krankheitsgeschehen eintraten. Schlußfolgerungen werden aus dem Zahlenmaterial nur beschränkt gezogen, sie sind in den Aufsätzen dieses Buches verzeichnet. Doch bieten die Tabellen und graphischen Darstellungen gut übersehbare Eindrücke.

Tabelle 1. Altersverteilung der 100 Behandlungsfälle

Jahre	Zahl	Jahre	Zahl	Jahre	Zahl
0—1	7	6	11	12	2
1	8	7	6	13	4
2	9	8	3	14	1
3	5	9	7	15—20	4
4	6	10	4	21—30	3
5	7	11	2	31—40	8
				50—∞	3

Von 100 in die Behandlung eingetretenen Fällen sind schließlich 18 übriggeblieben und als „geheilt" zu bezeichnen; dieser Prozentsatz entspricht einer besonders scharfen Beurteilung (Abb. 39).

Eine Abhängigkeit der Krankheitsdauer — und damit der Heilungschance — von dem Termin des Behandlungsbeginns läßt sich nicht feststellen (Abb. 40b).

Die Krankheitsfälle, eingeteilt nach Altersgruppen, werden in der Länge der Krankheitsdauer bzw. in den Todesterminen in Abb. 40a dargestellt. (Beachte die Altersgruppen ab 15 Jahre!)

Unter 100 Fällen mit Meningitis tuberculosa war dieses Krankheitsbild klinisch unkompliziert 39mal, in 61 Fällen mit anderen Erscheinungen kombiniert und kompliziert (s. Tab. 2).

Tabelle 2. Heilung bei unkomplizierter und komplizierter Meningitis

	Meningitis	Meningitis Miliar-Tbc.	Meningitis Lungen-Tbc. u.a.	Meningitis Drüsen-Tbc. u.a.
Gesamt 100	39	30	14	17
Geheilt 18	8	2	2	6

Die Diagnose „tuberkulöse Meningitis" war stets gesichert. Sie wurde unter 100 Fällen 84mal mit Hilfe des direkten färberischen oder des kulturellen (Kultur und Tierversuch) Nachweises bestätigt. 16mal lag allein eine klinische Diagnose vor. Eine Abhängigkeit der diagnostischen Ergebnisse vom Termin des Behandlungsbeginnes ist nicht festzustellen (Tab. 3).

Tabelle 3. Nachweis der Tuberkelbakterien

Woche des Behandlungsbeginnes = Gruppe	Fälle	Tbc. + färberisch u. kulturell	Tbc. + nur färberisch
I	17	15	11
II	36	28	20
III	34	29	24
IV	9	9	7
V	4	3	2
	100	84	64

Wie in den vorangehenden Abhandlungen bereits ausgeführt, ist die Prognose für die Heilung einer Meningitis tbc. weder aus den klinischen Befunden noch aus den im Laboratorium erbrachten Anfangsbefunden abzuleiten. Dies veranschaulichen die folgenden, nur beispielhaft gegebenen, in Kurven dargestellten Auszüge aus Krankenblättern. Dabei wurden nur die Blutsenkung (Skg), die Eosinophilen (Eo), die Liquorzellzahl/3 (Z) und der Liquor- und Blutzucker (Zu, Liquorzucker/Blutzucker) berücksichtigt. Für die Angaben der Blutsenkunggeschwindigkeit wurde der durchschnittliche Einstundenwert $\left(\frac{1}{2}\left(a+\frac{b}{2}\right), a = 1.\,\text{Stunde}, b = 2.\,\text{Stunde}\right)$, für die Angaben des Verhältnisses Liquorzucker zu Blutzucker wurde der Quotient $\left(\frac{\text{Liquorzucker}}{\text{Blutzucker}} \cdot 100\right)$ errechnet und dargestellt.

Das z. T. sehr zahlreiche Auftreten der Eosinophilen entbehrt der Gesetzmäßigkeit. Das Schwanken der Zellzahl gibt wenig diagnostisch-prognostische Sicherheit. Am wesentlichsten ist, wie oft betont, das Verhältnis Liquorzucker zu Blutzucker für Diagnose, Prognose und Festlegung der Behandlungstermine.

Bei den Angaben der Gesamtstreptomycinmengen wurde von einer Aufteilung in i.m. und subarachnoidale Gaben abgesehen (s. Abb. 40—50).

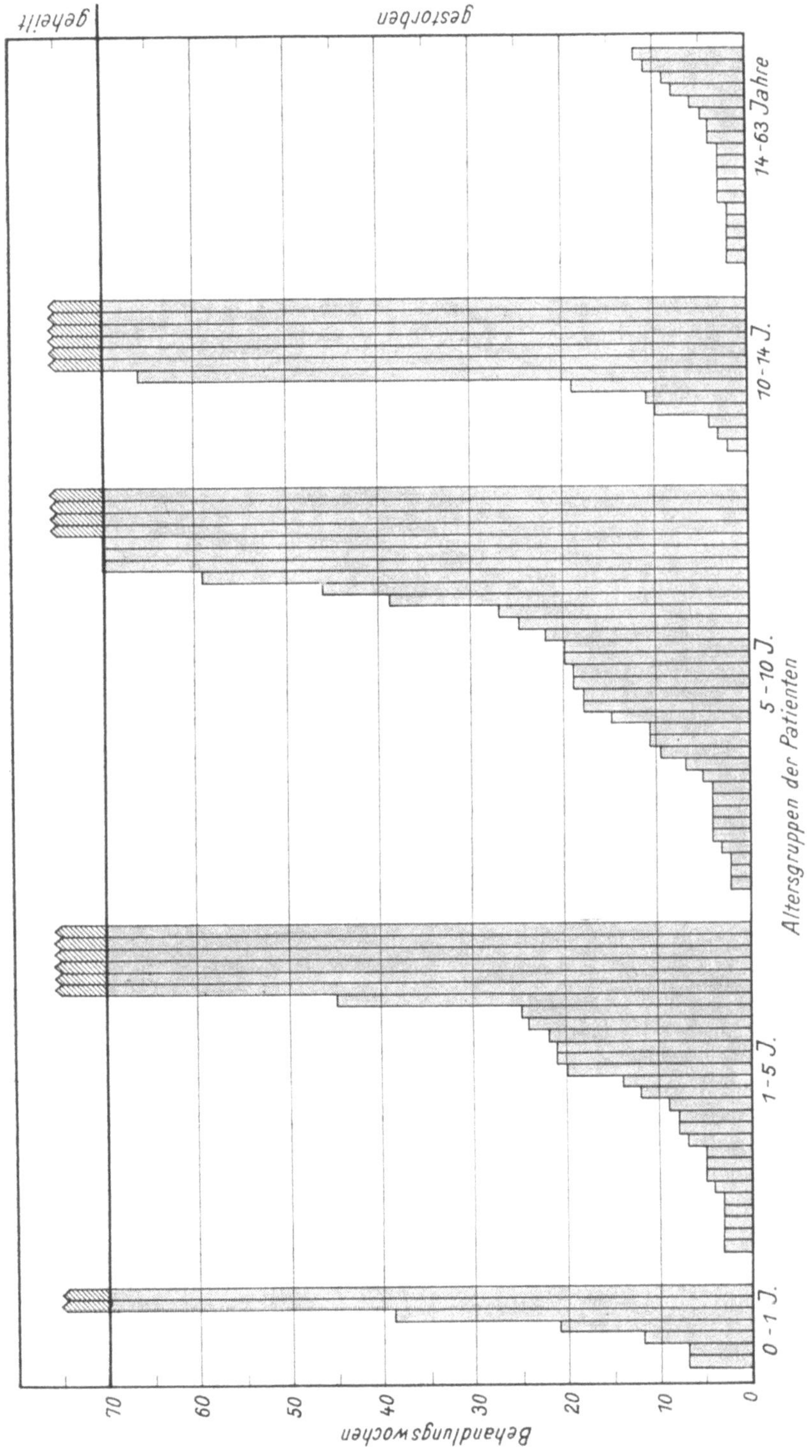
geheilt
gestorben
14-63 Jahre
10-14 J.
5-10 J.
1-5 J.
0-1 J.
Altersgruppen der Patienten
0
10
20
30
40
50
60
70
Behandlungswochen

Abb. 40a

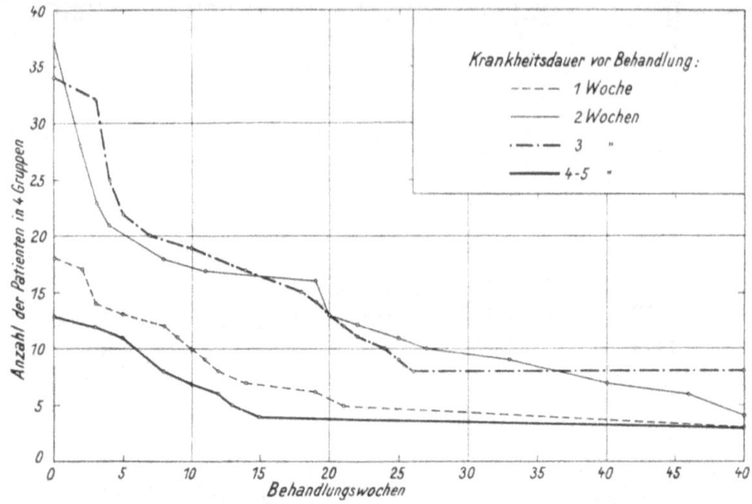

Abb. 40b

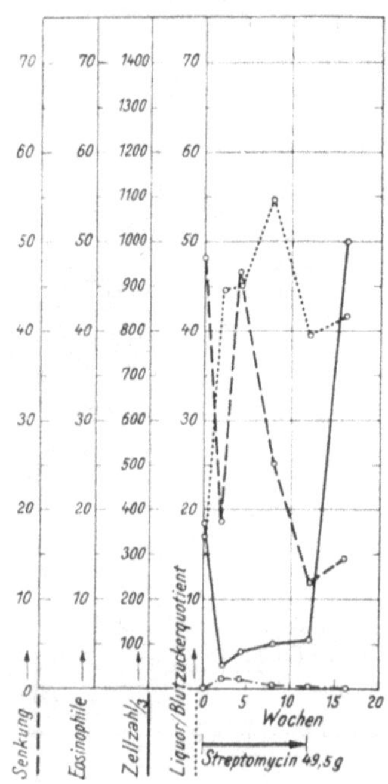

Abb. 41

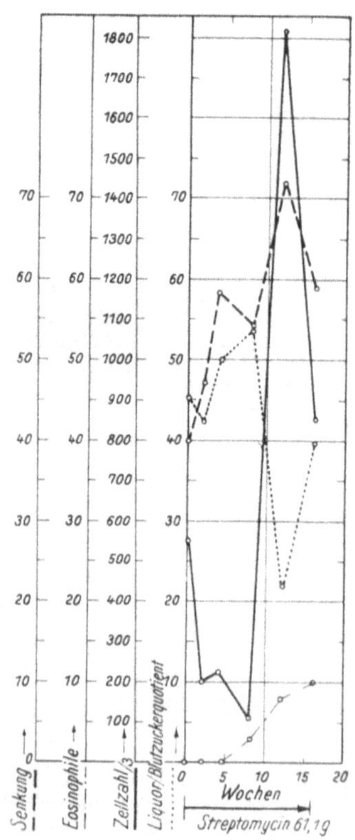

Abb. 42

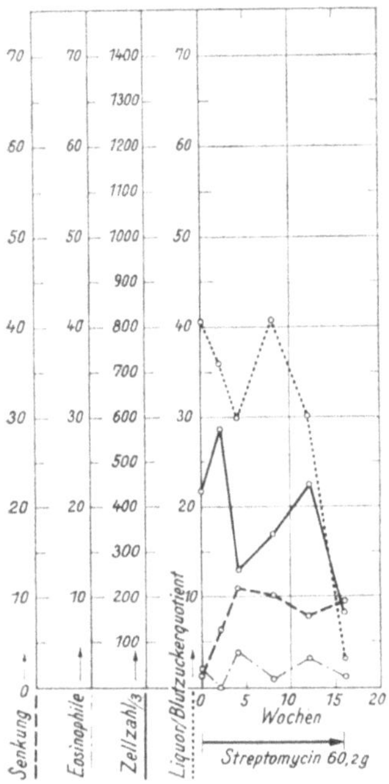

Abb. 43

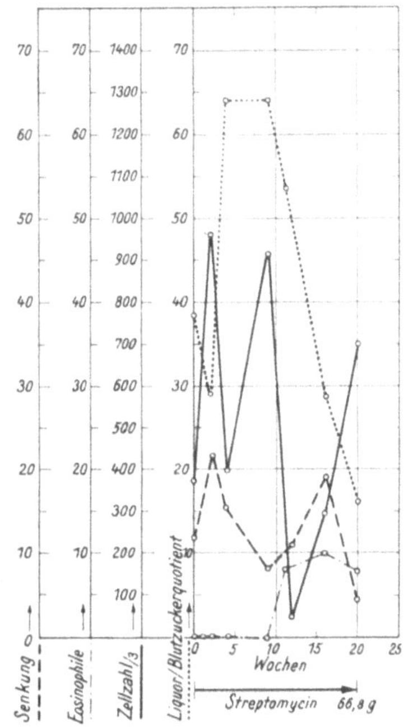

Abb. 44

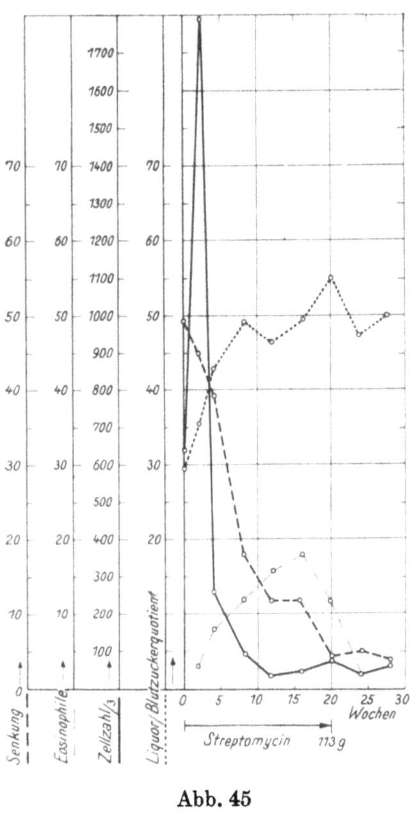

Abb. 45

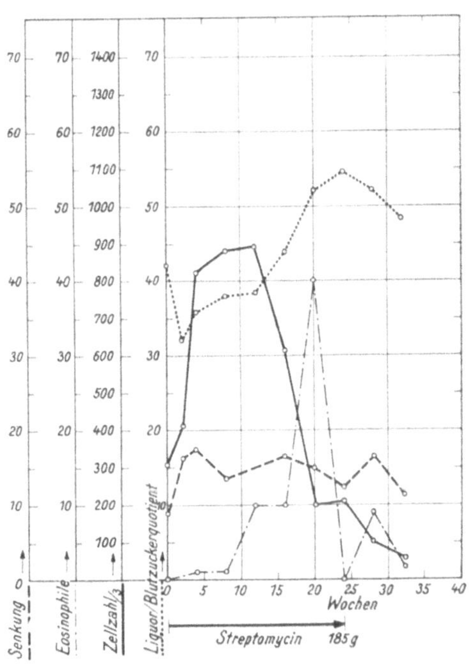

Abb. 46

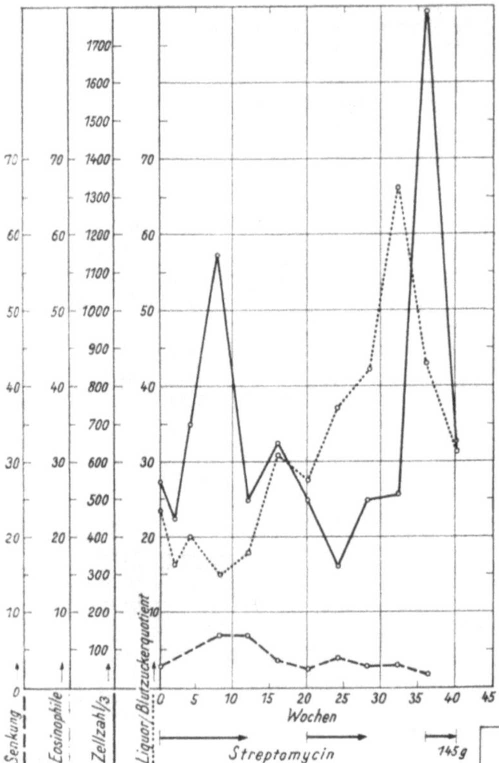
Senkung
Eosinophile
Zellzahl/3
Liquor/Blutzuckerquotient
Wochen
Streptomycin
145 g

Abb. 47

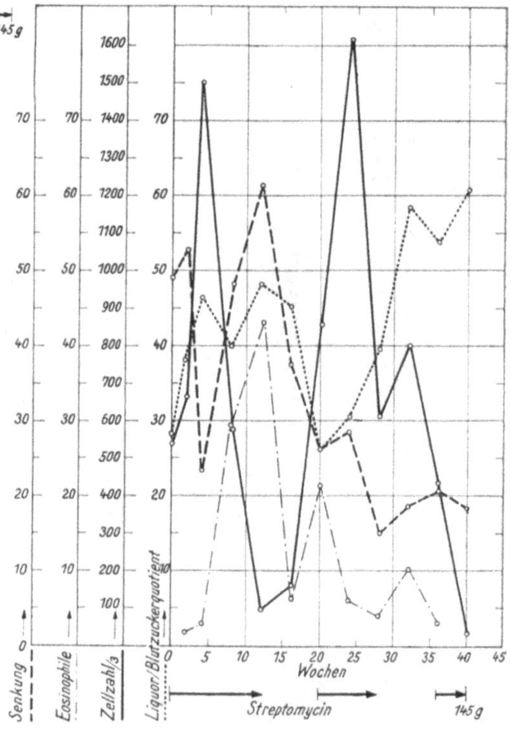
Senkung
Eosinophile
Zellzahl/3
Liquor/Blutzuckerquotient
Wochen
Streptomycin
145 g

Abb. 48

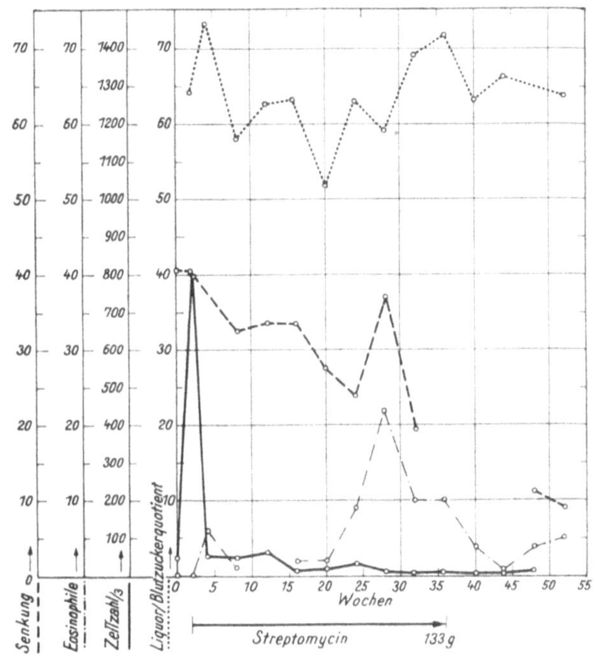

Senkung
Eosinophile
Zellzahl/3
Liquor/Blutzuckerquotient
Wochen
Streptomycin
133 g

Abb. 49

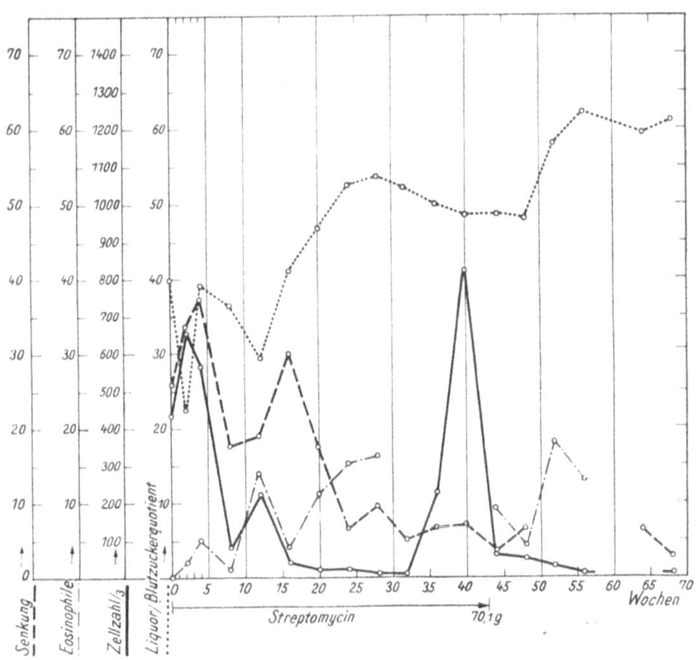

Senkung
Eosinophile
Zellzahl/3
Liquor/Blutzuckerquotient
Wochen
Streptomycin
70,1 g

Abb. 50

III. Streptomycin bei Tuberkulose der Lungen und anderer Organe

1. Behandlung der Lungen- und Miliartuberkulose im Kindesalter

R.-B. Stolowsky

Aus dem Kaiserin-Augusta-Viktoria-Haus, Berlin
(Chefarzt und Direktor: Prof. Dr. G. Joppich)

Wenn man die Wirkungen des Streptomycins auf die tuberkulösen Lungenaffektionen im Kindesalter beurteilen will, so wird man sich der außerordentlichen Verschiedenheiten im Ablauf der einzelnen Krankheitsbilder bewußt bleiben müssen. Die Unterschiedlichkeit in der Prognose beruht im wesentlichen darauf, daß es sich bei einem Teil der pulmonalen Prozesse in Wirklichkeit nicht um einen eigentlichen Lungenherd, sondern um eine Projektion extrapulmonaler Vorgänge in die Lunge handelt.

Epituberkulosen

Eine solche Projektion stellt vor allen Dingen die sogenannte Epituberkulose dar, die durch sehr verschiedene Ursachen in Erscheinung treten kann, unter denen die Kompression oder Verstopfung der Luftwege sowie die kollaterale Entzündung extrapulmonaler, benachbart gelegener Herde eine große Rolle spielen. Der Verlauf dieser tuberkulösen Lungenfeldverschattungen ist bekanntlich günstig, aber zuweilen sehr langdauernd, Ein Interesse für eine chemotherapeutische Behandlung besteht daher nur soweit, als man hoffen kann, die Dauer des Krankheitsprozesses abzukürzen. Nach unseren Erfahrungen wird dieses Ziel aber nicht erreicht, auch nicht bei mit Conteben kombinierter Therapie. Da die Lungenfeldverschattungen in den allermeisten Fällen Ausdruck einer Erkrankung der Hilus- und Paratrachealdrüsen oder der bronchopulmonalen Drüsen sind, ist ein Erfolg auch kaum zu erwarten, da das Str. auf die Heilung größerer, in der Regel zentral verkäster Lymphome keinen Einfluß nimmt. Dies läßt sich dadurch erklären, daß der völlige Mangel einer Vaskularisation im Inneren solcher großen tuberkulösen Herde dem Medikament den Eintritt in den Krankheitsherd verwehrt. Von großer Bedeutung ist weiterhin die Lipoidunlöslichkeit des Str., dessen günstigste Wirkung außerdem im leicht alkalischen Milieu liegt. Die schwach sauer reagierenden, lipoidreichen verkästen Herde werden somit schlechter beeinflußt werden können als produktive oder frischere exsudative Herde (Cathie) (33).

Disseminierte Lungentuberkulose

Die zentrale Gefäßlosigkeit ist freilich ein Charakteristikum jedes tuberkulösen Herdes — dies gilt schließlich auch vom Miliartuberkel. Indessen hängt hier viel von der Größe des einzelnen Herdes ab, und es ist von vornherein zu erwarten, daß es viel leichter gelingt, das Str. in kleinere Herde hereinzubringen. Die Klinik bestätigt diese Vermutung — denn im Gegensatz zu den Lungenfeldverschattungen erweist sich die disseminierte Lungentuberkulose im Kindesalter weitaus zugänglicher. Wir hatten nur Gelegenheit, eine kleine Anzahl (Tab. 1) solcher

Tabelle 1. Streptomycinbehandlung

	Anzahl	Geheilt	Gestorben	Defekt	Rezidive
1. Miliare Lungentuberkulosen	37				
a) Lungenmiliaris	16	16	0	—	—
b) Mit später eingetretener Meningitis	4	3	1	—	—
c) Miliaris und gleichzeitige Meningitis bei der Aufnahme (z. T. moribund eingeliefert)	17	4[1])	11	1[2])	1
2. Disseminierte Lungentuberkulose (Bronchg. Streuung)	6	5	1[3])	—	—
3. Säuglingstuberkulose (Primärtuberkulose) (s. auch Tab. 2)	10	10	0	—	—
	53	38	13	1	1

[1]) 3 Fälle mit Meningitisrezidiven bisher klinisch geheilt.
[2]) Hydrocephalus int., Chronische Meningitis.
[3]) An einer Meningitis tbc. gestorben (bronchogene Aussaat ausgeheilt).

Krankheitsfälle zu beobachten. Nach der bisherigen Erfahrung konnten wir bei diesen Kindern kaum an dem ungünstigen Ausgang zweifeln, um so mehr als sich auch ein sehr junger Säugling darunter befand. Indessen sind alle Lungenherde unter dem Einfluß der Str.-Behandlung zur Rückbildung gekommen. Der einzige Todesfall in dieser Gruppe war Folge einer Meningitis tuberculosa. Die Obduktion ergab eine so weitgehende Rückbildung und Resorption der tuberkulösen Herde in der Lunge, daß der pathologische Anatom kaum noch imstande war, sich die aus dem Rö.-Bild hervorgehende frühere Ausdehnung des Prozesses zu vergegenwärtigen (Abb. 51 u. 52).

Fall 1. (Abb. 53 und 54.) 13jähriger Junge H. L., kam hochfiebernd in sehr elendem blassen Zustande zur Aufnahme, nachdem 4 Monate zuvor eine Pleuritis exsudativa (Moro +) festgestellt worden war. BKS.: 81/103. Rö.: Exsudative Pleuritis links, grobfleckig disseminierte Lungentuberkulose beiderseits. Am rechten Fuß Knochentuberkulose im Bereich der Fußwurzelknochen; Ruhigstellung mit Gipsverband. Sofortiger Beginn der intramukulären Streptomycinbehandlung 35 mg/kg. Temperaturabfall innerhalb einer Woche von 40,2° auf subfebrile Werte. Beginnende Gewichtszunahme, sehr viel frischeres Aussehen. Zunächst gleichlaufend mit dem Rückgang der Lungenaussaat langsamer Abfall der BKS auf 37/53. Nach 10 Wochen erneuter Temperaturanstieg und Senkungsbeschleunigung. Tuberkulöse Osteomyelitis mit Abszeß, Fisteleiterung, Tuberkelbakterien +, weiterer Temperaturanstieg. Meningitis tuberculosa mit auffallend starker granulozytärer Pleozytose, Spinnwebsgerinnsel; TB. +, niedriger Liquorzucker, auf über 400 mg erhöhte Eiweißwerte bei hohem Quotienten. Intralumbal Streptomycin mit 3,5 mg/kg. Bei foudroyantem Verlauf Exitus 2½ Wochen nach Eintritt der Meningitis. Autoptischer Lungenbefund: histologisch zahlreiche knötchenförmige Granulome, die vorwiegend aus Fibrozyten bestanden und vielfach intraalveolär lagen. In diesen Knötchen, die nur noch teilweise angedeutete Lymphozytenwälle hatten, fanden sich schattenhafte Bildungen, die an ehemalige Riesenzellen erinnerten. Nekrosen fehlten in ihnen. Die zarten Bindegewebszellen hatten sich zu Knötchen angeordnet, die etwa die Größe eines Miliartuberkels aufwiesen; es handelte sich wahrscheinlich um alte obliterierte, käsig-tuberkulöse Streuungsherde, die entsprechend geschrumpft waren und keine aktive tuberkulöse Tendenz mehr hatten (Path. Inst. Krh. Westend, Prof. Koch).

Bei diesem Fall hat das Streptomycin zwar nicht die tuberkulöse Hirnhautentzündung verhindern können, die Streuung in die Lunge kam aber dennoch zur Ausheilung (Abb. 53 u. 54). Die mangelnde prophylaktische Wirkung gegen die Meningitis dürfte in diesem Falle auf einem Resistentwerden der Erreger beruhen. Man könnte auch noch erwägen, ob es dem Str. doch nicht immer gelingt, die Keimverschleppung auf dem Blutwege zu verhindern, so daß sich infolge der Undurch-

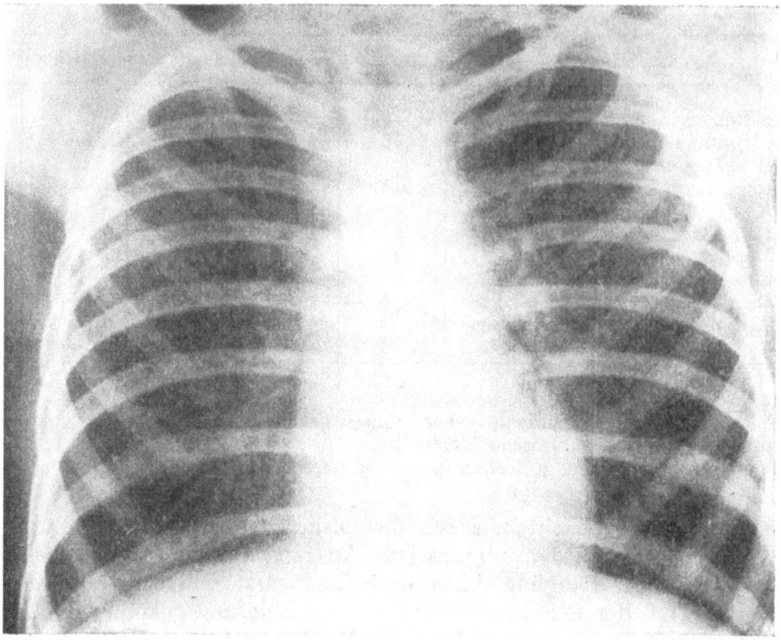

Abb. 51. Herbert E. 11 J. 14. 1. 48. Hilusdrüsentuberkulose links. Miliartuberkulose (hämatogene Streuung) beiderseits

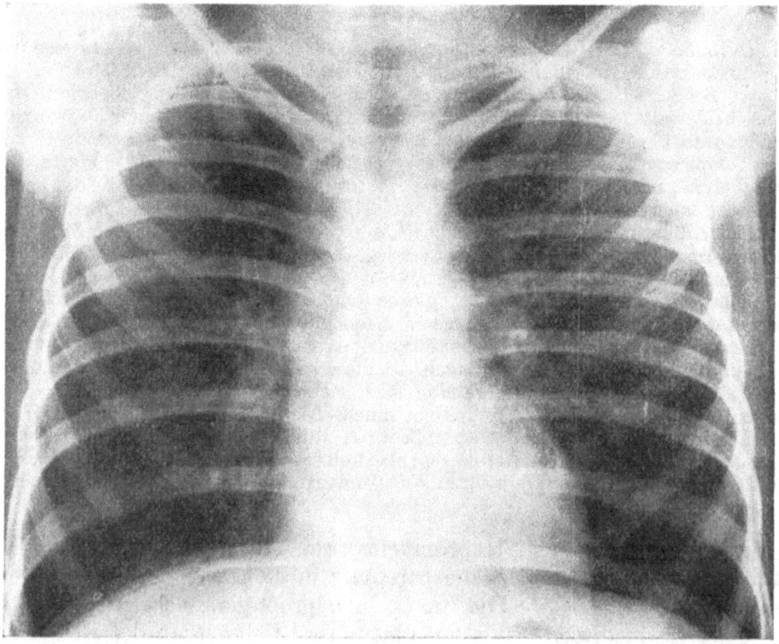

Abb. 52. Herbert E. 10. 1. 49. Vollständige Ausheilung der Miliartuberkulose (Exitus an Meningitis tbc.)

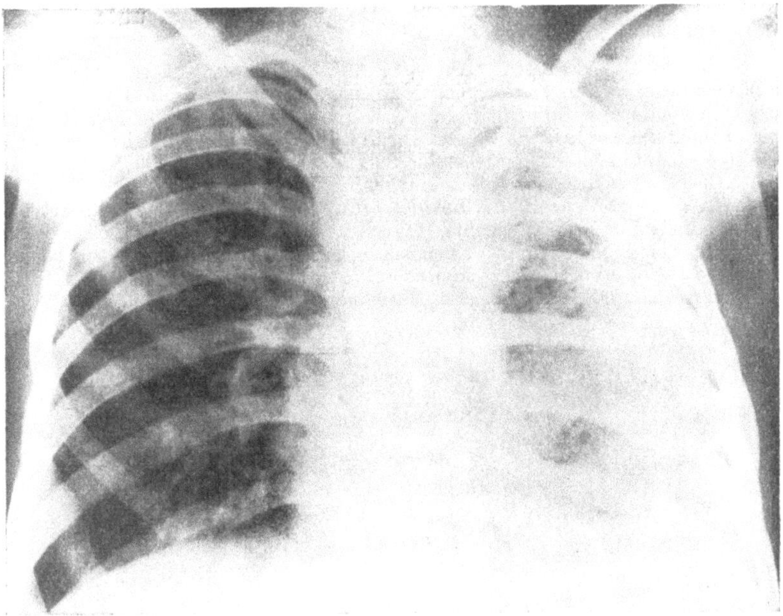

Abb. 53. Karl-Heinz L. (Fall 1). 12 J. 11.10.48. Pleuritis exsudativa links, grobfleckig dissiminierte Lungentuberkulose (bronchogene Aussaat und miliare hämatogene Streuung) beiderseits

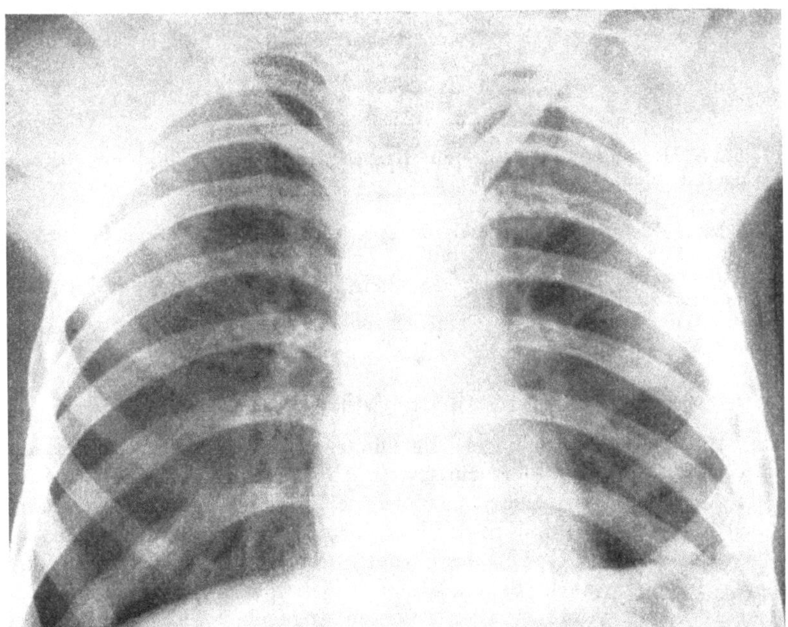

Abb. 54. Vollständige Ausheilung der Lungenstreuung (10. 1. 49), kurz darauf exitus let. an Meningitis tbc.

lässigkeit der Blut-Liquorschranke für Str. eine Meningitis unter unseren Augen entwickeln kann.

Fall 2. 6 Monate altes Frühgeborenes C. H. Mit 3 Monaten Tuberkulinproben bis 1 : 100 (Mantoux) noch negativ. Lungendurchleuchtung mit 4½ Monaten o. B. 3 Wochen später Lymphadenitis colli rechts und Bronchitis (!). Da Kontakt mit anderen Kindern bestand, die an infektiöser Mononukleose erkrankt waren, wurde die Erkrankung zunächst als eine solche angesehen. Mit 6 Monaten plötzlich Fieber bis 39°, Mantoux jetzt 1 : 1000 ++, Lymphadenitis unverändert, keine Einschmelzungserscheinungen.

Aufnahme in klinische Behandlung. Leidlich entwickelter Säugling in reduziertem E. Z. und A. Z. Zeitweise bellender Husten. Rechte Halsseite: kirschgroßer mehrhöckriger harter Tumor. Pulmo: Atmung stark beschleunigt, vereinzelt expiratorisches Giemen über beiden Lungen. Milz tastbar. Rö.: siehe Abb. 55. Fortschreitende Primärtuberkulose, BKS 35/74, Hb 65%, Leuko 12800 (Linksverschiebung), Liquor: leichte Eiweißvermehrung 38,09 mg % bei auf 0,4 erhöhtem

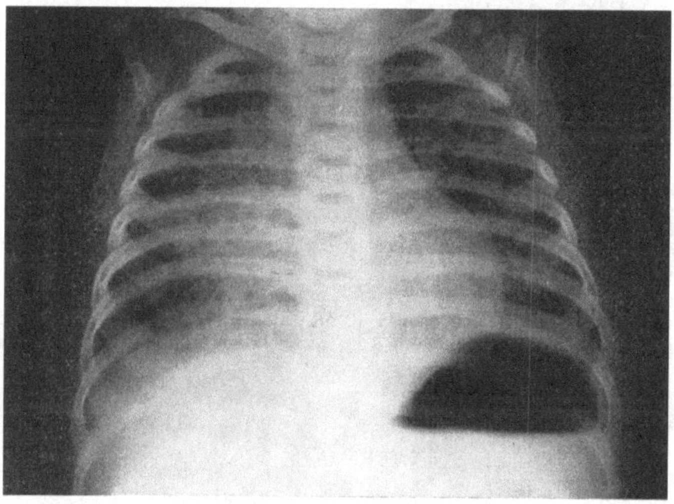

Abb. 55. Claudia H. (Fall 2). 7/12 J. 8.7.49. Bronchogene Streuung (disseminierte Lungentuberkulose) in beide Lungen, bei rechtsseitiger Hilusdrüsentuberkulose und perikulärer Infiltrierung

Quotienten, keine Pleozytose; subfebrile Temperatur. Therapie 2× 0,1 Streptomycin intramuskulär, seit dem 14. Tag kombiniert mit TB I. Nach 3 Monaten war die Aussaat bedeutend weniger dicht und nach 6 Monaten bis auf eine netzförmige Restzeichnung fast völlig verschwunden. Nun erst zeigten die in der Lunge und in den Lymphknoten aufgetretenen riesigen Verkalkungen (Abb. 56) den Umfang des abgelaufenen tuberkulösen Prozesses, den das Kind wohl kaum aus eigenen Kräften überwunden hätte.

Miliartuberkulosen

Bei der Miliartuberkulose liegen die Dinge für die Heranbringung des Medikamentes an die Erreger besonders günstig (s. Abb. 51 u. 52). Gewiß hat es auch früher bereits Heilungen von an Miliartuberkulose erkrankten Kindern gegeben. Aber sie waren doch so selten, daß man in der Klinik mit dem infausten Ausgang zu rechnen gewöhnt war. Das Ende trat in der Regel durch die Erfassung der Meningen ein. Daß dieses Ereignis auch durch die Str.-Behandlung nicht mit Sicherheit zu verhindern ist, wird von fast allen Autoren angegeben [Fanconi, Dolivo (66), Löffler (144), Arlt (5)]. Die Infektion der Meningen kann bei der Miliartuberkulose bereits in subklinischer Form erfolgt sein; wissen wir doch, daß die klinischen Symptome der Meningitis tuberculosa sich meist erst dann bemerkbar machen, wenn sich ein Hydrozephalus zu bilden beginnt. Immerhin ist die meningeale Infektion durch eine Str.-Behandlung weitgehend zu unterdrücken. Von unseren an Miliartuberkulose erkrankten 20 Kindern bekamen nur 4 eine Meningitis tuberculosa.

In diesem Zusammenhange sei auf die regelmäßig erforderlichen Untersuchungen des Augenhintergrundes und des Liquors hingewiesen, die uns schon frühzeitig das Auftreten einer meningealen Streuung anzeigen und somit in die Lage versetzen, eine entstehende Meningitis im Frühstadium der intralumbalen eventuell der intraventrikulären Streptomycinbehandlung [Cathie (33)] zuzuführen [Arlt (5), Saame und Weimershaus (205), Fanconi (68)]. Eine wöchentlich durchgeführte systematische Kontrolle konnte in 4 Fällen unseres Krankengutes an

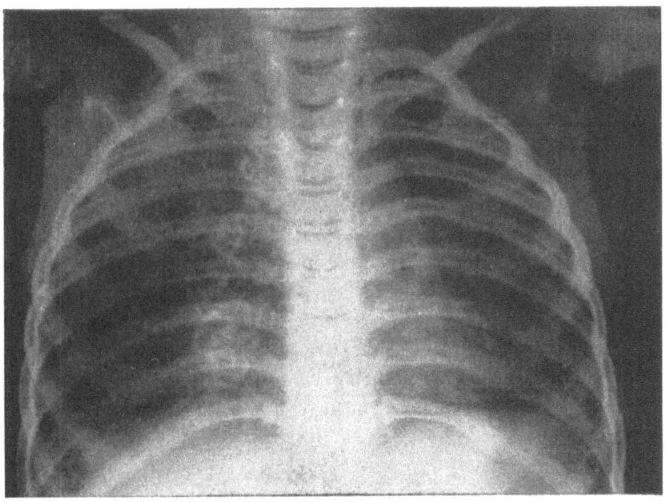

Abb. 56. Claudia H. (Fall 2). $1^{9}/_{12}$ J. 26. 8. 50. Die bronchogene Aussaat ist vollständig verschwunden. Riesenhafte verkalkende Konglomerattuberkel im Bereich der Cervicalen-, Paratrachealen, Hilus- und bronchopulmonalen Drüsen rechts

Lungenmiliaris Choreoidealtuberkel aufdecken, denen in 3 Fällen Liquorveränderungen verhältnismäßig kurzfristig nachfolgten. Eine umgehend eingeleitete intralumbale Str.-Behandlung konnte 3 von diesen 4 Fällen zur Ausheilung bringen. Der 4. Fall hatte folgenden Verlauf:

Fall 3. $2^{9}/_{12}$jähriges Mädchen U.H. Tuberkulöser Erstherd im rechten Oberfeld, der bereits zu einer broncho-hämatogenen Aussaat geführt hatte. Streptomycin intramuskulär 35 mg/kg. Trotzdem nach 2 Monaten Meningitis. Die Aussaat konnte schon 14 Tage vor den pathologischen Liquorerscheinungen am Augenhintergrund durch Choreoidealtuberkel festgestellt werden, der Tierversuch verlief positiv. Seither intralumbale Behandlung. Vom 5. Monat ab mit Conteben kombiniert. Laufende Besserung des Liquor- wie auch des Lungenbefundes unter der kombinierten Therapie. Ende des 6. Behandlungsmonats Meningitisrezidiv, das eine erneute intralumbale Streptomycinanwendung erforderlich machte; die Prognose war damals als sehr ungünstig zu bezeichnen, zumal das Kind in einem äußerst marastischen Zustand war. Trotzdem Rückgang der Meningitis, die Lungenaussaat war überhaupt nur noch als Restzeichnung erkennbar; allerdings war es zu einer Hilus- und Paratrachealdrüsenschwellung gekommen. Da die Zellwerte im Liquor nicht völlig zur Norm abfielen, wegen Verdacht auf beginnenden Hydrocephalus internus (Meningitis chronica) Plexus-Röntgenbestrahlung, die aber nicht den erhofften Erfolg brachte, wenn auch die Pleozytose etwas nachließ. Nach einer Zeit guten Gedeihens trat 13½ Monate nach Behandlungsbeginn ein 2. Meningitisrezidiv auf, das uns wieder zur intralumbalen und intramuskulären Streptomycinbehandlung veranlaßte. Da sich der Liquorbefund völlig normalisierte und nur noch im rechten Oberfeld eine mäßige Infiltrierung bestand, wurde das Kind auf Drängen der Eltern nach fast 18 Monaten in poliklinische Beobachtung entlassen. 3 Wochen später kam das Kind in erschreckendem Zustand in die Klinik, eine 2. massive Lungenaussaat — höchstwahrscheinlich von den stark vergrößerten perforierten Hilusdrüsen ausgehend — und ein 3. Meningitisrezidiv waren erfolgt, der das Kind trotz Streptomycin in kürzester Zeit erlag. Ein Resistentwerden der Tuberkelbakterien konnte übrigens in diesem Falle niemals nachgewiesen werden. Der Sektion stimmten die Eltern nicht zu.

Wieweit bei den an Miliartuberkulose Erkrankten, die bereits Augenhintergrundsveränderungen, neben Choreoidea-Tuberkeln eventuell ein Papillenödem oder eine Neuritis optica, aber noch einen normalen Liquorbefund zeigen, eine intralumbale Präventivbehandlung [Heimann, V. Colbert et G. Michaux (103), Wechselberg und Weidenbusch (235)] angezeigt ist, wollen wir noch nicht entscheiden. Bei der geringen Durchlässigkeit noch intakter Meningen für Streptomycin ist von intramuskulärer Applikation dann kein vorbeugender Schutz zu erwarten. Andererseits haben wir aber bei intrathekaler Anwendung im Str. keineswegs ein indifferentes Medikament vor uns, so daß eine prophylaktische Anwendung eine nicht geringe Schädigung bedeuten kann [Saame und Weimershaus (205)]; überdies läßt sich dann wegen der auftretenden „Streptomycinmeningitis“ oft schwer entscheiden, ob eine Meningitis tuberculosa eingetreten ist oder nicht[1]).

Die Wirkung auf die Lungenherde selbst ist bei fast allen beobachteten Fällen überraschend gewesen und entspricht vollkommen den Angaben anderer Autoren [Fanconi (68), Zollinger (242), Brüggemann und Soestmeyer (30)]. Im Verlauf von 4—6½ Monaten war in jedem Fall[2]) das Rö.-Bild frei von den Zeichen einer miliaren Aussaat — bei denjenigen Kindern, die infolge ihrer Meningitis ad exitum kamen, konnte auch der pathologische Anatom die Reste der Miliartuberkulose in den Lungen nicht mehr eindeutig nachweisen. In diesen Erfolgen bei der Lungenmiliaris kann man wohl den eindeutigen Beweis für die in-vivo-Wirkung des Str. auf das Tuberkelbakterium sehen.

Primärtuberkulosen

Jede Tuberkulose im Säuglingsalter, auch die okkulte, haben wir einer Streptomycinkur unterzogen [Fanconi und Dolivo (66)]. Der Verlauf der Str.-behandelten zehn Primärtuberkulosen scheint dafür zu sprechen, daß die Infektion entweder im Keime erstickt wurde oder zumindest bedeutend leichter überwunden werden konnte. Dies mag ein Vergleich mit dem Verlauf der Säuglingstuberkulosen (mit Organbefund, nicht okkulte Formen mit nur pos. Tuberkulinreaktionen) vor der Streptomycinanwendung zeigen:

Tabelle 2. Primärtuberkulosen

	Anzahl der beh. Säuglinge	Todesfälle	darunter Miliar-Tbc.
1946—1948	15	8	5 (gest.)
1948—1950	10	0	1

[1]) Die prophylaktische Wirkung des Neotebens (Rimifons) scheint jedenfalls eine bedeutend größere zu sein.

[2]) Inzwischen ist allerdings ein 13 Monate alter Knabe zur Beobachtung gekommen, bei dem ein Streptomycinerfolg nicht in dem geschilderten Maße eingetreten ist. Das Kind war an Keuchhusten bei frischer Primärtuberkulose erkrankt. Es kam nach 9 Monaten (!!) ad exitum. Die Obduktion ergab eine kirschgroße Primärherdkaverne und eine noch nachweisbare Miliartuberkulose sowie die Meningitis tuberculosa.

Bei keinem Säugling trat eine Meningitis auf. Die Gewichtskurven allein konnten jedoch nicht als positives Kriterium gewertet werden, da bekanntlich selbst bei schweren Krankheitsfällen das Gedeihen lange Zeit noch sehr gut sein kann [Kleinschmidt u.a. (131)]. Die Meinung verschiedener Autoren [Göbel (87), Opitz (182)], daß die Streptomycinerfolge bei kleinen Kindern, besonders bis zum 2. Lebensjahr, bedeutend schlechter seien, fanden wir nicht bestätigt, so daß wir mit Fanconi (68) und Weingärtner (236) eine Streptomycinbehandlung auch im Säuglingsalter in jedem Falle als gerechtfertigt, ja geradezu als absolute Indikation ansehen.

Sonstige Tuberkuloseformen

Die Pleuritis tuberculosa, die wir in unserem relativ kleinen Krankengut erst jenseits des 4. Lebensjahres zur Beobachtung bekamen, wurde wegen ihrer guten Prognose und ihrer günstigen Beeinflussung durch Conteben nicht der Streptomycinbehandlung unterzogen. Auch die Therapie der tuberkulösen Peritonitis blieb bei uns den Thiosemicarbazonen vorbehalten. Daß eine Wirkung auf schlecht durchblutete, bereits in Verkäsung übergegangene tuberkulöse Prozesse, wie Hilus-, Pulmonal- und Paratrachealdrüsentuberkulosen kaum zu erwarten ist, ist bereits erwähnt worden. Wir behandelten daher auch jenseits des Säuglingsalters keine derartigen Krankheitsfälle, speziell keine tumorigen Formen mit Streptomycin. Bei zwei Säuglingen, bei welchen wir eine von den verkäsenden Lymphdrüsen ausgehende Streuung vermuteten, trat während der Streptomycinbehandlung keine erneute Aussaat auf, was möglicherweise dem Streptomycin zuzuschreiben ist.

Kombinationsbehandlung

Bei den Kindern mit Miliartuberkulosen bzw. bronchogenen Dissaminierungen wurde eine kombinierte Streptomycin-Conteben- bzw. PAS-Therapie durchgeführt, also bei den Fällen, die eine unbedingte Indikation für die Streptomycinbehandlung darstellten. Auf eine Kombinationsbehandlung des Streptomycin mit den anderen tuberkulostatischen Mitteln glaubten wir wegen der Schwere der Krankheitsbilder nicht verzichten zu dürfen, wenngleich dadurch die Beurteilung der Streptomycinwirkung erschwert werden mußte (Beurteilung des Blutbildes, der Senkungsgeschwindigkeit, der Urinbefunde). Mit Weingärtner (236), Arlt (5) und anderen Autoren versprachen wir uns von dem mehrseitigen Angriffsmodus auf den Erreger bessere Ergebnisse. Außerdem wurde noch Vitamin A und D (Lebertran) täglich verabreicht. Nur bei Säuglingen waren wir wegen der möglichen toxischen Wirkungen und der bekannten Leberschädigungen sehr zurückhaltend in der Contebenanwendung [Aue und Saame (8), Catel (32), Schmidt und Hahn (209), Wiesner (237)]. Die Beurteilung der Wirksamkeit und Wirkungsweise eines Antibiotikums bei chronisch verlaufenden Erkrankungen wie der Tuberkulose, ist an sich schon sehr schwierig, viel schwieriger natürlich noch bei kombinierter Anwendung mehrerer Mittel. Auffallend war bei einem großen Teil der fiebernden Krankheitsfälle die schnelle Entfieberung und die rasche Besserung des Allgemeinbefindens. Bei Kombination mit Conteben, das ja ausgesprochene Anorexie hervorrufen kann, war eine günstige Beeinflussung des Appetites nicht zu erwarten. Der Gewichtsverlauf konnte daher nicht zur Beurteilung des therapeutischen Wertes des Medikamentes herangezogen werden.

Einfluß auf Blut- und Serumwerte

Im allgemeinen besserten sich Blutbild und Senkung. Eine senkungshemmende Nebenwirkung des Contebens ist allerdings bei den kombiniert behandelten Fällen zu berücksichtigen [Heilmeyer (102), Thurau (223)]. Anfangs vorhandene Leukozytenvermehrungen mit Linksverschiebungen normalisierten sich verhältnismäßig schnell; das Auftreten einer beim Erwachsenen meist günstig zu bewertenden relativen Lymphozytose kann allerdings im Kindes-, besonders aber im Säuglingsalter kaum als Kriterium einer Besserung angesehen werden.

Auch wir konnten im Gegensatz zu den ausschließlich mit Conteben behandelten Fällen die gleichzeitig mit der klinischen Besserung erfolgende langsame Normalisierung der BKS feststellen, wenn dies nicht durch andere erkennbare Infekte larviert wurde. In ursächlicher Abhängigkeit davon kehrten auch die übrigen Serumeiweißlabilitätsteste allmählich zur Norm zurück [Thurau (223)]. Bei exsudativen Prozessen auffallend verkürzte Weltmannsche Koagulationsbänder verlängerten sich in der Heilphase und positive Cadmiumsulfatproben wurden während der Therapie wieder negativ. Bei stark zirrhotisch-bindegewebiger Ausheilungstendenz konnte das Weltmann-Band auch Verlängerungen bis zum 10. Röhrchen aufweisen. Der Wert dieser Eiweißlabilitätsteste in der Beurteilung des Verlaufes einer Lungentuberkulose ist allerdings recht fraglich, da diese vielfach nur einen Indikator für das häufig gleichzeitige Bestehen zusätzlicher Leberschäden bei Tuberkulösen darstellen [Kienle und Knüchel (130)].

Dosierung

Beim Säugling des ersten Trimenons gaben wir in Anlehnung an das Fanconische Schema 25 mg/kg in teils einmaliger teils zweimaliger tiefintramuskulärer Injektion. Eine häufigere Injektionsfolge, wie sie vielfach üblich ist, wandten wir absichtlich nicht an, da wir uns durch die Schwankungen des Streptomycinspiegels einen besseren Angriff auf die Teilungsformen der Tuberkelbazillen versprachen.

Die absolute Höhe des Streptomycinspiegels im Blut ist zweifellos nicht von der Bedeutung, wie die Tierversuche von Feldman und Hinshow (69, 70) haben annehmen lassen. Überdies kamen wir bei nur 2maliger Injektion der halben Tagesmenge niemals unter die therapeutisch erforderliche Streptomycinkonzentration, wie häufig von uns und dem Robert-Koch-Institut (Prof. Henneberg) durchgeführte Streptomycin-Spiegeluntersuchungen (nach 12 Stunden noch 2 γ/ccm) ergeben haben, da ja die Streptomycinempfindlichkeit der meisten Tuberkelbakterien um 0,5 bis 1 γ/ccm liegt [Cathie (33)].

Beim älteren Säugling steigerten wir auf 30 mg/kg und gingen beim Kleinkind bzw. Schulkind bis auf 40 mg/kg, ohne ein starres Schema einzuhalten. Die Schwere des Krankheitsbildes veranlaßte uns eher einmal, eine höhere Dosis zu geben, wobei jedoch 45 mg/kg niemals überschritten wurden.

Bei einer Conteben-Streptomycinkombination begannen wir mit der vollen Streptomycinmenge, steigerten aber die TB-I-Dosis von 0,0125 mg pro die im Verlauf des ersten Behandlungsmonates bis auf 2 mg/kg pro die.

Ohne Intervalle einzuschieben, führten wir die Streptomycinmedikation bis zu 7 Monaten durch, wenn wir auch nur die geringste Besserung im Röntgenbild zu erkennen glaubten. Erreichten wir mit anfänglich alleiniger Streptomycinkur keine wesentliche Befundänderung, so entschlossen wir uns regelmäßig zu einer zusätzlichen Conteben- oder PAS-Verabreichung. (Die PAS in einer Dosierung von 400—600 mg/kg, jeweils 3 Tage PAS und 3 Tage Intervall).

Nebenwirkungen und Unverträglichkeitserscheinungen

Ein vorzeitiges Absetzen bzw. eine Unterbrechung der Streptomycinbehandlung war nur in den seltenen Fällen nötig, in denen es zu Überempfindlichkeitserscheinungen gekommen war. Regelmäßig konnten wir nach einer kurzen, niemals 14 Tage überschreitenden Pause erneut mit der alten Dosierung beginnen. Die oft aufgetretene Inappetenz mußte zum großen Teil auf die gleichzeitig gegebene PAS bezogen werden, da sie nach Absetzen dieses Mittels meist verschwand. Conteben rief, wie wir bei unseren nur mit Conteben behandelten Kindern feststellen konnten, in den ersten Tagen der Medikation Übelkeit, Appetitlosigkeit und Erbrechen hervor, die dann meist — ebenfalls bei der kombinierten Behandlung — verschwanden, wenn diese Initialphase vorübergegangen war. Wir faßten sie nicht als lokale Reizsymptome der Magenschleimhaut auf, sondern als zentralnervöse Wirkung des Contebens, da diese Nebenerscheinung auch bei parenteraler Gabe aufgetreten war [Catel (32), Wiesner (237)].

Auch bei den nur mit Streptomycin behandelten Kindern traten, wenn auch bedeutend seltener, derartige Reizsymptome auf, die wohl auf zentralnervösem Wege (Vestibularis) zu erklären sind, zumal sie bei intrathekaler Anwendung häufiger waren. Wir sahen in ihnen keinen Anlaß, das Streptomycin abzusetzen.

Bei absoluter Nahrungsverweigerung zogen wir zeitweilig die Sondenernährung heran. Toxische Wirkungen auf den Harnapparat konnten wir nur in einem Falle beobachten, bei dem eine kurzdauernde Erythrozyturie und ein erhöhter Blutdruck bei einer leichten Ödemneigung zu beobachten war. Während salzloser Diät klang dieser Befund schnell ab, und ein erneutes Ansetzen von Streptomycin hatte keine derartigen Folgen mehr. Ausgesprochene Schädigungen des Vestibularapparates hatten wir bei parenteral behandelten Kindern kein einziges Mal zu Gesicht bekommen; bei intralumbaler Gabe stellten wir bei einigen Kindern das Auftreten eines rotatorischen sowie eines horizontalen Nystagmus, und längere Zeit nach der Entlassung aus der klinischen Behandlung eine Unsicherheit im Gang fest. Bei drei Kindern traten während der Behandlung die schon vielfach beschriebenen typischen Streptomycinexantheme skarlatiniformer und morbilliformer Natur auf. Eine Einwirkung auf das weiße Blutbild im Sinne einer Granulo- oder Thrombozytopenie [Oppenheim-Meyer (180)] konnten wir in keinem Falle beobachten; Eosinophilie des Blutbildes war auch bei unseren Kindern eine häufige harmlose Begleiterscheinung[1]).

Zusammenfassung

Es wird über die Erfahrungen an 53 größtenteils kombiniert mit Streptomycin, Conteben und PAS behandelten Kindern mit pulmonaler Tuberkulose berichtet, wobei die Behandlung der hämatogenen und bronchogenen Streuungen im Vordergrund stand. Bei allen frisch angehenden, hochaktiven Streuungen war mit fast absoluter Regelmäßigkeit ein chemotherapeutischer Erfolg zu erzielen, der mit Wahrscheinlichkeit im wesentlichen dem Streptomycin zuzuschreiben ist. Besonders eindrucksvoll war die Heilung aller Säuglings-(Primär-)Tuberkulosen und die Beeinflussung der disseminierten Lungentuberkulosen. Ebenso kam es bei den 20 Fällen von Lungenmiliaris nur viermal zur Komplikation durch Meningitis, von denen drei klinisch ausheilten, so daß auf 20 Miliarisfälle nur 1 Exitus zu verzeichnen ist. Der Streptomycinerfolg hängt weitgehend von der vaskulären Erreichbarkeit der Erreger ab.

---

[1]) Nach Abschluß der vorliegenden Arbeit (April 1951) konnten wir eine Anzahl schwerer Akustikusschäden, bis zur völligen Ertaubung, beobachten, die uns vorher nur aus der Literatur bekannt waren. Diese betrafen jedoch ausschließlich die bedeutend länger und intrathekal behandelten Meningitisfälle. Soweit es uns die Streptomycinzuteilung ermöglichte, gingen wir auf Grund dieser Erfahrung wieder vom Dihydro-Str. auf das Str.-Sulfat über.

2. Die Lungentuberkulose Jugendlicher und Erwachsener[1])

Karl Auersbach und Reinhard Fickermann

Aus dem Tuberkulose-Krankenhaus Heckeshorn in Berlin-Wannsee
(Ärztl. Direktor: Dr. K. Auersbach)

Ein Bericht über die Behandlung der Lungentuberkulose mit Streptomycin braucht heute nicht mehr zu beweisen, daß Streptomycin ein wirksames Mittel ist. Um den statistischen Nachweis haben sich besonders die amerikanischen Arbeiten verdient gemacht, wozu das große gemeinsame Material der Veterans Administration, der Army und der Navy der USA mit seinen rund 2000 Fällen von Lungentuberkulose hervorragende Gelegenheit bot. Die Zeit solcher Untersuchungen, besonders wenn sie mit und ohne Streptomycin behandelte Personen miteinander vergleichen, ist wenigstens in den USA aus ganz natürlichen Gründen bald vorüber. E. R. Long und S. H. Ferebee (148) betonen bereits 1950 bei der Auswertung einer Gemeinschaftsuntersuchung an 541 Kranken, von denen die eine Hälfte mit, die andere ohne Streptomycin behandelt wurde: „Jetzt würde es nicht mehr möglich sein, in diesen Hospitälern eine Gruppe von über 500 Kranken zusammenzubringen, die noch nicht mit Streptomycin behandelt worden sind. Daher wurde diese Untersuchung, allein schon vom Gesichtspunkt des verfügbaren Materials aus, zum spätesten Zeitpunkt ausgeführt, zu dem eine Kontrolluntersuchung über Streptomycin vorgenommen werden konnte."

---

[1]) Die stürmische Weiterentwicklung in der langen Zeit zwischen Abschluß dieses Kapitels und Korrektur könnte manches als überholt erscheinen lassen. Doch der eindrucksvolle Unterschied in der klinischen Wirkung zwischen Streptomycin auf der einen und Conteben und PAS auf der anderen Seite hat auch uns veranlaßt, das Streptomycin bei der Reinfektionstuberkulose in immer größerem Umfang anzuwenden. Entsprechend den auf der Streptomycinkonferenz in Atlanta 1951 vorgetragenen Erfahrungen haben wir die grundsätzliche tägliche Injektion auf die Miliartuberkulose beschränkt, bei den übrigen Formen geben wir das Mittel nur für die Dauer des Fiebers täglich. In allen anderen Fällen geben wir es zweimal wöchentlich, kombiniert mit einer täglichen oralen Gabe von 12 g Calcium-PAS. Dies ist sozusagen die „Standardbehandlung" geworden. Die Ergebnisse stehen denen der Behandlung mit täglichen Streptomycin-Gaben nicht nach. Wieweit die Kombination mit PAS notwendig ist, harrt noch der endgültigen Entscheidung. Mußten wir die PAS wegen Unverträglichkeit absetzen, so war die therapeutische Wirkung der dreitäglichen Streptomycin-Behandlung allein nicht eindeutig geringer. Ob die Resistenz eher auftritt, wagen wir auch jetzt noch nicht endgültig zu entscheiden. Dafür laufen die entsprechend den Beschlüssen des Deutschen Zentralkomitees zur Bekämpfung der Tuberkulose genormten Sensitivitätsbestimmungen erst zu kurze Zeit. Nur in der Form des intravenösen Dauertropfes ist die therapeutische Wirkung der PAS bei erträglichen Nebenwirkungen ganz offensichtlich und läßt sich mit der des Streptomycins vergleichen. Schwer toxische, hochexsudative Fälle gehen wir daher jetzt regelmäßig mit dem PAS-Dauertropf kombiniert mit Streptomycin an.

Wieweit die Isonikotinsäurehydrazide in der Lage sind, an die Stelle des Streptomycins zu treten, darüber ist eine Aussage noch verfrüht. Trotz vieler eindrucksvoller Wirkungen scheint es zunächst nicht so, als ob sie es ganz ersetzen könnten. Ihre kapillarschädigende Wirkung, auf die zuerst Weicksel 1952 in Wiesbaden hingewiesen hat, lassen es jedenfalls nicht angebracht erscheinen, sie vor der Pneumolyse anzuwenden. Wir haben dabei Nachblutungen von einer Stärke gesehen, die wir bisher nicht kannten.

Der Wert statistischer Arbeiten ist für den Kliniker aber nur beschränkt. Das hat sich selbst bei negativem Ergebnis gezeigt, denn sonst hätten die verschiedenen Untersuchungen über das Schicksal von Kranken, die eine Kollapstherapie ablehnten, und über den Verlauf der Lungentuberkulose nach Kollapstherapie einen größeren Einfluß auf die therapeutische Praxis gehabt. Die Wirkung einer Behandlung ist von zu vielen Besonderheiten abhängig, als daß diese alle von der Statistik berücksichtigt werden könnten. Täte sie es, so verlöre sie den Vorzug, durch Vernachlässigung von Eigentümlichkeiten Durchschnittswerte aufzustellen. Für die Krankheit „Lungentuberkulose" gilt das in ganz besonderem Maße. Dieser Sammelname umfaßt zahlreiche klinisch, morphologisch und pathogenetisch derart verschiedene Bilder, daß diese zuweilen nur noch den Erreger gemeinsam zu haben scheinen. Das muß natürlich eine statistische Gesamtschau erschweren.

Auf der anderen Seite ist Kasuistik nur von Wert, soweit sie die Grundlagen therapeutischer Kritik berücksichtigt, die 1932 erstmalig von Martini (163) aufgestellt worden sind. Das ist erfreulicherweise beim Streptomycin in erheblich größerem Umfang geschehen als bei therapeutischen Problemen früherer Jahre. Die bekannte Tatsache, daß die Tuberkulose gewöhnlich in sog. Schüben zu verlaufen pflegt, verlangt nun einmal besondere Berücksichtigung, am besten durch Einhaltung der Vorbeobachtungszeit. Geschieht das nicht, so gerät man zu leicht in Gefahr, den natürlichen Ablauf eines Schubes als einen Erfolg des angewandten Heilmittels anzusehen. Einmal von der Wirksamkeit eines Mittels durch eigene oder anderer Arbeiten überzeugt, wird der Arzt aber je länger je mehr von seinem Verantwortungsgefühl gehemmt, längere Vorbeobachtungsphasen einzuhalten, er wird vielmehr dankbar jene Fälle auszuwerten suchen, bei denen die Unzulänglichkeiten des Alltags zu einer ungewollten Vorbeobachtungszeit geführt haben.

Man kann dem Einfluß eines Mittels auch durch genaue Untersuchung derjenigen Fälle nachgehen, in denen es enttäuscht oder gar versagt hat. Zeigen diese Fälle übereinstimmende Züge, so können daraus u. U. auch Schlüsse auf die Wirkungsweise des Medikamentes gezogen werden. Ferner ließen sich dabei vielleicht Formen herausstellen, bei deren Vorliegen von der Anwendung des Mittels als nutzlos abgeraten werden könnte. Auch das wäre von nicht geringer Bedeutung bei einem Mittel mit den Eigenschaften des Streptomycins, von dem Tucker (228) in seinem großen Bericht über die Untersuchungen in der amerikanischen Wehrmacht den schönen Vergleich bringt: „Die Fahrt des guten Schiffes Streptomycin geht zwischen der Scylla der Toxizität und der Charybdis der bakteriellen Resistenz hindurch."

In der vorliegenden Arbeit werden daher diejenigen Ergebnisse, die hinter den Erwartungen zurückblieben oder gar keine Wirkung des Streptomycins erkennen ließen, mit Absicht unterstrichen. Daß wir dabei unsere Erfolge, die wir ebenso wie andere Untersucher haben, nicht ganz vernachlässigen, wird man uns nicht verdenken. Sie sollen jedoch mehr vergleichsweise herangezogen werden.

Für die vorliegende Arbeit wurden insgesamt 252 Jugendliche und Erwachsene berücksichtigt, die ausschließlich oder neben anderen Tuberkuloseformen eine Lungentuberkulose hatten. Sie alle erfuhren die übliche Ruhebehandlung, strenge Bettliegekur, solange noch Zeichen des akuten Schubes bestanden, danach Freiluftliegekur auf dem Liegestuhl, unterbrochen von dosierten Spaziergängen. Diese Ruhebehandlung wird daher künftig nicht mehr erwähnt, falls nicht im Einzelfall besondere Verhältnisse vorlagen. 83 der Kranken erhielten an Chemotherapeutica ausschließlich Streptomycin, 90 gleichzeitig mit Streptomycin Conteben oder PAS oder beide Mittel. Bei 66 Patienten wurde außer, d. h. während oder nach der Chemotherapie, eine Kollapsbehandlung durchgeführt.

Die Wirkung überdurchschnittlich langer Streptomycinbehandlung auf die Lungentuberkulose

Jede zeitlich mehr oder weniger beschränkte Streptomycinbehandlung der Lungentuberkulose, die nur Teilerfolge erzielt, setzt sich dem Verdacht aus, daß sie nicht lange genug durchgeführt worden ist. Wir möchten daher zunächst diejenigen unter unseren Meningitisfällen näher betrachten, deren Lunge nicht das Bild der typischen akuten Miliartuberkulose bot — hier ist die Reaktion auf Streptomycin von der der Miliartuberkulose der Lungen ohne Meningitis nicht verschieden —, sondern mehr das der chronischen, in Schüben vorschreitenden Lungentuberkulose oder besser noch das Bild einer echten Reinfektionstuberkulose. Es handelt sich also um Fälle, bei denen die Lungentuberkulose, veranlaßt durch die begleitende Meningitis, über viele Monate hin ohne Rücksicht auf Resistenz der Erreger oder Schädigungen des Organismus unter der Einwirkung des Streptomycins stand. Von 9 derartige Fällen sollen hier 5 besprochen werden.

1. Die 1922 geborene J. W. machte 1947 eine doppelseitige Pleuritis durch. Der erste Thoraxfilm vom VIII/47 zeigt bereits eine doppelseitige Lungentuberkulose mit gleichmäßig verteilten kleinen Herden in den oberen Anteilen und Neigung der Herde zur Konfluktion in den Spitzen, also eine typische hämatogene Form. Links wird bis I/48 eine Pneumothoraxbehandlung versucht, IX und X/48 erfolgt eine „endotracheale Behandlung mit Streptomycininstillationen“, VI/1949 tuberkulöses Empyem des rechten Schultergelenkes und kalter Abszeß am rechten Rippenbogen. Ab Mitte XI deswegen Behandlung mit Conteben. III/50 Aufnahme bei uns wegen Meningitis. Die letzte vorherige Aufnahme vom VI/49 zeigte einen ganz erheblichen Rückgang der Tuberkulose gegenüber dem ersten Film vom VIII/47 und bot das Bild einer älteren produktiv-indurativen Spitzentuberkulose mit Bevorzugung der rechten Seite und kleinkavernösem Zerfall. Mit dem Ausbruch der Meningitis war ein neuer hämatogener Schub in die Lungen erfolgt. Von diesem war nach 2monatiger Streptomycinbehandlung bereits so gut wie nichts mehr zu sehen. Dann aber blieb das Bild bis zu dem am I/51 erfolgenden Tod unverändert trotz 9 Monate ununterbrochener intramuskulärer Streptomycinbehandlung (insgesamt 223 g). Die Sektion (Dr. R. Günther) ergab eine Tuberkulose beider Oberlappen mit zahlreichen, bis bohnengroßen alten, narbig abgekapselten Käseherden und vereinzelten kleinen Kavernen. Einzelne pulmonale und bronchopulmonale Lymphknoten waren völlig verkäst.

Als Nebenbefund sei erwähnt: V/50 wurde bei uns noch eine Wirbelsäulentuberkulose festgestellt und die Patientin deswegen ins Gipsbett gelegt. Die 10 Monate später erfolgende Sektion ergab 4 bohnengroße Käseherde in der im übrigen gesund erscheinenden Spongiosa des 10. Brustwirbelkörpers und eine ausgedehnte käsige Nekrose des 5. Lendenwirbelkörpers mit Übergreifen auf die benachbarten Bandscheiben, das Kreuzbein und die Articulatio sacro-iliaca.

Die bei der Aufnahme einmal im Magensaft nachgewiesenen Tuberkelbakterien konnten nicht auf ihre Sensitivität geprüft werden. Aus dem Liquor gezüchtete Tuberkelbakterien waren bereits nach 4monatiger Behandlung gegen 40 γ/ccm resistent. Diese Resistenz blieb auch bei weiteren Untersuchungen bis zum Tode der Patientin bestehen. Die bei der Sektion aus den abgekapselten Käseherden der Lungen sowohl als auch des 10. Brustwirbelkörpers gewonnenen Tuberkelbakterien waren dagegen voll sensibel.

Unter einer 9monatigen Streptomycinbehandlung ist also ein unmittelbar vor Beginn der Streptomycinzufuhr erfolgter hämatogener Schub in die Lungen röntgenologisch schnell verschwunden. Die ältere Oberlappentuberkulose hat sich dagegen so gut wie garnicht verändert. Der Nachweis normalsensibler Tuberkelbakterien in den abgekapselten Käseherden der Lungen (und auch der Wirbelsäule) stützt u. E. die Ansicht, daß solche Herde dem Einfluß des Streptomycins weitgehend entzogen sind durch Unterbrechung des Saftstromes und durch Hemmstoffe des Käses.

2. Der 1929 geborene M. St. erkrankte V/49 akut mit Fieber, Husten und bakterienhaltigem Auswurf an einer Tuberkulose des linken Oberlappens und der rechten Spitze. Es wurde links ein Pneumothorax angelegt wegen einer pflaumengroßen Kaverne, obwohl diese unmittelbar subpleural lag. Bereits nach wenigen Tagen entstand ein Exsudat, dessen Menge in der Folgezeit schwankte. Bei gleichzeitiger Conteben-Medikation von VIII—X bildeten sich die Herde in der rechten Spitze gut zurück. I/50 traten die Symptome einer tuberkulösen Meningitis auf, wenige Tage nachdem die rechte Lunge eine feinherdige Aussaat erkennen ließ. Darauf erfolgte die Verlegung zu uns. Die linke Lunge war weitgehend kollabiert, das trüb-seröse Exsudat ent-

hielt kulturell nachweisbar Tuberkelbakterien. Der Patient erhielt sofort neben der endothekalen Behandlung 2 × tgl. 0,5 g Streptomycin intramuskulär und 8 g Natr. PAS. Da unter dieser Therapie im Exsudat ständig ein Streptomycinspiegel zwischen 4 und 16 γ/ccm nachweisbar war, wurde von einer Instillation von Medikamenten in die Pleurahöhle abgesehen und lediglich wöchentlich einmal geschlossen punktiert. Trotzdem entwickelte sich ein Empyem, vielleicht unter dem Einfluß des Überwucherns resistenter Erreger. Anfang III zeigten nämlich aus dem Empyem gezüchtete Tuberkelbakterien ein Wachstum noch bei 50 γ Str./ccm. Nachdem jetzt 2× wöchentlich mit physiologischer NaCl-Lösung gespült und jeweils 100 ccm 2,8%iger Natr.PAS-Lösung instilliert wurden, konnte das Empyem beherrscht und die Lunge zur Ausdehnung gebracht werden. Ab VII war eine Punktion nicht mehr möglich. Die frischen hämatogenen Streuherde der rechten Lunge waren bereits im V auf dem Film nicht mehr zu sehen. III/51 konnte der Patient mit klinisch geheilter Meningitis entlassen werden, nachdem er 12 Monate lang ununterbrochen täglich Streptomycin intramuskulär erhalten hatte (insgesamt 352 g). Die linke Lunge hatte sich völlig angelegt unter Entwicklung einer Schwarte über dem Oberlappen. Schichtaufnahmen ergaben 2 scharf abgesetzte etwa kirschgroße Rundherde mit kleinen zentralen Aufhellungen. Bakterien waren aber bereits seit einem Jahr nicht mehr nachzuweisen. Bei einer Kontrolle VII/52 war die Schrumpfung noch ausgeprägter, die zentralen Aufhellungen waren verschwunden.

Auch hier spricht die frische hämatogene Aussaat am schnellsten an; sie ist nach 4 Monaten röntgenologisch nicht mehr nachzuweisen. Das, was Ruhebehandlung und 2 Monate Conteben von der im V/49 aufgetretenen frischen Tuberkulose der rechten Spitze übriggelassen hatten, ist bei der Entlassung noch etwas mehr geschrumpft, sonst aber kaum verändert. Die Herde im linken Oberlappen sind zweifellos bindegewebig gut abgekapselt, wobei aber zentrale Käsereste mit kleinen Kavernen noch anzunehmen sind. Am Empyem ist auffallend, daß es unter allgemeiner Streptomycin- und PAS-Behandlung erst entstanden ist, offenbar nachdem streptomycinresistente Erreger überwucherten, und daß erst nach lokaler PAS-Zufuhr die Heilung eintrat.

3. Bei der 1931 geborenen C. M. wurde 1945 im linken Oberlappen ein Infiltrat festgestellt. Sie blieb jedoch lediglich in Fürsorgeüberwachung und ging weiter in die Schule. VI/49 Hämoptoe aus 2 etwa kirschgroßen Spitzenkavernen, wobei es zu einer ausgedehnten Streuung in den Oberlappen kam mit besonderem Befall der Lingula. Die Streuungen zeigten bei häuslicher Ruhebehandlung gute Rückbildungsneigung bis auf die Lingula-Segmente. Hier bildeten sich 2 dattelgroße Infiltrate, von denen eines einschmolz. Ab I/50 Heilverfahren. Dabei zunächst Conteben, das aber wegen Unverträglichkeit durch PAS ersetzt werden mußte. Ferner wurde sofort eine Phrenikusquetschung vorgenommen. Unter dieser Behandlung weitere produktive Umwandlung der Herde und Verschwinden der Spitzenkavernen. Nur die ventral an der Basis des Oberlappens gelegene Kaverne blieb unverändert. Ein im III zusätzlich angelegtes Pneumoperitonaeum blieb, wie zu erwarten, gleichfalls ohne Wirkung auf die Kaverne bis zum VI. Dann brach eine tuberkulöse Meningitis aus, und das Mädchen wurde zu uns verlegt. Wir ließen das Pneumoperitonaeum sofort eingehen. Die Meningitis wurde endothekal mit Streptomycin, PAS und Solvoteben behandelt, intramuskulär wurde 6½ Monate ohne Unterbrechung Streptomycin gegeben, insgesamt 204 g, dazu täglich 12 g Natr. PAS. Trotzdem blieb, wie die Schichtaufnahme vom II/51 zeigt, ein etwa pflaumengroßer, offenbar gut abgegrenzter Herd mit bohnengroßer zentraler Kaverne erhalten. Dementsprechend wurden auch noch Tuberkelbakterien ausgeschieden. Leider gingen, obwohl die Chemotherapie bereits seit 2 Monaten abgesetzt war, die Kulturen nicht an, so daß über die Sensitivität der Erreger nichts ausgesagt werden kann. Eine Nachkontrolle VII/52 ergab innerhalb des weiter verkleinerten Infiltrats eine noch immer erbsgroße Aufhellung. TB waren in der Zwischenzeit nicht mehr gefunden worden.

Im vorliegenden Fall haben wir also eine ausgedehnte Streuung durch Blutung mit der so oft gesehenen Neigung zur spontanen Rückbildung. Nur am Orte der stärksten Streuung, im Bereich der Lingula, kommt es zur Entwicklung einer Kaverne, die auch unter einer wegen tuberkulöser Meningitis durchgeführten Streptomycinbehandlung von 6½ Monaten, kombiniert mit PAS, nicht verschwindet. Die wirkungslose Behandlung mit Phrenikusquetschung und Pneumoperitonaeum kann als nicht indiziert unberücksichtigt bleiben. Das Mädchen ist beschwerdefrei; Senkung, Blutbild usw. sind absolut normal. Die endgültige Heilung der Kaverne scheint spontan vor sich zu gehen.

4. Die 1926 geborene H. G. erkrankte V/48 mit Schluckbeschwerden und Heiserkeit. Der Nachweis einer Lungentuberkulose führte VII/48 zur Aufnahme bei uns. Es bestand eine kleinherdige Tuberkulose des linken Oberlappens mit einer kirsch- und mehreren erbsgroßen Kavernen sowie zarten wolkigen Verdichtungen des Röntgenbildes in der rechten Spitze. Die Schleimhaut des Kehlkopfes wies zahlreiche Knötchen auf, die durch ein starkes Ödem (einschl. der Glottis) kaum zu erkennen waren. Nur an der Hinterwand bestand ein sicheres Ulcus. Ferner ergab die Rektoskopie bis 30 cm eine samtartige, hochentzündete Schleimhaut mit zahlreichen runden erbsgroßen Ulcera. Bereits damals nahmen wir auf Grund des Kehlkopf- und Darmbefundes eine Miliartuberkulose an, wenngleich die Lunge keine miliaren Knötchen zeigte. Unter 4wöchiger strenger Bettruhe ständige Verschlechterung, Continua um 39, zuletzt war nur noch Sondenernährung möglich. Mitte VIII zeigte der Film eine feine miliare Aussaat, aber auch die bronchogene Streuung und die Größe der Kavernen hatten zugenommen. Daraufhin 120 Tage je 1 g Streptomycin. Bereits in der 1. Woche sank die Temperatur auf subfebrile Werte, die Dysphagie besserte sich so, daß schon in der 2. Woche normale Nahrungsaufnahme möglich war. Die pneumonische Veränderung schien röntgenologisch zunächst zuzunehmen, hellte sich aber im 4. Monat deutlich auf unter erheblichen Schrumpfungserscheinungen. Erst jetzt normalisierte sich die Temperatur völlig. Kehlkopf und Darm ließen bereits am Ende des ersten Behandlungsmonats endoskopisch keine Veränderungen mehr erkennen. Bei der Entlassung auf eigenen Wunsch im VI/49 waren die Kavernen im linken Oberlappen deutlich kleiner, als Reste der Miliaris nur noch die bekannte netzförmige Zeichnung zu sehen. Bakterien wurden noch immer reichlich ausgeschieden. Eine Prüfung der Sensitivität war uns damals nicht möglich. Die Senkung war mit 28/42 noch mäßig erhöht, die anfangs vorhandene Tuberkulinanergie hatte einem Schwellenwert von 10^{-2} Platz gemacht. Zunächst ging es der Patientin gut, bis X/49 erneut Schluckbeschwerden auftraten. Sie kam jedoch erst II/50 wieder zur Aufnahme, als die Temperatur sich um 39° bewegte. Diesmal bestand eine neue Miliaris der Lungen, sowie eine ausgedehnte ulceröse, typisch hämatogene Rachen- und Kehlkopftuberkulose. Die Streptomycinbehandlung wurde sofort mit 2× tgl. 0,5 g wieder aufgenommen, jetzt kombiniert mit 10 g Na-PtAS und 0,05 g Conteben. Bereits im 2. Monat betrug der Hemmtiter gegenüber Streptomycin 100 γ/ccm. Wir haben das Streptomycin jedoch nicht abgesetzt, da im V/50 eine tuberkulöse Meningitis hinzutrat. Diese wurde endothekal ebenfalls mit allen 3 Mitteln behandelt. Die weitere Beurteilung der chemotherapeutischen Beeinflussung der Lungentuberkulose ist nicht möglich, da gegenüber dem Conteben, dessen tägliche Dosis bei Ausbruch der tuberkulösen Meningitis auf 0,1 g gesteigert wurde, keine Resistenz auftrat und der Hemmtiter der PAS auch erst nach 5 Monaten 10 mg% überstieg. Bis V/52 hat die Patientin während des jetzigen zweiten Aufenthaltes 727 g Streptomycin bekommen. Die Miliaris ist wieder völlig verschwunden. Im stark geschrumpften linken Oberlappen sind jedoch noch mehrere, bis kirschgroße Kavernen. Entsprechend zahlreiche Tuberkelbakterien (Gaffky VI) sind im spärlichen Sputum nachzuweisen. Das Allgemeinbefinden der Patientin ist bis auf die bestehende Taubheit ausgezeichnet.

120 g Streptomycin in 4 Monaten führen in diesem Fall einer exsudativ-kavernösen Tuberkulose des linken Oberlappens, der sich eine Miliartuberkulose aufpfropft, zur klinischen Abheilung der Miliartuberkulose, während der linke Oberlappen lediglich stark schrumpft mit entsprechender Verkleinerung der Kavernen. Eine etwa ½ Jahr später auftretende erneute Miliaris mit tuberkulöser Meningitis wird erneut mit Streptomycin behandelt. Trotz Kombination mit PAS und Conteben tritt bereits im zweiten Behandlungsmonat eine Resistenz gegen 100 γ Streptomycin auf. Die erneute Rückbildung der Miliaris möchten wir in diesem Fall der Wirkung des Conteben und der PAS zuschreiben. Nach Verabfolgung von 727 g Streptomycin während der zweiten Behandlung zeigt der Befund im linken Oberlappen keine Besserung, die über das Ergebnis der ersten 4-Monatskur wesentlich hinausgeht. Wenn die tuberkulöse Meningitis endgültig ausgeheilt ist und neue hämatogene Schübe auf längere Zeit ausbleiben, so wird sich eine Plastik nicht vermeiden lassen.

5. Die 1929 geborene M. H. machte III/47 eine Pleuritis exsudativa der linken Seite durch. Im V/47 wurde ein paranußförmiges Infiltrat des rechten Oberlappens festgestellt. VI—XI/47 deswegen Liegekur in einem Tuberkulosekrankenhaus. Tuberkelbakterien wurden niemals nachgewiesen. VII/48 einmalig rötlich gefärbtes Sputum, in dem die Fürsorgestelle Tuberkelbakterien nachwies. Daraufhin Behandlung in einem Sanatorium. Hier wurde in dem an Größe unveränderten Infiltrat eine erbsgroße zentrale Kaverne festgestellt und im VIII/48 ein Pneumothorax angelegt. Da weitere Bakterien ausgeschieden wurden, Thorakoskopie am 5. XI. Es zeigten sich nur 3 zarte Stränge, die sich ohne Schwierigkeiten durchbrennen ließen. Ab 14. XI. langsam

bis auf 39° ansteigende Temperatur, am 24. XI. klassische Zeichen der tuberkulösen Meningitis. Daraufhin wurde das Mädchen zu uns verlegt. Während der Meningitisbehandlung erhielt die Patientin in 5 Monaten 175 g Streptomycin, und zwar 1 Monat lang 2× 1 g, sonst 2× 0,5 g tgl. Am Ende der Streptomycinbehandlung war das Infiltrat noch immer kirschgroß, die zentrale Kaverne hatte sogar Bohnengröße. Entsprechend wurden auch noch laufend Bakterien ausgeschieden. 4 Monate später, im VIII/49 wurden die letzten Bakterien nachgewiesen, und kurz darauf verschwand die zentrale Kaverne. Das Mädchen steht bei bestem Allgemeinbefinden in Berufsausbildung. Die Pneubehandlung wurde 1951 beendet. Das Infiltrat ist röntgenologisch zu einem scharf begrenzten, himbeergroßen Schatten geworden.

Im vorliegenden Fall verhält sich ein typisches Reinfektionsinfiltrat des rechten Oberlappens zunächst 4 Monate stationär, dann schmilzt es zentral ein unter Ausscheidung von Tuberkelbakterien. Trotz Pneumothoraxbehandlung, die 1 Monat später begann, und einer 5 Monate langen Streptomycinbehandlung mit insgesamt 175 g wegen einer tuberkulösen Meningitis war 10 Monate nach der Pneuanlage das Infiltrat kaum verkleinert, die zentrale Kaverne sogar etwas größer geworden. Erst 13 Monate nach Pneuanlage wurden die letzten Bakterien nachgewiesen, 4 Monate nach Beendigung der Streptomycinkur. Sensitivitätsbestimmungen wurden in diesem Fall nicht durchgeführt. Die Vorgeschichte berechtigt zu der Annahme, daß es sich um ein weitgehend produktiv umgewandeltes Infiltrat gehandelt hat, das in einer neuen exsudativen Phase zentral verkäste und einschmolz. Unter diesen Umständen mußten ungünstigere Kollapsverhältnisse entstehen, die auch durch eine überlange Streptomycinbehandlung nicht ausgeglichen werden konnten.

Fassen wir die Beobachtungen dieser und vier weiterer, im Grunde ähnlicher Krankengeschichten zusammen: Behandlungszeiten, die über die von den Amerikanern zu Beginn der Streptomycinära eingeführte 4-monatige Standardbehandlung z. T. erheblich hinausgehen, zeigen keinen besseren Einfluß auf die Lungentuberkulose als kürzere Kuren. Insbesondere sind ältere, fibrokaseöse Veränderungen weitgehend unbeeinflußbar. Mit dem Entstehen einer bakteriellen Resistenz hängt diese Erscheinung offensichtlich nicht zusammen, da sie in gleicher Weise bei erhaltener Sensitivität wie nach Eintritt der Resistenz zu beobachten ist. Die Ursache kann nur darin gesehen werden, daß produktive Veränderungen und Verkäsungen überhaupt nicht rückbildungsfähig sind, sondern vernarben oder verflüssigt und ausgestoßen werden. Die Beobachtungen zeigen ferner, daß die Wirkung insuffizienter Kollapsmaßnahmen auch durch eine überlang durchgeführte Streptomycinbehandlung nicht oder nur unwesentlich verbessert werden kann, ja daß es sogar besser ist, wie wir noch an anderen Beispielen sehen werden, die insuffiziente Kollapstherapie aufzugeben und statt ihrer die wirklich indizierte durchzuführen, wenn man es nicht lieber bei konservativen Maßnahmen bewenden lassen will. Die in allen diesen Fällen aufgetretene Oktavusschädigung braucht nicht besonders erwähnt zu werden, da alle Kranken wegen ihrer Meningitis auch endothekal behandelt wurden. Daß diese Schädigung aber auch bei lediglich intramuskulärer Behandlung auftreten kann, zeigen die von Jauerneck (s. S. 146) angeführten Fälle.

Für die Besprechung der übrigen, kürzer mit Streptomycin behandelten Kranken wollen wir eine Ordnung nach klinisch-pathogenetischen Gesichtspunkten vornehmen. Diese Einteilung empfiehlt sich um so mehr, als wir gewohnt sind, mit den nach diesem Prinzip gebildeten Gruppen die Vorstellung bestimmter Abläufe zu verbinden.

Primärinfektion der Lungen und postprimäre Tuberkulose

Eine frische tuberkulöse Primärinfektion bzw. eine postprimäre Tuberkulose jenseits des Kindesalters wurde in vier Fällen mit Streptomycin behandelt. In zwei Fällen handelt es sich um Jugendliche, bei denen die Allergie unter Beobachtung auftrat.

1. D. K., ♂, 16 J., arbeitete bei einem Lehrmeister mit unbekannter großkavernöser Lungentuberkulose. VII/50 Kutanprobe noch ∅, Durchleuchtung o. B. X/50 als erstes Symptom starker Husten. 19. X. Film: Etwa handtellergroße Verschattung im linken Oberlappen, die ohne Absatz in den Herzschatten übergeht. 31. X. Einweisung. Sputum pos., Temp. febril, starke Linksverschiebung. Trotz 8tägiger strengster Bettruhe kein Temperaturrückgang. Deswegen tgl. 1,0 g Streptomycin für die Dauer von 40 Tagen. Danach waren Senkung und Blutbild normal, im Magensaft keine Tuberkelbakterien mehr. Die regionären Hiluslymphknoten waren jetzt stark

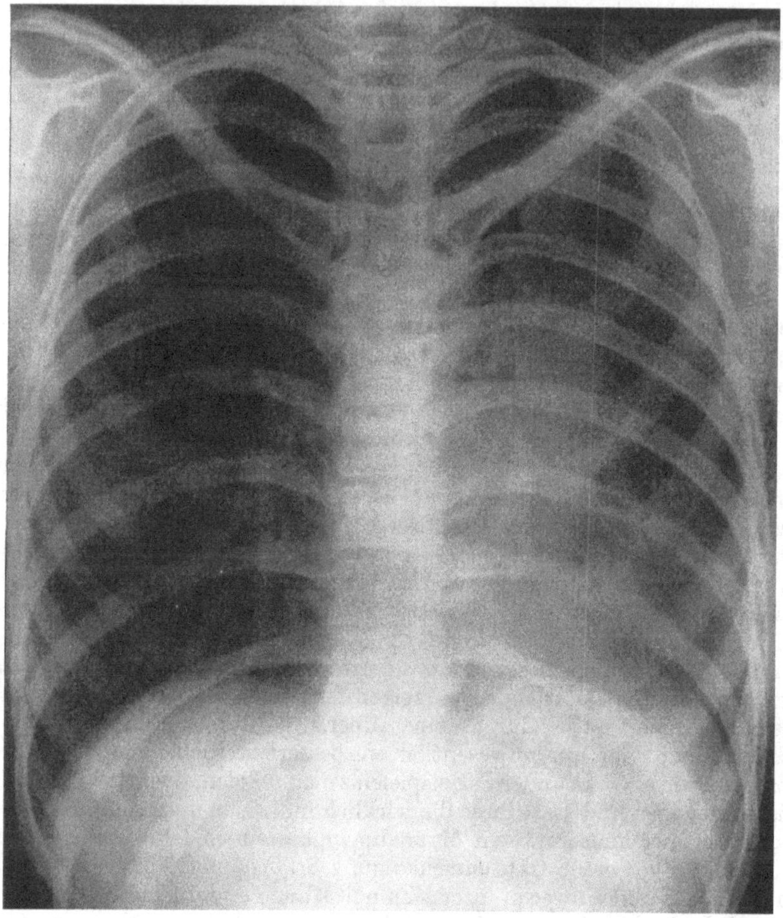

Abb. 57

tumorig vergrößert und deutlich von der Primärinfiltrierung abzugrenzen. Diese selbst zeigte zentral noch eine deutliche, unregelmäßig begrenzte Aufhellung. Laufende Gewichtszunahme. Die Weiterbehandlung erfolgte mit PAS. Nach 4 Monaten war die Verschattung im linken Oberlappen noch pflaumengroß und durch eine deutliche Straße mit dem noch vergrößerten Hilus verbunden. Eine Nachkontrolle VII/52 ergab neben dem noch angedeutet vergrößerten Hilus ein zartes Indurationsfeld. Der Junge ist im besten Allgemeinzustand und arbeitet wieder.

2. Der Fall der 16jährigen I. K. konnte besonders genau verfolgt werden. Patientin lebte in engen Wohnverhältnissen bei ihrem an großkavernöser Lungentuberkulose leidenden Stiefvater. II/50 Stiche zwischen den Schulterblättern. Physikalischer Befund und Durchleuchtung o. B. Mendel-Mantoux 1 : 10 neg. III/50 wieder Stiche links hinten mit deutlichen Zeichen einer Pleuritis sicca. Temperaturen bis 38°. Hamburger forte jetzt positiv. Film o. B. Nach 14 Tagen

Bettruhe wieder völliges Wohlbefinden. Film IV/50 o. B. Ein Film vom VII/50 zeigt bei Wohlbefinden der Patientin den linken Hilus etwas größer als vorher. XI/50 zeigt der Film ein kirschgroßes rundes Infiltrat nahe der Basis des linken Oberlappens bei deutlich vergrößertem Hilus und einer aus kleinen Herden bestehenden Verbindung zum Hilus. Ferner besteht ein bohnengroßes Infiltrat rechts lateral in Schlüsselbeinhöhe. Daraufhin sofort Einweisung. Die Kultur des Magensaftes war positiv. Temperatur normal. Nach 6wöchiger strenger Bettruhe war die Infiltrierung im linken Oberlappen größer geworden und zeigte auf Schichtaufnahmen zentral eine erbsgroße Kaverne. Deswegen 4 Wochen lang tgl. 0,5 g Streptomycin. Am Ende dieser Behandlung war die Infiltration etwas schärfer abgegrenzt und die zentrale Aufhellung verschwunden, Tuberkelbakterien wurden nicht mehr nachgewiesen. Der Herd im rechten Oberlappen war auf Erbsgröße geschrumpft und zeigte radiäre Streifen in seiner Umgebung. Weitere Behandlung rein konservativ. Entlassung V/51. Danach Heirat und Schwangerschaft ohne Zeichen der Verschlechterung. III/52 Geburt eines gesunden Kindes. Der Pat. geht es weiter ausgezeichnet. In der r. Spitze sind nur zwei winzige Kalkkrümel zu erkennen, der Herd an der Basis des l. Oberlappens hat einen Durchmesser von 6 mm und ist ganz scharf gegen die Umgebung abgesetzt.

In beiden Fällen handelt es sich um eine frische Erstinfektion, deren Zeitpunkt ziemlich genau bekannt ist. Im ersten Fall liegt er etwa 4 Monate zurück, im zweiten etwa 9 Monate. Dieser zweite Fall zeigt besonders schön, wie lange klinische Symptome bestehen können, ehe sich röntgenologisch Veränderungen nachweisen lassen. In beiden Fällen sind klinisch Verkäsungen des Erstherdes anzunehmen. 6 Wochen täglich 1 g bzw. 4 Wochen täglich 0,5 g Streptomycin genügen, um das klinische Bild zu wandeln sowie die Hilusschwellung zurückgehen zu lassen, auch grenzt sich der Primärherd besser ab und die im zweiten Fall vorhandene zentrale Kaverne verschwindet. Der Umfang der Infiltrierung geht indessen nur sehr langsam zurück entsprechend der Zeit, die für die Organisation des zweifellos z. T. verkästen Herdes nötig ist. Umgekehrt kann man schließen, daß die Exsudation in die regionären Lymphknoten wenig oder gar nicht der käsigen Nekrose anheimgefallen ist, da sich die Tumoren so schnell zurückbildeten.

Ganz andere Verhältnisse sind beim Fall 3 anzunehmen.

3. Die 15jährige I. W., über deren Tuberkulinreaktion nichts bekannt ist, wurde V/49 vom Hausarzt wegen Pleuritis sicca behandelt. XII/49 wurde bei der Einstellung als Lebensmittelverkäuferin von der Fürsorge ein „leichter Befund" erhoben, der nicht als Hindernis für die Einstellung angesehen wurde. Bei der Kontrolle IV/50 zeigt der Film ein weiches Infiltrat der linken Lunge von Kinderhandtellergröße, das offenbar der Lingula des Oberlappens angehört und fast ohne Grenzen in den Hilusschatten übergeht. Der Hilus selbst zeigt unmittelbar kaudal des Aortenknopfes einen apfelgroßen runden Tumor, der einem stark vergrößerten Lymphknoten entspricht. VII/50 ist die ganze linke Seite milchglasartig getrübt bei Entblößung des rechten Wirbelsäulenrandes. Die Infiltrierung ist so gut wie verschwunden, der Hilustumor dagegen noch größer geworden. Offenbar hat der Lymphknoten den linken Stammbronchus so komprimiert, daß es zu einer Atelektase der ganzen linken Lunge gekommen ist (Abb. 57). Nach einem 4wöchigen Heilverfahren von IX—X/50 wird das Mädchen für arbeitsfähig erklärt. XII/50 treten plötzlich Rückenschmerzen links auf mit Temperaturanstieg auf 39°, Husten und Auswurf, der Tuberkelbakterien enthält. Der Film zeigt jetzt eine ausgedehnte fleckige Verschattung des ganzen superioren Segmentes, weit ausgedehnter als die Primärinfiltrierung war, sowie fleckige weiche Herde weiter spitzenwärts in beiden Oberlappen. Der Hilustumor ist verschwunden (Abb. 58 u. 59). Da das Fieber nur langsam zurückgeht, wird das Mädchen am 9. I. 51 zu uns eingewiesen. Offenbar handelt es sich um einen typischen Fall von endogener lymphadenobronchogener Reinfektion, wie sie von Ph. Schwartz (213) wieder herausgestellt wird. Der stark vergrößerte Lymphknoten, der vorübergehend zur Atelektase geführt hat, ist perforiert und hat seinen Inhalt, auch wieder typischerweise, vorwiegend in das Bronchalsegment des Erstherdes entleert. Das Mädchen, das bei der Aufnahme bereits afebril war, erhält sofort 30 Tage lang 2 × tgl. 0,5 g Streptomycin. Das Allgemeinbefinden bessert sich auffallend schnell. Am Ende der Streptomycinbehandlung ist die Linksverschiebung von 55 auf 28 Stabkernige zurückgegangen, die Lymphozyten von 13 auf 18 angestiegen, die vereinzelt stehenden Streuherde im Spitzenanteil beider Oberlappen sind jetzt schärfer abgesetzt, auch im superioren Segment der Lingula, das die Hauptstreuung aufnahm, hat sich bis auf eine bessere Abgrenzung nur wenig verändert. III/51 Umstellung auf Conteben und Natr. PAS. Auch weiterhin erfolgt die Rück-

bildung nicht durch Resorption, sondern durch Induration und isolierte Schrumpfung des befallenen Segments. Es bleiben deutlich kleine Kavernen sichtbar und TB lassen sich regelmäßig nachweisen. Erst XII/51, nachdem die Bronchoskopie endlich die Abheilung der Einbruchstelle ergab, konnte der Pneumothorax angelegt werden. Nach Komplettierung keine TB mehr im Auswurf. 3 Mon. später waren die Kavernen verschwunden.

Die 3 Fälle haben folgendes gemeinsam: mit Anwendung des Streptomycins findet offensichtlich keine weitere Exsudation mehr statt, vielmehr scheint eine Resorption einzusetzen, die sich im Röntgenbild durch schärfere Abgrenzung der Herde bzw.

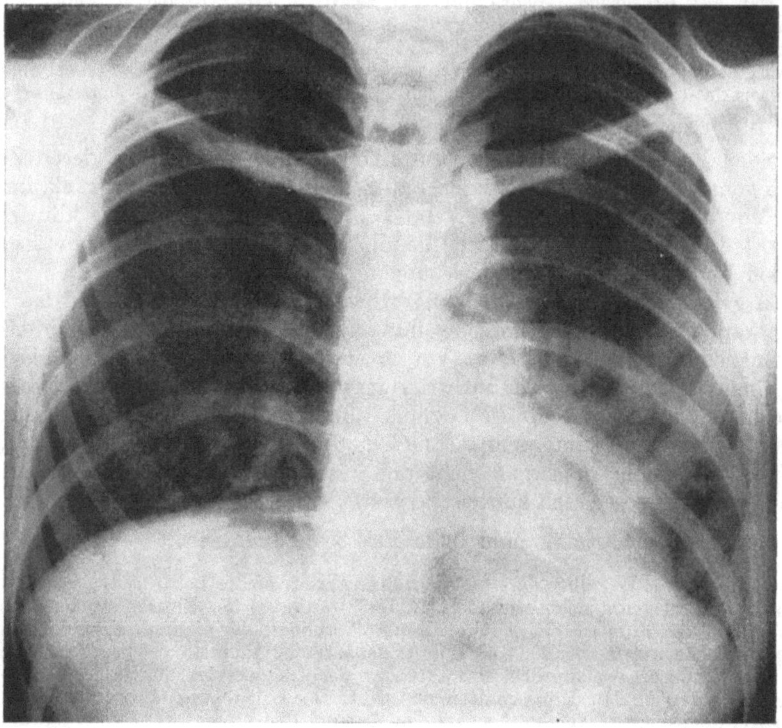

Abb. 58

in den beiden ersten Fällen durch Verkleinerung der Lymphknoten darstellt. Der zentrale Kern der Lungenherde dagegen, in Fall 1 und 2 der Erstherde, in Fall 3 der durch den Lymphknotendurchbruch entstandenen Superinfektionsherde ist sehr beständig. Man muß annehmen, daß hier Veränderungen vorliegen, die nur noch durch Organisation oder Verkalkung heilen können. Es muß zugegeben werden, daß die drei Kranken nur kurze Zeit Streptomycin bekommen haben. Diese Behandlung hat aber genügt, um sowohl klinisch eine Wendung einzuleiten als auch röntgenologisch Veränderungen hervorzurufen, die daran denken lassen, daß nunmehr anatomisch die produktiven Vorgänge die Oberhand gewonnen haben. Wieweit jetzt, wo eine völlige Resorption und damit eine restitutio ad integrum nicht mehr möglich ist, die Anwendung des Streptomycins noch nötig ist oder gar einen Nutzen bringt, ist eine wichtige Frage, die wir in der Schlußdiskussion noch eingehender behandeln werden.

Die Miliartuberkulose der Lungen

Schon in der ersten Zeit der klinischen Erprobung des Streptomycins ergab sich die auffallend gute Beeinflussung miliarer Herdbildungen der Lunge [Baggenstoß, Feldman und Hinshaw (11)]. Sie wurde darauf zurückgeführt, daß das Streptomycin imstande sei, die relativ kleinen Herde besser zu durchdringen als größere, vom Säftestrom bereits weitgehend abgeschnittene. Die bis heute vorliegenden Behandlungsergebnisse bei der Miliartuberkulose der Lungen berechtigen zu der Feststellung, daß sie die Erfolge bei anderen Formen der Lungentuberkulose übertreffen. Als weitere Gründe scheinen uns dafür ausschlaggebend einmal das nur vereinzelte Vorkommen von Kavernen bei der miliaren Aussaat, ferner damit zusammenhängend die weniger häufige Entstehung einer Streptomycin-resistenten Bakterienpopulation.

Wir haben bis Ende 1951 insgesamt 39 Kranke (Erwachsene 21, Jugendliche 18) mit Miliartuberkulose der Lungen einer Streptomycinbehandlung unterzogen. Die Krank-

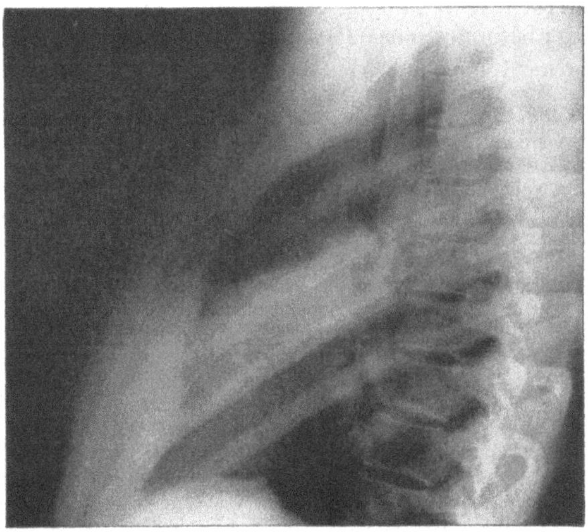

Abb. 59

heit war in 29 Fällen Teilerscheinung einer akuten generalisierten Miliartuberkulose. Bei den übrigen bestand ein mehr subakutes bis chronisches Krankheitsbild, wobei aber in keinem Fall die Aussaat auf die Lunge beschränkt war.

Die Beeinflussung der einzelnen Formen, beurteilt nach dem klinischen Verlauf und der röntgenologischen Rückbildung der Lungenherde, wies deutliche Unterschiede auf. Als Beispiel einer früh erfaßten, akuten generalisierten Miliartuberkulose sei die folgende Krankengeschichte angeführt.

1. Der 1928 geborene U. F. fühlte sich seit XII/48 matt bei subfebrilen Temperaturen. Der Röntgenfilm zeigte am 6. I. 49 einen etwas vergrößerten linken Hilus mit murmelgroßem zarten Rundschatten parahilär. Daraufhin ab 28. I. stationäre Behandlung. Weiterhin subfebrile Temperatur. Röntgenkontrolle am 8. II. ergab unveränderten Befund. Mitte II Anstieg der Temperatur auf 39°. Jetzt zeigte der Film eine Miliartuberkulose beider Lungen. Es erfolgte Verlegung nach Heckeshorn zur Streptomycinbehandlung. Als Zeichen der extrapulmonalen Herdbildung konnten wir beiderseits frische Aderhauttuberkel feststellen. Wir behandelten 120 Tage lang mit 2× tgl. 0,5 g Streptomycin intramuskulär, außerdem trieben wir eine 6wöchige endothekale Meningitisprophylaxe (s. unseren Beitrag zur Meningitis). Bereits in der 1. Woche Rückgang der Temperatur auf subfebrile Werte. Im 3. Monat normale Temperatur. Der Film zeigte zu dieser Zeit bereits die schon wiederholt beschriebene netzförmige und feinstkörnige

Zeichnung, die ohne Kenntnis der Vorgeschichte und Vorliegen älterer Filme glatt übersehen werden kann. Der Hilus war deutlich kleiner. XII/49 wurde der Patient geheilt entlassen. Auf dem zu dieser Zeit angefertigten Film kann auch der Kenner der Vorgeschichte keine sicher noch pathologischen Reste erkennen. Die Vitalkapazität und apnoische Pause des Patienten hatten wieder völlig normale Werte erreicht, irgendwelche Insuffizienzerscheinungen bestanden nicht. Der Patient ist $2^1/_2$ Jahre später rezidivfrei bei bestem Allgemeinbefinden.

Kurzfristige Röntgenuntersuchungen lassen bei diesem Fall erkennen, daß der Streptomycinbehandlungsbeginn spätestens 9 Tage nach dem Sichtbarwerden der miliaren Aussaat eingesetzt hat. Unter der 4-monatigen Streptomycinbehandlung erfolgte rasche klinische Besserung des akuten Krankheitsbildes und kontinuierliche Rückbildung des Röntgenbefundes. Beim Behandlungsabschluß waren die miliaren Fleckschatten unvoreingenommen nicht mehr zu erkennen. Wir nehmen an, daß die Behandlung bei diesem Patienten in der noch vorwiegend exsudativen Phase eingesetzt hat und daß deshalb diese relativ rasche und fast als restitutio ad integrum erscheinende Heilung eintreten konnte.

Wesentlich längerer Zeit bei gleich gutem klinischen Verlauf bedurfte die Rückbildung des Röntgenbefundes eines Patienten mit subakuter Miliartuberkulose.

2. Der 1931 geborene H. L. fühlte sich Anfang 1949 schlapp, hatte trockenen Husten und Nachtschweiße. Ende V wurde eine Röntgenaufnahme veranlaßt. Diese ergab eine Durchsetzung beider Lungen mit zahllosen kleinen Herden, die nur an einzelnen Stellen als etwa hirsekorngroß zu erkennen sind, sonst aber, besonders in den Spitzen und rechts lateral, in größeren weichen Schatten untergehen. Keines auch der kleinen Herdchen ist gegen die Umgebung wirklich scharf abgesetzt, viele zeigen aber einen zentralen ziemlich harten Kern. Bei der Aufnahme bestanden bei gering reduziertem E- und KZ subfebrile Temperaturen, eine BKS von 37/75, im Blutbild Leukozytose und Linksverschiebung. Sputum TB pos (G III), Menge 10 ccm. VK 2300. Die Röntgenaufnahme (Abb. 60) deckte sich weitgehend mit der oben beschriebenen. Nach 4 Wochen, während derer die Therapie nur in strenger Bettruhe bestand bei dauernd intermittierendem Fieber bis über 38°, wurde die Streptomycinbehandlung mit 2× tgl. 0,5 g begonnen. Die Temperatur wurde schnell subfebril. Bereits am Ende des 2. Monats waren die Ergebnisse der verschiedenen Blutuntersuchungen normal. Auch Tuberkelbakterien konnten in der 2. Hälfte nicht mehr nachgewiesen werden. Der erste Röntgenfilm nach 4 Wochen zeigte die kleinen Herde wieder größer und weicher, erst nach 3 Monaten waren die Herde etwas kleiner und härter. Am Ende der Behandlung, nach 4 Monaten, war eine wesentliche Rückbildung nicht zu verkennen, vor allem waren die Herdchen jetzt alle scharf gegen die Umgebung abgesetzt. Der Film hält jedoch nicht im geringsten einen Vergleich mit dem entsprechenden des erstgenannten Kranken aus. Bei inzwischen auch normal gewordener Temperatur wurde die weitere Behandlung mit Conteben und später mit PAS durchgeführt bis IV/50. Der bei der Entlassung angefertigte Film zeigt harte streifig-fleckige Verdichtungen in beiden Spitzen, im übrigen die feine Tüpfelung und Netzzeichnung, Außerdem ist noch immer eine Verbreiterung des oberen Mediastinums zu sehen, wo anfangs deutlich Drüsentumoren saßen. Auffallend ist auf jeden Fall eine gewisse Helligkeit der Lunge, die für Emphysem spricht. Eine weitere Kontrolle nach 10 Monaten (V/51) zeigt die Netzzeichnung kaum noch sichtbar. Die Helligkeit der Lungen hat dagegen fast noch zugenommen. Das Mediastinum ist jetzt normal breit. Auffallend ist, daß der Patient nicht die geringste Dyspnoe zeigt, obwohl er Oberschenkelamputierter ist und an Armstützen geht. Auch VII/52 unverändertes Wohlbefinden.

Wenn man die beiden Fälle zu Beginn der Streptomycinbehandlung miteinander vergleicht, so ist im ersten Fall das Milium von gleichmäßiger Dichte und geht unscharf in die Umgebung über, im zweiten ist der Einzelherd dagegen größer und zeigt in vielen Fällen einen sehr dichten zentralen Kern. Wir haben es hier also offensichtlich mit einer älteren, primär subakut oder chronisch verlaufenden Miliartuberkulose zu tun, die einen neuen exsudativen Schub kurz vor der Aufnahme erlitt. Die Angaben der Vorgeschichte stimmen damit gut überein. Die nach den ersten 4 Wochen sichtbare Vergrößerung und noch größere Weichheit der Herde haben wir zuweilen auch in anderen Fällen im Anfang einer Streptomycinbehandlung beobachtet, und zwar nicht nur bei Miliartuberkulose. Die Erscheinung wurde bereits von de Lavergne (138) bei der Miliartuberkulose beobachtet. Er warf dabei die Frage auf, ob es sich nicht um ein der Herxheimerschen Reaktion analogos Phänomen handeln könne. Wir haben klinisch niemals eine Stütze für diese Hypothese gesehen, glauben vielmehr, daß die entzündlichen Vorgänge trotz der Bakteriostase einfach noch eine Zeitlang weiterlaufen.

Typisch ist, daß die Rückbildung im zweiten Fall sehr viel länger dauerte und mit einem einwandfreien Emphysem abheilte. Wahrscheinlich war bereits bei Beginn der Behandlung soviel spezifisches Granulationsgewebe vorhanden, daß die Heilung nur noch mit Defekt erfolgen konnte. Daß Erscheinungen der Atmungsinsuffizienz

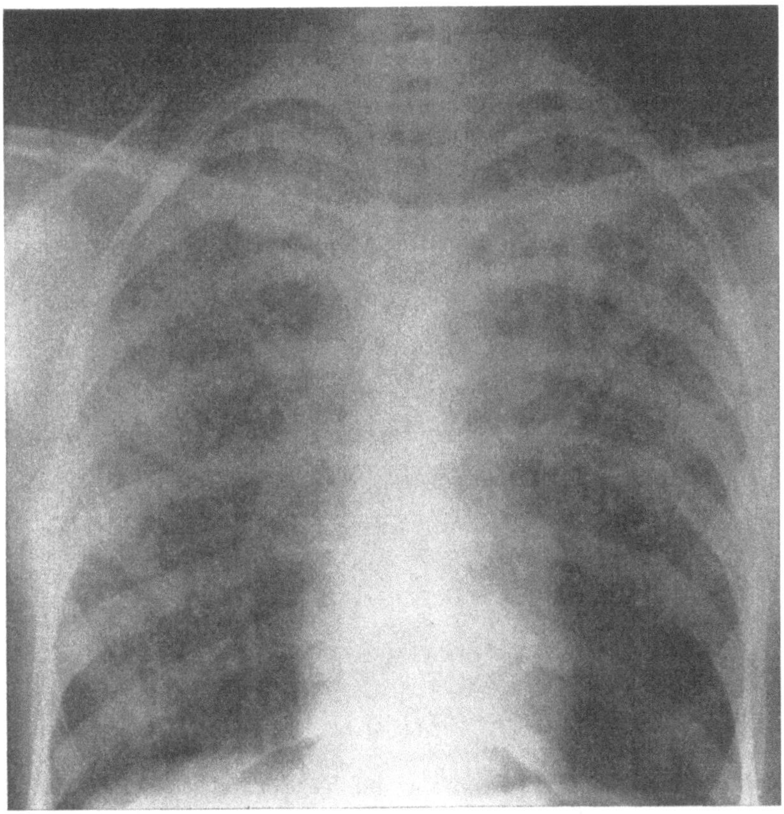

Abb. 60

vorläufig fehlen, will nichts besagen bei dem sportlich trainierten jungen Mann mit bisher völlig normalen Herz- und Kreislaufverhältnissen. Hier können nur langjährige Nachbeobachtungen von Menschen mit geheilter Miliartuberkulose uns aufklären.

Welche Komplikationen können den Erfolg der Streptomycinbehandlung bei der Miliartuberkulose beeinträchtigen? Da ist zunächst das Überwuchern einer Streptomycin-resistenten Bakterienpopulation wie in unserem Fall R. G.

Das 1931 geborene Mädchen wurde VI/48 mit einer schwersten hochfieberhaften generalisierten Miliartuberkulose bei uns eingeliefert, nachdem sie X/47 rechts eine Pleuritis exsudativa durchgemacht hatte. Der Rachenring, Pharynx und Larynx zeigten schwersten kleinulzerösen Befall. Das Röntgenbild zeigte eine etwas ältere Miliartuberkulose. Die Streptomycinbehandlung, die sich über 4 Monate mit insgesamt 232 g hinzog (meist 2 g tgl.) brachte zunächst ein

Absinken der Temperatur mit auffallender Besserung des Allgemeinzustandes, äußerliche Abheilung der Schleimhauttuberkulose und Rückgang der Miliartuberkulose im Röntgenbild in der üblichen Weise. Zu Beginn des 4. Monats erneut Ansteigen der Temperatur und Rückfall der Schleimhauttuberkulose in den alten Zustand. Dazu kamen Zeichen einer Darmtuberkulose mit Ileozoekaltumor. Der Tod erfolgte 14 Tage später an einer eitrigen Peritonitis nach Darmperforation. Die bei der Sektion aus den Leichenorganen gezüchteten Tuberkelbakterien zeigten ein Wachstum noch bei 5000 γ Str./ccm. Eine Prüfung bei Beginn der Behandlung war uns noch nicht möglich. Angesichts des guten Ansprechens im Beginn ist aber mit Sicherheit eine normale Sensibilität bei Beginn der Behandlung anzunehmen.

Die Lunge hatte den neuen Schub nicht mitgemacht. Sie zeigte kurz vor dem Tode das bekannte netzförmig getüpfelte Bild. Bei der Sektion fanden wir ein starkes Emphysem, das kranial großbullös war.

Die Abb. 61 zeigt den rechten Oberlappen in einem Frontalschnitt aufgeklappt. Abb. 62 zeigt einen histologischen Schnitt bei 7facher Vergrößerung, Abb. 63 eines der kleinen, reichlich mit Kohlepigment beladenen Knötchen bei 63facher Vergrößerung. Es enthält zahlreiche Epitheloideellen und Lymphozyten. Bindegewebig abgekapselte Nekrosen waren stellenweise noch zu zrkennen.

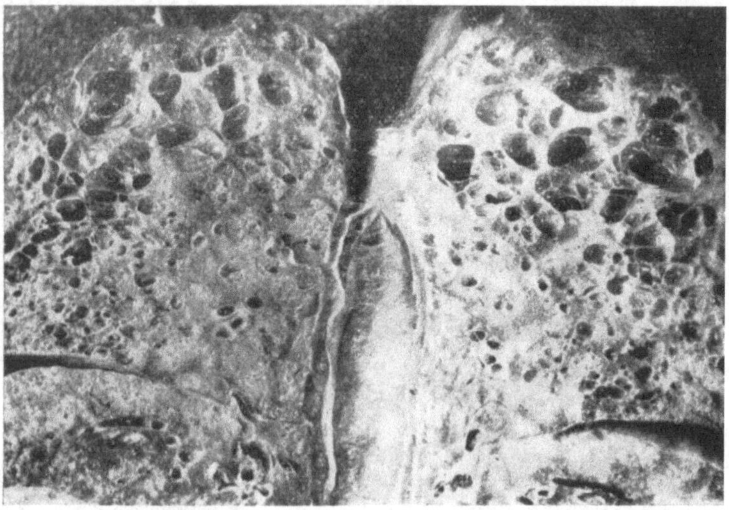

Abb. 61

An dem tödlichen Ausgang dieses Falles infolge Eintretens einer bakteriellen Resistenz ist nicht zu zweifeln. Daß die Lunge die Exazerbation nicht mitmacht, ist nicht außergewöhnlich, sondern bei unseren Todesfällen an Meningitis die Regel gewesen. Die narbige Umwandlung der Miliartuberkulose scheint in den Lungen demnach von einem bestimmten Grad an gegenüber Exazerbationen im Bereich der alten Herde einigermaßen sicher zu sein.

Eine zweite wichtige Komplikation ist der Befall besonders lebenswichtiger Organe. Hierbei steht an erster Stelle die Meningitis bzw. Meningoencephalitis tuberculosa, die bereits in unserem anderen Beitrag eingehend besprochen wurde. Von Bedeutung scheint aber auch der Befall des Herzmuskels zu sein, der zwar selten ist, aber dann um so schwerwiegender, da dem rechten Herzen durch die Miliartuberkulose der Lungen und ihre Abheilung eine wesentlich größere Arbeit zugemutet wird. Den zweiten Todesfall unter 13 Miliariskranken ohne Meningitis können wir auf diese Komplikation zurückführen.

Bei der 1901 geborenen E. B. wurde VII/49 auf einer wegen allgemeiner Schwäche angefertigten Röntgenaufnahme eine Miliartuberkulose beider Lungen entdeckt. Die Krankheit verlief ausgesprochen chronisch und ohne Fieber. Die Einweisung erfolgte lediglich wegen zunehmender Atemnot. Ab III/50, als die Temperatur anstieg, erfolgte Streptomycinbehandlung. Auffallend war bereits auf den Filmen vor der stationären Behandlung die Schlaffheit des Herzens, die bei uns noch zunahm. Von der 7. Woche der Streptomycinbehandlung ab hatte die Patientin eine

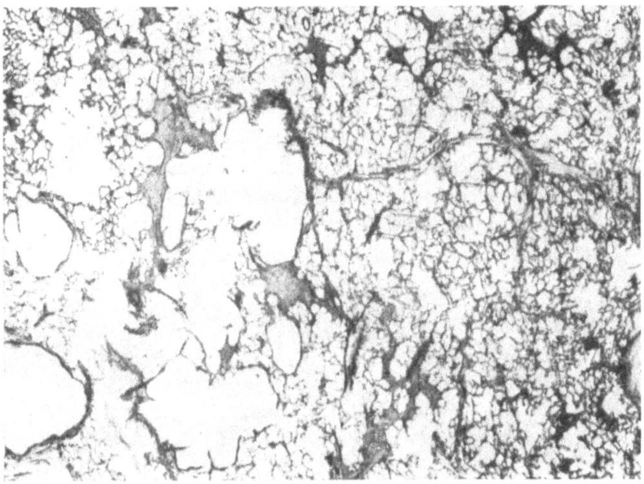

Abb. 62

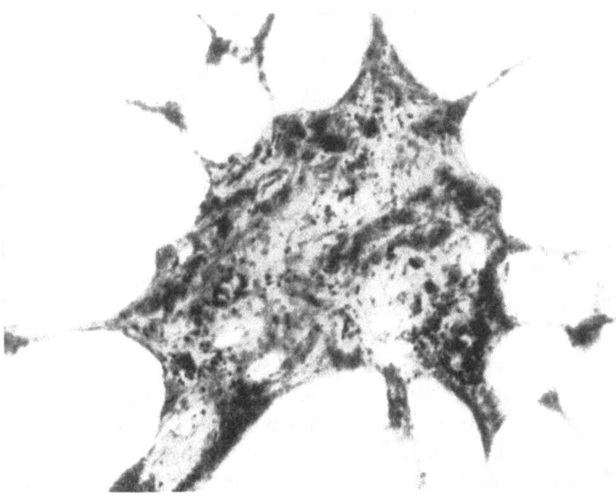

Abb. 63

auffällige Tachykardie und zunehmende Zyanose. In der 3. Behandlungswoche hatte das EKG, das in der Extremitätenableitung lediglich den Indifferenztyp ergab, ein spitz negatives T in V_1 und ein abgeflachtes T in V_2 gezeigt. Der Tod erfolgte in der 8. Behandlungswoche an Kreislaufversagen bei sinkender Temperatur und bereits deutlicher, allerdings noch grober netzförmiger Tüpfelung des Röntgenbildes. Ein 4 Tage vor dem Tode auftretender rechtsseitiger Spontanpneumothorax ergab eine deutliche Starre der Lunge mit ausgesprochen schlechter Kollapstendenz. Die Sektion (Dr. H. Gerhartz) ergab u. a. eine exzentrische Hypertrophie der rechten Herzkammer, starke Trübung und Erschlaffung des Myokards. Histologisch: deutliche Fragmentation, geringe diffuse Kernvermehrung des Interstitium. Stellenweise kleine interstitielle knötchenartige Nekrosen mit geringem Epitheloidsaum und diffuser lymphozytärer Durchsetzung. Die Lungen zeigten innerhalb des emphysematösen alveolären Netzwerkes zahlreiche Knötchen, die sehr reichlich neu gebildetes, teilweise hyalinisiertes Bindegewebe enthielten. Nur stellenweise zentrale Verkäsungen, die bindegewebig abgekapselt waren. Die Epitheloidzellen traten demgegenüber zurück (Abb. 64).

Bei dieser Kranken, deren Tod zweifellos auf das Versagen des spezifisch entzündeten Herzens zurückgeführt werden muß, war nach nur 8-wöchiger Behandlung mit Streptomycin eine völlige produktive Umwandlung oder gar Vernarbung der Miliartuberkulose noch nicht erfolgt, wie die zentralen Verkäsungen in den Knötchen zeigen.

Bei der Miliartuberkulose der Lungen sieht man nach allem besonders deutlich, wie sehr die Wirkung des Streptomycins von der Größe des entstandenen Herdes abhängt. Dieser ist aber entsprechend der Allergielage (auch unsere Kranken wiesen

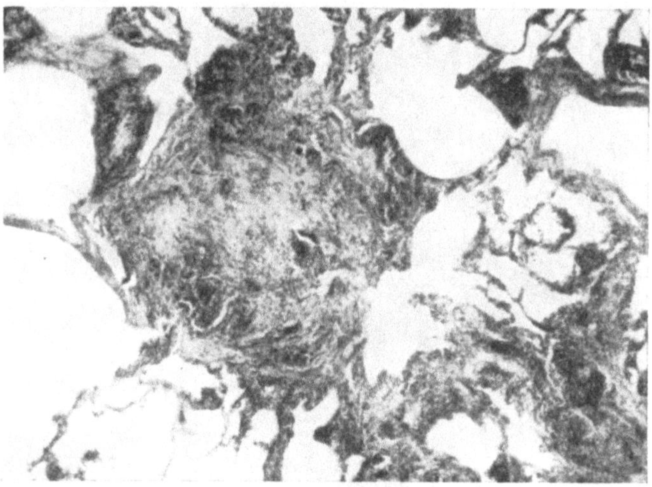

Abb. 64

mit einer Ausnahme Reizschwellen um 10^{-1} auf) zunächst sehr klein. Gelingt die Diagnose sehr frühzeitig zu einem Zeitpunkt, wo man noch das Überwiegen der exsudativen Phase annehmen muß, so sieht man eine klinisch völlige Rückbildung. Je später jedoch die Streptomycinbehandlung beginnt, dann wenn die produktive Phase überwiegt und unspezifische Vernarbungsvorgänge bereits sich entwickeln, desto häufiger muß man klinisch mit einer Defektheilung rechnen, die besonders im Emphysem zum Ausdruck kommt. Dieser Ausgang ist besonders folgenschwer, wenn an umschriebener Stelle vor Beginn der Streptomycinbehandlung durch Konfluktion und Verkäsung Kavernen entstanden sind. Diese zeigen dann, wie wir mehrfach sehen konnten, ausgesprochen schlechte Kollapsneigung infolge des sie umgebenden starren und emphysematösen Lungengewebes. Hier ist, wenn überhaupt, der Dauerkollaps den temporären Kollapsmaßnahmen vorzuziehen.

Die organbeschränkte, vorwiegend bronchogene Lungentuberkulose

Bei der Besprechung der vorwiegend bronchogenen Tuberkuloseformen sei es uns gestattet, kurz auf das sog. Frühinfiltrat als häufigen Beginn der organbeschränkten Lungentuberkulose einzugehen. Bis vor gar nicht langer Zeit wurde von vielen als die Therapia optima dieses Infiltrates, sofern es sich anamnestisch als frisch aufgetreten sichern ließ, der Pneumothorax angelegt. Wir sind nie entsprechend vorgegangen angesichts der Neigung vieler Infiltrate zur spontanen Rückbildung und der zahlreichen Komplikationen, mit denen der Pneumothorax belastet ist. Wir haben uns vielmehr immer abwartend verhalten, nach Möglichkeit unter strenger Bettruhebehandlung. Man muß sich jedoch darüber im klaren sein, daß es sich in jedem Fall um einen frischen Schub handelt, mag es sich nun um ein echtes exogenes Superinfektionsinfiltrat handeln oder um einen der hämatogenen eigentlichen Rundherde, wie sie von Felix Fleischner wohl als erstem beschrieben worden sind, und ferner, daß der exsudative und damit rückbildungsfähige Anteil dieses Herdes noch um so mehr überwiegen wird, je frischer er ist. Wir gehen daher so vor, daß wir die Bettruhebehandlung durch PAS und Conteben unterstützen. Streptomycin haben wir dagegen, aus Furcht vor dem Entstehen einer bakteriellen Resistenz, nie angewandt. Ein frisches, unter unseren Augen einschmelzendes Frühinfiltrat haben wir seit Einführung des Streptomycins bei uns vor 4 Jahren nicht gesehen. Ein älteres ist in der Reihe der überlang behandelten Fälle auf Seite 189 besprochen. Der Verlauf eines zweiten ebenfalls älteren sei hier geschildert.

Bei der 1925 geborenen H. S. ergab eine Röntgenuntersuchung im Jahre 1947 keinen krankhaften Befund. Seit IX/49 häufig Übelkeit, zuweilen Erbrechen. XII trat Husten dazu. Eine Röntgenaufnahme deckte ein infraklavikulär gelegenes, zerfallendes Infiltrat des rechten Oberlappens auf, im Auswurf waren Tuberkelbakterien. II/50 Aufnahme bei uns. Da das Mädchen fieberfrei war und eine normale Blutsenkung hatte, legten wir sofort einen Pneumothorax an und gaben Conteben. Die Lunge löste sich allseits gut ab. Wegen völligen Appetitverlustes trotz einer Dosis von nur 0,075 tgl. mußte das Conteben nach 58 Tagen abgesetzt werden. Das Cavum war jetzt deutlicher als vorher zu erkennen, die Senkung auf 21/53 angestiegen. Nach einer Umstellung auf PAS (12 g Natr. PAS tgl.) trat zwar wieder eine Normalisierung der Senkung ein, röntgenologisch war jedoch nicht der geringste Rückgang zu erkennen, die Kaverne war vielmehr deutlicher denn je und kugelrund, so daß wir an eine Spannungskaverne auf Grund eines Ventilmechanismus im Bronchus dachten. Die gut gelungene Bronchographie mit Perabrodil viskös zeigte jedoch unveränderte Bronchen. Die Thorakoskopie bestätigte den kompletten Pneumothorax. Sie zeigte aber zugleich eindeutig, daß die Kaverne unmittelbar im ventrobasalen Winkel des anterioren Oberlappensegmentes lag und sich geradezu halbkugelförmig über das Niveau des übrigen Lappens emporhob. Bei jeder Exspiration wölbte sie sich vor, während sie bei der Inspiration wieder flacher wurde. Es war also klar, daß der Kollaps wegen des maximal exzentrischen Sitzes der Kaverne geradezu blähend auf diese wirkte. Trotzdem unterhielten wir den Pneu. zunächst weiter, um zu sehen, ob Streptomycin unter diesen ungünstigen mechanischen Bedingungen eine Wirkung haben würde. 35 Tage 1,0 g Streptomycin führte zu keiner Veränderung des Röntgenbildes, Bakterien wurden weiter ausgeschieden. Klinisch verschlechterte sich der Zustand sogar, indem starker Schwindel und Übelkeit auftrat mit nachweisbarer Reizung des Vestibularis. Die Medikation wurde daher abgebrochen. Der Pneu wurde noch 3 Monate weiter nachgefüllt. Erst 2 Monate nach der letzten Nachfüllung, als sich die Lunge angelegt hatte, zeigte die Kaverne zum erstenmal eine deutliche Verkleinerung.

Bei einem zerfallenden Frühinfiltrat mit Umgebungsstreuung bei völlig exzentrischem Sitz im ventrobasalen Winkel des anterioren Oberlappensegmentes rechts ohne nachweisbare Veränderung der Bronchuswände wirkt der Pneumothorax offensichtlich blähend auf die Kaverne. Conteben und danach PAS zeigen keine Wirkung. Auch eine 35tägige Streptomycinbehandlung mit 1,0 g täglich 11 Monate nach Entdeckung der Einschmelzung bleibt ohne Einfluß. Erst 3 Monate später, nachdem der Pneu aufgelassen ist, setzt eine Verkleinerung der Kaverne ein. Der Fall unterstreicht die Bedeutung rein mechanischer Faktoren für die Behandlung der Kavernen.

An die aus dem eingeschmolzenen Frühinfiltrat entstandene Kaverne als der ersten Quelle bronchogener Herde sei eine Besprechung der bronchogenen Streuung selbst angeschlossen. Auch hier ist ganz offensichtlich für die Wirkung des Streptomycins das Alter der Streuherde von Bedeutung und die Menge infektiösen Materials, das am Erfolgsort der Streuung anlangt.

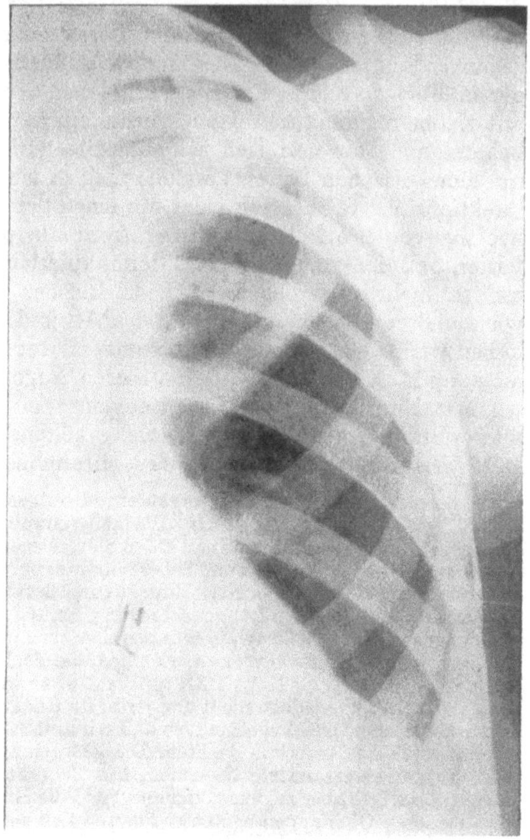

Abb. 65a

Die 1927 geborene E. E. erkrankte IX/47 an einem einschmelzenden Infiltrat der linken Seite mit Streuung nach rechts. X/47 Pneu links, I/48 rechts. II/48 Pleuritis exsudativa links, in deren Verlauf sich die Lunge X/48 anlegte. X/48—II/49 Heilstättenkur. Sputum immer negativ, arbeitsfähig entlassen. Seit I/50 Husten und Auswurf, seit III Fieber. 1. VIII. 50 Einweisung zu uns, da in der linken Spitze eine kirschgroße Kaverne festgestellt wurde. Der im ganzen geschrumpfte linke Oberlappen zeigte eine homogene dichte Verschattung des apikoposterioren Segments mit kirschgroßer Aufhellung, während das anteriore Segment ganz zartfleckig getrübt war. Der Unterlappen war bis auf eine von der alten Pleuritis herrührende basale Schwarte frei (Abb. 65a). Im spärlichen Sputum fanden sich massenhaft Tuberkelbakterien. Die Behandlung des Mädchens fiel in eine Zeit, in der wir nach Einführung der wasserlöslichen viskösen Kontrastmittel in die Bronchographie untersuchten, ob diese bei Vorliegen einer offenen Lungentuberkulose jetzt gefahrloser sei als zur Zeit der öligen Vehikel. Während der Bronchographie floß ein Teil des Kontrastmittels in den Unterlappen. Nach Beendigung des Eingriffs wurde durch Lagerung und kräftige Expektoration für gute Reinigung gesorgt. Trotzdem stieg bereits am Nachmittag die Temperatur auf 39,2°, und es bildete sich eine Verschattung des linken Unterlappens aus, wie die Abb. 65b sie darstellt. Die Leukozyten stiegen von 10000 auf 15000 an, die Lymphozyten fielen von 22 auf 7% ab, während die Änderung der Stabkernigkeit von 9 auf 12% noch im Rahmen der Untersuchungsfehler blieb. Wir gaben sofort 2× tgl. 0,5 Streptomycin, vom 8. Tage nach der Bronchographie ab zusätzlich 14 g Natr. PAS oral. Das Fieber blieb kontinuierlich zwischen 38° und 39° und fiel erst nach 11 Tagen lytisch wieder auf 37°. Von diesem Tage an wurde nur noch 1× tgl. 0,5 g Streptomycin gespritzt. Die Rückbildung der weichen Schatten ging langsamer vor sich und war erst etwa nach 6 Wochen beendet. Um dieselbe Zeit war die Leukozytenzahl auf 9000 zurückgegangen bei 2% Stabkernigen und 34 Lymphozyten. Nach 60 Tagen wurde das Streptomycin abgesetzt bei Fortsetzung der PAS-Therapie. Auch der Oberlappenbefund besserte sich erheblich. Abb. 65c zeigt einen Film vom I/51. Der Unterlappen ist praktisch wie bei der Einlieferung, der Oberlappen, besonders das apikoposteriore Segment, ist derart geschrumpft, daß auch bei der Schichtung nur noch kleinste Hohlräume zu erkennen waren. Entsprechend konnten bereits seit X/50, auch mit dem Kulturverfahren, keine Tuberkelbakterien mehr nachgewiesen werden. Eine Kontrolle VII/52 ergab eine noch weitere Schrumpfung. Pat. fühlt sich ausgezeichnet. Sie hat geheiratet und ist berufstätig.

Wir haben also ein Ereignis vor uns, das geradezu als ein unbeabsichtigtes Experiment betrachtet werden kann. Bei einem jungen Mädchen mit akut verkäsender und erweichender Oberlappentuberkulose bei entsprechend hyperergischer Reaktionsbereitschaft kommt es durch eine Bronchographie mit wasserlöslichem Kontrastmittel zu einer Aussaat in den Unterlappen, die bereits innerhalb der ersten 12 Stunden zu einer massiven Infiltration führt. Der Vorgang erinnert unwillkürlich an die entsprechenden Tierexperimente, die Philipp Schwartz (212) in seiner Mono-

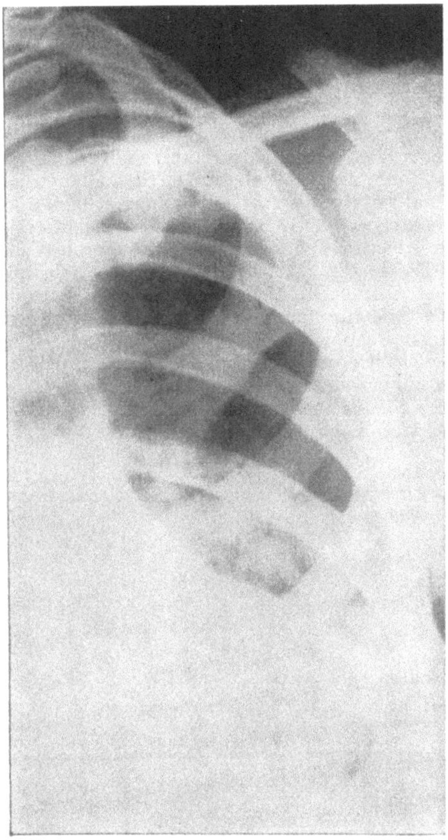

Abb. 65b

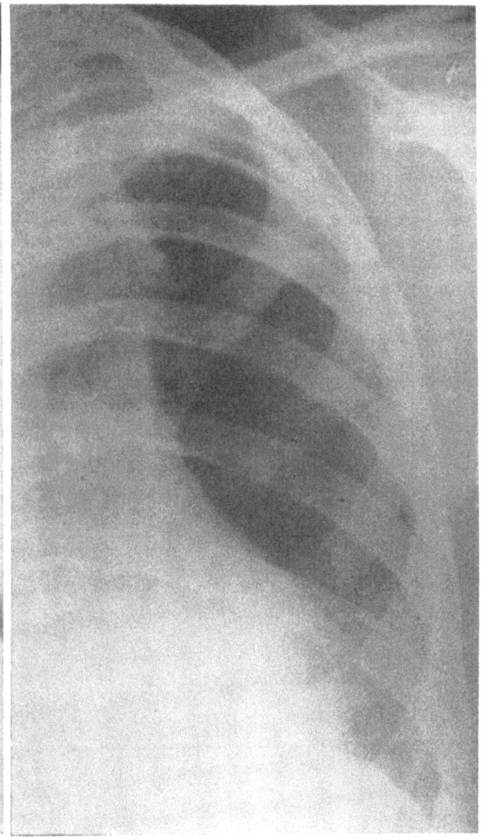

Abb. 65c

graphie „Empfindlichkeit und Schwindsucht“ dargestellt hat. Sofortige Behandlung mit Streptomycin, 11 Tage lang 1 g pro die, dann 0,5 g pro die kombiniert mit 14 g Natr. PAS für weitere 49 Tage, bewirken in 6 Wochen nicht nur eine Resorption der Unterlappeninfiltrationen, sondern auch eine solche Schrumpfung des Oberlappens, daß die Kaverne nicht mehr sicher darzustellen ist und ab der 9. Woche nach dem Unglücksfall auch keine Tuberkelbakterien mehr nachgewiesen werden können. Die Möglichkeit einer Spontanremission, wie sie nach Lungenblutungen nicht selten beobachtet wird, kann nicht bestritten werden. Auf der anderen Seite darf man aber nicht übersehen, daß sich die Patientin in der hyperergischen Reaktionslage eines frischen Schubes befand und mit dem Sputum massenhaft Tuberkelbakterien ausschied.

Noch deutlicher zeigt sich die Abhängigkeit der Streptomycinwirkung vom Alter der Herde bei der nächsten Kranken, die zweimal mit Streptomycin behandelt wurde in völlig verschiedenen Phasen ihrer Krankheit:

Die 1931 geborene H. K. machte V/48 eine Pleuritis exsudativa durch. Ab XII/48 Husten und allgemeine Schwäche, doch wurde erst V/49 eine Röntgenuntersuchung vorgenommen. Es fand sich eine doppelseitige kleinherdige Spitzentuberkulose, bei der es links zu einem Infiltrat mit Einschmelzung und dichter bronchogener Streuung über den ganzen Oberlappen bis hinein in die Lingula gekommen war. Die zunächst in einem anderen Krankenhaus untergebrachte Pat. wurde sofort mit Conteben behandelt, das wir nach der Verlegung zu uns im IX/49 auch weitergaben bis II/50, wo wir von Conteben auf PAS umstellten. Klinisch und röntgenologisch verschwanden die Zeichen der exsudativen Tuberkulose, und ab III/50 konnten auch keine Bakterien mehr gefunden werden. Vom 1. VIII.—18. X. 50 erhielt die Patientin täglich 0,5 g Streptomycin, zusammen mit PAS. Veränderungen im Röntgenbild traten dabei so gut wie gar nicht auf, jedenfalls nicht mehr, als bei natürlichem Ablauf der Tuberkulose ohne Chemotherapeutika auch eingetreten wären. Es blieb das Bild der älteren Streuungstuberkulose von zweifellos überwiegend produktivem Charakter. Aus einem wenige Tage dauernden Weihnachtsurlaub kam die Patientin mit Fieber zurück, das in wenigen Tagen von 38° auf 40° stieg. Über der linken Spitze hörte man feuchtes Rasseln, die vorher schon lange um Normalwerte schwankende Senkung schnellte auf 67/95, und im Auswurf erschienen wieder Tuberkelbakterien. Das Röntgenbild zeigte weichfleckig-wolkige Verdichtungen der linken Spitze, die in wenigen Tagen zu einer kirschgroßen und mehreren kleineren Kavernen führte. Die vom 15. II.—22. III. 51 erneut mit täglich 1,0 g durchgeführte Streptomycinbehandlung hatte einen schlagenden Erfolg, der am besten aus der Abb. 66 abgelesen werden kann. Die dargestellten Schichtaufnahmen zeigen in a den Ruhezustand Ende XI/50, in b den Höhepunkt des frischen Schubes bei Beginn der Streptomycinkur Mitte II, in c den Zustand Mitte III am Ende der Streptomycinkur. VI/51, nach weiteren 2 Monaten, sind die Kavernen nur noch angedeutet zu erkennen bei wieder scharf abgegrenzten Herden. Bakterien konnten nur noch einmal mittels Kultur nachgewiesen werden. Die Senkung ging auf normale Werte zurück, ein neuer Schub trat nicht mehr auf.

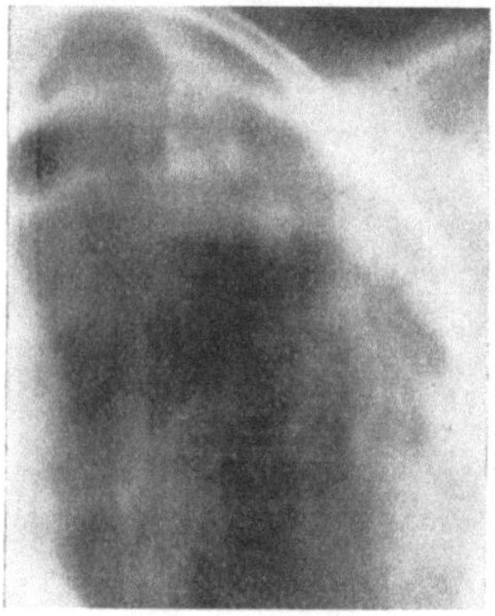

Abb. 66a

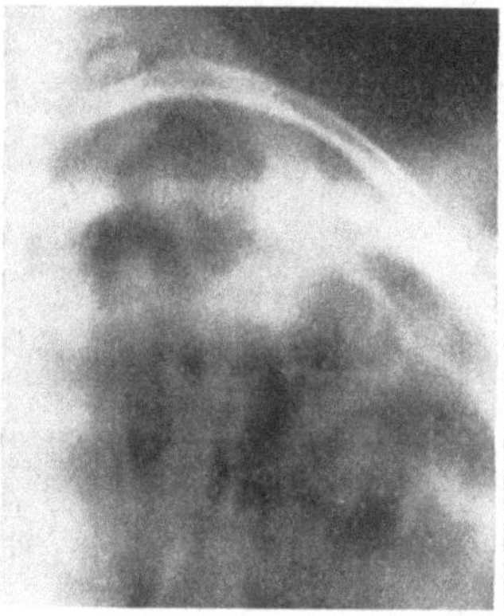

Abb. 66b

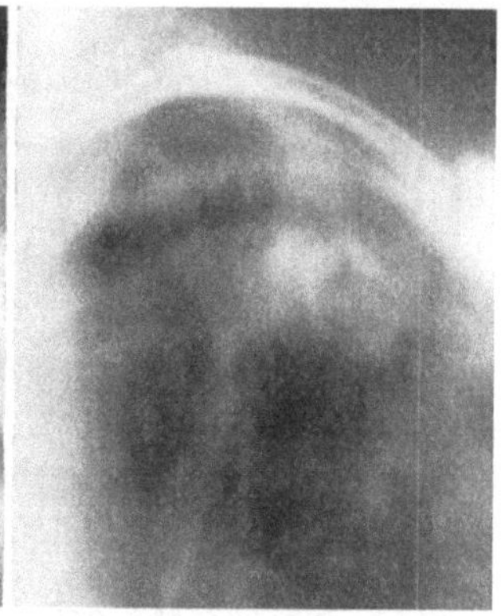

Abb. 66c

Der Fall zeigt besonders einprägsam, wie eine 80tägige Streptomycinbehandlung mit insgesamt 40 g auf eine produktive Streuungstuberkulose, bei der alle Zeichen eines frischen Schubes längst abgeklungen sind, praktisch ohne Wirkung bleibt, wie aber bei derselben Kranken 6 Wochen später ein ganz frischer Schub, der zu rasanter Verkäsung und Erweichung führt, durch eine 4wöchige Kur mit 28 g sofort aufgefangen und in die produktive Phase überführt wird. Die einsetzende narbige Schrumpfung ist so stark, daß nach weiteren 2 Monaten die frisch entstandenen Kavernen kaum noch zu erkennen sind. Es muß als Glück bezeichnet werden, daß die erste, 11wöchige Streptomycinkur nicht zu einer bakteriellen Resistenz geführt hat, andernfalls wäre der Erfolg der zweiten Kur nicht zu erreichen gewesen. Denn ohne an dieser Stelle näher auf die Frage einzugehen, ob die gegen die Tuberkulose angewandten Chemotherapeutika noch andere als bakteriostatische Wirkungen haben, vertreten wir doch die Anschauung, daß die Sensibilität der Bakterienpopulation eine Voraussetzung ist, ohne die man keinen Erfolg erzielen kann. Wir konnten jedenfalls bis jetzt eine mit einiger Wahrscheinlichkeit auf Streptomycin zurückzuführende Besserung bei sicherer bakteriologischer Resistenz nicht beobachten. Leider sind unsere beiden einzigen Fälle von primärer Resistenz der Sputumkeime nicht auszuwerten, da sie bereits vor Eintreffen des Resultats kombiniert mit Streptomycin und PAS behandelt worden waren. Der Beweis läßt sich jedoch immer an denjenigen Kranken führen, bei denen unter einer Streptomycinbehandlung eine bakterielle Resistenz entsteht und dann ein noch nicht abgeklungener Schub wieder aufflackert oder ein neuer Schub auf eine zweite Kur nicht mehr anspricht. Besonders das Verhalten der Temperatur ist hier ein einfacher, aber sehr zuverlässiger Wegweiser. Fällt das Fieber nicht bald, spätestens am Ende des ersten Monats, auf subfebrile Werte ab, so ist der Fall auf bakterielle Resistenz sehr verdächtig. Einen derartigen Fall konnten wir bereits auf S. 197 unter den Miliartuberkulosen anführen. Folgende, sehr verkürzt dargestellte Krankengeschichte muß als Beispiel für die organbeschränkte Lungentuberkulose dienen:

Die 1907 geborene U. U. ließ sich wegen mangelnden Wohlbefindens 1943 untersuchen. Dabei wurde eine geringfügige Tuberkulose des linken Oberlappens entdeckt, die stationär zu sein schien und auch während der nächsten Jahre keiner Anstaltsbehandlung bedurfte. 1946 bei schwerer körperlicher Arbeit und 3 prophylaktischen Friedmann-Spritzen unverändertes Wohlbefinden. III/48 feuchte Rippenfellentzündung links. Während der Anstaltsbehandlung Nachweis einer pneumonischen Verdichtung an der Basis des linken Unterlappens mit Bakterienausscheidung. Nach der deswegen vorgenommenen Phrenikusquetschung schnelle Progredienz bei hohem Fieber. Die linke Lunge schmolz unter mehreren Blutstürzen rasant ein. Nach der VIII/48 erfolgten Verlegung zu uns erhielt die hochfieberhafte Patientin sofort täglich 2 × 0,5 g Streptomycin, das in 14 Tagen einen Abfall des Fiebers auf normale bis subfebrile Temperaturen bewirkte. Nach 26 Tagen ging das Streptomycin, das sich die Patientin selbst besorgt hatte, zu Ende (uns selbst stand damals für die Behandlung der Lungentuberkulose noch kein Streptomycin zur Verfügung). 11 Tage später begann die Temperatur wieder anzusteigen. Erst I/49 konnte wieder Streptomycin gegeben werden, täglich 0,5 g. Wenige Tage genügten, um die Temperatur wieder auf normale bis subfebrile Werte zu bringen, und zwar ohne Pyramidon, das in der ganzen Zwischenzeit nicht hatte abgesetzt werden können. Da die käsige Pneumonie der linken Lunge aber immer weiter einschmolz, wurde versucht, zusätzlich PAS-Granulat zu geben, das die Patientin aus Schweden bekommen hatte. Es blieb jedoch bei einem zweimaligen Versuch von jeweils 3—4 Wochen, da die Patientin jedesmal mit Leberschwellung, Fettstühlen und beginnendem Ikterus reagierte. Ab V/49 wurde die Streptomycindosis wieder auf 1,0 g pro die gesteigert und ab Mitte V Conteben dazu gegeben, das uns inzwischen zugänglich geworden war. Als Conteben sich als gut verträglich erwiesen hatte, setzten wir das Streptomycin Mitte VI ab mit dem Erfolg, daß nach bereits 10 Tagen wieder septische Temperaturen vorhanden waren. Auffällig ist, daß bis auf gelegentliche kleine, sehr flüchtige Verschattungen es in der rechten Lunge während der ganzen bisherigen Behandlung nie zu einer dauerhaften und sich ausbreitenden Herdbildung gekommen war. Erst Ende IX, als sich die subjektiven Beschwerden der Kranken erneut verstärkten und auf dem Film zum erstenmal in der rechten Lunge sehr weiche Herde vom Typ der azinös-nodösen Tuberkulose im Bereich des Mittel- und Unterfeldes zeigten, griffen wir nochmals zum Streptomycin. Diesmal blieb der klinische Erfolg aus. 6 Wochen später trat der Tod ein. Die Sektion zeigte neben einer fast völlig zerstörten linken Lunge den rechten Mittel- und Unterlappen sowie die basalen Teile des Oberlappens durchsetzt mit azinös-nodösen, z. T. konfluierenden Herden überwiegend exsudativen Charakters. Das nachträglich eingehende Ergebnis der Sensitivitätsprüfung eines Stammes, der aus Sputum zu Beginn der letzten Streptomycinperiode Ende IX gewonnen war, erklärte diesen Verlauf ausgezeichnet: bereits damals war der Hemmtiter des Streptomycins bis auf 40 γ/ccm angestiegen. 6 Wochen später, aus der Leichenlunge gewonnene Stämme zeigten bereits ein Wachstum noch bei 200 γ/ccm Streptomycin.

Wir haben also eine anfangs foudroyant verlaufende käsige Pneumonie der linken Lunge vor uns, bei der es mit Streptomycin gelingt, rund 12 Monate lang die ohne Streptomycin ständig hochfieberhafte Temperatur auf normale bis subfebrile Werte zu senken und das Entstehen dauerhafter und sich ausbreitender Herde in der rechten Lunge zu vermeiden, während die linke Lunge weiter zerfällt. Erst im 13. Monat, als der Hemmtiter therapeutisch erreichbare Werte überschreitet, geht der Einfluß auf die Temperatur verloren und kommt es zur Bildung bleibender und sich ausbreitender bronchogener Streuherde, bei denen nach dem Tode der Kranken die Armut an produktiven Elementen auffällt.

Aber nicht nur zwischen dem Alter der Streuherde und der Wirkung des Streptomycins ist die Beziehung unverkennbar, auch die Massivität, mit der die Streuung erfolgt, mit anderen Worten die Menge des infektiösen Materials scheint von Bedeutung zu sein. Jedenfalls gewannen wir diesen Eindruck bei den Fällen von Einbruch verkäster Hiluslymphknoten in den Bronchalbaum. Nachdem wir durch die Veröffentlichungen von Ph. Schwartz (213) über dieses Thema in den letzten Jahren darauf achten gelernt haben, konnten wir dieses gefährliche Ereignis, das zu den massivsten Streuungen führen kann, auch bei Erwachsenen zuweilen feststellen. Entsprechend der Lage der Lymphknoten wird meist nur ein Lappen oder gar nur einzelne Segmente betroffen. Es entstehen dann akut lobulär- bis lobärpneumonische Herde mit Tendenz zu schneller Verkäsung und Einschmelzung. Einen Fall konnten wir bereits auf S. 193 bei den postprimären Tuberkulosen schildern. Aber auch bei einem älteren Kranken mit exazerbierter Lymphknotentuberkulose sahen wir dieses Ereignis, das hier geschildert sei, obwohl das ganze Krankheitsgeschehen einen Rückfall in das Stadium der Generalisation darstellt.

Der 1905 geborene J. B., der bei uns III/49 eingeliefert wurde, wies auf einem Film vom IX/48 eine Hilusschwellung rechts auf, die mit Recht als tuberkulöser Lymphknotentumor gedeutet wurde. II/49 trat unter Fieber eine ziemlich homogene Verschattung des rechten Mittellappens auf, in der sich bald eine pflaumengroße Höhle abzeichnete. Wir versuchten zunächst ohne Streptomycin auszukommen, bis Ende V typische Zeichen einer tuberkulösen Meningitis auftraten. Der Patient erhielt dann insgesamt 166 g Streptomycin zeitweise zusammen mit PAS und Conteben. Auf der letzten Aufnahme vom II/50, 2 Monate vor dem Tod an Meningitis, sind im Mittellappen noch mehrere größere bronchopneumonische Herde zu erkennen, bei deutlich verkleinertem Hilus. Die Sektion erwies sie als trocken-käsige Herde, die mit einer reichlich Kohlepigment enthaltenden Kapsel umgeben waren. Eine Kaverne fand sich nicht mehr. Die aus den Herden gezüchteten Bakterien waren noch empfindlich gegen Streptomycin.

Auch hier ist also die schlechte röntgenologische Rückbildung unverkennbar. Die Massivität der Superinfektion bei diesen Einbrüchen in den Bronchus scheint zu derart groben Herden und schneller Verkäsung zu führen, daß ein rechtzeitiges Abfangen mit Streptomycin schwer zu sein scheint. Immerhin bewies die Sektion des an einer Meningitis gestorbenen Patienten, daß eine narbige Abkapselung der verkästen Partien gelungen war.

Beeinflussung von Kavernen

Eine kurze Betrachtung sei noch der Wirkung des Streptomycins auf die Kaverne gewidmet. Sie steht naturgemäß im Vordergrund des Interesses bei allen Kranken, da diese hoffen, mit Hilfe der Chemotherapie die Kollapstherapie vermeiden zu können. Die bisherigen Krankengeschichten haben bereits mannigfaltige Beispiele zu dieser Frage gebracht. Daher möchten wir hier lieber unsere Erfahrungen zusammengefaßt vortragen:

Zweifellos ist das Verschwinden einer Kaverne unter der allgemeinen, d. h. intramuskulären Streptomycinbehandlung möglich. Man kann um so sicherer damit rechnen, je kürzer die Erweichung zurückliegt und je weniger ausgedehnt der ganze Befund ist. Von 79 Kranken mit kavernöser Tuberkulose, die 1—4 Monate lang intramuskulär mit Streptomycin behandelt wurden, gelang der auch tomographisch kontrollierte Kavernenverschluß nur in sieben Fällen, das sind rund 9%. 2 dieser 7 Kranken hatten eine Spitzenkaverne von Kleinapfelgröße, bei den übrigen Kranken war sie kleiner. Bei allen 7 Kranken handelte es sich um frische, relativ schnell entstandene Kavernen. Klinisch ist wichtig, daß alle diese Kranken mit Fieber aufgenommen wurden, physikalisch sichere katarrhalische Geräusche boten und mehr oder weniger reichlich Auswurf hatten. Bei einer der Kranken mit kleinapfelgroßer Kaverne, die in wenigen Wochen inmitten einer frischen pneumonischen, fast das ganze apikoposteriore Segment des linken Oberlappens ausfüllenden Infiltration entstand, lag außerdem ein schwerer dekompensierter Diabetes mellitus vor. Die schnelle Beherrschung der Stoffwechselstörung mag hier zweifellos zu dem guten Erfolg beigetragen haben. Eine endgültige Beurteilung dieser Erfolge, so schön sie auch sein mögen, ist jedoch noch nicht möglich. Keiner der Fälle konnte bisher länger als 2 Jahre nachbeobachtet werden. An eine völlige bindegewebige Umwandlung bzw. Abkapselung ist während dieser Zeit noch nicht zu denken. Daß es überhaupt zu der Kavernenvernichtung kam, liegt sicher daran, daß die frischen Herde noch reichlich exsudative, nicht verkäste und also resorbierbare Bestandteile enthielten und von gesundem Lungengewebe umgeben waren. Entsprechend trat

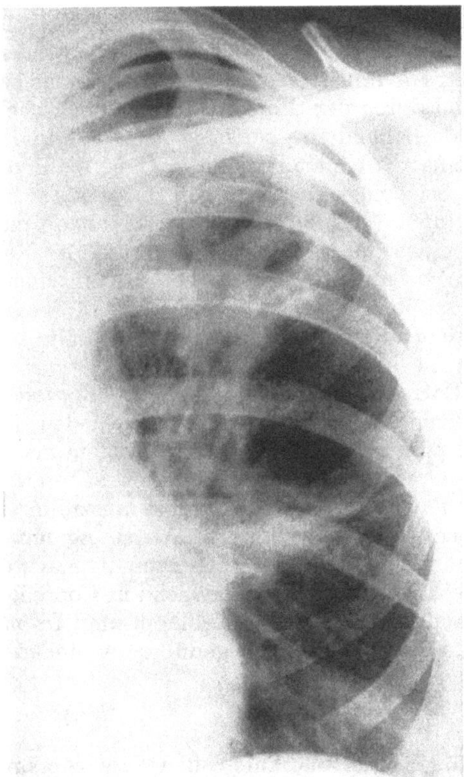

Abb. 67 a

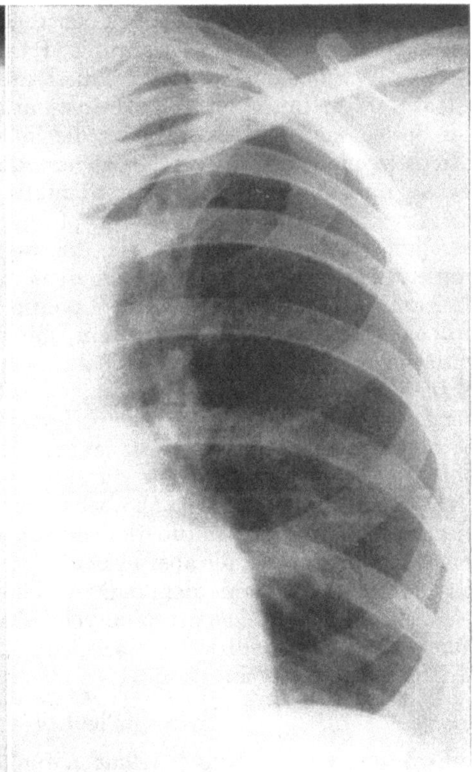

Abb. 67 b

in sämtlichen Fällen deutliche Sedimentation auf die nächst gelegenen Fixpunkte ein in der Art, wie Heckmann (99) es beschrieben hat, also gegen Thoraxwand oder Mediastinum. Als Beispiel mögen die Filme der genannten Diabetikerin in Abb. 67 dienen: a) zeigt die linke Lunge zu Beginn der Streptomycinbehandlung, b) am Ende der 6wöchigen Streptomycinkur mit insgesamt 46,5 g.

Liegen die Kavernen jedoch in einem Gebiet, das in größerem Umfang von einer älteren produktiv-indurativen oder fibrocaseösen Tuberkulose befallen ist, so ist eine solche Rückbildung schon schwerer vorstellbar. Tatsächlich handelt es sich bei unseren 72 Versagern auch durchweg um ältere, mehr chronische Tuberkulosen, bei denen auch die Kavernen bereits länger bekannt waren. Wie sehr die mangelhafte Retraktionsfähigkeit des von vernarbender Tuberkulose befallenen Lungengewebes der Kavernenvernichtung im Wege steht, wurde ja schon bei der Miliartuberkulose gestreift. Diese ist wegen des gleichmäßigen Befalls der ganzen Lunge ein besonders gutes Beispiel.

Bei den Versagern sieht man natürlich Besserungen, die für die weitere Behandlung von größter Bedeutung sein können, wie Verkleinerung der Kaverne, Rückgang der exsudativen Veränderungen, Verminderung der Auswurfmenge bis zum völligen Verschwinden usw. Aber die adäquate Kollapstherapie läßt sich nicht vermeiden. Da aber in allen diesen Fällen nur selten Gefahr im Verzuge ist, kann man versuchen, dasselbe mit PAS oder Conteben oder besser mit beiden Mitteln zugleich zu erreichen, um sich für eine eventuelle Ausbreitung unter der Kollapstherapie das Streptomycin in Reserve zu halten. In der lokalen Behandlung von Kavernen mit Streptomycin besitzen wir nur geringe Erfahrung. Das liegt daran, daß wir keine überzeugenden Erfolge im Sinne eines wirklich dauerhaften Kavernenverschlusses sahen, weder bei intrakavitärer Injektion, bei der Instillation durch den Monaldikatheter noch nach der Speleostomie. An sich scheint die lokale Behandlung zunächst sinnvoll, da die Streptomycinkonzentration im Kaverneninhalt bei intramuskulärer Gabe niedriger ist als im Serum. Wir fanden jedenfalls bei einem Serumspiegel von 4—8 γ im Kaverneninhalt nie über 2 γ Streptomycin/cm^3. Aber selbst die Tamponade mit Streptomycin nach Speleostomie, die zweifellos die intensivste Benetzung der Kavernenwand garantiert, hat von acht so behandelten Fällen keinmal zu einem dauerhaften Verschwinden der Kaverne geführt. Der Verschluß des Drainagebronchus ist das zentrale Problem, mit dem alle diese Methoden ebenso wie die einfache Saugdrainage nach Monaldi sich bis heute abmühen.

Die Tuberkulose des Kehlkopfes und des Darmes, früher diejenigen Komplikationen der Lungentuberkulose, die eigentlich das Schicksal des Phthisikers entschieden, ist bewußt übergangen worden. Sie ist für die praktische Therapie kein Problem mehr, obschon sie theoretisch nichts an Interesse verloren hat. Seit 4 Jahren haben wir nicht mehr die geringste Lokalbehandlung der Kehlkopftuberkulose auszuführen brauchen. Bei der Darmtuberkulose sahen wir gelegentlich eine Abheilung unter leichter Stenosierung, die aber bisher in keinem Fall die Resektion notwendig machte. Es muß dabei betont werden, daß wir diese Erfolge fast ausschließlich mit Conteben und PAS erreichten. Die Streptomycinbehandlung ist u. E. bei Kehlkopf- und Darmtuberkulose nicht indiziert, es sei denn, daß eine Resistenz gegenüber den anderen Mitteln eingetreten ist.

Pleuritis exsudativa

Fanconi und Dolivo (67) haben für die Kindertuberkulose den Satz geprägt, daß die Pleuritis tuberculosa in jedem Alter eine absolute Indikation für das Streptomycin gäbe. Auf Grund unserer praktischen Erfahrungen können wir uns dieser Meinung nicht in ihrem vollen Umfang anschließen. Eine wirklich auffallende Beeinflussung des klinischen Verlaufs einer Pleuritis exsudativa haben wir bei Kindern und bei Erwachsenen nur selten feststellen können. Das war auch eigentlich zu erwarten bei einer Krankheit, bei der zwar der Einbruch kleinster Erregermengen in den Pleuraraum die Voraussetzung, der Grad der Überempfindlichkeit aber der eigentliche Gestaltungsfaktor ist. Wir haben daher die Veränderung der Membranpermeabilität durch Pyramidon im Sinne von Eppinger und die gute Beeinflussung gerade der Pleuritis exsudativa durch die desensibilisierende Tuberkulintherapie, die uns W. Neumann und seine Schule gelehrt hat, keineswegs aufgegeben. Auch die Tatsache, daß die Pleuritis oft die „Visitenkarte" der Tuberkulose darstellt, scheint uns kein ausreichender Grund zu sein, das evtl. Auftreten resistenter Bakterienpopulationen zu riskieren. Erstens erkrankt doch nur höchstens jeder zweite Pleuritiker später an manifester Tuberkulose der Lungen oder anderer Organe, und außerdem wäre noch zu beweisen, ob sich durch die Frühbehandlung der Pleuritis mit Streptomycin die späteren Manifestationen der Tuberkulose tatsächlich verhindern lassen. Dies müßte erst in einem alternierenden Behandlungsversuch festgestellt werden, deren Nachbeobachtungszeit 3—5 Jahre nicht unterschreiten darf. Die Fälle von protrahierter progressiver Durchseuchung, die auch nach einer Chemotherapie einen neuen Schub an anderer Stelle bekommen haben, sprechen nicht gerade dafür, daß der streuende Herd ebenso leicht zu erfassen ist wie viele der Streuungen. Das kommt aber nicht nur bei ausgesprochen protrahierter Durchseuchung, sondern offenbar überhaupt in der postprimären Generalisationsphase vor. Als Beispiel zitieren wir die Krankengeschichte der 1930 geborenen U. E.

Das Mädchen, dessen Tuberkulinallergie nie geprüft war, litt seit XII/48 an allgemeiner Mattigkeit und Unlustgefühlen. IV/49 im Anschluß an ein Erythema nodosum Temperatursteigerung. Der Fürsorgearzt stellte eine Verschattung im linken Unterlappen fest und wies das Mädchen in ein Krankenhaus ein. Von dort wurde sie IX/49 zu uns verlegt. Es handelte sich um eine ziemlich zentral im linken Unterlappen gelegene Primärinfiltrierung mit mäßiger, unscharfer Schwellung des linken Hilus. Die Temperatur war normal. Wir planten bereits Verlegung in eine Heilstätte, als Mitte XI nach etwa 14tägiger leicht unruhiger Temperatur bis 37,5° plötzlich das Fieber auf 39,6° stieg mit Stirnkopfschmerz, Brechreiz und leichter Nackenstarre. In den nächsten 2 Tagen entwickelte sich links eine massive Dämpfung. Die Probepunktion ergab ein klares Exsudat mit 12% Lymphozyten. Die Liquoruntersuchung ergab nur einen Tag 19/3 Zellen, fiel aber danach laufend normal aus. Wir gaben täglich 0,5 g Streptomycin. Der Verlauf war der einer unkomplizierten Pleuritis ohne Streptomycinbehandlung: 11 Tage ging die Temperatur über 39°, am 17. Tag ging sie letztmalig über 38°, nach 36 Tagen war die Patientin endgültig entfiebert. Bei einer zweiten Probepunktion Ende der zweiten Woche waren 98% Lymphozyten im Exsudat. Wir gaben das Streptomycin weiter bis zum 60. Tag. Tuberkelbakterien wurden auch im Tierversuch nie gefunden. Ende III wurde das Mädchen mit noch pflaumengroßer Primärinfiltrierung und leicht vergrößerten Hili bei normalem Blutbild und einer Senkung von 13/34 zum klimatischen Heilverfahren entlassen. Bereits nach 6 Wochen wurde sie erneut bei uns aufgenommen, nachdem plötzlich nach völligem Wohlbefinden in der Zwischenzeit die Temperatur auf 39° hochgeschnellt war. Diesmal handelte es sich um eine Pleuritis der rechten Seite, bei der sogar zwei Entlastungspunktionen ausgeführt werden mußten. Wir gaben diesmal 1,0 g Streptomycin täglich, und zwar 60 Tage lang. Die Temperatur, die diesmal Spitzen über 40° hatte, ging wieder am 12. Tag letztmalig über 39° und am 23. Tag über 38°. Endgültige Entfieberung erfolgte jetzt erst am 92. Tag, nachdem wir bereits einen Monat vorher auf PAS umgestellt hatten. Die Entlassung ins Heilverfahren erfolgte X/50 bei noch immer vergrößertem, wenig schattendichtem linken Hilus. Beim Versuch, anläßlich der Korrektur im VII/52 eine Kontrolle durchzuführen, erfuhren wir, daß das Mädchen vor einigen Wochen wegen einer Genitaltuberkulose wieder ins Krankenhaus eingeliefert werden mußte.

Eine lokale Streptomycinbehandlung der Pleuritis exsudativa durch Einspritzung in den Pleuraraum ist nicht notwendig. Wir fanden die Streptomycinspiegel bei intramuskulärer Behandlung im Serum und im Exsudat weitgehend gleich hoch.

Die sekundäre Pleuritis exsudativa, d. h. die bei bereits röntgenologisch sichtbarer Lungentuberkulose auftretende Pleuritis, braucht hier nicht besonders besprochen zu werden. Ob man bei ihr Streptomycin anwenden soll oder nicht, wird sich im wesentlichen nach der zugrunde liegendenL ungenkrankheit richten. Nur die Pneumothorax-Pleuritis sei noch kurz erwähnt. Handelt es sich hierbei wirklich nur um ein flüchtiges „Reizexsudat", so bedarf es keiner besonderen Chemotherapie, insbesondere nicht der Anwendung von Streptomycin. Bleibt das Exsudat jedoch und nimmt sogar mehr oder weniger schnell zu, so sollte man sich nicht darauf verlassen, durch Anwendung von Streptomycin ein spezifisches Empyem vermeiden zu können. Wir haben mehrfach erlebt, daß eine Pneumothoraxpleuritis unter intramuskulärer Streptomycinbehandlung zum Empyem wurde, u. a. in dem auf Seite 188 beschriebenen Fall M. S. Die Ursache dieser in Empyem übergehenden Exsudate ist fast immer eine zu weitherzige Indikation der Pneumothoraxbehandlung, d. h. ihrer Anwendung trotz sehr pleuranahe liegenden verkästen Herden oder Kavernen. Wir suchen in allen derartigen bei uns eingelieferten Fällen den Pneumothorax so bald wie möglich als nicht indiziert aufgehen zu lassen und haben damit manchem Kranken eine der auch im Zeitalter der Chemotherapie gefährlichen Komplikationen, nämlich das Empyem, erspart.

Das Pleuraempyem

Das tuberkulöse und das mischinfizierte Pleuraempyem ist auch im Zeitalter der Chemotherapie eine schwere Komplikation geblieben, das an die Geduld des Kranken wie die des Arztes höchste Anforderungen stellt. Aus der initialen Pleuritis exsudativa entsteht es so selten, daß man diese Fälle vernachlässigen kann. Seit der Einführung des Streptomycins haben wir keinen solchen Fall zur Behandlung bekommen. Auch die sekundäre Pleuritis exsudativa führt seltener zum Empyem, als es manchenorts dargestellt wird. Unter unserem großen Material an spezifischen Empyemen, für die unsere Klinik geradezu eine Art Sammelort geworden ist, befindet sich in den letzten 4 Jahren in denen uns Streptomycin zur Verfügung steht, ein einziger Fall, bei dem sich das Empyem ohne vorherige Pneumothoraxbehandlung bei einer käsigen Tuberkulose des rechten Oberlappens entwickelt hat, und auch hier läßt sich anamnestisch vermuten, daß bei dem Kranken, der ein chronischer Asthmatiker mit schwersten Anfällen war, ein partieller Spontanpneumothorax entstanden ist, in den hinein sich käsiges Material ergoß. Ist die Pneumothoraxbehandlung aber in solchem Umfang eine Voraussetzung des Pleuraempyems, so ist es ein Gebot der Pflicht, auch an dieser Stelle auf die Prophylaxe als die beste Therapie hinzuweisen. Die Anzahl der Pleuraempyeme steigt mit der Erweiterung der Pneumothoraxindikation. Je geringer die Schicht gesunden Lungengewebes zwischen tuberkulösem Herd und der Pleura pulmonalis ist, um so größer ist die Gefahr, daß früher oder später ein Empyem auftritt. Es ist nicht unsere Aufgabe, hier auf die gesamte Behandlung des tuberkulösen Pleuraempyems einzugehen. Es soll nur kurz berichtet werden, inwieweit die Einführung der Chemotherapie, insbesondere des Streptomycins eine Änderung gebracht hat. Bekanntlich ist das tuberkulöse Empyem oft primär mischinfiziert, wobei man annehmen muß, daß die unspezifischen Keime aus dem Bronchalbaum stammen. Während früher von vielen das mischinfizierte Pleuraempyem chirurgisch eröffnet wurde, können wir heute beide Formen mit der geschlossenen Spülung behandeln. Auch hier sind wie bei der Chemotherapie der Tuberkulose überhaupt die Erfolge der Frühbehandlung denen einer später einsetzenden Therapie bei weitem überlegen. Oft gelingt es hier mit zwei bis drei Spülungen, statt eines typischen Empyemeiters ein trüb-seröses Exsudat zu erhalten. Voraussetzung ist allerdings möglichst völlige Reinigung der Höhle von Eiter, den wir nie offen durch eine am tiefsten Punkt eingeführte Kanüle entleeren. Wir gehen vielmehr so ein, daß nach der Punktion eine Zeitlang die innere Öffnung des Stichkanals nicht von Empyeminhalt überschichtet wird, und spülen geschlossen mit körperwarmer physiologischer Kochsalzlösung, bis die Spülflüssigkeit klar ist. Von der Verwendung früher viel gebrauchter Spülmittel wie Azochloramid, Rivanol usw. sind wir ganz abgekommen. Nach der Säuberung wird das Bakteriostatikum eingebracht, wobei Streptomycin und PAS uns gleichwertig zu sein scheinen. Beim Streptomycin ist allerdings die Abhängigkeit der Wirksamkeit vom pH zu bedenken. Wir fanden in unseren Empyemen einen pH bis zu 6,5 herunter, einen Wert, der sich bereits der unteren Grenze nähert, bei der Streptomycin bakteriostatisch wirksam ist. Liegt ein mischinfiziertes Empyem vor, so genügt die Neutralisierung durch Instillation eines der stark alkalischen Sulfonamide. Bei der Behandlung der Mischinfektion mit Penicillin dagegen vermeiden wir die Neutralisierung bis zum Verschwinden der unspezifischen Erreger, um die Wirkung des Penicillins nicht zu beeinträchtigen. Beim nicht mischinfizierten Empyem genügt die Neutralisation mit 25%iger Natriumzitratlösung nach dem Vorschlag von Staines und Cárdenas. Bei allen diesen Maßnahmen vermeiden wir die Anwendung eines wesentlichen Soges. Er reizt lediglich die Pleura und macht dem Kranken unnötige Beschwerden. Die Vorstellung, auf diese Weise eine Ausdehnung der Lunge zu erreichen, ist zu mechanisch. Geht die akute Entzündung zurück und läßt die Sekretion damit nach, so verkleinert sich die Höhle von den Randbezirken her von selbst. Auf diese Weise erfolgt auch der Verschluß selbst größerer innerer Fisteln, indem sie in die fortschreitende Synechie der Pleurablätter einbezogen werden. Den dauerhaften Verschluß einer klinisch nachweisbaren inneren Fistel bei starrer sich nicht mehr verkleinernder Empyemresthöhle haben

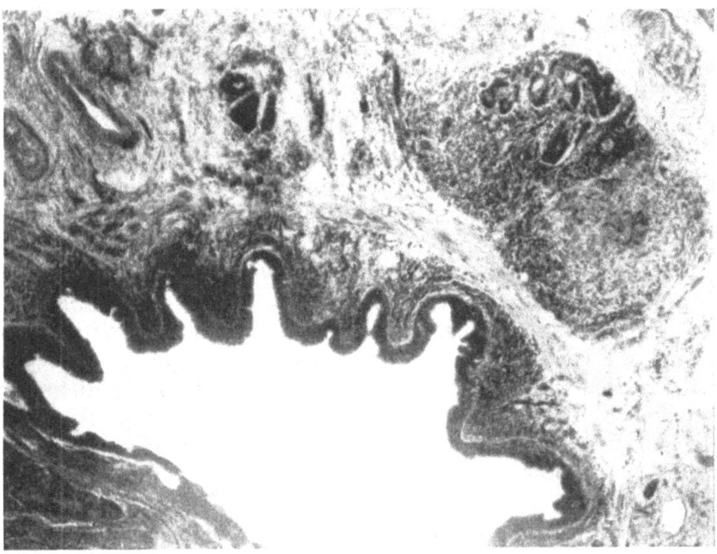

Abb. 68

wir dagegen auch unter Behandlung mit Streptomycin oder PAS nie gesehen. Das sind diejenigen Fälle, die der Dekortikation mit oder ohne Lobektomie unterworfen werden müssen. Es ist aber gerade für diese abschließenden Eingriffe der Empyembehandlung wichtig, ein hochwirksames Bakteriostatikum an der Hand zu haben, gegen das die Bakterien noch empfindlich sind. Denn erstens ist das Operationsfeld, auch wenn im Exsudat keine Tuberkelbakterien mehr gefunden werden konnten, nie steril bei der Ablösung der Schwarten. Außerdem scheint es selten zu gelingen, den Bronchus im Gesunden zu durchtrennen. Wir haben jedenfalls unter sieben Fällen von Lob- und Pneumonektomie wegen Tuberkulose[1]) nur einen einzigen Fall gehabt, in dem die Resektionsstelle im Gesunden lag, während in allen anderen Fällen submukös spezifisches Granulationsgewebe vorlag, wie es die Abb. 68 zeigt, die von dem Präparat des Patienten H. D. stammt. Man sieht die Resektionsstelle des rechten Oberlappenbronchus mit zwei submukös gelegenen Tuberkeln. Im rechten Knötchen Reste von Drüsenschläuchen.

Die vorherige Bronchoskopie hatte in allen Fällen die voraussichtliche Resektionsstelle als gesund erscheinen lassen. Die Folge aber ist, daß der Chirurg seinen

[1]) Die Operationen wurden von Dr. H. J. Baukhage, Chefarzt der chir. Abtlg. des Krkhs. Berlin-Hohengatow, ausgeführt.

Bronchusverschluß mit Wahrscheinlichkeit im tuberkulös veränderten Gewebe vornimmt. Wir suchen daher zunächst mit PAS bei der Spülbehandlung des Empyems auszukommen, um noch für die Operation eine unbeeinträchtigte Streptomycinwirkung zu erhalten.

Ein Beispiel für die vorbeugende Wirkung des Streptomycins möchten wir im Zusammenhang mit der Besprechung des Pleuraempyems noch kurz anführen. Wir glauben, damit ein drohendes Empyem verhindert zu haben.

Bei dem Patienten H. C. wurde bei uns auf seinen dringenden Wunsch eine Pneumolyse vorgenommen, obwohl die Kaverne sehr pleuranahe lag. Während der Operation kam es zur Kavernenperforation, zugleich mit Einriß der Pleura und Entstehung eines interpleuralen Pneumothorax im basalen Abschnitt. Dabei kam es zur Verschmutzung der Pleurahöhle mit Kaverneninhalt. Die Pleurahöhle wurde sofort mit Kochsalzlösung gespült und mit 1 g Streptomycin und 100000 E Penicillin beschickt, dann der Pleurariß vernäht und über der perforierten Kaverne eine 8-Rippenplastik ausgeführt. Durch ein in die Gegend der Kaverne vorgeschobenes Drain wurde täglich im Wechsel Streptomycin-Penicillin und PAS-Supronal instilliert. Der Drainagekanal verschloß sich durch Granulation, ohne daß eine Fistel entstand. Im Pneumothoraxraum entstand ein Exsudat, von dem am ersten und zweiten Tag nach der Operation je 350 ccm entleert wurden. Es enthielt kulturell Tuberkelbakterien. Nach täglicher Instillation von 1 g Streptomycin und 100000 E Penicillin ließ die Sekretion bereits am 4. Tag nach. Am 9. Tag konnten keine Erreger mehr nachgewiesen werden. Es kam zu völliger Synechie ohne röntgenologisch nachweisbare Schwarte.

Schlußbetrachtung

Die Tuberkulose der Lungen ist diejenige Form der Tuberkulose, bei der wir dank der ständigen Kontrollmöglichkeit durch das Röntgenlicht besonders gut in der Lage sind, die Wirkung des Streptomycin zu verfolgen und daraus bestimmte Indikationen abzuleiten. Es zeigt sich, daß der tuberkulöse Herd um so schneller anspricht, je jünger er ist und je geringer seine Ausdehnung. Das beste Beispiel dafür ist die sehr frühzeitig behandelte Miliartuberkulose. Hier gelingt klinisch eine völlige Ausheilung. Pathologisch-anatomisch muß allerdings auch hierbei von einer Defektheilung, d. h. einer Heilung mit Narbenbildung gesprochen werden. Ganz allgemein erfolgt die Verkäsung oder das Einsetzen produktiver Vorgänge so schnell, daß wenig Hoffnung besteht, am kranken Menschen einmal rein exsudative Vorgänge therapeutisch fassen zu können. Huebschmann (118) hat 1949 bereits sehr überzeugend die Wirkung des Streptomycin unter dem Gesichtswinkel seiner Phasenlehre dargestellt. Seine Vorstellung über das Verhältnis von exsudativen und produktiven Vorgängen bei der tuberkulösen Entzündung erklären die klinischen Beobachtungen, die man bei der Streptomycinbehandlung macht, ausgezeichnet und können als Grundlage für das therapeutische Handeln dienen. Das gilt für alle Formen der Lungentuberkulose, vom Primärherd über die hämatogene bis zur organbeschränkten Lungentuberkulose. Je älter die Tuberkulose ist, je mehr mit dem Überwiegen produktiver Elemente oder fibrös abgekapselter Käsemassen gerechnet werden muß, um so geringer ist die Möglichkeit, den befallenen Lungenteil anatomisch zu restaurieren und ihm seine normale Funktion wieder zu geben. Eine wirklich voll befriedigende Wirkung scheint Streptomycin also nur gegenüber den exsudativen Vorgängen der tuberkulösen Entzündung zu entfalten. Es ist daher theoretisch bei jeder Erst- und Neuherdsetzung indiziert und kann gar nicht früh genug gegeben werden. Praktisch darf man jedoch nicht so vorgehen, da man beim Streptomycin damit rechnen muß, nach 2—3 Monaten intramuskulärer Anwendung bei $^4/_5$ aller Kranken eine resistente Bakterienpopulation vor sich zu haben. Man wird sich vielmehr von der klinischen Akuität der Tuberkulose und von der Erfahrung leiten lassen müssen, wie die im Einzelfall vorliegende Form der Tuberkulose typischerweise verläuft. Dabei wird man bei weniger stürmischen und gefährlichen Formen sich zunächst auf PAS und Conteben beschränken, denen gegenüber eine bakterielle Resistenz weniger schnell auftritt.

Die Beachtung der Sensitivität ist jedenfalls von größter Wichtigkeit. Wir haben nicht einen einzigen Fall gesehen, bei dem eine Besserung auf Streptomycin trotz bakterieller Resistenz eingetreten wäre. Nicht jeder Arzt ist in der Lage, die Sensitivität der Bazillen zu prüfen, und auf das Ergebnis der Sensitivitätsprüfung warten darf man schon gar nicht, will man nicht die für die Wirkung optimale Phase verpassen. Aber auch aus dem klinischen Bild kann man genügend sichere Anhaltspunkte gewinnen, ob das Mittel noch wirksam ist. Besonders aus dem Verhalten der Temperatur lassen sich zuverlässige Schlüsse ziehen. Selbst in Fällen von Miliartuberkulose und käsiger Pneumonie muß man das Vorliegen einer Resistenz annehmen, wenn es im 2. Behandlungsmonat noch nicht gelingt, das Fieber auf mindestens 38° zu senken. Umgekehrt ist ein Wiederanstieg des Fiebers unter der Streptomycintherapie, wenn schon vorübergehend normale Temperaturen erreicht waren, auf Eintritt der bakteriellen Resistenz höchst verdächtig.

Man wird also unbedingt zum Streptomycin greifen bei akuter Miliartuberkulose und größeren pneumonischen Infiltrationen. Aber auch hierbei ist eine zeitliche Begrenzung zu empfehlen. Bei der Beobachtung überlang, d. h. länger als 4 Monate mit Streptomycin behandelter Kranker haben wir keine Wirkung gesehen, die an Umfang oder in ihrer Art über die Wirkung der 4—12 Wochen dauernden Kuren wesentlich hinausging. Schon nach 4, spätestens 6 Wochen pflegen die klinischen Zeichen der akuten Entzündung erheblich zurückzugehen und im Röntgenbild die unscharf begrenzten Flecken besser abgegrenzten Platz zu machen. Eine Umstellung auf Conteben oder PAS kann in diesem Zeitpunkt meist ohne Zeichen eines neuen Schubes vorgenommen werden. Wir vertreten demnach für das Streptomycin die Form der Kurzbehandlung, nur bei der Miliartuberkulose führen wir vorläufig noch die 4-Monatsbehandlung durch.

Seit uns außer dem Streptomycin auch Conteben und PAS zur Verfügung steht, haben wir bei 90 Kranken mit besonders ausgedehntem Befund und klinisch schnellem Verlauf eines der beiden Medikamente gleichzeitig mit Streptomycin angewandt. Die zugrundeliegenden Vorstellungen sind allgemein bekannt: 1. Dem Angriff an verschiedenen Punkten des Bakterienstoffwechsels wird eine Verstärkung der Wirkung zugesprochen. 2. Die Tagesdosis des Streptomycin kann infolgedessen niedriger gehalten werden, so daß toxische Nebenerscheinungen leichter vermieden werden können. 3. Die Kombination, insbesondere die von Streptomycin und PAS, soll den Eintritt der bakteriellen Resistenz verzögern. Eine Beurteilung der Kombinationswirkung ist klinisch ungemein schwierig, besonders dann, wenn mit zwei Mitteln gleichzeitig begonnen wird. Begannen wir mit PAS oder Conteben, so sahen wir in einer Reihe von Fällen eine Wirkung erst nach Beginn der Streptomycinbehandlung. Das umgekehrte sahen wir ein einziges Mal, wo erst nach Zugabe von Conteben in einer Dosis von 0,2 g das Bild sich klinisch und röntgenologisch besserte. Was die Dosisverminderung anlangt, so kann man bei der Kombination jetzt sicher auf die 2 g-Tagesdosis verzichten. Auf der anderen Seite haben wir auch ohne Kombination bereits mit 0,5 g Streptomycin täglich sehr schöne Erfolge erzielt. Über die Verhinderung der Streptomycinresistenz durch die Kombination, wie sie im angloamerikanischen Schrifttum seit den klinischen Beobachtungen von Karlson und Mitarbeitern (128) dargestellt wird, können wir noch nicht endgültig urteilen.

In der Dosierung gehen wir jetzt fast nie mehr über 1 g täglich hinaus, das wir, ohne einen Unterschied in der Verträglichkeit oder bezüglich des Entstehens einer

Resistenz zu sehen, in einer oder zwei Portionen verabfolgen. Nur bei sehr stürmischem Anfangsverlauf geben wir vorübergehend 2 g, ferner bei erheblicher Massivität der Infektion, wie sie z. B. bei Einbruch eines verkästen Lymphknotens in den Bronchalbaum vorkommt. Denn auch die Massivität der Einsaat scheint nach unseren Beobachtungen die Streptomycinwirkung beeinträchtigen zu können.

Besonderer Kritik bedarf die Behandlung tuberkulöser Kavernen. Nicht ganz $^1/_{10}$ der für diese Arbeit berücksichtigten Kranken erreichte ein Verschwinden der Kaverne, wobei über die Dauerhaftigkeit dieses Erfolges eine Aussage noch verfrüht wäre. So sicher wie die Entstehung der tuberkulösen Kaverne auf der Empfindlichkeit des Gewebes beruht, so sicher ist die Heilung der Kaverne ein mechanisches Problem. Bei Kavernen, die unter besonders ungünstigen mechanischen Einflüssen standen, konnten wir keine sichere Streptomycinwirkung feststellen (z. B. bei aus mechanischen Gründen nicht indiziertem Pneumothorax). Die mechanischen Bedingungen können sich unter der Streptomycinbehandlung sogar verschlechtern, indem schnell einsetzende produktive und vernarbende Vorgänge in anderen Lungenteilen bei ausgedehntem Befall zu einem Zug an der Kaverne führen. Das kann man besonders bei der hämatogenen Lungentuberkulose sehen, wenn an einer Stelle dabei durch Konfluktion ein lobulärer Herd entstanden ist, der verkäst und erweicht. Während die miliaren Herde sich ausgezeichnet zurückbilden, sieht man dann nicht selten trotz laufender Streptomycintherapie die Kaverne sich vergrößern und später unverändert bleiben, so daß nach genügend langer Zeit doch noch die Kollapsbehandlung eingreifen muß.

Wir haben also vorläufig keine Veranlassung, auf das bewährte Rüstzeug unserer Kollapstherapie zu verzichten, können im Gegenteil durch die Beseitigung störender Traktionseinflüsse auf die Kaverne die Wirkungsmöglichkeit des Streptomycin nur verbessern. Bei den temporären Kollapsmaßnahmen wird man allerdings künftig wohl weniger lange als bisher zu behandeln brauchen angesichts des unter Streptomycin schneller erfolgenden Übergangs in die produktive Phase und Vernarbung.

Bei allen älteren Kavernen, die in produktiv-zirrhotischer oder fibrokaseöser Umgebung liegen, ist eine Wirkung im Sinne der Kavernenvernichtung nicht zu erwarten. Sie bleiben die Domäne des Dauerkollapses. Als kurze Vorbehandlung zur Beseitigung noch vorhandener exsudativer Veränderungen leistet Streptomycin dabei erstaunliches. Die Lokalbehandlung mit Streptomycin in allen ihren Formen konnte uns bis heute nicht überzeugen. Sie kämpft genau wie die einfache Saugdrainage mit dem Verschluß des Ableitungsbronchus und kann daher auf die chirurgische Ergänzung nur selten verzichten.

Die Pleuritis exsudativa kann natürlich mit Streptomycin behandelt werden, sie muß es nicht. Wir hatten nicht den Eindruck, daß der klinische Verlauf durch die Streptomycinbehandlung wesentlich verändert oder verkürzt wird. Ob sich die metapleuritische Tuberkulose durch die Streptomycinbehandlung der Pleuritis selbst verhüten läßt, bedarf einer über Jahre gehenden Nachprüfung. Hier genügen in der Regel PAS oder Conteben. Eine Lokalbehandlung der Pleuritis mit Streptomycin erübrigt sich, der Übertritt aus dem Blut ins Exsudat erfolgt ohne Verlust.

Bei der Chemotherapie des tuberkulösen und des mischinfizierten Empyems ist die Spülung, d. h. die gründliche Beseitigung des Eiters, unerläßliche Voraussetzung. Am schonendsten geschieht dies durch die geschlossene Spülung mit physiologischer Kochsalzlösung und anschließender Instillation des Chemotherapeutikums. Eine gleichzeitige allgemeine Behandlung mit Streptomycin oder PAS verbessert die Ergebnisse sehr, was angesichts der zugrundeliegenden pulmonalen Veränderungen ohne weiteres verständlich ist. Auf diese Weise heilt ein Teil der Empyeme aus, auch solche mit innerer Fistel. Eine ganze Anzahl aber tut es nicht, und deswegen suchen wir beim Empyem nach Möglichkeit zunächst mit PAS auszukommen. Werden die Versager nämlich später der Dekortikation unterworfen oder müssen sie gar lobektomiert werden, so ist die lokale und allgemeine Streptomycinanwendung von Bedeutung. Der Verlust dieser Hilfe infolge bereits eingetretener hoher Resistenz der Erreger steigert das Operationsrisiko.

Die Kehlkopf- und die Darmtuberkulose, die früher das Schicksal des Phthisikers zu entscheiden pflegten, sind keine Indikation für Streptomycin. Hier haben PAS und insbesondere Conteben erreicht, daß diese Formen für den Kliniker fast bedeutungslos geworden sind. Was sie einmal bedeuteten, sieht der jüngere Arzt zuweilen erst dann, wenn eine bakterielle Resistenz aufgetreten ist.

3. Laborbefunde und ihre klinische Deutung

Kurt Marcuse und Else Eggert

Aus dem Hauptmedizinaluntersuchungsamt im Landesgesundheitsamt Berlin
(Direktor: Prof. Dr. Marcuse)

Unsere Aufgabe im Rahmen der vorliegenden, überwiegend klinischen Monographie kann es nur sein, an bemerkenswerten Befunden aufzuzeigen, wie in Zusammenarbeit von Klinik und Labor die Bakteriologie und ihre Methoden imstande sind, der Klinik Hinweise zu geben, die biologischen Vorgänge analysieren und unter Umständen auch das therapeutische Handeln beeinflussen können.

Nach den Richtlinien des Streptomycinkomitees ergab sich eine Zusammenarbeit zwischen dem städtischen Tuberkulose-Krankenhaus Heckeshorn und dem Hauptmedizinaluntersuchungsamt, das für die bakteriologischen Untersuchungen, soweit sie nicht im Krankenhaus selbst ausgeführt wurden, zuständig war. Im Verlaufe von mehr als 2 Jahren wurden etwa 3800 diesbezügliche Untersuchungen durchgeführt, die sich in etwa 2800 Streptomycinspiegeluntersuchungen und etwa 1000 Anzüchtungen aus den verschiedenen Materialien aufteilten, bei denen die positiven Kulturen auf ihre Empfindlichkeit gegenüber den verschiedenen Therapeuticis (Streptomycin, PAS, Tb I) getestet wurden.

Streptomycinspiegelbestimmungen

Die Spiegelbestimmungen wurden vornehmlich im Blut und Liquor, gelegentlich auch im Harn, Pleuraexsudat u. dgl. durchgeführt. In gegebenen Fällen kamen auch fortlaufende Untersuchungsreihen über 24 Stunden zur Untersuchung.

Die Bestimmungen wurden anfänglich im Röhrchentest nach den Angaben von Waterstraat, späterhin ausschließlich nach der Lochtestmethode angesetzt (Technik: s. Henneberg). Dabei hat es sich gezeigt, daß für zähflüssige Exsudate die Röhrchenmethode besser erscheint. Denn eine Diffusionsbehinderung wie sie beim Lochtest im Gegensatz zu dem Verfahren von Waterstraat auftreten kann, dürfte besonders bei niedrigen Spiegelwerten nicht ohne Bedeutung für die Titer sein.

Nicht unerwähnt soll bleiben, daß unsere Untersuchungen „blind" durchgeführt wurden, d. h. wir wußten zum Zeitpunkt der Durchführung der Versuchsserien weder über den klinischen Befund noch über die seitens der Klinik eingeschlagenen Maßnahmen und Medikationen Bescheid. Dieses Verfahren hatte den unbestreitbaren Vorteil größerer Objektivität; allerdings mußten in wenigen Fällen zwischen unseren Laborbefunden und den klinischen Maßnahmen Divergenzen in Kauf genommen werden, von denen sich einige zu späterem Termin nicht mehr klären ließen.

Bei der nachträglichen Durcharbeitung der Krankengeschichten überraschte immer wieder die Empfindlichkeit unserer Nachweismethoden. Z. B. machten sich geringfügige Änderungen in der subarachnoidalen Streptomycinapplikation deutlich im Kurvenverlauf bemerkbar, wenn tägliche Untersuchungen durchgeführt wurden. Die Vornahme solcher täglichen Untersuchungen bot keine Schwierigkeit, weil die Patienten mit Meningitis tuberculosa in den ersten Wochen aus therapeutischen Gründen täglich und späterhin jeden zweiten Tag punktiert werden mußten. Die Kongruenz zwischen Dosierung und Spiegelverlauf zeigte außerdem, daß die diesem Patienten oral, parenteral und in Kombination auch subarachnoidal verabfolgten anderen Mittel wie PAS, Tb I und Tb VI die Streptomycinbestimmung nicht störten. Die von uns gefundenen Werte entsprechen denen der deutschen und angelsächsischen Literatur, die mit anderen Methoden ermittelt wurden.

Der nachfolgend beschriebene Fall verdient eine besondere Beachtung, da sich aus dem Verlauf der Untersuchungskurven Besonderheiten ablesen ließen, aus der die Klinik die Konsequenzen hinsichtlich des therapeutischen Handelns insofern zog, als die zisternalen Streptomycingaben abgesetzt wurden.

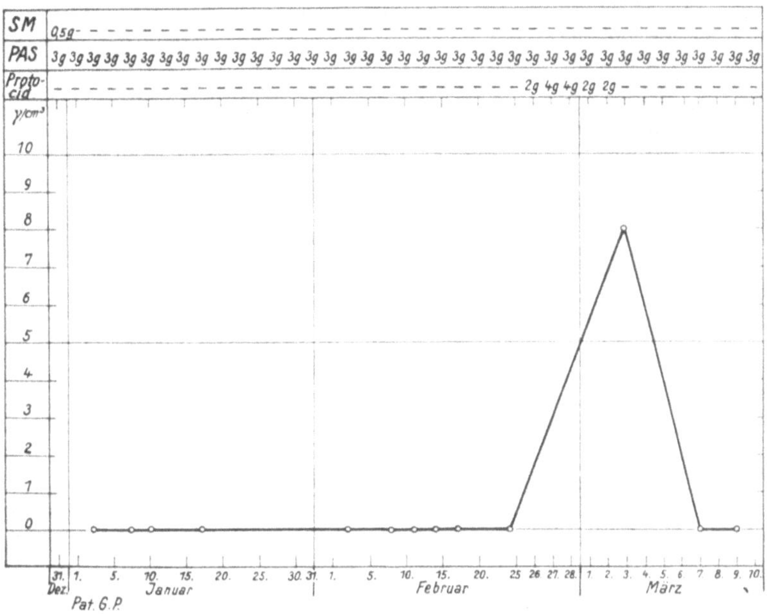

Abb. 69

Pat. E. D. kam mit einer Meningitis tuberculosa zur Aufnahme und erhielt eine Dosierung von täglich 1,0 g Streptomycin i. m. und 50 mg Streptomycin s. a. Die Streptomycin-Blut- und Streptomycin-Liquorspiegel (lumbal und subokzipital) bewegten sich bei der laufend durchgeführten Kontrolle in einer für diese Dosierung normalen Höhe. Am 21. Tage der Behandlung wurde zum ersten Male ein subokzipital Liquorspiegel von 384 γ/ccm gefunden. Die am nächsten Tage durchgeführte Untersuchung ergab einen Streptomycinspiegel (Liquor) von 192 γ/ccm bei einem Blutspiegel von $> 6 < 12$ γ/ccm. In den folgenden 18 Tagen ergab sich, daß die Blut- und Liquorspiegel (lumbal) sich innerhalb normaler Grenzen bewegten, während die durch subokzipitale Punktion gewonnenen Liquorproben unverändert hohe Werte zeigten. Mit diesen Befunden steht im Einklang, daß die Patientin neurotoxische Symptome zeigte, die mit dem Absinken des Streptomycinspiegels auf normale Werte wieder verschwanden. Die Tatsache, daß bei der gleichmäßigen Streptomycindosierung nicht, wie erwartet, ein Ausgleich, sondern eine Kumulierung im Liquorsystem auftrat, führte uns zu der Vermutung, die auch nach Rückfrage von der Klinik bestätigt wurde, daß es sich hier um einen funktionellen Stop gehandelt habe. Durch eine Herabsetzung der zisternalen Dosierung konnte diesem Zustand erfolgreich begegnet werden.

In einem weiteren Fall (Abb. 69) wurde die über 2 Monate erkennbare Kongruenz zwischen Laborbefund und Medikation plötzlich durch einen Befund durchbrochen, der mit letzterer im Widerspruch stand. Ein Ausschnitt aus der Krankengeschichte dieses Falles, der zu den wenigen erwähnten Divergenzen gehörte, klärt den Sachverhalt und bietet ein anschauliches Beispiel dafür, wie solche zunächst nicht einzureihenden Ergebnisse zustande kommen können.

Das Kind G. P. litt an einer Meningitis tuberculosa und wurde wegen einer Erkrankung und den später auftretenden Rezidiven ausgiebigst chemotherapeutisch behandelt. Für den jetzt zu beschreibenden Abschnitt endete die Streptomycinbehandlung am 31. 12. 1949, während die gleichzeitig durchgeführte PAS-Behandlung während des ganzen Berichtszeitraumes unverändert weitergeführt wurde. Die am 2., 6., 9., 16. 1. und am 3., 7., 10., 13., 16., 23. 2. durchgeführten Liquoruntersuchungen ergaben alle einen O-Spiegel für Streptomycin. Am 3. 3. dagegen wurde ein Liquorspiegel von 8 γ/ccm gefunden, während die Untersuchungen am 7. und 9. 3. wieder 0-Werte zeigten. Wie war ein Spiegel von 8 γ/ccm zu erklären, wenn zwischen diesem Befund und der letzten Streptomycingabe mehr als 2 Monate lagen? Bei der Durchsicht der Krankengeschichte ergab sich nun, daß das Kind wegen einer interkurrenten Erkrankung am 26. 2. 2 g, am 27. und 28. 2. je 4 g und am 1. und 2. 3. nochmals je 2 g Protocid erhalten hatte. Der von uns am 3. 3. gefundene und mit 8 γ/ccm herausgegebene Wert war also kein Streptomycinspiegel, sondern ein Sulfonamid-Liquorspiegel, der einem Streptomycinspiegel von 8 γ/ccm äquivalent war. Dieser Befund ist nicht verwunderlich, da wir bei der Streptomycinspiegelbestimmung mit einem sulfonamidempfindlichen Keim — Bacterium coli — arbeiten.

Die entsprechende Beobachtung wurde noch einmal (Pat. Dr. B.) gemacht. Im Verlaufe einer Tageskurve wurde bei der ersten Harnportion (120 ccm Leerharn) eine Gesamtmenge von 192 γ (1,6 γ/ccm) gefunden. Erklärung: Der Patient hatte Globucid bekommen.

Diese Vorkommnisse geben uns Veranlassung dazu, darauf hinzuweisen, daß wir mit unseren biologischen Bestimmungsmethoden kein Streptomycin bestimmen, sondern eine bakteriostatische Kraft, die einer bestimmten Menge von Streptomycin äquivalent ist.

Resistenzbestimmungen

Die zweite Gruppe unserer Laboratoriumsuntersuchungen umfaßte die Resistenzbestimmung bei den aus den einzelnen Fällen isolierten Tuberkelbakterienstämmen gegen die angewandten Therapeutika.

Es ist bekannt, daß bei länger fortgeführter Therapie, die bei der Tuberkulose zwangsmäßig erfolgen muß, sich der Erregerkeim mit dem angewandten Mittel auseinandersetzen muß. Häufig wird dies in Form einer „Gewöhnung" an das Mittel bestehen, d. h. in einer Erhöhung der Resistenz, die sich durch Labormethoden nachweisen und verfolgen läßt. Für alle drei gegen Tuberkulose zur Zeit im Vordergrund stehenden Mittel (Streptomycin, PAS, Tb I bzw. Tb VI) treffen diese Bedingungen zu.

Die biologischen Eigenheiten der Tuberkelbakterienkultur mit den üblichen Kulturmitteln bedingen eine Einschränkung der Verwertung der Befunde, da Anzüchtung und Testung mindestens 6 Wochen benötigen. Schnellkulturverfahren (Objektträgermethoden) sind von uns bisher nicht angewandt worden. Trotz dieser Einschränkung haben die Befunde ihren Wert, da sie bei der kritischen Beurteilung von Therapie und Erfolg klärend zu wirken vermögen. Über die Technik der Testung von Tuberkelbakterien siehe Beitrag von Henneberg. In Ergänzung seiner Ausführungen sei kurz die Methodik der Testung der Keime gegen PAS und TB I, wie wir sie durchgeführt haben, angegeben.

PAS-Substanz (135 mg = 100 mg freie PAS-Säure) wird aufgelöst und in Verdünnung dem Hohnschen-Nährboden zugesetzt, so daß pro Stamm eine Testungsserie entsteht mit folgenden PAS-Konzentrationen: 25 mg%, 12,5 mg%, 6,2 mg%, 3,1 mg%, 1,5 mg%, 0,75 mg%, 0,4 mg% und 0,2 mg%. In Übereinstimmung mit dem Verfahren von Heckeshorn wurde eine wässerige Suspension von TB I, hergestellt und diese in denselben Konzentrationen wie oben beim PAS dem Hohnschen Nährboden zugesetzt. Obwohl sich das TB I nur in Spuren im Wasser löst, hat sich uns diese Methode bewährt. Das exakt abgestufte Wachstum des Tuberkelbakterienstammes bestätigte uns die Brauchbarkeit dieser Methode[1]).

---

[1]) In Angleichung an das „Standardverfahren zur Resistenzprüfung an Reinkulturen von Tuberkelbazillen", wie es 1951 vom Deutschen Zentralkomitee zur Bekämpfung der Tuberkulose — Arbeitsausschuß für Chemotherapie — herausgegeben wurde, stellen wir uns heute 1%ige Conteben-(TB I)-lösungen in Propylenglykoll her und verdünnen weiter mit Aqua dest. Parallelversuche mit beiden Lösungsverfahren haben keine Unterschiede im Testungsresultat ergeben.

Die in üblicher Weise aus dem eingesandten Material auf Hohnschen Nährböden herausgezüchteten Tuberkelbakterienstämme wurden folgendermaßen für die Testung vorbereitet:

Von der Originalkultur wurde eine Subkultur so angelegt, daß ein dichter Rasen von Tuberkelbakterien entstand. Von der etwa 14 Tage alten Subkultur wurde eine homogene Emulsion hergestellt. Dann wurde jedes Röhrchen des Testungssatzes (8 Streptomycinkonzentrationen. 8 PAS-Konzentrationen, 8 TB I-Konzentrationen und 1 Kontrolle) mit je einer Öse der Tuberkelbakterienemulsion beimpft. Bei Herstellung dieser Aufschwemmung wurde darauf geachtet, daß sämtliche Partien des Rasens berücksichtigt wurden.

Wir hoffen auf diese Weise ein gleichmäßiges Tuberkelbakteriengemisch zu testen und Streuungen zu vermeiden, die auftreten, wenn man einzelne Kolonien testen würde.

Wie schon W. Eggert und E. Eggert und eine Anzahl anderer Autoren nachwiesen, läßt sich die potenzierte Wirkung einer Kombination auf Erreger nachweisen, wenn diese dem gleichzeitigen Einfluß einerseits von Penicillin- und Sulfonamidderivaten, andererseits der Einwirkung von Streptomycin und Penicillin ausgesetzt werden. Nichts lag näher, als sich auch bei der Behandlung der Tuberkulose die Vorteile einer kombinierten Behandlung zunutze zu machen. Die kritische Auswertung dieser Möglichkeiten muß Aufgabe der Klinik bleiben (siehe Abschnitt Auersbach und Fickermann).

Es ist uns bisher aus Experiment und Praxis geläufig gewesen, daß Keime, die mit einem Antibiotikum bzw. einem Chemotherapeutikum in Berührung kommen, sich nach mehr oder weniger langer Zeit in ihrem Verhalten gegenüber den angewandten Mitteln im Sinne erhöhter Widerstandsfähigkeit verändern können. Ob es sich dabei um einen Selektions- oder Mutations- und Selektionsvorgang handelt, sei dahingestellt. Man muß jedenfalls mit der Fortdauer dieser Resistenz gegenüber den betreffenden Mitteln rechnen und die Klinik wird diese Tatsachen bei ihrer Feststellung, hinsichtlich Urteil und Maßnahmen, zu beachten haben. Ihr bleiben im therapeutischen Handeln noch zwei Wege: Entweder einen Wechsel der Mittel vorzunehmen oder durch Hinzunahme eines weiteren geeigneten Chemotherapeutikum Kombinationstherapie einzuleiten und den Kombinationseffekt zur schnelleren und gründlichen Beeinflussung der Keime auszunutzen.

Experimentell geklärt ist bisher lediglich die folgende Frage: Wie reagiert ein Keim — gleichviel welcher Art —, wenn er der kombinierten Einwirkung zweier gegen ihn gerichteten Mittel ausgesetzt ist. Das Experiment beantwortete und die Praxis bestätigte diese Frage dahin, daß bei geeigneter Kombination und geeigneten Keimen bereits ein Bruchteil der Komponenten in kürzester Zeit eine Bakteriostase oder Bakterizidie herbeiführt, gemessen an den benötigten Mengen, wenn jeweils nur eine Komponente zum Zuge käme.

Bei der Tuberkulose muß infolge der biologischen Eigentümlichkeit dieser Erkrankung eine chemotherapeutische Behandlung mit einem wie auch mit mehreren Mitteln gleichzeitig über einen längeren Zeitraum durchgeführt werden. Es erhebt sich hier die Frage, wie sich ein Keim von der biologischen Besonderheit des Tuberkelbakteriums gegenüber den verschiedenen Antituberkulosemitteln allein und gegenüber ihrer Kombination verhält.

Bei der Aufarbeitung unserer Laboratoriumsbefunde und der Krankengeschichten entdeckten wir ein Phänomen. Wir hatten nämlich bei unseren Testungen feststellen müssen, daß Tuberkelbakterienstämme eine erhöhte Streptomycinresistenz gegenüber dem Ausgangsstamm aufwiesen, obwohl der Patient in der Zeit, die zwischen den beiden Testungen lag, kein Streptomycin erhalten hatte. Die ermittelten Werte lagen sicher außerhalb der biologischen Streuung der Methode. Da wir bei der Durchsicht weiterer Krankengeschichten immer wieder in irgendeiner Form auf ähnliche Befunde stießen, glauben wir also Grund zu der Annahme zu haben, daß es sich hier um eine Gesetzmäßigkeit handelt. Wir möchten zwecks Erleichterung späterer Diskussionen zwei Begriffe einführen, und zwar den der „homologen" und der „heterologen" Resistenz. Im Verlauf dieser Ausführungen soll unter homologer Resistenzsteigerung eine solche verstanden werden, die während der Behandlung durch das gegebene Mittel eintritt, z. B. Streptomycinresistenz unter Streptomycinbehandlung, bzw. Tb I-Resistenz unter Tb I-Behandlung. Unter heterologer Resistenz würde entsprechend eine Streptomycinresistenzsteigerung bei alleiniger Tb I-Behandlung zu verstehen sein[1]).

Nicht unerwähnt soll bleiben, daß wir unter unseren zu testenden Tuberkelbakterienstämmen solche fanden, die bei mehrfacher Wiederholung der Testungen — nach Zwischenschaltung einer wechselnden Zahl von Passagen auf gewöhnlichem Hohnschen Nährboden — eine absolute Konstanz in den ermittelten Hemmungstitern zeigte. Wir fanden aber auch Stämme, die bei dem gleichen Vorgehen eine derartige Konstanz der Testungswerte vermissen ließen. Es hat in manchen Fällen den Anschein, als ob mit zunehmender Zahl von Passagen die ursprünglich ermittelten Hemmwerte immer mehr absanken, d. h. die Stämme wieder empfindlicher wurden. Es erhebt sich hier die Frage, ob es sich bei den konstanten Werten um homologe Titer und bei den inkonstanten Titern um heterologe Titer handeln könnte. Es wäre in Anbetracht derartiger Möglichkeiten dann daran zu denken, daß angestrebt werden müßte, nicht die erste Subkultur, sondern die Ausgangskultur zu testen. Das Originalmaterial zu testen, erscheint, besonders bei spärlichem Bakterienbefund, nicht ratsam, da nicht eine gleichmäßige Beimpfung der erforderlichen 25 Teströhrchen gewährleistet sein dürfte. Ein derartiges Vorgehen hätte allerdings den unbestreitbaren Vorteil, daß Bakterien getestet würden, die den unter Makroorganismusbedingungen stehenden am nächsten kämen.

Am übersichlichsten erscheinen die Verhältnisse bei Pat. R. Sch., von dem ein am 10. Tag nach der Tb I-Behandlung isolierter Stamm (181 D)[2]) zur Resistenzbestimmung vorliegt. Dieser Stamm zeigte für alle drei Antituberkulosemittel niedrige Werte. Nach 2½ Monaten, kurz vor Beendigung der Tb I-Behandlung, gelang es wiederum, einen Stamm (378 D) zu züchten und zu testen. Bei dieser Testung ergab sich, daß die Werte für PAS und Tb I unverändert geblieben waren, dagegen war die Resistenz gegenüber Streptomycin im Vergleich zum Ausgangswert um das 20fache erhöht. Im Anschluß an die Tb I-Behandlung wurde noch für etwa 2½ Monate PAS gegeben. Zu einem späteren Zeitpunkt gelang die Anzüchtung nicht mehr, so daß keine weiteren Testungsergebnisse vorliegen (Abb. 70).

Diskussion:

Die höhere Streptomycinresistenz bei Stamm 378 D, ohne daß der Patient zu irgend einem Zeitpunkt Streptomycin erhalten hat, ist zunächst nicht verständlich. Wenn man nicht Selektions- und Mutationsvorgänge als Erklärung heranziehen will, könnte man sich vorstellen, daß durch ein Medikament — in diesem Falle TB I —, Rezeptoren für Streptomycin besetzt werden und eine heterologe Resistenz verursacht wird. Da keine weiteren Anzüchtungen gelangen, läßt sich nichts darüber aussagen, ob der Resistenzwert gegen Streptomycin nach Absetzen der TB I-Behandlung wieder abgesunken wäre, wofür Beobachtungen an anderen Fällen sprechen könnten.

Bei der Patientin E. F. (Abb. 71) ergab eine Testung vor Beginn der Chemotherapie (Stamm 184 D) eine große Empfindlichkeit gegenüber Streptomycin, PAS und Tb I. Drei Tage vor Beendigung der alleinigen Tb I-Behandlung gelang wiederum eine Anzüchtung (Stamm 312 D). Für diese Kultur fanden sich jetzt folgende Werte: Streptomycin 6,2 γ/ccm, PAS 1,6 mg%, Tb I 0,8 mg%. An die Tb I-Behandlung

[1]) T. M. Gocke und M. Finland (85) haben bei bestimmten Keimen (meist gram-negative, schnellwachsende Mikroorganismen) nach Einwirkung von Antibioticis neben einer Resistenzvermehrung gegenüber dem angewandten und Resistenzveränderung (Vermehrung oder Verminderung) gegenüber nicht zur Einwirkung gekommenen Antibioticis beobachtet. Für diese Vorgänge haben sie unabhängig von uns die Bezeichnungen „homolog" und „heterolog" geprägt. Unsere Untersuchungen beweisen, daß dieses Phänomen auch für die Tuberkelbakterien Gültigkeit hat.

[2]) Die Buchstaben D bzw. H hinter der Stammbezeichnung besagen, daß Züchtung und Testung im Hauptmed. U. A. Dahlem (D) bzw. im Laboratorium des Krankenhauses Heckeshorn (H) erfolgt ist.

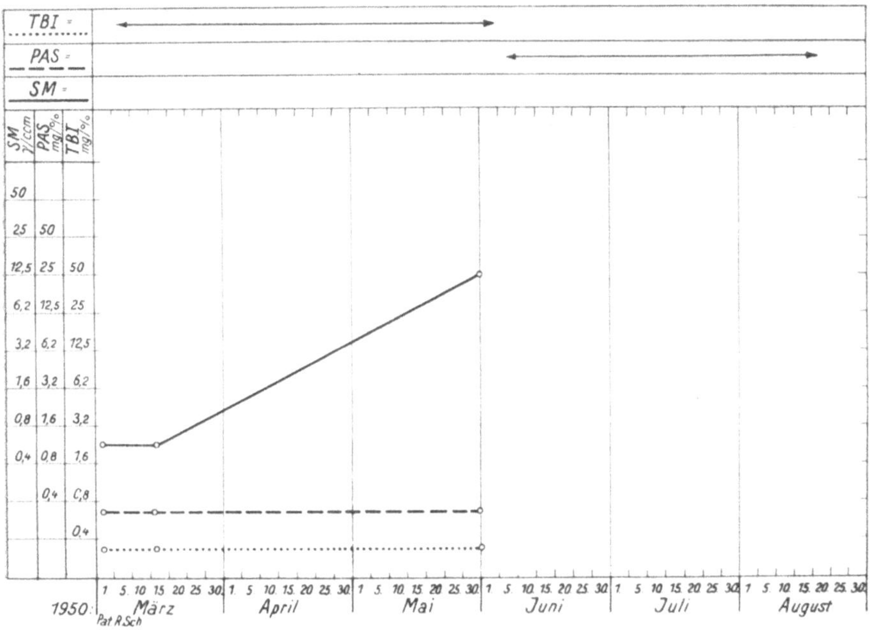

Abb. 70

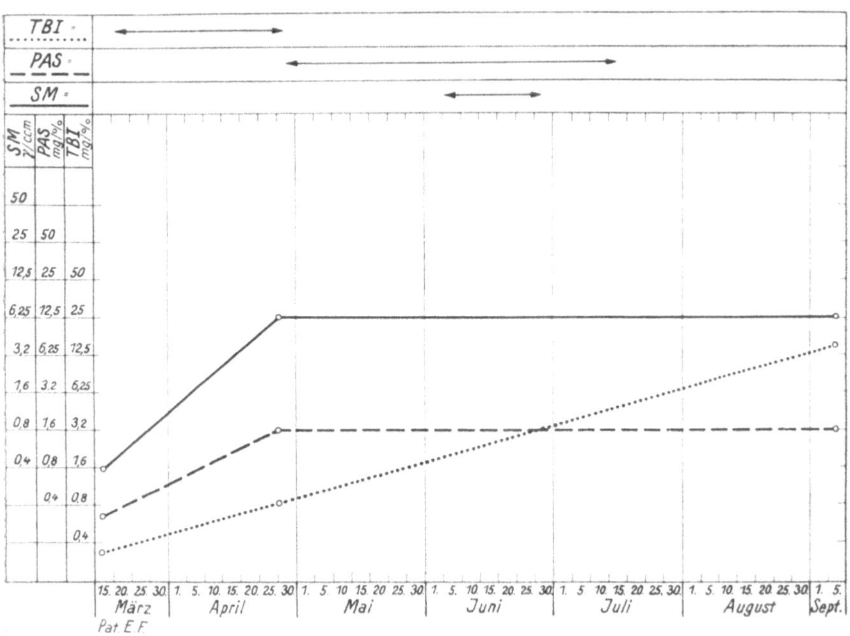

Abb. 71

schloß sich eine über 2 Monate dauernde PAS-Behandlung an, zu der sich etwa in der Mitte der Applikationszeit eine Streptomycinbehandlung für etwa 1 Monat gesellte. Ungefähr 2 Monate nach Abschluß der Chemotherapie gelang die neuerliche Züchtung eines Tuberkelbakterienstammes (Stamm 685 H). Die Werte für Streptomycin und PAS waren unverändert geblieben, für Tb I fand sich ein Empfindlichkeitstiter von 12,5 mg%.

Diskussion:

Die Resistenzsteigerung des Tuberkelbakterienstammes der Patientin E. F. gegenüber TB I erscheint am leichtesten verständlich. Da der Wert vor Beginn der Behandlung unter 0,4 mg %, dem seinerseit niedrigsten Testungswert, lag (wir wissen heute, daß die Mehrzahl der Tuberkelbakterienstämme in ihrer Resistenz gegen PAS und TB 1 zwischen 0,01 und 0,1 mg% liegen), so stellt der während der TB I-Behandlung ermittelte Wert bereits eine 40—50fache Resistenzsteigerung dar. Die nochmalige Resistenzsteigerung um das etwa 15fache (Testung vom 5. 9. 50) ist nun nicht mehr verwunderlich und dürfte ursächlich in der nach der Testung des II-Stammes noch drei Tage lang andauernden TB I-Behandlung begründet sein.

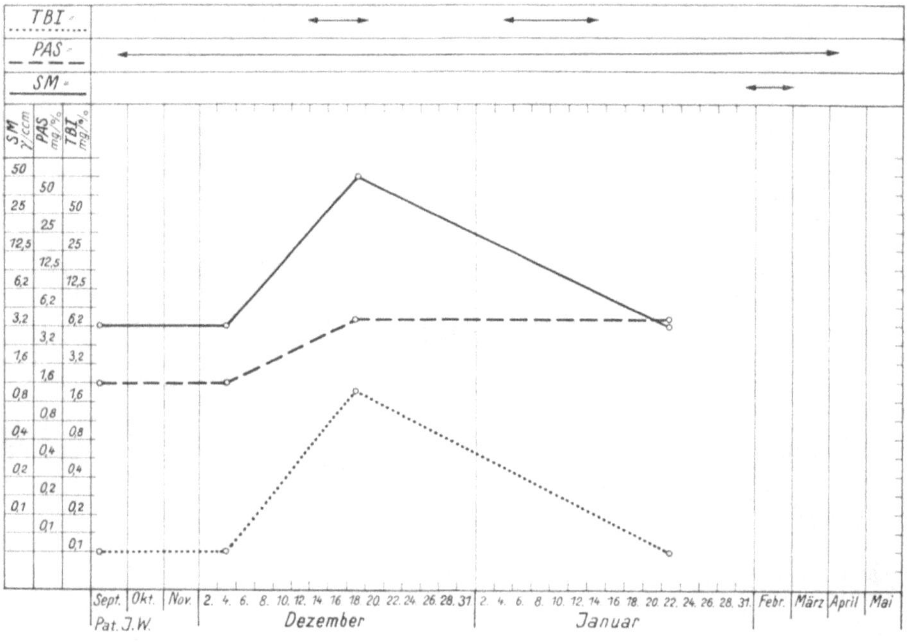

Abb. 72

Worauf die Resistenzsteigerung gegenüber Streptomycin und PAS beruht, ist ungeklärt. Handelt es sich um eine Mutation, von der die „Rezeptoren“ für die beiden Mittel gleichmäßig betroffen sind?

Besonders instruktiv liegen die Verhältnisse bei Patientin I. W. Der erste getestete Stamm dieser Patientin (Stamm 863 H) lag vor, nachdem bereits $2^1/_4$ Monate lang PAS gegeben worden war. Zu diesem Zeitpunkt ergibt sich ein normaler Resistenzwert für Tb I, nämlich 0,1 mg%. Der Wert für PAS liegt relativ hoch (1,6 mg%) und könnte bereits Ausdruck beginnender Resistenzsteigerung sein. Über den Streptomycinwert läßt sich nichts Bestimmtes sagen, wenngleich der Wert von etwa 3,2 γ/ccm schon als leicht erhöht anzusehen wäre. Die Herauszüchtung eines neuen Stammes (895 H) gelang 14 Tage nach der ersten und 6 Tage nach einer insgesamt 7tägigen Verabreichung von Tb I (das wegen Unverträglichkeit abgesetzt werden mußte). Eine Testung dieses Stammes ergibt ein völlig anderes Bild. Die bereits vermutete beginnende PAS-Resistenz ist jetzt deutlich ausgeprägt (bei 4 mg% noch + Wachstum; höhere Werte waren nicht angesetzt). Überraschend aber ist die jetzt in Erscheinung tretende Resistenz gegen Streptomycin (bei 40 γ/ccm noch $\pm$ Wachstum) und gegen Tb I (2 mg%). — Nach einem halben Monat wurde noch einmal ein Therapieversuch mit Tb I unternommen. Auch diesmal mußte das Mittel wegen Unverträglichkeit bereits nach 10 Tagen abgesetzt werden. 8 Tage nach dem Absetzen eines zweiten Tb I-Medikationsversuchs gelang wiederum die Herauszüchtung eines Stammes (818 D). Die ermittelten Werte für Streptomycin und Tb I zeigten jetzt wieder die ursprüngliche Empfindlichkeit. Der Titer für PAS hat sich aber nicht weiter erhöht.

Diskussion:
Das graphische Bild (Abb. 72) zeigt unter langdauernder PAS-Behandlung ansteigende Resistenz gegen dieses Mittel (homologe Resistenz). Die unter nur kurz-dauernder Versuchsmedikation von

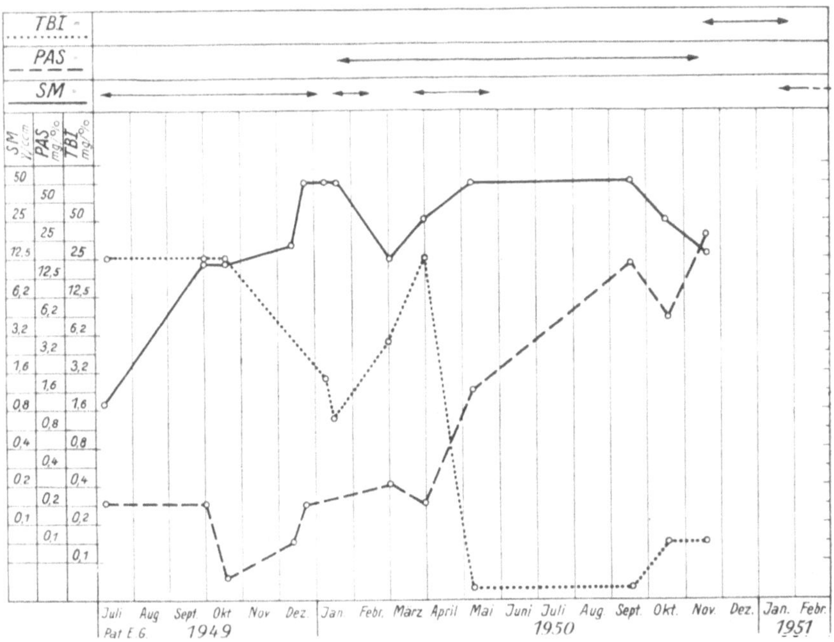

Abb. 73

TB I zustandegekommene Resistenzsteigerung gegen TB I und Streptomycin würde zu erklären sein als ein Effekt des TB I auf eine Bakterienkomponente, die für die Ausbildung der Resistenz gegen TB I und Streptomycin verantwortlich ist. Ob diese Einwirkung eine lockere Bindung darstellt oder ob die so schnell resistent gewordenen Keime durch die fortlaufende PAS-Behandlung eleminiert wurden, läßt sich nicht entscheiden. Bei der Nachkontrolle — Züchtung eines Stammes 8 Tage nach dem 2. TB I-Medikationsversuch — ergab, daß für Streptomycin und TB I wieder die Resistenzausgangswerte aufgetreten sind.

Aus der großen Zahl weiterer Krankengeschichten sei nur noch die der Patientin E. G. besprochen. Diese Patientin hatte eine Riesenkaverne und wurde über 2 Jahre lang mit den drei Antituberkulosemitteln in den verschiedensten Kombinationen behandelt. Die Tuberkelbakterienstämme dieser Patientin stammen in der überwiegenden Mehrzahl aus dem Kaverneneiter, gelegentlich konnten auch Stämme aus dem Sputum oder dem Magensaft gezüchtet werden.

Die graphische Darstellung (Abb. 73) veranschaulicht, wie sich unter der Streptomycinbehandlung eine Resistenz gegen dieses Mittel herausbildet. Dieses wird demonstriert durch die Testungsergebnisse von Tuberkelbakterienstämmen (Stämme: 176 H, 365 H, 321 H, 412 H, 421 H, 462 H, 463 H, 4 D, 481 H), die während der Streptomycinbehandlung gezüchtet werden konnten. Nach etwa 6½ Monaten gesellt sich zu der fortgeführten Streptomycinbehandlung noch eine PAS-Medikation. Während der alleinigen Streptomycinbehandlung wurden auch stets die Empfindlichkeitstiter für PAS bestimmt. Alle getesteten Stämme erwiesen sich als sensibel für PAS. Nach einer etwa 4 Monate lang durchgeführten Streptomycin + PAS-Behandlung finden wir zum erstenmal einen Tuberkelbakterienstamm (342 D), der neben dem bereits bekannten hohen Resistenzwert für Streptomycin jetzt auch einen erhöhten Wert für PAS aufweist. Interessant sind während dieser ganzen Zeit die ermittelten Testungsbefunde für Tb I. Im Verlaufe der 10½ Monate lang durchgeführten Chemotherapie (Streptomycin und Streptomycin+PAS) erwiesen sich alle in dieser Zeit gezüchteten und getesteten Tuberkelbazillenstämme mehr oder weniger resistent gegenüber Tb I. Zu dem Zeitpunkt, zu dem der Tuberkelbakterienstamm seinen hohen Resistenzwert für Streptomycin und einen erhöhten für PAS aufweist, zeigt er sich als hochsensibel gegenüber Tb I. Die Tendenz bleibt auch für den Rest der Beobachtungszeit (7 Monate), während welcher PAS gegeben wurde, erhalten, was durch Testungsergebnisse an Tuberkelbakterienstämmen (Stämme: 701 H, 744 D, 743 H, 804 H), die während dieser Zeit gezüchtet werden konnten, belegt werden kann.

Diskussion:

Wahrscheinlich hat man es hier mit einem der wenigen Tuberkelbakterienstämme zu tun, die primär resistent gegen ein Mittel, in diesem Fall TB I, sind. Eine mögliche Deutung des plötzlichen Resistenzwechsels gegen TB I gäbe die Annahme, daß durch die bereits längere Zeit andauernde Therapie, die gegen TB I resistenten Keime eleminiert worden sind. Derartige Befunde sind wichtig und für die Klinik um so bedeutungsvoller, als zu diesem Zeitpunkt die Resistenzwerte für Streptomycin und PAS hoch und außerhalb des Wirkungsbereiches dieser Medikamente lagen. Rein theoretisch gesehen wäre zu diesem Zeitpunkt ein Wechsel der Medikamente zu erwägen gewesen, da durch TB I eine Beeinflussung möglich und zu erwarten war. Gerade dieser Fall zeigt eindringlich, wie wichtig heute die Testungen für die Steuerung der Medikation sein können. Auf Grund unserer Erfahrungen möchten wir nach Möglichkeit wiederholte Testungen in 14tägigen Abständen befürworten.

Zum Schluß möchten wir noch auf eine weitere Beobachtung eingehen. Zwei Lungenpartien aus einer Sektion kamen zur Untersuchung, von denen der eine sich als alter Herd, der andere als eine frische Streuung erwies. Aus beiden Materialien gelang die Herauszüchtung je eines Tuberkelbakterienstammes, und zwar aus dem alten Herd der Stamm 59 D, aus den frischen Streuungen der Stamm 58 D. Beide Stämme zeigten bei der Testung erhöhte bis hohe Werte gegenüber Streptomycin, gegen PAS normale Empfindlichkeit, aber erhebliche Differenzen in ihrer Sensibilität gegenüber Tb I. Der Stamm 58 D aus der frischen Streuung war hochempfindlich ($< 0{,}75$ mg%), der Stamm 59, aus dem alten Herd, refraktär (> 50 mg%). Zu erwähnen ist noch, daß die Resistenzwerte des Stammes 59 D den Werten eines Stammes entsprachen, der 2 Monate zuvor aus dem Sputum der Patientin gezüchtet worden war.

Zur Erklärung der Tatsache, daß am gleichen Tage aus dem gleichen Organ zwei Tuberkelbakterienstämme mit unterschiedlicher Empfindlichkeit gezüchtet werden konnten, wollen wir folgende Erwägungen anstellen. Es ist bekannt, daß unter einer chemotherapeutischen Behandlung eine frische Streuung, z. B. in der Lunge, nicht verhindert werden kann, so daß innerhalb kürzester Zeit röntgenologisch dichte Verschattungen auftreten. Derartige Aussaaten sollen sich im allgemeinen relativ leicht durch die Chemotherapie beherrschen lassen. Unter diesen Umständen wäre rein theoretisch zu erwarten, daß der Stamm aus der frischen Streuung die gleichen Empfindlichkeitstiter besitzt wie der Stamm aus dem alten Herd, der mit dem aus dem Sputum 2 Monate zuvor gezüchteten Stamm offensichtlich identisch ist. Da dies im vorliegenden Fall nicht zutrifft, muß in Erwägung der erhobenen

Befunde die Frage auftauchen, ob hier eventuell eine exogene Superinfektion vorliegen kann. Inwieweit eine solche bei bestehender Infektion an Tuberkulose möglich, muß dahingestellt bleiben. Jedoch ist zu beachten, daß es sich in diesem Fall um eine Tuberkulose im Endstadium, also wahrscheinlich um einen negativ anergischen Zustand gehandelt hat und man das eventuelle Aussetzen einer Infektionsimmunität annehmen kann.

Eine andere Deutung muß der Tatsache Rechnung tragen, daß auch unter chemotherapeutischer Behandlung ante finem Streuungen nicht selten auftreten, wahrscheinlich auf Grund der oben erwähnten Immunitätslage. Es ist bekannt, daß häufig Resistenzsteigerungen der Keime nicht nur nicht mit Virulenzzunahme, sondern im Gegenteil mit nachweisbarem Absinken der Virulenz verbunden sind. Der Stamm 58 D müßte demnach in der Population als latente Variante enthalten gewesen sein, die sich unter Annahme höherer Virulenz durchsetzen und die Streuung verursachen konnte. Infolge ihrer unterschiedlichen Resistenzen imponierte sie nun als neuer differenter Stamm.

Die Herauszüchtung untereinander verschiedener Tuberkelbakterienstämme aus verschiedenen Lokalisationen eines Organismus braucht nicht verwunderlich zu sein. Wenn man sie miteinander vergleichen will, muß aber verlangt werden, daß die betreffenden Kulturen am gleichen Tage und durch gleiche Kulturverfahren herausgezüchtet werden.

Sicher ist, daß pathologisch-anatomische Besonderheiten des Gewebes für die Verteilung des Medikamentes im Organismus auf Grund unterschiedlicher Diffusions- und Affinitätsverhältnisse nicht ohne Bedeutung sein werden. Diese quantitativen Verhältnisse werden sich natürlich in ihrer Wirkung auf die zu beeinflussenden Keime und deren Reaktion nicht zuletzt im Hinblick auf Resistenzverschiebungen gegen das Mittel auswirken.

Wie sich nun diese Wechselwirkungen zwischen Medikament und Keimen im einzelnen entwickeln, vermögen wir nicht zu sagen. Sicher spielen eine Vielzahl von Momenten hier mit hinein, wobei sich als Ergebnis Selektions- und Mutationserscheinungen herausbilden, die an den Mikroorganismen vermutlich durch Einwirkungen auf das fermentative System oder durch katalytische Vorgänge ausgelöst werden. Auch biophysikalische und biochemische Vorgänge dürften hierbei beteiligt sein, wir denken an Oberflächenwirkung (Adsorption) und chemische Vereinigung von Wirkstoff und Bakterieneiweiß (Absorption). Als Beispiel einer Anlagerung sei die Blockierung von „Rezeptoren" der Bakterienzellen durch Penicillin für radioaktive Isotope genannt. Für die Absorption mag die Bildung von Streptomycinnucleinsäureverbindungen im Bakterienleib ein Beispiel sein.

Alle diese z. T. auf theoretischer Vorstellung fundierten Gedankengänge müssen durch Ursachenforschung, wie sie für das Gebiet der antibiotischen Vorgänge noch ungenügend vorhanden sind, geklärt werden. Das ist nur im Rahmen einer Gemeinschaftsarbeit verschiedenster Disziplinen möglich. In diesem Sinne ist der vorliegende Beitrag als Stein zum Mosaik der Problematik der Chemotherapie einschließlich der Antibiotika gedacht.

In unseren Ausführungen und Untersuchungen haben wir uns bemüht darzulegen, was durch verständnisvolle Zusammenarbeit von Klinik und Labor gewonnen werden kann, darüber hinaus möchten wir der Klinik anempfehlen, mehr als bisher solche Möglichkeiten auszuschöpfen. Wir glauben, daß auf diese Weise Befunde bestätigt und Fragen beantwortet werden könnten.

Zusammenfassung

Bei Streptomycinspiegelbestimmungen im Blut und Liquor von Patienten kann es zu Täuschungen kommen, wenn bei mangelhafter Zusammenarbeit zwischen Labor und Klinik interkurrent zusätzlich andere Chemotherapeutika gegeben werden. Man bestimmt nicht den Streptomycingehalt, sondern die bakteriostatische Kraft der Probe, die in Streptomycineinheiten angegeben wird.

Es werden Beobachtungen von äußerster Wichtigkeit mitgeteilt, wonach gekreuzte Resistenzerscheinungen bei Tuberkelbakterien auftreten, d.h. Veränderungen der Resistenz eines Stammes gegen ein Chemotherapeutikum, mit dem nicht behandelt wird, als Begleiterscheinung der Chemotherapie mit einem anderen Stoff.

4. Prä- und postoperative Anwendung

F. J. Misgeld

Aus dem Augusta-Viktoria-Krankenhaus, Berlin-Schöneberg

Die in den letzten Jahren in der Tuberkulosebehandlung erzielten Fortschritte basieren auf dem Ausbau der modernen Lungenchirurgie und der Entwicklung der Chemotherapie, insbesondere der Antibiotika.

Bei der systematischen Besprechung von Behandlungsergebnissen, die mit Hilfe der Chemotherapie erreichbar sind, sind einige wichtige Voraussetzungen zu machen:

1. die Tuberkulose kann spontan mit Schüben und Remissionen und Stabilisierungsepochen einhergehen,
2. konstitutionelle und dispositionelle Faktoren können auf die Aktivierung alter ruhender Herde einen Einfluß haben, wobei es sogar zur Einschmelzung des tuberkulösen Gewebes kommen kann,
3. da die sogenannten rein exsudativen oder rein produktiven Krankheitsformen nach unseren heutigen Auffassungen kaum allein vorkommen, sondern meistens Mischformen nachweisbar sind, ist es nötig, den Krankheitsprozeß nach seiner Reaktionslage zu definieren.

Die operative Behandlung der Lungentuberkulose hat in einer ganz anderen Beziehung eine differente Entwicklung genommen. Während sie sich früher im allgemeinen mit der Organtuberkulose in der gefährlichsten Phase befaßte, nämlich dann, wenn durch Kavernenbildung an einer Stelle große Mengen von Infektionsmaterial enthalten sind, ist heute die Tendenz maßgebend, möglichst durch einen frühzeitig vorgenommenen Eingriff diese Phase zu vermeiden. Die Entwicklung war nur möglich durch die die operativen Maßnahmen unterstützende Chemotherapie, insbesondere die Streptomycinbehandlung.

Zur Vermeidung mißverständlicher Begriffe soll vorausgeschickt werden, daß wir das Verfahren, einen tuberkulösen Prozeß, der zunächst für einen chirurgischen Eingriff nicht in Frage kommt, operationsreif zu machen, als prächirurgische Behandlungsmaßnahme bezeichnen, während wir das Verfahren unmittelbar vor dem Eingriff eine präoperative Behandlung nennen. Bei der postoperativen Anwendung soll sowohl das Auftreten von Komplikationen vermieden, bzw. beeinflußt als auch der operativ erzielte Erfolg stabilisiert werden.

Während wir von der präoperativen Behandlung die „Sterilisation" des Operationsgebietes, einen Operationsverlauf und eine Nachbehandlungsphase ohne Komplikationen erwarten, bewerten wir als Erfolgskriterien bei der prächirurgischen Streptomycinanwendung eine erhebliche subjektive und objektive Besserung, Abfall der Temperaturen, langsame Normalisierung der Blutsenkungszeiten und die röntgenologisch zu kontrollierende besondere Besserungstendenz bei frischen spezifischen Schüben.

Als Erfolgskriterien postoperativer Streptomycinanwendung sind nach unseren Erfahrungen wesentlich die Verhinderung bzw. Einwirkung auf massive postoperative

Aussaaten, besonders gute Vernarbungstendenz nach Kollapsanlage, das Verschwinden bzw. Ausheilen kleinerer Kavernen und Rückbildung größerer Einschmelzungsherde und die therapeutische Einwirkung auf innere und äußere Fistelbildung.

Da wir die Streptomycintherapie sehr zeitig als prächirurgische Maßnahme verwenden konnten[1]), erklären sich die auffallend hohen Behandlungsziffern, die wir dieser Zusammenstellung zugrunde legen[2]).

Nach einer prächirurgischen Streptomycinbehandlung wurden in der Zeit vom 1. 10. 1947 bis 1. 4. 1950:

149 Pneuanlagen durchgeführt, die in 43 Fällen durch eine Kaustik ergänzt wurden, ferner
38 Pneumolysen,
7 Plastiken sowie
8 Phrenikusexhairesen, in
6 Fällen wurde eine vorübergehende Phrenikusausschaltung mit einem Bauchpneu kombiniert und im ganzen
16 örtliche Kavernenbehandlungen nach Maurer durchgeführt,
42 Operationen aus verschiedenen Indikationen bei ausgedehnter Lungentuberkulose.

Die zur Zeit bei uns in einzelnen Fällen angewandte Kavernenpunktion mit anschließender endokavitärer Streptomycininjektion ist in dieser Zusammenstellung ebenso wenig berücksichtigt, wie die intrapulmonalen Injektionen von Streptomycin, die wir vereinzelt bei ausgedehnten exsudativen Prozessen vorgenommen haben.

Ich möchte bereits hier darauf aufmerksam machen, daß bei jeder Form lokaler Streptomycinanwendung — sei sie pleural oder intrapulmonal — der Effekt gesteigert werden kann, wenn das alkalische Streptomycin in einer Natriumzitratlösung gelöst wird. Uns haben sich besonders Einzelinjektionen 10—15—20 ccm einer Lösung von 0,5—1 g Streptomycin in 25%iger Natriumzitratlösung bewährt.

Den speziellen Beobachtungen und Ergebnissen sollen einige grundsätzliche Ausführungen vorausgeschickt werden, die als beachtenswerte Richtlinien nach unserer Auffassung von allgemeiner Bedeutung sind.

1. Zur Beurteilung der in verschiedenen Phasen nötigen Streptomycindosierung ist in jedem Fall die Aufstellung eines Behandlungsplanes wichtig, der eine Trennung der Sofortmaßnahmen von den endgültigen Eingriffen ermöglicht. Die Dosierung im Einzelfall richtet sich in erster Linie nach der Art des Prozesses, d. h. nach seiner anatomischen Beschaffenheit.

2. Bei in Aussicht genommenen chirurgischen Maßnahmen — Streptomycin ist kein Ersatz für irgendeinen solchen Eingriff — empfiehlt sich für die Durchführung des Eingriffs der Zeitpunkt, in dem eine volle Auswirkung des Abwehrmechanismus durch die vorausgegangene antibiotische Behandlung erreicht ist.

3. Viele tuberkulöse Prozesse führen zu zerstörenden Veränderungen, die durch kein Medikament geheilt werden können. Die Wirkung des Streptomycins ist an das Vorhandensein von Blutgefäßen in ausreichender Zahl in der Nähe des Krank-

[1]) Vgl. Verhandlungsberichte der Deutschen Tbc.-Ges., Zeitschrift für Tuberkulose, Verlag: J. A. Barth.

[2]) Ich muß bei dieser Zusammenstellung dankbar der Mitarbeit des Lungenchirurgen Dr. Hanns Weck gedenken, der sich selbstlos nicht nur für die operative Behandlung, sondern auch für die regelmäßigen Diskussionen bei der Aufstellung der Behandlungspläne zur Verfügung stellte.

heitsherdes gebunden, je gefäßärmer die Umgebung der tuberkulösen Veränderungen ist, desto geringer sind die Angriffsmöglichkeiten der im Blutstrom herangeführten antibiotischen Substanzen. Die älteren tuberkulösen Herde, sowie die produktiv-zirrhotischen Prozesse sind relativ gefäßarm.

4. Dem therapeutischen Potential des Streptomycins sind Grenzen gesetzt, da die Tuberkulosestämme nach längerer Zeit unter Streptomycineinfluß eine Resistenz annehmen können, die eine Fortsetzung der Streptomycinbehandlung wirkungslos machen. Es können sich aber auch streptomycin-resistente Stämme bei einem Menschen finden, der niemals einer Streptomycinbehandlung unterzogen worden ist. Die Resistenzbestimmung gehört also zu den Untersuchungen, die nach Möglichkeit vor Beginn einer Streptomycinbehandlung vorgenommen werden soll.

5. Vor Einleitung einer Streptomycinbehandlung sind Voruntersuchungen allgemein klinischer Art wichtig. So empfehlen wir besonders:

a) eine qualitative und quantitative Blutuntersuchung,

b) die Vornahme eines EKG nicht nur zur Beurteilung des operativen Risikos, sondern bei jeder ausgedehnten Tuberkuloseerkrankung, um die früher wenig bekannte, jetzt aber häufig nachweisbar umschriebene oder allgemeine tuberkulöse Herzmuskelerkrankung auszuschließen. Der Nachweis einer spezifischen Herzmuskelentzündung kann für sich allein die Notwendigkeit einer antibiotischen Behandlung ergeben, deren Effekt bei dieser Krankheitsform besonders bedeutungsvoll ist; auch ihre Behandlung gehört in das Gebiet der prächirurgischen Streptomycinanwendung.

c) den Nachweis manifester oder latenter Leberschäden. Es unterliegt individueller und stets neuer Entscheidung, im Einzelfall einen Ausgleich zu finden zwischen der evtl. möglichen Verschlimmerung des Leberschadens und dem mit Streptomycin angestrebten Effekt auf die Tuberkulose. Die Tuberkulose verursacht in einer hohen Zahl der Fälle — nach Angabe der Literatur in 80% und mehr — spezifische Leberveränderungen, die ebenso durch Streptomycin gebessert werden können, wie die spezifischen Herzmuskelveränderungen.

6. Da die Erfahrung gezeigt hat, daß durch die Anwendung von PAS eine Resistenzsteigerung unter Umständen vermieden werden, bzw. daß ihr Auftreten herausgeschoben werden kann, waren wir veranlaßt, in jedem Fall Streptomycin mit PAS zu kombinieren; nur in den Fällen, in denen die Schnelligkeit der Vorbehandlung für den Kranken entscheidend war, haben wir die Kombination mit PAS erst in der postoperativen Phase eingeleitet.

Bei oraler Anwendung haben wir mit täglichen Mengen von 6—8—10 g angefangen und haben uns bei dieser Behandlungsart mit täglichen Mengen bis 12 g begnügt. Im Rahmen dieser kombinierten prä- und postoperativen Anwendung haben wir auf die Durchführung der Wochenendpause verzichtet; diese wird bei uns erst dann zu einer regelmäßigen Einrichtung, wenn PAS allein oder in Verbindung mit einem Chemotherapeutikum nach der postoperativen Phase im Rahmen einer weiteren chemotherapeutischen Behandlung zur Anwendung kommt. Die in der Literatur so sehr empfohlene Verabreichung von 20—30 g in Form intravenöser Injektionen hat sich bei unseren Patienten nicht bewährt, einerseits traten häufig lokale Thrombophlebitiden auf, andererseits war meistens bereits nach 4—5 Tagen der Brechreiz so stark, daß durch diese Belastung der Operationserfolg in Frage gestellt wurde. Wir haben diese Behandlung höchstens für 8—10 Tage durchführen können, meistens mußten wir aber bereits nach 4—5 Tagen auf ihre Fortsetzung verzichten.

7. Allen in Aussicht genommenen Maßnahmen soll als Grundbehandlung eine längere Bettruhe (möglichst 1—2 Monate) vorausgehen; ihre Durchführung verschafft nicht nur dem Kranken die unbedingt nötige Ruhe, sondern erlaubt dem Arzt eine unbeeinflußte Beobachtung des Krankheitsverlaufs.

Pneumothorax und Thorakokaustik

Die Streptomycinanwendung vor und nach Anlage eines Pneumothorax soll:

1. den ohne antibiotische Behandlung für eine Pneubehandlung ungeeigneten Krankheitsprozeß in eine Form bringen, die die beabsichtigte Pneuanlage überhaupt erst ermöglicht,
2. durch Verhinderung von Streuungsfolgen eine Komplikation sowohl im Verlauf des tuberkulösen Prozesses als auch Komplikationen im Bereich der Pleura, die im Rahmen der Pneubehandlung eine große Bedeutung hat, unmöglich machen.

Die Kontraindikation bei der ein- und doppelseitigen Pneumothoraxbehandlung erfährt durch die Möglichkeit einer prae- und postoperativen Streptomycinanwendung keine Veränderung.

Wenn im Einzelfall das Auftreten einer Streuung nicht verhindert werden kann, so ist aber die weitgehende Rückbildung des Streuungsprozesses und seine Unschädlichmachung durch Streptomycin möglich und wesentlich.

Durch die Pneuanlage tritt eine verminderte Zirkulation auf. Um trotzdem eine maximale Streptomycinkonzentration zu erzielen und sie in dem erkrankten Gewebe aufrecht zu erhalten, ist der optimale Zeitpunkt zur Erzielung eines maximalen Effektes von entscheidender Bedeutung. Neben der Absicht, durch die postoperative Behandlung eine etwa eingetretene Streuung unwirksam zu machen, glauben wir, daß durch die konsequente postoperative Streptomycinanwendung eine lückenlose Rückbildung auch kleiner pleuritischer Exsudate, die sich nicht selten nach den ersten Nachfüllungen einstellen, möglich ist.

Eine Streptomycinindikation gilt für diejenigen Fälle von bronchogenen Streuungen, die, wie wir in einzelnen Fällen sahen, nach der Pneuanlage auftraten, besonders wenn eine spontane Vergrößerung des Pneus als Komplikation für das Auftreten dieser Streuungen in Frage kam. Die Indikation für diese postoperative Streptomycinbehandlung ist völlig unabhängig von einer präoperativen Anwendung, d. h., sie kommt auch für die Fälle in Frage, bei denen die Pneuanlage ohne Streptomycinschutz erfolgte.

Es ist darauf hinzuweisen, daß Pneuanlagen nach vorausgegangener Streptomycinbehandlung in wesentlich geringerem Maße durch das Auftreten von pleuritischen Exsudaten bzw. durch sich entwickelnde Pleuritiden kompliziert werden. Wir haben allerdings die Erfahrung gemacht, daß bis zur Pneuanlage latente Tuberkulose der Pleura manifest werden und zur Exsudatbildung Veranlassung geben. Der Effekt des Streptomycin ist bei den verschiedenen Formen der pleuralen Flüssigkeitsentwicklung groß sowohl bei frischen Exsudaten als auch bereits bei solchen, die sich im Stadium der Organisation befinden. Exsudatbildungen können verhindert werden, Exsudate, die einer beginnenden eitrigen Umwandlung unterliegen, können steril werden. Die besonders von französischen Autoren mit Streptomycinmengen bis 100 g und darüber inaugurierte Behandlung der Pleuritiden hat auch bei allen Exsudaten mit röntgenologisch nachweisbarer Schwartenbildung noch Rückbildungsvorgänge ermöglicht. Diese Ergebnisse konnten wir nicht nachprüfen, halten sie aber unter Berücksichtigung unserer Erfahrungen bei den frischen pleuritischen Exsudatbildungen durchaus für möglich.

Bei einer eitrigen Umwandlung des Pleuraexudates, die als seltene Komplikation im Verlauf der Pneubehandlung beobachtet werden konnte, haben wir immer in wechselnder Reihenfolge Penicillin angewandt. Es werden auf Grund unserer Erfahrungen folgende Richtlinien für die Behandlung vorgeschlagen: Das Empyem wird möglichst vollständig durch Punktion entleert und anschließend 0,5—1 g Streptomycin (gelöst in 25%iger Natriumzitratlösung) intrapleural injiziert, nach 24 bzw. 48 Stunden erfolgt — wiederum nach Entleerung — die örtliche Injektion von 100—200000 E. Penicillin. Die weiteren örtlichen Streptomycin- und die mit ihnen wechselnden Penicillininjektionen erfolgen in Abständen, die der individuellen Krankheitslage bzw. der Menge des sich jeweils ansammelnden Eiters entsprechen.

Wir erstreben vor Beginn der Pneubehandlung die regelmäßige Durchführung einer bronchoskopischen Untersuchung, um eine tuberkulöse Affektion der Bronchialschleimhaut vor der Pneuanlage diagnostizieren oder ausschließen zu können.

Wird in einem Fall durch die eingeleitete Kollapsbehandlung der Auswurf nicht im Verlauf von 3—4 Wochen bei einem ausreichenden Kollapszustand der Lunge negativ, dann besteht der Verdacht, daß ein Tuberkuloseprozeß sich auf der Schleimhaut der Bronchien lokalisiert hat. Durch die Kollapsbehandlung wird dann nichts gebessert, der Pneu ist aufzulassen. Sind im Verlauf der endobronchialen Tuberkulose keine durch die Art der Tuberkuloseveränderungen bedingten Einengungen des Lumens nachweisbar, so kann die Behandlung mit PAS und Conteben über längere Zeit zur Rückbildung des örtlichen Prozesses und zur Ausheilung führen; sind aber Formveränderungen der Bronchi bereits vorhanden, z. B. eine Stenose oder als Folge dieser Stenose eine Bronchiektasenbildung, kann ein schnellerer Effekt nur durch Streptomycin erreicht werden. Wir haben in einigen Fällen zunächst durch sofortige Streptomycinbehandlung bereits in Entwicklung begriffene Komplikationen kupieren können, um dann unter Berücksichtigung der längeren Zeitspanne die Behandlung mit PAS und Conteben fortzusetzen. Die Ausheilung dieser endobronchialen Schleimhautprozesse, die Beseitigung bzw. Verhütung der vorhin beschriebenen Komplikationen kann als prächirurgische Streptomycinbehandlung weitere notwendige chirurgische Maßnahmen einleiten.

Schließt sich der Auflassung des Pneus umgehend oder in geringem zeitlichen Abstand ein anderer Eingriff an, so kann die für diesen Eingriff vorgesehene prächirurgische Streptomycinanwendung Komplikationen, die durch die Auflassung des Pneus möglich sind, ausschalten.

In Fällen, wo bei schweren Lungenblutungen die Anlage eines Pneumothorax als blutstillende Maßnahme in Frage kommt, empfehlen wir eine gleichzeitig mit der Pneuanlage einsetzende allgemeine Behandlung mit Streptomycin. Neben der antitoxischen Wirkung ist die Rückbildung der im Anschluß an die Blutung auftretenden frischen bronchogenen Streuungen eine Indikation für diese postoperative Anwendung.

Bei der Durchführung der Thorakokaustik bei einem inkompletten Pneumothorax ist die prächirurgische Streptomycinanwendung auf Grund unserer Erfahrungen indiziert, wenn

1. ausgedehnte Verwachsungen bzw. Ausläufer derselben sich bis in das eigentliche Lungengewebe erstrecken,
2. die Kaustik vorgenommen werden muß bei pleuranahe gelegenen großen Kavernen, bei denen unmittelbar Perforationsgefahr besteht,
3. die Kaustik bereits bei einem bestehenden Exsudat vorgenommen werden muß.

Während die mit 1 und 2 bezeichneten Komplikationen Gegenstand einer allgemeinen Streptomycinbehandlung sind, hat sich uns für die dritte Indikation die lokale Streptomycinanwendung als die zweckmäßigste Anwendungsform bewährt.

Die Termine, die für die prächirurgische Anwendung in Frage kommen, sind in einer Reihe von ausländischen Kliniken 20—30 Tage (auch für die Pneuanlage), bei uns höchstens 20 Tage; meistens haben wir uns mit einem Zeitraum von 8 bis 10 Tagen begnügt, wobei die durchschnittliche Tagesdosis 1 g, selten 1,5 g und nur in ganz vereinzelten Fällen 2 g betrug. Die postoperative Behandlungsdauer erstreckt sich auf 5, durchschnittlich 7, höchstens 10 Tage.

Zusammenfassend können wir auf Grund unserer Ergebnisse, die wir mit der prächirurgischen Streptomycinanwendung, bei der Pneuanlage und der Durchführung der Pneubehandlung gemacht haben, folgendes sagen: Sowohl die prächirurgische einschließlich die präoperative, als auch die postoperative Behandlung für sich allein oder in beiden Anwendungsformen, ließen in einer Reihe von ausgedehnten und durch die exsudativen Erscheinungen einen toxischen Zustand bedingenden Tuberkulosen eine Pneuanlage zu, nachdem der Krankheitscharakter eine wesentliche Veränderung erfahren hatte. Durch die prä- und postoperative Streptomycinanwendung konnten nicht nur die verschiedenen bei jeder Pneuanlage möglichen Komplikationen vermieden werden, sondern auch bereits aufgetretene günstig und lückenlos beeinflußt werden. Die prä- und postoperative Streptomycinanwendung im weiteren Sinn ermöglichte aber auch die Abheilung von tuberkulösen Veränderungen in anderen Organen (tuberkulöse Darmaffektionen, geschwürige Prozesse an den Halsorganen einschließlich des Kehlkopfes und an der Schleimhaut des Mundes bzw. der Zunge), die unbeeinflußt eine Kontraindikation in der Behandlung ergeben hätten. Zu der Indikation des Streptomycins im weiteren Sinn gehört die Anwendung bei dem Blutstillungspneumothorax, bei bronchogenen Streuungen und beim Nachweis der endobronchialen Tuberkulose bzw. ihrer Folgen und Komplikationen. Auch die Thorakokaustik erforderte in einigen von uns beobachteten Fällen einen Streptomycinschutz. Als unmittelbare Besserungszeichen konnte das Negativwerden des Auswurfs, seine mengenmäßige Verringerung, die Beseitigung von toxischen allgemeinen Symptomen und die Besserung des AZ. infolge Gewichtszunahme und Blutbildzusammensetzung festgestellt werden.

Phrenikusexhairese

Die prä- und postoperative Streptomycinanwendung ist bei der Stillegung des Zwerchfells durch die Exhairese besonders bei ausgedehnter intrabronchialer Tuberkulose und spezifischen Veränderungen in Fällen, in denen unspezifische komplizierende Erkrankungen der Lunge vorliegen, z. B. ein Lungenabszeß oder eine Gangrän der Lunge als Folge von Schußverletzungen bei gleichzeitiger Lungentuberkulose angebracht.

Die Schutzwirkung des Streptomycins bei der Zwerchfellähmung kann von Wichtigkeit sein, weil wegen der anatomischen Verhältnisse im Aufbau der Lunge und des Brustkorbes ein verschiedenes Verhalten einzelner Lungenabschnitte anzunehmen ist, außerdem kann die durch Ausschaltung des Zwerchfells eingetretene Entspannung des Lungengewebes zirkulatorische Veränderungen veranlassen, indem die Lymphbewegung verändert wird und im Blut Lymphstauung eintritt. Daß durch die Entspannung des Zwerchfells die Schrumpfung des tuberkulösen Gewebes begünstigt wird — für das erkrankte Lungenparenchym ist sowieso eine Schrumpfungsneigung charakteristisch — schafft für die Einwirkung des Streptomycins Möglichkeiten, die in diesem Ausmaß bei kaum einem anderen Verfahren möglich sind.

Die nicht häufige Anwendung des Pneumoperitoneums macht die Durchführung einer prä- und postoperativen Streptomycinbehandlung zu einem seltenen Ereignis. Auf Grund unserer Erfahrung, die sich allerdings nur auf zwei eigene Behandlungsfälle stützt, ist die präoperative Streptomycinanwendung, 3—4 Tage lang durchgeführt, ebenso wie die sich auf 1—2 Tage erstreckende postoperative Anwendung des Antibiotikums von vorwiegend prophylaktischer Bedeutung bezüglich der Entstehung einer Peritonitis anzusehen. Der für die Anwendung dieser Maßnahme die Veranlassung gebende Lungenprozeß ist meistens nicht so aktiv, daß mit einer wesentlichen Streuungsgefahr zu rechnen ist. Erfolgt, wie in dem einen Fall bei uns, die Durchführung als Maßnahme „solaminis causa", dann überschreitet die ad hoc durchgeführte prä- und postoperative Streptomycinbehandlung den Rahmen ihrer eigentlichen Indikation.

Pneumolyse

Zu den operativen Maßnahmen, die eine von Jahr zu Jahr erweiterte Indikation erfahren haben, gehört die Pneumolyse, deren Prinzip die Schaffung eines Kollapses durch Abtrennung der partiellen Pleura von der endothorakalen Faszie ist.

Die Anwendung verschiedener Methoden zur Beibehaltung des nötigen Spaltraumes — z. B. Luft, Öl, Fett — ist in ihrer Vielseitigkeit zweifellos durch die zahlreichen Mängel verursacht, die bei dieser Operation im Vergleich zur Thorakoplastik vorhanden sind; infolgedessen spielen in der Literatur die Komplikationen dieser extrapleuralen Pneumolyse eine größere Rolle als das Verfahren selbst, das durch die angestrebte verbesserte Technik und durch eine stetige Ergänzung der Indikationen in der Lage ist, bei der Tuberkulosebehandlung eine große Rolle zu spielen.

Da die Komplikationen auch im Rahmen der prä- und postoperativen Streptomycinbehandlung eine große Rolle spielen, ist ihre Aufzeichnung in der Reihenfolge ihres Vorkommens von großer Bedeutung: Nachblutung, Infekt, Fistelbildung, pneumonische Aspiration und Infektionen im Bereich der Operationswunde.

Die Einführung der prä- und der postoperativen Streptomycinbehandlung hat bezüglich der Nachblutungen keine wesentlichen Erfolge aufzuzeichnen, die anderen Komplikationen sind heute nach der Einführung des Streptomycins zu einer Seltenheit geworden.

Zu den hier interessierenden Komplikationen rechnet die Infektion bei der Pneumolyse, die im allgemeinen die Folge einer Nachblutung ist.

In unseren Fällen waren als Erreger am häufigsten Staphylokokken nachweisbar. Bereits vor der Möglichkeit einer präoperativen Streptomycinbehandlung zeigten die bei uns vorgekommenen Infektionen eine sinkende Tendenz, nach meiner Auffassung wegen der Besserung der Ernährungslage — vor allen Dingen der gebesserten Eiweißzufuhr; die Neigung zu Blutungen ist uns als regelmäßiges Symptom chronischen Eiweißmangels bekannt; auch ist die Nachbehandlung gebessert, da wir bemüht sind, die Punktion der Hämatome so lange aufzuschieben, bis eine einwandfreie Verflüssigung nachweisbar ist, die es uns erlaubt, mit 2—3 Punktionen die völlige Entleerung zu erreichen, denn mit jeder Punktion wächst die Gefahr der Infektion; infolgedessen ist sowohl die Dauer als auch die Dosierung des Streptomycins in der postoperativen Behandlungsphase von der Nachblutung und ihrem Verlauf abhängig.

Die postoperative Streptomycinbehandlung hat die Schwierigkeiten bei operativen Eingriffen, die wegen der Gefahr einer Perforation manchmal eine Veränderung der Operationstechnik nötig machen, verringern können. Als eine weitere schwerwiegende Komplikation gilt die Notwendigkeit der Abwärtslagerung einer evtl. dickwandigen Kaverne, die nicht geschlossen werden kann.

Diese beiden Komplikationen waren vor der Einführung des Streptomycins sichere Garanten des tödlichen Ausganges. Wir haben beide Komplikationen vereinzelt erlebt und konnten durch die prä- und postoperative Streptomycinanwendung die technischen Schwierigkeiten zwar nicht beherrschen, aber durch die Verhinderung der Infektion Zeit für ein Provisorium gewinnen, wobei wir allerdings in 2 Fällen nach 6—8 monatlichen Zwischenräumen noch nicht die Entscheidung treffen können, ob das therapeutische Problem als gelöst anzusehen ist.

Bei dieser Operation konnten wir die große Bedeutung der Beseitigung der Infektion für die Vergrößerung der Vitalkapazität erkennen. Die maximale Erhaltung dieser Funktion bzw. die Verbesserung der Ausgangslage sind die Voraussetzung, um Eingriffe an der anderen Lunge ausführen zu können. Fast regelmäßig konnten wir während der operativen Behandlung eine Steigerung der an der eben noch genügenden Vitalkapazitätsgrenze stehenden Atmungsfunktion erreichen. Die Regelmäßigkeit dieser Besserung hat uns in einigen Fällen veranlaßt, trotz der Vorbereitung auf die Operation zu verzichten, wenn in der Vorbehandlungsperiode jede Beeinflussung ausbleibt. Es muß mit der Möglichkeit gerechnet werden, daß in einem anderen Organ ein evtl. vorhandener spezifischer Herd die Besserung verhindert. Ein von uns sehr genau studierter Fall rechtfertigt diese Vermutung, die nach mehreren Monaten durch die nunmehr in Erscheinung tretenden klinisch nachweisbaren Symptome eine ausgedehnte Mesenterialdrüsenerkrankung ergab.

Unter unseren zahlreichen Fällen haben wir eine Fistelbildung nur zweimal beobachten können, die äußeren Fisteln erwiesen sich unter der Streptomycinbehandlung als harmlose Komplikation, innere Fisteln konnten meist nach Durchführung einer Plastik ausgeheilt werden.

Das Auftreten von Aspirationspneumonien bei unseren Fällen ist gering und durch die beim Auftreten von Verdachtssymptomen übliche Penicillinbehandlung nicht als wesentliche Komplikation zu werten. Die gleiche Bedeutungslosigkeit haben bei uns Infektionen der äußeren Wunde trotz der bei Aufnahme der operativen Behandlungsverfahren erheblichen Primitivität im Operationssaal. Durch Einführung eines kleinen Katheters, dessen Liegedauer auf 48—72 Stunden sich erstreckt und dessen ursprüngliche Aufgabe die Erleichterung der Druckregulierung war, haben wir gleichzeitig die Möglichkeiten, Blutgerinnsel und sich ansammelnde Flüssigkeit durch Kochsalz zu ersetzen, wobei die Kochsalzlösung am 2. bzw. am 3. Tag wiederum durch die Luft ersetzt wird, und eine örtliche Anwendung der Antibiotika durchzuführen.

Bei fast der Hälfte unserer operierten Kranken war die Pneumolyse eine Voroperation der Plastik, infolgedessen haben wir beschränkte extrapleurale Durchtrennungen und die anschließende Anlage eines Oleothorax seit der regelmäßigen Aufnahme chirurgischer Behandlungsmaßnahmen nur zweimal vorgenommen. Wenn man als Echo etwa ein Jahr nach Einführung der Plastik in die Therapie sehr widersprechende Ansichten hörte, so ist sie bei der Möglichkeit des Streptomycinschutzes unbestritten ein Fortschritt.

Bronchustuberkulose

Die Bronchustuberkulose kann, vom Lungenprozeß weitgehend beeinflußt, eine Tuberkulose des Ableitungsbronchus sein oder sich unabhängig vom Lungenprozeß z. B. bei Perforation eines Lymphknotens entwickeln.

Das Ziel der Behandlung, für die heute nur Streptomycin in Frage kommt, ist ein doppeltes: erstens die Ausheilung der tuberkulösen Veränderungen der Bronchien und zweitens Vermeidung einer Stenose und Wiederherstellung einer ausreichenden Luftzufuhr. Die Behandlung kann örtlich mit Hilfe des Bronchoskops und allgemein durch intramuskuläre Injektionen durchgeführt werden. Die Fortführung der Pneumothoraxbehandlung ist bei sicherer Diagnose nicht gerechtfertigt. Die Fortsetzung der Pneubehandlung ist nur dann angezeigt, wenn neben der Bronchustuberkulose ein destruierender Lungenbefund nachweisbar ist, der von sich aus eine Indikation zur Pneubehandlung gibt, eine gleichzeitige Streptomycinbehandlung ist eine vitale Indikation.

Lokale Kavernenbehandlung

Zu den Behandlungsverfahren, die durch Streptomycin gefördert und in ihren Ergebnissen verbessert werden, gehört:

1. die lokale Streptomycininjektion in die Kaverne selbst oder in deren Umgebung,
2. die Kavernentamponade nach Maurer.

Für den angestrebten Erfolg der intrakavitären Behandlung ist die Beschaffenheit der Kavernenwand ebenso wichtig wie die geweblichen Veränderungen in der Umgebung der Kavernen einschließlich der Beschaffenheit der ableitenden Bronchien. Bei den letzteren muß die Sonderstellung der drainierenden Bronchien betont werden.

Auf die Behandlung der Hyperämie der Kavernenwand für die erstrebte Heilung hat besonders Berblinger (17) hingewiesen. Die intrakavitäre Streptomycininjektion, die wir neben dem Maurerverfahren besonders in letzter Zeit durchgeführt haben, kann unter Umgehung der praktisch undurchlässigen Kavernenwand und der Umgebung auf die Tuberkelbakterien selbst einwirken und am Ort der Einwirkung höchste Konzentration und ein Maximum bakteriostatischer Wirkung erzielen. Es kann zur Reinigung der Wand und zur Ausheilung der tuberkulösen Herde in der Wand kommen.

In den Fällen, wo wir bei der Kavernenbehandlung nach Maurer durch die perikavitäre Reaktion eine Verzögerung der Kavernenverkleinerung beobachteten, haben wir die Injektion intrakavitär vorgenommen. Es ist aber wichtig, eine Streptomycinlösung zu nehmen, die durch Veränderung des pH-Faktors am Ort der Einwirkung einen optimalen Effekt ermöglicht (25%ige Natriumzitratlösung). Wir haben bei keiner dieser Anwendungsformen Komplikationen gesehen, insbesondere keine Blutungen. Während wir für die perikavitäre Anwendungsform Intervalle zwischen den einzelnen Injektionen von 3—4 Tagen eingeschoben haben, wurde bei der intrakavitären Injektion der Zwischenraum auf 8, höchstens 10 Tage erhöht. Bei beiden Maßnahmen ist relativ schnell ein Erfolg zu beobachten, der bei der intrakavitären Anwendung zur röntgenologisch kontrollierbaren Verkleinerung der Kavernen führt, während bei der perikavitären Anwendung die röntgenologisch gut zu beurteilende perikavitäre Zone bereits nach der 2. Injektion deutlich abnimmt. Es ist wichtig, darauf hinzuweisen, daß das Verhalten der perikavitären Zone nach der Anwendung des Maurerschen Verfahrens am besten nach 8—10 Tagen nach der ersten Behandlung zu erkennen und zu beurteilen ist.

Der Weg, den man für das Vorgehen wählt, richtet sich nach der genauen Lokalisation der Kavernen, die wir auf Grund der Röntgendurchleuchtung in den verschiedenen Ebenen und mit Hilfe der Tomographie ermitteln. Die von Maurer bei einem Vorgehen von hinten beobachtete Verringerung der Gefahrenquote hat auch uns bei der Frage nach der vorteilhaftesten Injektionsstelle beeinflußt.

Für die intrakavitäre als auch perikavitäre Behandlung empfiehlt sich die Durchführung möglichst im Röntgenraum.

Wenn in der Literatur bei diesen beiden Anwendungsformen das mengenmäßige Optimum für etwa 30 g angegeben wird, so liegen unsere Dosen wesentlich tiefer, wir haben in keinem Fall die Menge von 15 g überschritten.

In den Fällen, die wir einer solchen Behandlung unterziehen, stellt diese nur einen Teil in dem allgemeinen Heilplan dar, bei dem wir uns bewußt bleiben müssen, daß mehrfach in bestimmten wichtigen Phasen Streptomycin angewandt werden muß und niemals eine inzwischen aufgetretene Resistenz unsere Maßnahmen einengen bzw. unmöglich machen soll. Aus den gleichen Gründen führen wir neben der örtlichen Streptomycinbehandlung keine ergänzende parenterale Streptomycinbehandlung durch.

Wir haben im übrigen niemals eine Infektion der örtlichen Einspritzungsstelle gesehen. Ebenso wenig, und das betone ich unter Berücksichtigung der Literaturangaben, zeigten sich Symptome einer Streptomycinallergie. Es scheint allerdings, daß bei beiden Anwendungsformen die subjektiven Klagen der Kranken über Kopfschmerzen und Schwindelgefühl sowohl zahlenmäßig als auch gradmäßig häufiger und intensiver sind. Die Berücksichtigung der Kontrollen der Vestibularisfunktion ist in keinem Fall zu übersehen.

Wir sehen in der intrakavitären bzw. perikavitären Streptomycinanwendung kein selbständiges Operationsbehandlungsverfahren, sondern ein Verfahren, das einerseits die Pneumothoraxbehandlung ersetzen kann, wenn bei dem kavernösen Lungenprozeß die Anlage desselben nicht möglich ist, andererseits, wenn Lage und Größe einer Kaverne eine Gegenindikation für die Pneumolyse sind. Die bei guter Technik regelmäßig gesehene Verkleinerung der Kaverne kann in Einzelfällen darüber hinaus zum Verschwinden derselben führen. Da, wo dieser erstrebte Erfolg nicht erreicht wird, sind beide Anwendungsformen eine entscheidende Vorbereitungsmaßnahme für größere, dann notwendig werdende Eingriffe. In diesen Fällen soll durch die lokale

Streptomycinbehandlung erreicht werden, daß aus dem „dynamischen Herd", den die Kaverne darstellt, nach Ausschaltung der entzündlichen Erscheinungen ein „statischer Herd" wird. Eine Gegenindikation sind frische Blutungen, zumindest für die Dauer von 10—14 Tagen nach Sistieren der Blutung und diejenigen Fälle, in denen durch die Lokalisation der Kaverne ein gefährliches Risiko gegeben ist.

Als zweites lokales Behandlungsverfahren muß die auch von uns vorgenommene Kavernentamponade nach Maurer angesehen werden. Die Infektionsmöglichkeiten, die in den verschiedenen Stadien dieser Behandlung gegeben sind, kann man durch eine prä- und postoperative Streptomycinanwendung erfolgreich bekämpfen. Dabei hat sich gezeigt, daß die präoperative Behandlung nur verhältnismäßig wenige Tage nötig ist und mit kleinen Dosen vorgenommen werden kann. Für die lokale Behandlung der Kaverne benutzen wir PAS. Die postoperative Behandlung richtet sich zeitlich und dosierungsmäßig nach dem Krankheitsbild.

Wenn ausgedehnte, exsudative Prozesse in der Umgebung der anzugehenden Kaverne vorhanden sind, so können diese — ursprünglich als Gegenindikation beurteilten — Veränderungen durch eine verlängerte präoperative Behandlung so beeinflußt werden, daß sie keinerlei Gefährdung für die beabsichtigten Maßnahmen sind. Wenn zur Durchführung der Speliostomie die Teilresektion einer Rippe — besonders von dorsal her — als Zusatzoperation nötig ist, so bedarf dieser kleine Eingriff keiner besonderen Vorbehandlung. Da die örtliche Kavernenbehandlung sich im allgemeinen über mehrere Monate hinzieht, kann auf Grund verschiedener Zwischenfälle die Notwendigkeit einer kurzdauernden Streptomycinbehandlung erforderlich werden; für sie gilt das Prinzip kleiner Dosen. In vielen Fällen wird zweifellos die als Basisbehandlung weiterlaufende Conteben- und PAS-Therapie ausreichen, oder für akute Zwischenfälle, die einer schnelleren Beeinflussung bedürfen, kann die Anwendung von Streptomycin nötig werden.

Bei dem Abschluß des Behandlungsverfahrens geht die Ausheilung des Drainagekanals im allgemeinen komplikationslos vonstatten. Für die als Abschlußoperation evtl. erforderliche Deckplastik ist Streptomycinschutz notwendig, weil die infizierte Thoraxwand zu Komplikationen des Wundverlaufs führen kann.

Die Bedeutung der unter prä- und postoperativem Streptomycinschutz vorgenommenen lokalen Tamponade der Lungenkaverne liegt darin, daß ihre Anwendung als selbständige Methode zur Kavernenheilung sowie auch ihre Durchführung lediglich als vorbereitende Maßnahme von größtem Wert ist, nachdem mit Hilfe dieses Verfahrens chronisch Tuberkulosekranke, die als Asylierungsfälle anzusehen waren, sowohl bakterienfrei als auch in einzelnen Fällen sogar arbeitsfähig geworden sind.

Thorakoplastik

Die Thorakoplastik hat sich auch bei uns als eine der erfolgreichsten Eingriffe bei der Behandlung der Lungentuberkulose erwiesen. Wenn man das Prinzip jeder chirurgischen Tuberkulosebehandlung in der anzustrebenden Entspannung von außen als das wichtigste Moment für die Kavernenheilung ansieht, so ist besonders in den letzten Jahren die Erhaltung der Lungenfunktion neben dem Kollaps ein Faktor von zunehmender Bedeutung geworden. Unter diesem Gesichtspunkt muß auch die durch die antibiotische Behandlung ermöglichte Unterstützung gesehen werden, indem sie

1. durch die prächirurgische Anwendung die Art des Eingriffs verändern kann und durch die Ausschaltung von Komplikationen das Risiko verringert,
2. bei prä- und postoperativer Anwendung das Auftreten bzw. die Entwicklung von Schädigungen verhindert, die besonders auf die verbleibende Lungenfunktion einen verschlechternden Einfluß haben.

Folgende Komplikationen beeinträchtigen auch nach unseren Erfahrungen das Operationsergebnis: die Ausbreitung der Erkrankung, Atelektasen verschiedener

Form und Größe, Hämatothorax nach Verletzung der Pleura, Wundinfektion, das postoperative Schmerzsyndrom und die Einengung bzw. der Verlust der Schultergelenkbeweglichkeit, die Verbiegung der Wirbelsäule und die dadurch bedingten Atembeschwerden mit evtl. Beeinträchtigung der respiratorischen Reserven.

Während die prächirurgische Streptomycinanwendung die Ausbreitung der Erkrankung in jedem Fall verhindert, kann die prä- und postoperative Anwendung die Atelektasen, Hämatothorax und Wundinfektionen verhüten.

Durch die oben beschriebene Form der Streptomycinverwendung werden Komplikationen ausgeschaltet, die durch eine unbeabsichtigte Eröffnung der Pleura eintreten können, andererseits wird durch die Verhinderung der Wundinfektion dem Postulat postoperativer Nachsorge entsprochen.

Aufzählung dieser möglichen Komplikationen erscheint uns deshalb wichtig, weil in verschiedenen in- und ausländischen Statistiken besonders die präoperative Streptomycinanwendung bei plastischen Operationen bagatellisiert wird. Die prächirurgische Anwendung des Streptomycins hat zu einer weitgehenden Veränderung früherer Kontraindikationen geführt. Zu ihnen gehörten:

> aktive Erkrankung der anderen Lunge, geringe respiratorische Reserven, komplizierende und spezifische Erkrankungen mit unbestimmter Prognose, große solitäre Basalkavernen, Tuberkulome und tuberkulomähnliche Kavernen, geschwürige tuberkulöse Prozesse in den oberen Luftwegen sowie im Bronchialsystem der kontralateralen Lungen.

Die prächirurgische Anwendung des Streptomycins bzw. die mit ihrer Hilfe mögliche lokale Behandlung hat streng genommen nur das Fehlen der respiratorischen Reserven zu einer heute noch wichtigen Kontraindikation gemacht, während die komplizierenden unspezifischen Erkrankungen nur dann als Kontraindikation anzusehen sind, wenn sie für ein chemotherapeutisches Behandlungsverfahren nicht geeignet sind. Wir haben an den Ergebnissen der an unserer Tuberkuloseabteilung vorgenommenen 7 plastischen Operationen die Berechtigung der oben aufgeführten Gesichtspunkte bestätigt gefunden und durch ihre Beachtung und Einhaltung in keinem Fall einen durch das angewandte Operationsverfahren hervorgerufenen tödlichen Ausgang gesehen.

Lobektomie und Pneumektomie

Es müssen anschließend zwei in den letzten Jahren in zunehmendem Maße für die chirurgische Behandlung der Lungentuberkulose zur Geltung gekommenen operativen Maßnahmen erwähnt werden, obschon der Klinik bisher die Möglichkeiten ihrer Anwendung fehlten, es sind die Lobektomie und die Pneumektomie. Bei jeder von ihnen ist die Durchführung unter Streptomycinschutz unbedingt notwendig.

Auch in der Hand des erfahrenen Lungenchirurgen sind beide Operationen ein Risiko, das meine Klinik veranlaßt hat, sich eine große Zurückhaltung aufzuerlegen. Denn wir sind der Auffassung, daß beide Verfahren zu wenig der grundsätzlichen Feststellung Rechnung tragen, daß jede Tuberkulose eine allgemeine Erkrankung ist. Die genannten Methoden sind wohl in der Lage, sichtbare Manifestationen der Erkrankung radikal auszuschalten, aber das große Risiko liegt darin, daß diese Verfahren wesentlich auf den Allgemeinzustand einwirken, so daß etwa schlummernde Krankheitserscheinungen, die wir nicht lokalisieren konnten, geweckt werden. Bei Berücksichtigung dieses Standpunktes werden evtl. konservative Maßnahmen bei der Auswahl des Vorgehens zu beachten sein.

Die während des postoperativen Verlaufes bei beiden Operationsmaßnahmen aus verschiedenen Ursachen entstandenen Empyeme sind meistens durch die Kombination von Penicillin mit Streptomycin auszuheilen. Neben der antibiotischen Behandlung kann die Daueraspiration zur Heilung des Empyems führen, deren zeitliche

Dauer weitgehend auch von dem Vorhandensein einer Bronchialfistel abhängig ist. Der Versuch, einen Verschluß der Fistel zu erreichen, ist vor allem bei den tuberkulösen Empyemen nötig. Die Durchführung aller verschieden notwendigen Eingriffe macht die Vornahme der antibiotischen bevorzugten lokalen Behandlung zu der wichtigsten unterstützenden Therapie.

Extrapulmonale Tuberkuloseformen

Die Zahl der extrapulmonalen Streptomycinbehandlungsfälle in unserer Tuberkuloseklinik ist gering, doch können wir über Ergebnisse berichten, die für eine allgemeine Erfolgsbeurteilung wertvoll sind.

Bei der Pottschen Krankheit einer Tuberkulose der Wirbelkörper folgt die Behandlung gelegentlich intern-medizinischen, orthopädischen und chirurgischen Gesichtspunkten. Die chirurgische Behandlung wird am meisten bei Jugendlichen durchgeführt; ihre Indikationen und Ergebnisse sind durch die Einführung des Streptomycins verändert worden.

Das Streptomycin kam in einigen Fällen als präoperative Maßnahme zur Behebung toxischer Zustände zur Anwendung. Eine weitere Indikation für die Durchführung einer Streptomycinbehandlung kann die Bildung einzelner oder multipler Fisteln sein, die bei spontaner Eiterperforation des nicht selten entfernt vom eigentlichen Krankheitsherd zur Entwicklung kommenden Senkungsabszesses entstehen. Das Streptomycin wurde nach der durch eine Punktion vorgenommenen Eiterentleerung zur Injektion in die Abszeßhöhle hinein benutzt; eindrucksmäßig erschien die spätere Eiterbildung sowohl verzögert, als auch bezüglich der Menge herabgesetzt und in der Art der Konsistenz dünner. Die Schwierigkeit, bei chronischen Krankheitszuständen über Verlaufsänderungen, die durch Anwendung besonderer Arzneimittel hervorgerufen sind, nach relativ kurzer Zeit etwas Definitives zu sagen, zwingt mich bei der Beurteilung dieser Behandlungsfälle zur Zurückhaltung.

Auf Grund unserer Erfahrungen ist die Behandlung der Wirbeltuberkulose bzw. ihrer Folgezustände angezeigt, wenn noch im Stadium der Einschmelzung eine Streptomycininjektion in den Abszeß hinein möglich ist. Wenn sich, entweder durch Spontanperforation oder durch unzweckmäßige ärztliche Maßnahmen, Fisteln gebildet haben, so ist eine örtliche Behandlung dieser Fisteln nur zweckmäßig, wenn auf relativ kurzem Wege eine genaue lokale Applikation möglich ist. Auch in solchen Fällen ist die lokale Streptomycinanwendung lediglich eine präoperative Maßnahme. Ich kann mir vorstellen, daß bei Operationen, die zur Verhinderung eines Wirbelzusammenbruches mit der Absicht, seine Folgen durch Einpflanzung von Knochenspänen zu verhindern, die Streptomycinanwendung das Risiko vermindern und den Einheilungseffekt ermöglichen kann.

Bei den eigentlichen chirurgischen Tuberkulosen, d. h. bei den tuberkulösen Knochen- und Gelenkerkrankungen ist der Effekt des Streptomycins im Sinne einer prächirurgischen Anwendung außerordentlich gering. Wenn Fisteln vorhanden sind, dann können diese besonders bei lokaler Streptomycinapplikation, bei der der Fistelkanal selbst und seine Umgebung umspritzt werden, einen deutlichen Behandlungserfolg erkennen lassen; einen Effekt auf den im Knochen gelegenen Krankheitsherd wird man mit dem Antibiotikum allein nicht erreichen. Auch bei diesen Komplikationen ist nur ein kombiniertes Vorgehen, und zwar Chemotherapie mit anschließender Operation als eine den Krankheitsprozeß ausschaltende Maßnahme anzusehen. In den Fällen, wo die vom Knochen ausgehende Erkrankung auf das Gelenk übergeht, ist durch Streptomycin kein Heilungserfolg zu erwarten; auch in diesen Fällen kann bei eingetretener Fistelbildung das Streptomycin eine Operationssicherung ermöglichen.

In der Gruppe der extrapulmonalen Tuberkulose muß die Behandlung der Peritonitis tuberculosa erwähnt werden. Die akute Form spielt für die prä- und postoperative Anwendung die größte Rolle, denn die Diagnose wird meistens bei der wegen Verdachtes auf eine akute Baucherkrankung vorgenommenen Operation gestellt, während die chronische entsprechend ihrer Verlaufsform nur selten operativ diagnostiziert wird. Wir haben nur die akuten Krankheitsformen mit Streptomycin behandelt und halten dies lediglich bis zum Abklingen der akuten Erscheinungen für indiziert. Etwa vom 3.—4. Tag nach der Operation gaben wir zuerst Conteben und anschließend PAS, während die PAS-Medikation nach 4—6 Wochen eingestellt und in der weiteren Folge nur gelegentlich von Komplikationen erneut aufgenommen wurde, blieb Conteben die Basisbehandlung bis zum Verschwinden sämtlicher Krankheitssymptome. Die Contebenbehandlung kann bis zu einem Jahr ausgedehnt werden.

Bei der chronischen Verlaufsform führen wir keine kombinierte Conteben-PAS-Behandlung durch; hier setzen wir PAS nach den beiden ersten Behandlungsmonaten ab, um in ähnlicher Form — wie vorhin beschrieben — bei besonderen Komplikationen die Behandlung wieder aufzunehmen. Erfordern bei der chronischen Verlaufsform besondere Situationen oder Komplikationen einen operativen Eingriff, so erfolgt dieser unter beschränktem Streptomycinschutz. Bei beiden Krankheitsformen kontrollieren wir den Verlauf durch die Laparoskopie.

Unter den Tuberkuloseerkrankungen, die von vornherein eine Kontraindikation für jeden geplanten Eingriff an den verschiedensten Organen darstellen, steht die Darmtuberkulose an erster Stelle.

Zur Behandlung der ulzerösen Darmtuberkulose mit Streptomycin erstreckt sich die Anwendung sowohl auf intramuskuläre Injektionen als auch auf eine enterale Applikation in Form von hohen Einläufen. Lokale Reizerscheinungen sind dabei vermeidbar und bei relativ geringen Gesamtdosen wurden keine toxischen Nebenwirkungen festgestellt. Das erste und auffälligste Symptom während der Behandlung ist der entgiftende Effekt, der der einwandfreien Besserung des Darmzustandes vorausgeht. Röntgenologisch konnte von uns auch mehrmals eine vollständige Rückbildung der Darmveränderungen festgestellt werden, wobei die Kürze der Zeit, in der die vollständige Rückbildung der Veränderungen zu verzeichnen ist, ein außerordentlich eindrucksvolles Moment sein dürfte.

Die lokale Streptomycinbehandlung wird folgendermaßen vorgenommen:

Bei Beckenhochlagerung hoher Einlauf und anschließende Rechtslage. Als reizlose Lösung hat sich uns eine Dosierung von 250 mg Streptomycin/500 ccm physiologischer Kochsalzlösung unter Zusatz einiger Tropfen Tinkt. opii bewährt. Die Dauer der lokalen Behandlung erstreckt sich auf 12—14 Tage; häufig wird schon nach dem 3. bzw. 4. Einlauf eine auffallende Minderung der stark ausgeprägten Beschwerden hervorgehoben. Bei ausgedehnten geschwürigen Prozessen kann diese enterale Behandlung eine Unterstützung der parenteralen Streptomycinbehandlung sein. Wenn die tuberkulösen Veränderungen mehr in den tieferen Partien des Colons und evtl. des Rektums sitzen, wird die Einlaufbehandlung in gleicher Weise durchgeführt; finden sich dagegen die tuberkulösen Veränderungen nur im Dünndarm und mehr in den proximalen Partien desselben, dann kann evtl. der Versuch einer oralen Therapie gemacht werden. Bei einer Reihe von Fällen sieht man, daß langbestehende, subfebrile Temperaturen mit der Besserung des Allgemeinbefindens verschwinden.

Als eine weitere Komplikation für die chirurgische Behandlung der Lungentuberkulose muß das tuberkulöse Zungengeschwür erwähnt werden[1]). Auf die

---

[1]) Oberarzt Dr. Reimann hat den ersten, in Berlin unter Streptomycinanwendung geheilten Fall eines tuberkulösen Zungengeschwürs in der Ärztl. Wschr. veröffentlicht (1949, Heft 33—34).

differentialdiagnostischen Schwierigkeiten — besonders Abgrenzung von beginnenden karzinomatösen Geschwüren — soll besonders verwiesen werden.

Eine prächirurgische Streptomycinanwendung ist ferner indiziert bei der Lymphknotentuberkulose; unter ihnen ist die Tuberkulose der Halslymphknoten besonders häufig und bedeutungsvoll. Es ist bekannt, daß die Erkrankung meistens eine primär-lymphogene ist, seltener ist die sekundär-hämatogene Entstehung.

Je nach dem Entwicklungsgang der Lymphdrüsenerkrankung sind die therapeutischen Maßnahmen auszuwählen. Während bei chirurgischen Maßnahmen eine einmalige Streptomycingabe postoperativ die Entwicklung einer Streuung verhindert, bedarf die Durchführung der Fistelbeseitigung mit anschließender Exstirpation des Krankheitsherdes einer präoperativen intensiven Behandlung, die das Operationsgebiet sterilisiert und gleichzeitig die Ausbreitung von Streuungsherden unmöglich macht. Vorhandene Senkungsabszesse sind gleichfalls, wenn sie noch nicht eröffnet sind, am vorteilhaftesten nach präoperativer Streptomycinanwendung mit der elektrischen Schlinge zu eröffnen und auszuräumen. Lediglich bei den Retropharyngealabszessen punktieren wir in zunächst kürzeren, später längeren Zeitabständen, die von dem weiteren Verlauf der Krankheit abhängig sind; der Punktion schließen wir in jedem Fall die örtliche Applikation des Streptomycins an. Die antibiotische Behandlung der tuberkulösen Lymphknoten allein hat weder uns befriedigt, noch auch bei der Anwendung in anderen Kliniken befriedigende Erfolge erzielt. Sie kann die chirurgische Behandlung niemals verdrängen, kann aber als ein wichtiges, unterstützendes Hilfsmittel bei gegebener Notwendigkeit, eine Erkrankung eines anderen Organes zu beeinflussen, von großer Bedeutung sein.

Im Rahmen einer prächirurgischen Behandlung ist die evtl. komplizierende spezifische Erkrankung der Nieren bzw. der ableitenden Harnwege von großer Bedeutung. Bei der im Rahmen dieses Referates zu besprechenden Streptomycinbehandlung der ein- oder doppelseitigen Nierentuberkulose und ihrer evtl. operativen Behandlung müssen wir bei der Indikationsstellung von dem heute geltenden urologischen Standpunkt ausgehen, daß das tuberkulöse Geschehen in den Harnwegen sich in zwei Phasen abspielt: die erste, in unmittelbarem Anschluß an die Generalisation beginnend, hat einen exsudativen Charakter und führt nach einem Einbruch in das Nierenbeckenkelchsystem zur ausgedehnten Erkrankung des Organs. Bei einem weniger raschen Durchbruch ist mit der Bildung einer Markkaverne zu rechnen. Entsprechend dem Ablauf der Lungentuberkulose, bzw. extrapulmonaler Tuberkuloseprozesse, kann auch bei der Nierentuberkulose der exsudativen Phase sich ein inaktives Stadium anschließen, das — ebenso wie die Lungentuberkulose — durch hinzugetretene Komplikationen, sowie körperlicher Überanstrengung und ausreichend ungünstiger Lebensbedingungen zu einer Steigerung der Aktivität zur Form der chronischen Nierentuberkulose führen kann.

Ist durch die operative Entfernung der einen Niere keine wesentliche Funktionsstörung zu erwarten, dann ist die prä- und postoperative Streptomycinbehandlung ein wesentliches Mittel, um während der Operation Streuungen zu verhindern und ferner, den postoperativen Wundverlauf zu vereinfachen und zu verkürzen. Keiner von den 3 bzw. 4 von uns dem Urologen zur Behandlung übergebenen Fälle hat uns im Verlauf enttäuscht. Für die präoperative Behandlung sind tägliche Dosen von 1,0 g für 14 Tage, für die postoperative 8, höchstens 10 Tage mit je 1,0 g in 24stündlichen Intervallen ausreichend.

Bei der tuberkulösen Entzündung der Blase und Schleimhaut, wie sie nach einseitiger Nierentuberkulose, in deren Verlauf die erkrankte Niere entfernt worden ist, auftritt, handelt es sich, wie wir aus unserem Krankenmaterial wissen, um ein nicht seltenes Vorkommnis nach operativer Entfernung der Niere. Eine

Streptomycinbehandlung kommt bei diesenFällen vorwiegend als erfolgversprechende Maßnahme zur Zeit nur in Frage, wenn diese Schleimhautveränderungen ein Restzustand sind.

Die Behandlung dieser Fälle besteht in täglichen intramuskulären Injektionen von 1,0 g Streptomycin für die Dauer von 8 bis höchstens 10 Tagen; dieser allgemeinen Behandlung schließt sich dann die örtliche Streptomycininstillation in die Blase an. Von unseren 5, mit dem typischen Befund und der entsprechenden Vorgeschichte behandelten Patienten ist keiner rezidiviert. Unsere längsten Beobachtungen gehen nunmehr bis über 2 Jahre. Die allgemeine Streptomycinbehandlung ist deswegen wichtig, um eventuelle, in dem Ureterstumpf vorhandene spezifische Veränderungen zur Abheilung zu bringen; dazu genügen 8—10 g Streptomycin. Die Beseitigung einer evtl. ureteren Veränderung ist die wichtigste Voraussetzung für die Vermeidung von Rezidiven in der Blase.

Eine besondere Rolle spielt bei den tuberkulösen Erkrankungen der inneren Geschlechtsorgane die Tuberkulose der Prostata, wir konnten unter unseren Fällen einmal bei einer Nierentuberkulose eine derartige Erkrankung feststellen. Die allgemeine Streptomycinbehandlung wird den Krankheitsprozeß kaum beeinflussen.

Bei den tuberkulösen Erkrankungen des weiblichen Genitale steht die Tuberkulose der Adnexe an erster Stelle. Die wirkliche Diagnose kann oft erst bei oder nach der Operation gestellt werden. In diesen Fällen der zumeist unerwarteten Genitaltuberkulose erscheint zur Vermeidung einer eventuellen Streuung oder einer Ausbreitung der in etwa 50% auch zu erwartenden Tuberkulose des Endometriums eine postoperative Streptomycinbehandlung äußerst aussichtsreich. In den Fällen, in denen die Diagnose Adnex-Tuberkulose sichergestellt ist, gilt heute die grundsätzliche Operation als überholt (Martius), leichte Fälle werden diätetisch und klimatisch behandelt, auch hier erscheint eine zusätzliche Streptomycinbehandlung durchaus erfolgversprechend.

Erst seit verhältnismäßig kurzer Zeit haben wir in der tuberkulösen Pericarditis eine, die chirurgische Behandlung der Lungentuberkulose gefährdende, Komplikation kennengelernt, die immer einer prächirurgischen Behandlung bedarf. Sie ist bisher von deutschen Autoren nicht in gebührendem Maße berücksichtigt und infolgedessen im Vergleich zu den anderen Komplikationen kaum erwähnt worden. Dabei ist sie nicht einmal selten.

Während die exsudative Pericarditis sowohl durch die klinischen Symptome, als auch auf Grund des charakteristischen Lungenbefundes und bei den häufig recht heftigen Schmerzen kaum übersehen wird, ist die Pericarditis simplex sowohl wegen des durch sie verursachten Schmerzes — die Kombination mit Lungenerkrankungen verschiedenster Art macht die Schmerzabgrenzung schwierig —, als auch durch das völlige Fehlen klinischer und röntgenologischer Krankheitszeichen wesentlich schwieriger zu diagnostizieren; lediglich das EKG. zeigt charakteristische Veränderungen, die — dem Krankheitsverlauf entsprechend — auch bei Beendigung des Prozesses wieder verschwinden.

In der französischen Literatur wird die Pericarditis häufig erwähnt und die Notwendigkeit ihrer Behandlung in den Fällen betont, bei denen besondere Maßnahmen beabsichtigt bzw. durchgeführt werden. Durch die Veröffentlichungen der französischen Autoren angeregt, konnten auch wir diese Komplikationen in mehreren Fällen unseres Krankengutes bestätigen und einen Streptomycineffekt subjektiv durch das Verschwinden der Schmerzen und objektiv durch die Rückbildung der elektrokardiographischen Veränderungen feststellen.

Wichtiger ist aber eine ebenso häufig übersehene andere Herzerkrankung, die tuberkulöse Myocarditis; die Prädilektionsstelle für diese Veränderungen ist besonders das rechte Herz, dies erklärt das häufige Übersehen der Erkrankung, denn der Pathologe bedient sich bei der Materialentnahme histologischer Untersuchungen im allgemeinen eines Stückchens, das er beim Schneiden des linken

Ventrikels entnimmt. Die tuberkulöse Myocarditis spielt in ihrer ausgedehnten Form zweifellos eine Rolle bei der Atemfunktion. So konnten wir bei mehreren Fällen ausgedehnter Lungentuberkulose, bei denen zunächst der Ausfall der spirographischen Untersuchung die Vornahme einer plastischen Operation unmöglich zu machen schien, eine wesentliche Verbesserung der Atemfunktion nach einer vorübergehenden Streptomycinbehandlung beobachten. Dies sehen wir als Beweis für die gebesserte bzw. zurückgebildete Myocarditis tuberculosa an. Die therapeutische Beeinflussung der Myokardveränderungen — objektiv im EKG. erkennbar — kann gesteigert werden, wenn man zu dem Antibiotikum gleichzeitig per os ein Kampferpräparat verabfolgt, durch das die vasomotorische Regulation verstärkt wird. Nachgewiesene Myokardveränderungen werden immer zu einer Verlängerung der Vorbehandlungszeit führen, zumal bei beabsichtigten operativen Behandlungsverfahren diese Komplikation eine mindestens vierwöchentliche Bettruhe erforderlich macht. Praktisch gehen wir so vor:

Nach einer einwöchigen Beobachtungsperiode ohne Medikamente folgen 3—4 Tage, an denen wir PAS auf die gewünschte Tagesdosis allmählich steigern. Im allgemeinen ist für die mit Streptomycin kombinierte PAS-Behandlung eine Tagesmenge von 10—12 g ausreichend, die wir in voller Höhe während der darauf sich anschließenden Behandlungsphase mit Streptomycin beibehalten. Wir sehen bei dieser Tagesdosis von den sonst üblichen freien Wochenenden ab und geben Streptomycin in Tagesmengen von 0,5—0,8 g bis höchstens 1,0 g. Im unmittelbaren Anschluß an die 4wöchentliche Behandlung wird die Operation vorgenommen und die postoperative Behandlungsphase für 8—10 oder 14 Tage mit Tagesdosen von 0,5—1,0 g Streptomycin angeschlossen. Bei dieser erweiterten präoperativen Behandlung, bei der lediglich die bereits erwähnten Kampferpräparate als zusätzliche Medikation gegeben werden, wird die Behandlung unter wöchentlicher elektrokardiographischer Kontrolle durchgeführt.

Nebenerscheinungen

Bei unseren Kranken wurden folgende toxische Erscheinungen festgestellt: Schwindel, Ataxie, Vestibularisausfall, Vestibularisschädigung, Hörfunktionsschädigung, Albuminurie, Dermatitis, Eosinophilie, Fieber. Die hier angegebene Reihenfolge entspricht der Häufigkeit des Vorkommens. Die Herabsetzung der Einzeldosis, die auch bei uns bald nach Einführung der Streptomycinbehandlung durchgeführt wurde und bei der die vorher übliche Tagesdosis von 2 g und 1,5 g auf durchschnittlich 1 g gesenkt wurde — in einer Anzahl von Fällen sind wir auch mit einer Menge von 0,5 g für 24 Stunden ausgekommen —, hat sofort zu einer Verringerung der toxischen Erscheinungen geführt. Temperatursteigerungen sowie auch Vestibularisausfall haben wir nach der Herabsetzung überhaupt nicht mehr beobachten können.

Unter den Nebenerscheinungen spielen auch unter unseren Fällen allergische Symptome an der Haut und an den Schleimhäuten die größte Rolle. Bei allergischer Reaktionslage haben wir Antistin verabfolgt, daher erlebten wir niemals erhebliche Haut- bzw. Schleimhautveränderungen.

Eine geringgradige Konjunktivitis war gleichfalls durch Antistin prompt zu beeinflussen. Die in der Literatur besonders in der ersten Zeit immer wieder erwähnten allergischen Hauterscheinungen, besonders beim Pflegepersonal, haben wir niemals erlebt.

Besondere Vorsichtsmaßnahmen haben wir in den Fällen bei jeder Form der Streptomycinbehandlung angewandt, bei denen in den letzten 6 Monaten vor Beginn der Behandlung eine Hepatitis anamnestisch angegeben wurde oder auf Grund des klinischen Befundes ein Leberschaden vermutet werden konnte. In diesen Fällen haben wir die Prothrombinbestimmung vorgenommen, die auch während der Behandlung fortlaufend durchgeführt wurde.

Bei vorhandener Leberschädigung und in den ersten 6 Monaten nach einer überstandenen Hepatitis, ja bei einem begründeten Verdacht auf eine solche, haben wir gleichzeitig für die Dauer der Streptomycinbehandlung Aminosäuren verabfolgt (Keratyp bzw. eine Kombination von Methionin und Cholin). Wenn über das Vorkommen von Leberschädigungen unter Conteben berichtet wurde, so ist es eine irrtümliche Annahme, für das Streptomycin die Möglichkeit einer solchen zu bestreiten. Es kommt während der Anwendung dieses Mittels zu ähnlichen Leberveränderungen, wie sie bei Conteben beschrieben sind, nämlich Blutung und Nekrosen. Ob diese Veränderungen pathogenetisch einwandfrei die Annahme einer Schädigung durch Conteben bzw. Streptomycin erlauben, vermag ich nicht zu entscheiden. Bei ausgebreiteten Tuberkulosen sind aber auch tuberkulöse Veränderungen in der Leber sehr häufig (bis zu 60, ja bis zu 70%).

Wir hatten Gelegenheit, bei drei mit Streptomycin behandelten Kranken eine sich schnell ausbreitende Stomatitis zu beobachten.

Das Bild dieser Schleimhautentzündung im Mund war dadurch charakterisiert, daß sich neben membranösen Auflagerungen kleine Erosionen, besonders in den Umschlagfalten des Paradentiums, fanden. Die entzündlichen Veränderungen gingen im allgemeinen mit dem Aufhören der Streptomycinbehandlung zurück und waren nach 8—10 Tagen völlig verschwunden. Eigenartig waren gleichzeitig auftretende, gegen die meisten Medikamente völlig refraktäre, heftige Neuralgien, die uns zunächst an eine akute Wurzelentzündung denken ließen. Das spontane Nachlassen der Neuralgien mit der Rückbildung der Schleimhautveränderungen erklärte uns den Zusammenhang. Das Auftreten der Stomatitis war völlig unabhängig von dem Zustand des Gebisses und des Zahnfleisches. Es bestand sowohl für die Schleimhautveränderungen als auch für die Neuralgien eine starke Rezidivneigung, die sofort nach Wiederaufnahme der Streptomycinbehandlung meistens zu einem endgültigen Absetzen des Mittels zwang. In dem einen von uns beobachteten Fall war nach der Ausheilung der Schleimhautveränderungen die Fortführung der Streptomycinbehandlung mit Dihydro-Streptomycin nicht von einem Rezidiv gefolgt.

Erfolgsbeurteilung

Die Erfolgsbeurteilung der prächirurgischen, der prä- und postoperativen Streptomycinanwendung hat besondere Schwierigkeiten, denn es ist weder ein Vergleich des tuberkulösen Verlaufes möglich noch eine Voraussage über den Ablauf der Lungentuberkulose erlaubt. Von beiden Faktoren ist aber die Beurteilung des Behandlungserfolges abhängig. Bei der Meningitis tuberculosa und auch bei der Miliartuberkulose liegen die Verhältnisse insofern einfacher, als die Prognose ohne Streptomycin relativ eindeutig schlecht ist. Wenn man aber die Bedeutung der prächirurgischen Streptomycinanwendung als erfolgreiche Maßnahme beweisen will, dann kann man unter den behaupteten, entscheidenden Besserungen nur einige Gesichtspunkte herausstellen, die eine vergleichende Beurteilung der eigenen Ergebnisse mit dem Ausfall der Behandlungen in anderen Kliniken ermöglichen.

Nur bei der genauesten Beachtung einzelner Kriterien ist eine Auswertung von Behandlungsergebnissen bei akuten Tuberkuloseformen gewährleistet. Als Erfolgskriterien haben sich folgende Feststellungen bewährt:

1. Normalisierung der Temperatur unter Berücksichtigung des Zeitfaktors, in dem sie erfolgt,
2. Verminderung der Auswurfmenge, Verringerung des eventuellen Bakteriengehaltes bis zur Unmöglichkeit, spezifische Krankheitserreger nachzuweisen,
3. Veränderung von Farbe und Konsistenz des Auswurfes und Veränderung seiner Bestandteile,
4. Umbau der Elektrophoresekurve im Sinne der Zunahme von Antikörpern,

5. Normalisierung der Senkung einschließlich der Ergebnisse der anderen, mit ihr verwandten Untersuchungsverfahren,
6. Anstieg des Kalziumspiegels im Blut,
7. Verhinderung der partiellen und Globalinsuffizienz der Atmung und Besserung des Atemquotienten,
8. Besserung der Stimmungslage des Kranken, mit der eine Appetitsteigerung einhergeht und der die Besserung des AZ. folgt.

Sowohl die prächirurgische als auch die präoperative Streptomycinanwendung können eine Veränderung erfahren, wenn die Reaktion auf die Chemotherapie zu einer Änderung des ursprünglichen Behandlungsplanes zwingt. Es kann eine ursprünglich unterstützende Behandlung zu einer endgültigen führen, wenn der Krankheitsverlauf es erfordert; ebenso kann eine ursprünglich als konservative Maßnahme angesehene Streptomycinanwendung zu einem Erfolg führen, der eine vorher ausgeschlossene operative Maßnahme nunmehr als erfolgreich erscheinen läßt, so daß aus der konservativen Maßnahme ein präoperatives Behandlungsverfahren wird.

Weitere nicht im einzelnen zitierte Literatur: Allison u. a. (3). Araza (4), Barnwell u. a. (14), Bernard u. a. (19 und 21), Jullien u. a. (125), Markoff (162), Steenken u. a. (217), Tanner u. a. (221).

IV. Streptomycintherapie nichttuberkulöser Erkrankungen des Kindes

1. Ernährungsstörungen — Koli-Infektionen der Harnwege Pertussis und Pertussiskomplikationen*)

A. Nohlen

Aus dem Städt. Kinderkrankenhaus Berlin-Wedding
(Chefarzt u. ärztl. Direktor: Dr. med. Arno Nohlen)

A. Ernährungsstörungen

Die Therapie der Dyspepsie im Kindesalter muß nach folgenden Gesichtspunkten beurteilt werden:

Ursache der entstandenen Dyspepsie,
Alter des Kindes,
Allgemeinzustand des Kindes,
Schwere des Krankheitsbildes.

Alimentär bedingte Dyspepsien ohne beginnende toxische Symptome sind mit den bisherigen Methoden der Allgemeindiätetik und der Versorgung des Wasserhaushaltes genau so sicher und risikolos zu beseitigen wie bei Anwendung von Streptomycin oder anderen chemotherapeutischen Wirkstoffen.

Alimentär bedingte Dyspepsien, bei denen es zu starkem Wasserverlust gekommen ist oder bei denen toxische oder prätoxische Symptome aufgetreten sind, sind ebenfalls mit üblicher diätetischer Behandlung und mit Ausgleich des Wasserhaushaltes und des Kreislaufes zu behandeln.

Alimentär bedingte Dyspepsien schweren Grades mit überwiegend toxischen Symptomen sind in der Klinik unter obigen Gesichtspunkten genau so gut auszuheilen wie bei der Therapie mit Antibioticis.

Obwohl Prätoxikosen und Toxikosen bei ausreichender Stützung des Allgemeinhaushaltes und des Kreislaufes häufig auch ohne Streptomycin oder andere ähnlich wirkende Stoffe in der Klinik ausheilen, so gibt es doch unter dieser Gruppe Fälle, bei denen Streptomycin eine wesentliche Zugabe bedeutet. Solche Kinder sind ohne Streptomycin überhaupt nicht oder wesentlich später zu sanieren.

Parenterale Dyspepsien jeglichen Grades sind nach Beseitigung der Ursache der parenteralen Dyspepsie mit und ohne Streptomycin ausheilbar.

Abstilldyspepsien und Dyspepsien ähnlicher Genese sind meist ohne Antibiotika ausheilbar.

Eine Ausnahme bei allen diesen Formen der Dyspepsie machen die Frühgeburten. Hier sehen wir eine Domäne der Streptomycintherapie oder noch besser der Chloromycetinbehandlung.

Wir sehen also an dieser kurzen summarischen Einführung zum Kapitel Ernährungsstörungen und ihrer Behandlung eine ziemlich straffe und einengende Beurteilung der Wirkungsbreite des Streptomycins. Wenn man eine derartige Einstellung findet (und wir haben den Vorteil, daß wir diese Einstellung in jahrelanger

*) Die vorliegende Arbeit wurde im April 1951 geschrieben.

Arbeit finden konnten), so ergibt sich für die Antibiotika, vor allen Dingen für das Streptomycin, ein eindeutig klarer Indikationsbereich.

1. Frühgeburtendyspepsien jeglicher Art.
2. Dyspepsien, sei es alimentärer oder parenteraler Natur mit starken toxischen Syndromen.
3. Prätoxikosen und alimentäre Intoxikationen.

Die vor allem im Ausland geübte alleinige chemotherapeutische Behandlung der Ernährungsstörungen des Kleinkindes ist auf unsere Verhältnisse nicht immer anwendbar. Wir haben zwar eine Anzahl Kinder ohne Tee- oder Schleimpause und ohne Änderung der Nahrung nur mit Streptomycin behandelt und heilen können; trotzdem möchte ich warnen, diese Methode in der Praxis oder bei nicht genügender Erfahrung anzuwenden. In der Kinderklinik mit allen technischen Hilfsmitteln (Kreislaufstützung, Infusionen usw.) ist dieser Weg bisweilen gangbar, stellt aber keine wesentliche Verkürzung der Krankenhausverweildauer dar, und die Ergebnisse sind nicht bessere als die mit Tee- oder Schleimpause und Heilnahrung. Auch ist die Gefahrenbreite bei der Anwendung der Antibiotika ohne diätetische Maßnahmen größer als bei Anwendung der Antibiotika mit diätetischer Behandlung. Wir können also sagen, Tee- oder Schleimpause (je nach Alter des Kindes), Heilnahrung und Aufbau sowie Zugabe von Streptomycin per os stellen eine Kombination dar, welche in vielen Fällen eine Verbesserung der Ergebnisse und eine Verkürzung der Krankenhausverweildauer bieten.

Anwendungsweise und Dosierung

Parenterale Gaben von Streptomycin sind bei Darmerkrankungen weniger wirksam als enterale.

Streptomycin wirkt nicht nur antibakteriell. Vor, während und nach der Streptomycintherapie werden ausreichend Kolibakterien im Stuhl der Kinder gefunden, als daß wir annehmen könnten, daß allein die Vernichtung der Kolibakterien eine Umstimmung im Sinne der Heilung bedeuten würde. Auch die Annahme, daß die Intoxikation durch eine Besiedlung des oberen Darmabschnittes, vor allem des Duodenums, mit Kolibakterien zustande komme und dadurch allein erklärbar sei, wäre noch eindeutig zu beweisen.

Wir können uns allerdings vorstellen, daß durch die orale Gabe von Streptomycin etwaige im Duodenum befindliche Kolibakterien aus diesem Darmabschnitt verdrängt und somit für diesen Darmabschnitt normale Verhältnisse wieder hergestellt werden. Streptomycin wirkt aber sicher auch indirekt antitoxisch und wirkt spezifisch peristaltikhemmend. Durch das Zusammenwirken dieser drei Faktoren ist unseres Erachtens überhaupt nur die Wirkung des Streptomycins bei den Darmerkrankungen des Kindes erklärbar. Durch den Einfluß des Streptomycins auf die Muskularis des Darmes ist eine längere Verweildauer im Darm gegeben. Durch diese längere Verweildauer kommt es dann zu einer erhöhten Wirkungsbreite.

Das oral gegebene Streptomycin gelangt naturgemäß sehr rasch in den Darm und wirkt von innen heraus im Darm im obengeschilderten Sinne.

Wenn wir das Streptomycin parenteral z. B. intramuskulär geben, so muß es auf dem Blut- oder Lymphwege erst durch die Lymphspalten in das Innere des Darmes eindringen und verliert auf diesem Wege einen großen Teil seiner Wirksamkeit, und es verzögert sich das Wirksamwerden.

Den Verlust der Wirksamkeit durch erhöhte Gaben von Streptomycin auszugleichen, ist angesichts der erheblichen toxischen Eigenschaften des Streptomycins nicht möglich.

Ob besondere Erreger der Dyspepsie, wie es z. B. Adam, Kaufmann, Bessau annehmen, nämlich der sogenannte Dyspepsie-Koli, wie ihn Adam benannt hat, vorhanden sein müssen, um allein eine Dyspepsie auszulösen, ist uns einstweilen nicht schlüssig bewiesen.

Unsere Ergebnisse der Typendifferenzierung der Koli-Bakterien haben nicht ein so einheitliches Substrat ergeben, wie es z. B. Adam und Kaufmann bei ihren eindrucksvollen und technisch klaren Untersuchungen aufgezeigt haben.

Der Einwand, daß Untersuchungen der Stuhlflora nicht unbedingt beweiskräftig sind, wie es z. B. Adam in Zürich aufgestellt hat, kann wohl nicht aufrecht erhalten werden, denn die Stuhlflora ist letzten Endes ein Spiegelbild des Endproduktes der diätetischen und der antibiotischen Therapie, also hier der mit Streptomycin.

Große Dosen über längere Zeiträume bewirken nicht mehr als kleine Dosen über 5—7 Tage. Andererseits wird bei der Dosierung mit kleineren Mengen Streptomycin die toxische Komponente auf den Organismus des Kindes weitgehend verhütet, eine Tatsache, die sich z. B. darin zeigt, daß wir praktisch keinerlei toxische Erscheinungen im Sinne von Exanthemen sehen und daß auch das Blutbild bei diesen Kindern bei sorgfältiger laufender Kontrolle nie den Anhaltspunkt dafür gegeben hat, daß wir uns einer toxisch-allergischen Grenze näherten.

Die Frage, ob 6- oder 12stündig zu geben ist, ist unseres Erachtens nicht eindeutig schematisch zu beantworten. Im allgemeinen kommen wir mit 12stündiger Darreichung des Streptomycins aus. Der wirksame Titer im Darm bleibt hoch genug, um eine antibakterielle Wirksamkeit zu garantieren. In sehr schweren und weit fortgeschrittenen Fällen sind wir allerdings auch wie Rominger und Mitarbeiter der Ansicht, daß 6stündige Gaben einen etwas größeren Wirkungseffekt haben.

Wir dosieren im allgemeinen 20—30 mg/kg Körpergewicht 5—7 Tage oder bis zur eindeutigen Normalisierung des Zustandes, wozu nicht unbedingt ein vollständig normaler Stuhl zu gehören braucht. Die Verfütterung geschieht nüchtern ungefähr ½ Stunde vor Einnehmen der Mahlzeit.

Wir kommen also auf wesentlich geringere Gesamtmengen, wie sie im allgemeinen in der Literatur angegeben werden.

So gibt Loeschke 5—8mal täglich 25—75 mg Streptomycin 5 bis 7 Tage lang bis zur Gesamtdosis von 1—1,5 g.

James und Cramer sahen bei einer Dosierung von 1 g Streptomycin Gesamtmenge in 4 Tagen nicht einen nachhaltigen Effekt und gaben 7 Tage lang Streptomycin, insgesamt 2,0 g.

Rominger und Mitarbeiter lehnten sich im Anfang an die Dosierung von James und Cramer an, sahen aber dabei keine eindeutig befriedigenden Erfolge und dosierten später 7 Tage insgesamt 2,0 g Streptomycin, setzten dann 3 Tage lang das Streptomycin ganz ab und gaben dann über 4 Tage verteilt nochmals 0,625 g; somit verläuft die Gesamtbehandlungsdauer innerhalb eines Zeitraumes von 14 Tagen. Die von ihnen veröffentlichten Ergebnisse berechtigen nach Ansicht der Autoren zu diesem Vorgehen.

Im allgemeinen können wir angeben, daß wir mit einer Menge, die nach dem kg/Körpergewicht des Kindes berechnet, nicht über 1 g Streptomycin Gesamtmenge hinausgeht, eine ausreichende Wirkungsweise des Streptomycins gesehen haben und sehen, ohne daß wir toxische Veränderungen im Verlauf der Therapie mit in Kauf nehmen mußten.

Durch die Behandlung mit Streptomycin bei Vollnahrung wurden

Infektdyspepsien	11×	geheilt, darunter 2 Frühgeburten
Alimentäre Dyspepsien	5×	geheilt, darunter 1 Frühgeburt

Mit Streptomycin und Diät wurden

Infektdyspepsien	36×	geheilt, darunter 4 Frühgeburten
	2×	gebessert
	14×	verstorben, darunter 6 Frühgeburten

Für die Auswahl der mit Vollnahrung und Streptomycin behandelten Dyspepsien verschiedener Genese wurde ein besonders strenger Maßstab bezüglich des Ansetzens von Streptomycin angelegt.

Bei alimentären Dyspepsien sind wir im allgemeinen ohne Ansetzen von Streptomycin ausgekommen, respektive wir haben eine große Zahl dieser Kinder mit anderen Stoffen, z. B. Supronal oder Protocid, behandelt. Die Hauptmortalität liegt bei den Frühgeburten, die in den ersten Behandlungstagen starben. Im Vergleich dazu folgt eine Aufstellung unserer Behandlungen der Dyspepsien verschiedenster Genese mit anderen Methoden (rein diätetisch oder diätetisch mit Sulfonamiden).

Alimentäre Dyspepsien
nur diätisch behandelt: 11× geheilt,
diätetisch und mit Sulfonamiden behandelt: 7× geheilt, 1× gebessert, 1× verstorben.

Infektdyspepsien
nur diätetisch behandelt: 31× geheilt, 7× gebessert (darunter 2 Frühgeburten),
diätetisch und mit Sulfonamiden behandelt: 27× geheilt, 3× gebessert, 5× verstorben (darunter 1 Frühgeburt).

Diese Übersicht, die den Mangel aufweist, daß sie nicht kongruente Zahlen bringt, soll zeigen, daß die von uns oben skizzierten Gedankengänge richtig sind.

Die Auswahl der Fälle für die Streptomycintherapie ist entscheidend, ebenso wie die Auswahl der rein diätetisch oder mit anderen Stoffen, wie z. B. Sulfonamiden, zu behandelnden Fälle. Wichtig erscheint noch, daß wir den Wasserspeicherungseffekt, den manche Sulfonamide, wie z. B. das Supronal, aufweisen, gern dann ausnutzen, wenn es sich um stark ausgetrocknete Kinder handelt. Denselben Effekt erzielen wir auch in punkto Wasserretention mit Chloromycetin. Es ist frappant zu sehen, daß unter den genannten beiden Medikamenten der Absturz des Gewichtes in einen fast schlagartigen Übergang zur Gewichtszunahme übergeht. Wir können diesen Wasserspeicherungseffekt aber nur für 2—3 Tage benutzen, weil sonst dieses labil eingelagerte Wasser zu stabilen und sehr schwer reversiblen Ödemen führt. Der Sulfonamidtherapie sind Grenzen gezogen, erstens in der Art der anzuwendenden Medikamente, zweitens in hämatologischer Hinsicht, da verhältnismäßig schnell bei manchen Kindern eine toxische Blockade des Knochenmarks auftritt. Wir nehmen eine derartige Behandlung deshalb auch nur unter täglicher Blutbildkontrolle vor.

Intoxikationen	ohne	Streptomycin	9× geheilt	12× verstorben
Intoxikationen	mit	Streptomycin	20× geheilt	12× verstorben
Prätoxikosen	ohne	Streptomycin	16× geheilt[1] (davon 6 Rezidive)	2× gebessert[1] 1× verstorben[1]
Prätoxikosen	mit	Streptomycin	1× geheilt	1× verstorben

Von 22 verlorenen Kindern mit Intoxikation starben 15 innerhalb des ersten Tages, meist schon innerhalb der ersten Stunden, 2 verloren wir während des zweiten und 2 am dritten Tag. Die Therapie konnte bei den genannten 15 Kindern nicht mehr wirksam werden, weil diese entweder moribund oder fast moribund eingeliefert wurden. So traten 11 Verluste innerhalb der ersten 3 Tage mit Streptomycin, 8 Verluste in derselben Zeit ohne Streptomycin ein.

Wir sehen auch hier wieder rein zahlenmäßig ein eindeutiges Überwiegen der Wirksamkeit der Therapie mit Streptomycin. Doch befinden sich unter den geheilten Kindern einige, von denen wir annehmen mußten, daß sie ohne die Einwirkung des Streptomycins nur mit diätetischen Behandlungsmethoden bei Unterstützung des Kreislaufes und bei Entgiftung und reichlicher Infusion nicht zu retten gewesen wären.

---

[1]) Von diesen 19 Prätoxikosen, die ohne Streptomycin behandelt wurden, wurde eine nur diätetisch, die anderen mit Supronal, Eleudron oder mit Albucid und Globucid behandelt.

Eine eindeutige Verkürzung der Klinik-Verweildauer bei den Prätoxikosen ohne Streptomycinbehandlung gegenüber den mit Streptomycin behandelten war nicht festzustellen.

So bejahen wir die Wirksamkeit der Streptomycintherapie bei dem Einzelfall, aber lehnen sie als generelle Behandlungsmethode ohne entsprechend scharfe Differenzierung ab.

Gezielt angewandt leistet das Streptomycin auch im Rahmen der Darmerkrankungen des Kindes oft Erstaunliches, es ist jedoch vor einer übertriebenen Einschätzung der Wirksamkeit des Streptomycins zu warnen. Wir müssen uns darüber klar sein, daß auch das Streptomycin nicht imstande ist, unsere alten Vorstellungen über die diätetische Behandlung mit Tee- oder Schleimpause und Heilnahrung bei den genannten Krankheiten zu verdrängen. Ein wesentlicher Vorteil ist sicherlich die Möglichkeit, daß wir schneller als früher den Aufbau der Nahrung vornehmen können und es bleibt auch der Eindruck bestehen, daß eine Reihe von Kindern mit unseren früheren rein diätetischen Methoden nicht die ersten Stunden, die ja bekanntlich entscheidend sind, überlebt hätten.

Nach unseren bisherigen Erfahrungen ist anscheinend das Chloromycetin (Chloramphenicol) wesentlich wirksamer als alle anderen bisher verwendeten Chemotherapeutika. Wir möchten uns aber vor einer zu vorschnellen Entscheidung hüten und die Reihenuntersuchungen abwarten, die erst ein eindeutiges Bild zu geben imstande sind.

B. Koliinfektionen der Harnwege

Die Infektion der abführenden Harnwege geschieht meist bei geschwächten Individuen vor allem durch Einwanderung von Kolibakterien. Wir haben es also — mit Ausnahme von angeborenen Mißbildungen — um in der Resistenz geschwächte Kinder zu tun.

Die akute Koliinfektion der Harnwege stellt meist für den Säugling ein schweres Krankheitsbild dar, das häufig zur Einweisungsdiagnose Enzephalitis oder Meningitis Veranlassung gibt. Es geht mit hohen, meist remittierenden Temperaturen einher und führt zu einer wesentlichen Beeinträchtigung des Patienten mit Berührungsempfindlichkeit, tiefliegenden, halonierten Augen, Verfärbung der Haut ins Gelbliche usw.

Im Vordergrund aller bisherigen therapeutischen Maßnahmen steht die Aktivierung der Abwehrkräfte. Gelingt dies, so kommt es im allgemeinen zu einem stabilen und schnellen Gewichtsansatz und zur Ausheilung der Kolizystitis, Zystopyelitis und Pyurie. Die Temperaturen sinken schnell zur Norm ab. Die Gesamtanfälligkeit des Kindes verschwindet und wir finden freundliche, zur Eutrophie neigende Kinder.

Es war naheliegend, das Streptomycin, das gegen Kolibakterien besonders aggressiv ist, auch bei diesen Erkrankungen anzuwenden. Der Erfolg ist, an unseren klinischen Fällen gemessen, eindeutig, doch können wir fast dieselben eindeutigen Erfolge mit Ammoniummandelat und mit Sulfonamiden erzielen.

Die Wirkung des Streptomycins scheint etwas schneller sichtbar zu werden und wir haben deshalb im allgemeinen beim Auftreten von Koliinfektionen eine Behandlung mit Streptomycin durchgeführt. Unsere Dosierung erstreckt sich auf 6—10 Tage, bei denen wir pro kg Körpergewicht in 24 Stunden, auf 2 Dosen verteilt, intramuskulär 20—30 mg geben.

Bei dieser Therapie sind Rezidive nicht häufiger als bei der Behandlung mit anderen Methoden. Auch ist bei unseren derartig behandelten Patienten kein eindeutiger Unterschied in der Gewichtszunahme und in der Anzahl der Kliniktage festzustellen. Eine Heilung, respektive eindeutige Besserung, wurde bei Patienten, die mit Streptomycin oder mit Albucid, Ammoniummandelat, Eleudron und mit Protocid behandelt worden waren, erzielt.

Eine Ausnahme machen Kinder, bei denen die Koliinfektion als rezidivierendes Moment bei angeborener Mißbildung auftritt. Hier ist ein dauernder Heilungseffekt mit keiner der genannten Methoden zu erzielen. Nach Möglichkeit muß eine operative Beseitigung des Grundleidens unter Streptomycinschutz erfolgen.

C. Pertussis und Komplikationen

In diesem Abschnitt werden nur solche Pertussisfälle verwertet, bei denen Komplikationen wie Bronchopneumonie und Pertussisenzephalitis zu verzeichnen waren. Es handelt sich durchweg um sehr schwere Erkrankungsfälle, bei denen die Kinder zum Teil im moribunden Zustand zur Aufnahme kamen. Demzufolge ist die Zahl der Frühverluste entsprechend hoch. Auf Grund unserer Beobachtungen bei Komplikationen der Pertussis sind wir nicht zur Überzeugung gelangt, daß dem Streptomycin, aber auch nicht dem Aureomycin, gegenüber den Sulfonamiden eine eindeutige Überlegenheit zuzubilligen ist.

Wie schon im Kapitel der Ernährungsstörungen gesagt wurde, muß man von der Betrachtung des Einzelfalles ausgehen. Wir haben zwar bisweilen den Eindruck, daß das Streptomycin wesentlich zur Sanierung des Patienten beitrug, doch dürfen wir nicht verschweigen, daß die Zahl und die Schwere der Anfälle bei Darreichung von Streptomycin nicht so eindeutig und so schnell zum Abklingen gebracht werden, daß wir eine deutliche und sichere Einwirkung als Ursache für den Rückgang des Krankheitsbildes annehmen konnten. Gerade das Krankheitsbild der Pertussis ist sehr variabel und hängt in hohem Maße von der Konstitution, vor allem dem nervösen Apparat des Kindes ab.

Ein dreijähriges Mädchen mit einem offenen Foramen ovale kam in unsere Klinik — vor der Möglichkeit, mit Streptomycin oder ähnlichen Stoffen behandelt zu werden — mit einer schweren beiderseitigen Bronchopneumonie bei Pertussis. Dieses Kind bot den Status pertussiformis dar und bekam während des Klinikaufenthaltes 7mal erneute bronchopneumonische Schübe. Das Kind hat das schwere Krankheitsbild nur unter Freiluft und Hydrotherapie durchgemacht und wurde ausgeheilt.

Es zeigt sich auch hier wieder, daß die alte Methode der Freiluft- und der Hydrotherapie bei der Pertussis nach wie vor im Vordergrund unseres therapeutischen Handelns stehen muß. Ein eindeutiger Effekt der Streptomycintherapie ist im wesentlichen bei Beginn der Erkrankung zu erzielen, wenn das Stadium convulsivum noch nicht weit fortgeschritten ist. Ist die Pertussis voll entwickelt und sind vor allen Dingen auch Komplikationen im Sinne der Brochopneumonie aufgetreten, so leistet nach unserer Erfahrung, wie gesagt, das Streptomycin gegenüber den Sulfonamiden nicht eindeutig Besseres.

Das Streptomycin wurde in nachstehender Dosierung angewandt: 20—30 mg pro kg Körpergewicht intramuskulär für 24 Stunden (verteilt auf 2 Dosen im Abstand von 12 Stunden), 7—15 Tage lang.

Die Behandlungsdauer der Pertussispneumonien, die mit Streptomycin behandelt wurden, betrug 38 Tage, wobei 6 Fälle geheilt wurden, 2 verstarben, 1 Fall wurde gebessert und in 2 Fällen wurde im unveränderten Zustand die Streptomycintherapie abgesetzt. Die beiden verstorbenen Fälle kamen am ersten Tage des Klinikaufenthaltes ad exitum, so daß kein eindeutiger Wirkungsgrad erwartet werden konnte. Ein 12 Monate altes Mädchen, bei der die Behandlung mit Aureomycin erfolglos gewesen war, wurde mit Streptomycin geheilt; ein Kind wurde nach unwirksamer Streptomycintherapie mit Supronal geheilt.

Im Vergleich betrug die Verweildauer der Pertussispneumonie ohne Streptomycinbehandlung 26,3 Kliniktage. Geheilt wurden von diesen Kindern 10, 6 wurden gebessert und 7 verstarben.

Bei einem der verstorbenen Fälle handelte es sich um eine Komplikation mit einer Enzephalitis bei einem 5 Monate alten Mädchen; Supronal und Aureomycin waren auch wirkungslos.

Ein 14 Monate altes Mädchen reagierte auch nicht auf Chloromycetin und Protocid, es verstarb am 6. Kliniktage.

Ein 14 Monate alter Knabe verstarb am 24. Krankheitstage; Globucid, Chloromycetin und Penicillin erwiesen sich als unwirksam.

Neben der Chemotherapie hat die Hydro- und Freilufttherapie bei der Behandlung der Pertussis nach wie vor den ersten Rang einzunehmen und diese genannten Methoden sind unter keinen Umständen zu vernachlässigen.

D. Scharlach, Sepsis, Endocarditis lenta

Eine Reihe von Sonderfällen, bei denen das Streptomycin, vor allen Dingen in der Kombination mit anderen Medikamenten, anscheinend gute Erfolge zeitigte, soll noch abschließend aufgezählt werden. Bei dem toxisch-septischen Scharlach und der Scharlach-Myo- und Endokarditis haben wir es mehrfach erlebt, daß das Penicillin und auch das Supronal allein keine wesentliche Wirkung zeigten, so daß wir mit dem Verlust der Patienten rechnen mußten. Wenn wir dann Streptomycin hinzufügten, hat sich überraschend in wenigen Stunden das Krankheitsbild zum Besseren gewendet und wir haben keinen derartig behandelten Patienten bisher verloren.

Bei der Sepsis und der Endocarditis lenta möchten wir auch der kombinierten Behandlung mit Penicillin, Streptomycin und Supronal das Wort reden, um möglichst schnell eine antibakterielle Wirkung zu erzielen, um einen deletären Verlauf der Krankheit aufzuhalten.

Ich komme auf Grund unserer jahrelangen Erfahrungen zu Ergebnissen, welche in vieler Hinsicht denen anderer Autoren entgegenstehen. Vielleicht habe ich den Vorteil, daß ich eine längere Beobachtungszeit zur Verfügung hatte, um schärfer abgrenzen zu können und um einen noch kritischeren Standpunkt als die anderen Autoren einnehmen zu können.

Wenn wir mit entsprechender skeptischer Grundeinstellung das Gebiet der Streptomycintherapie betrachten, finden wir viele klare Anwendungsmöglichkeiten. Wir finden aber noch viel mehr Wege, die auch mit Streptomycin nicht zum gewünschten Erfolge führen. Wir leisten der Streptomycintherapie den größten Gefallen, wenn wir uns vor zu großen Erfolgserwartungen hüten und auf die Ergebnisse von Reihenuntersuchungen zurückgreifen.

Zusammenfassung

Streptomycin ist auch in der Pädiatrie im Rahmen seiner chemotherapeutischen Eigenschaften und unter Beachtung des von ihm erfaßbaren Bakterienspektrums ein äußerst wirksames Instrument einer kausalen Therapie. Es wird besonders auf die intensiven Verflechtungen mit physiologischen Faktoren hingewiesen, die in pathogenetischer und therapeutischer Hinsicht das klinische Bild bakterieller Infektionskrankheiten komplizieren und es nicht gestatten, sozusagen blind unter der vereinfachten Vorstellung einer Therapia magna sterilisans therapeutische Erfolge statistisch ohne Einzelanalyse zu beurteilen. Streptomycin ist ein kausal wirksames und in seinen Möglichkeiten scharf umgrenztes Medikament, das selbstverständlich den Arzt nicht des Denkens enthebt, sondern in einen durchdachten Heilplan eingeordnet werden muß.

2. Nichttuberkulöse Meningitis

Alfons Mader †

Aus dem Kinderkrankenhaus Berlin-Neukölln
(Chefarzt: Prof. Dr. A. Mader)

Der beste Prüfstein für die Wirkung eines neuen Heilmittels ist das Verhalten und der Ablauf von Krankheiten, die vor Anwendung des neuen Medikamentes ausnahmslos tödlich verliefen. Von der tuberkulösen Meningitis, in deren schicksalsbedingten Verlauf das Streptomycin eine tiefe Bresche geschlagen hat, soll hier nicht gesprochen werden. Gemeint sind vielmehr akute Meningitiden der verschiedensten Art, welche der Natur ihrer Erreger entsprechend ebenfalls zu den unbedingt tödlichen Krankheiten gehörten. Bei einigen dieser Meningitiden wirkt das Streptomycin, und zwar für sich allein ohne Kombination mit anderen Antibioticis oder bakteriostatischen Mitteln noch überzeugender und frappanter als bei der tuberkulösen Meningitis. Von besonderer Bedeutung sind im Kindesalter die durch den Pneumokokkus, die Koli- und Influenzabakterien hervorgerufenen Hirnhautentzündungen, während die Meningokokkenmeningitis auch schon vor der Sulfonamid- und Penicillinbehandlung zwar keine ausgesprochen günstige Prognose hatte, aber in einer nicht allzu geringen Zahl von Fällen relativ gutartig verlief. In diesem Zusammenhang ist das von Bessau und mir angegebene Verfahren zu erwähnen, das in der Erzeugung eines Hammelserumexanthems bestand und das, namentlich auch bei Säuglingen, deren Sterblichkeit trotz oder wahrscheinlich wegen der endolumbalen Anwendung des Meningokokkenserums nahezu 100% betrug, zu sehr beachtlichen Erfolgen führte. Dieses Verfahren ist durch die Erfolge mit Penicillin in den Hintergrund getreten, aber es ist keineswegs überflüssig geworden, namentlich in komplizierten Fällen wird es zusätzlich immer noch angewendet.

Vielleicht nur rein zufällig aber immerhin merkwürdig ist die Tatsache, daß das Tuberkelbakterium mit seinen ungezählten Etablierungsmöglichkeiten die schwerste Form der Meningitis, während der Meningokokkus mit seiner praktisch nur einzigen Ansiedlungsfähigkeit an den Meningen die relativ gutartigste Meningitis hervorruft.

Erstaunlich aber ist es, wie sich bei der Influenzameningitis seit Anwendung des Streptomycins die Verhältnisse geändert haben. Nicht nur haben sich die Aussichten auf Heilung wesentlich gebessert, sondern es kann sogar behauptet werden, daß es so gut wie gar keine Todesfälle mehr gibt, während bisher die Letalität 100% betrug; und was besonders hervorzuheben ist, es gibt kaum Defektheilungen. Eine Totalheilung hängt jedoch von dem Behandlungsbeginn ab. Das Influenzabakterium ist dem Streptomycin gegenüber so empfindlich, daß maximale Dosen nicht notwendig und wegen ihrer gar nicht so seltenen Nachwirkungen unerwünscht sind. Natürlich dürfen sie auch nicht zu gering ausfallen. Die Aufstellungen bestimmter Behandlungsformeln gewähren Ungeübten einen gewissen Anhalt, für den Erfahrenen sind sie entbehrlich. Er wird, wie auch sonst immer, zu individualisieren versuchen, besonders aber in der Behandlung der Erkrankungen des Zentralnervensystems. Es ist nämlich beim erwachsenen Menschen und auch schon beim Kind nichts so individuell, wie sein Nervensystem, und es wäre sehr gut, wenn diese Tatsache bei therapeutischen Maßnahmen am Gehirn und Rückenmark immer die ihr gebührende Berücksichtigung fände. Die gleiche Warnung gilt auch bei endolumbalen bzw. intrathekalen Manipulationen, die beim Kind immer unterbleiben sollten, wenn sie nicht unbedingt erforderlich sind. Man hat ja noch bis vor ganz kurzer Zeit in aller Welt geglaubt, auf die intrathekalen Injektionen nicht verzichten zu können; man hat dabei die teilweise bedenklichen Nebenwirkungen, die im einzelnen anscheinend nur sehr wenigen bekannt waren, in Kauf genommen. Nun zeigt es sich am Beispiel der Influenzameningitis, daß Injektionen oder Infusionen in die liquorführenden Räume gänzlich überflüssig sind und sich jeder Gedanke an sie erübrigt. Es ist erstaunlich, in welch kurzer Zeit das Streptomycin selbst bei jungen Säuglingen zur Abheilung und völligen Sanierung führt.

Noch erstaunlicher ist dies aber, wenn bei einem 7½ Monate alten Säugling die Streptomycintherapie erst 24 Tage nach Beginn der Erkrankung begonnen wurde. Es handelte sich um ein Kind, bei dem auf Grund des bakteriologischen Liquor-

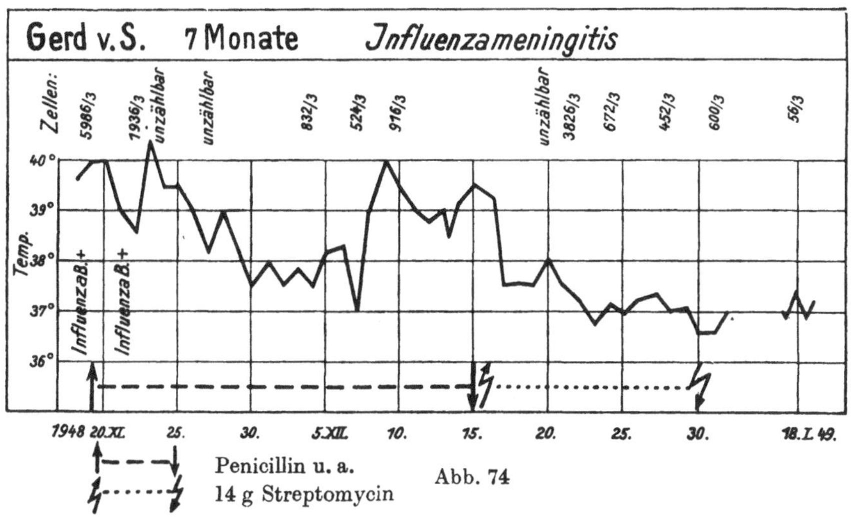

Abb. 74

befundes zunächst eine Meningokokkenmeningitis angenommen werden mußte. Die Penicillinbehandlung in Verbindung mit Supronal, später Badional, führte auch zunächst zur Fiebersenkung und einem Rückgang der Liquorzellzahl von anfänglich 5289/3 auf 524/3. Dann aber erfolgte ein erneuter Fieber- und Zellanstieg mit zunehmender Verschlechterung des Kindes. Schon nach dem ersten Streptomycintage, mit einer Dosis von 1 g ausschließlich intramuskulär, trat eine sichtbare Besserung ein, die im Verlauf von wenigen Tagen zu einer rasch fortschreitenden Heilung führte. Im ganzen wurden 14 g Streptomycin verabfolgt. Wir haben in diesem Fall selbst von Bluttransfusionen, zu denen man sich bei der bekannten Resistenzlosigkeit junger Säuglinge doch sehr schnell entschließt, absehen können. Besonders bemerkenswert aber ist die Tatsache, daß hier trotz verzögerten Behandlungsbeginns ein unerwartet günstiges Ergebnis bei Verzicht auf jede intrathekale Behandlung erzielt wurde. Das Kind ist geistig und körperlich gesund geblieben (Abb. 74).

In diesem Zusammenhang möchte ich 5 Fälle von Pneumokokkenmeningitis bei Säuglingen anführen, einer vor Anwendung des Penicillins unbedingt tödlichen Krankheit. Die beiden ersten Fälle sind intralumbal bzw. intrakraniell und außerdem intramuskulär mit hohen Penicillindosen behandelt worden. Beide Kinder starben. Wir bevorzugen bei der Behandlung der Pneumokokkenmeningitis Penicillin statt Streptomycin (Abb. 75 u. 76).

Daraufhin entschloß ich mich, bei Pneumokokkenmeningitis endgültig die kombinierte Behandlung abzusetzen und das Penicillin nur intramuskulär zu verabfolgen.

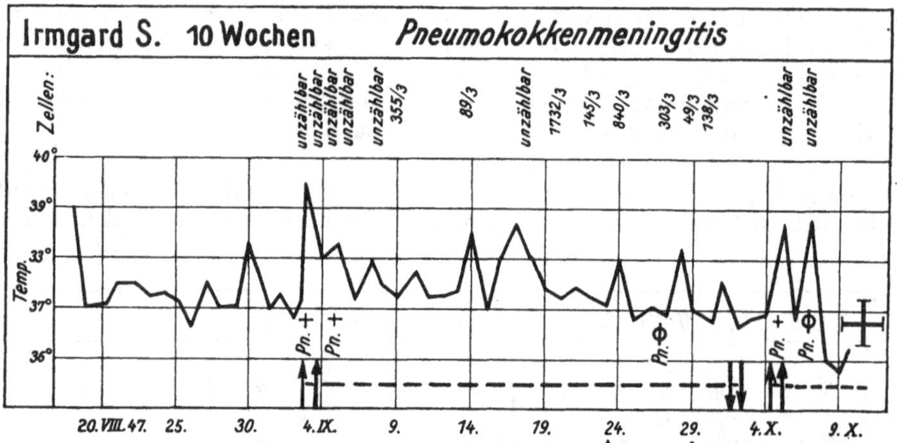

Abb. 75

Penicillingabe i. l., i. m.

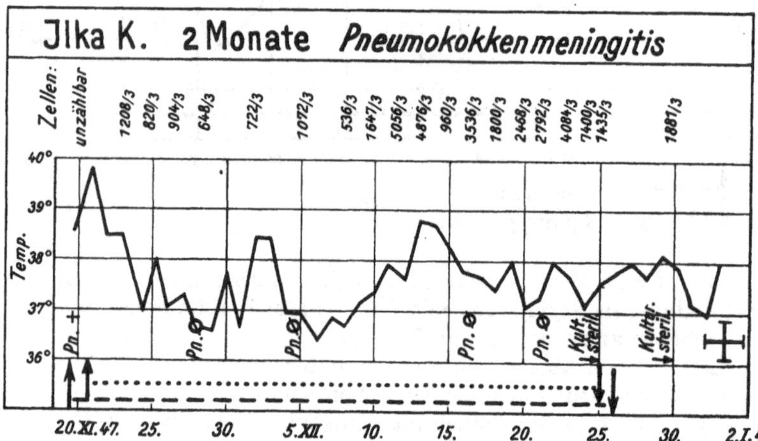

Abb. 76

Penicillingabe i. l., i. m.

Der Erfolg bestätigte eine von mir seit langem vertretene Auffassung, daß nämlich die intralumbalen Manipulationen nicht selten mehr schaden als nützen, selbst dann, wenn als Lösungsmittel für das jeweilige Heilmittel eine so liquornahe Flüssigkeit wie der Liquor selbst verwendet wird. 3 Kinder im Alter von 2 Monaten, bei denen lediglich intramuskulär behandelt wurde, überstanden die Pneumokokkenmeningitis ohne den geringsten Defekt. Auch der Liquor sanierte sich, wie die Abb. 77, 78 und 79 zeigen, innerhalb kurzer Zeit.

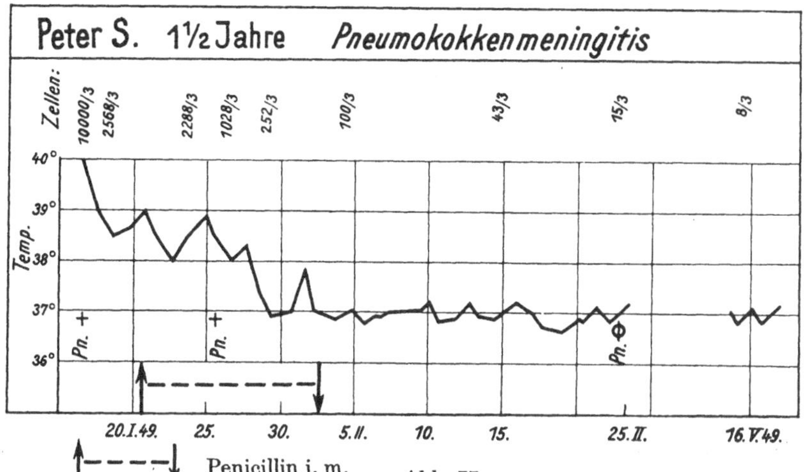

Abb. 77

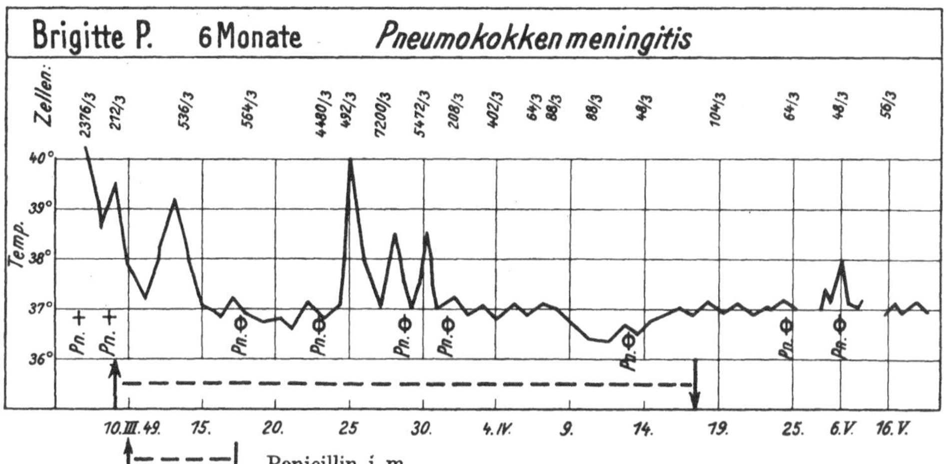

Abb. 78

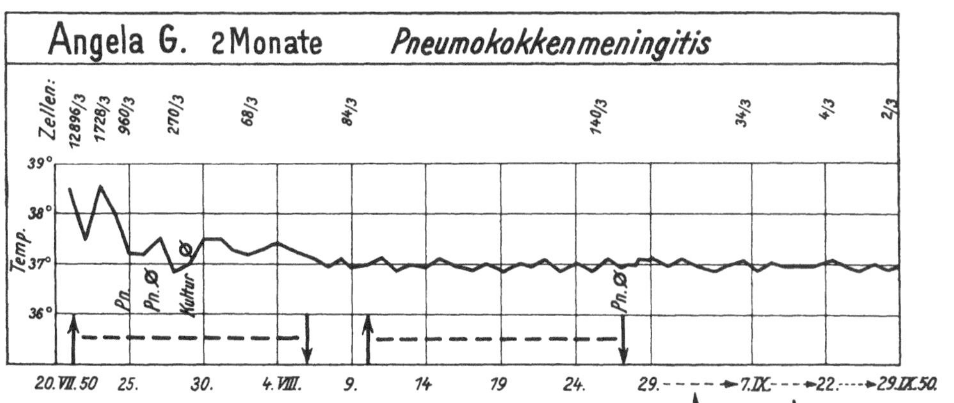

Abb. 79

Damit befinden wir uns in Übereinstimmung mit den Erfahrungen auch anderer Autoren [Oeberg (178), Hoyne und Brown (117)].

Selbst bei tuberkulöser Meningitis soll nach Lassen (137) eine für die antibiotische Wirkung ausreichende Streptomycinkonzentration im Liquor zu erzielen sein. Bei der tuberkulösen Meningitis wird man sich trotzdem einstweilen wohl noch nicht entschließen können, von der kombinierten Behandlung abzusehen, weil offensichtliche Schäden durch die endolumbale Behandlung bei größeren Kindern schwer nachzuweisen sind (s. Nohlen). Cochlearisschäden, die immer wieder angeführt werden, sind ihrer Entstehung nach umstritten, obwohl das Streptomycin an ihnen nicht ganz unbeteiligt zu sein scheint. In jedem Falle aber wird man zugeben müssen, daß eine in der bisherigen Weise vorgenommene intrathekale Applikation von Streptomycin oder anderen Heilmitteln bei der außergewöhnlichen Stellung der Nervenzelle im gesamten Zellverband und ihrer hohen irreversiblen Empfindlichkeit eine plumpe Behandlung darstellt. Bei der tuberkulösen Meningitis ist das Risiko nicht sehr groß im Vergleich zu dem sonst schicksalsmäßigen Ausgang.

Wir haben aber gerade in letzter Zeit eine äußerst bemerkenswerte Erfahrung gemacht, und zwar bei einem Kind von 2 Jahren mit tuberkulöser Meningitis. Dieses Kind befand sich 13 Wochen infolge pausenloser durch nichts zu lösender Konvulsionen in tiefster Somnolenz. Während dieser Zeit wurden in kombinierter intralumbaler und intramuskulärer Behandlung 80 g Streptomycin verabfolgt, davon 1,3 g intrathekal. Erst als die intrathekale Behandlung abgebrochen wurde und wir uns nur auf die intramuskuläre Applikation beschränkten, erwachte das Kind aus seiner Somnolenz. Die Krämpfe lösten sich innerhalb weniger Tage; das Bewußtsein stellte sich wieder ein und langsam trat, wie es bis jetzt scheint, ein völliger Rückgang aller meningitischen und zerebralen Symptome ein. Eine endgültige Beurteilung der Prognose ist bekanntlich einstweilen noch nicht möglich.

Weitere nicht im einzelnen zitierte Literatur: Ducar (60), Knauer (133).

V. Streptomycintherapie nichttuberkulöser Erkrankungen Erwachsener

1. Infektionen der Harn- und Gallenwege

Gerda Früchte, Hans-Jürgen Oettel, Karl Tauschwitz

Aus dem Wenckebach-Krankenhaus — Städtisches Krankenhaus Berlin-Tempelhof
(Ärztlicher Direktor: Dozent Dr. med. Hans-Jürgen Oettel)

Beim Abschluß dieses Beitrages waren von uns 24 nichttuberkulöse Patienten mit Streptomycin behandelt worden, und zwar 12 mit Erkrankungen der Harnwege und 12 mit Erkrankungen der Gallenwege.

I. Ergebnisse der Streptomycinanwendung bei Erkrankungen der Harnwege

Es ist von größter Bedeutung, daß Streptomycin die Nierenfunktion bei üblicher Dosis nicht nennenswert beeinträchtigt. Bei den meisten chronischen Cystopyelitiden mit sekundärer interstitieller Nephritis schaltet aus Gründen der Unverträglichkeit die Darreichung von Sulfonamiden weitgehend aus. Dies trifft auch bei höherem Grade von Niereninsuffizienz auf Präparate aus der Reihe der Azofarbstoffe oder Mandelsäure zu. Alle genannten Präparate würden die Nierenfunktion weiter verschlechtern.

Die unbestreitbaren Vorteile der Streptomycintherapie sollen an einigen besonderen Krankenbeobachtungen besprochen werden, die sich bei erfolgreicher Streptomycintherapie vor allem auf die Organfunktion und ihre Intakterhaltung beziehen. Inwieweit in neuerer Zeit das Aureomycin den Vorzug verdient, können wir noch nicht beurteilen.

1. Frau E. Sch., 58 Jahre, wurde wegen Pyonephrose rechts mit chronischen Nierenkarbunkeln auf Kolibasis vom 28. 1. bis 9. 6. 1949 klinisch behandelt und erhielt vom 3. bis 28. 5. nach der operativen Entfernung der hochgradig veränderten rechten Niere zur Behandlung der fortbestehenden Cystopyelitis Streptomycin in Dosen, die 1,0 g 8stündlich und später 1,0 g bis schließlich zweimal 0,2 g täglich betrugen.

Die Patientin litt seit 20 Jahren an rezidivierenden Zystopyelitiden. 1946 wurde gelegentlich einer Zystoskopie vom behandelnden Arzt eine massive Eiterausscheidung aus dem rechten Ureterostium festgestellt. Am 28. 1. 1949 erkrankte die Patientin mit Temperaturanstieg auf 39,3°. Es trat fast völlige Anurie ein, welche von Urämie (Harnstoff-N 77 mg %) und Blutdrucksteigerung auf 180/100 mm Hg gefolgt war. Der Xanthoproteinwert betrug zu Beginn der Behandlung 48 Einh. Unter der Behandlung mit Strophanthin, Penicillin, Cylotropin und Magn. sulf. sank der Harnstoff-N-Gehalt des Blutes im Verlauf von 14 Tagen auf 19 mg %. Im Harn fanden sich weiterhin bei massivster Pyurie reichliche Mengen von Kolibakterien, deren Nachweis auch bakteriologisch erbracht wurde. Das Pyelogramm zeigte eine hochgradige Erweiterung und Verunstaltung des rechten Nierenbeckens.

Die Operation bestätigte die Diagnose der chronischen Pyonephrose. Außerdem fanden sich ausgedehnte paranephritische Abszeßbildungen. Die schwer geschädigte rechte Niere wurde exstirpiert. In der Zeit nach der Operation bedurfte die Cystitis und Pyelitis links besonderer Beachtung. Bei normalem Bluthamstoffgehalt betrug das Konzentrationsvermögen der linken Niere 1020.

Unter der Behandlung mit insgesamt 20 g Streptomycin ging die Pyurie völlig zurück. Das Konzentrationsvermögen stieg bei gleichzeitiger Magn. sulf.-Darreichung bis auf 1028 an. Der Blutdruck betrug ständig 150/95 mm Hg.

Wir können hier die Heilung einer bis dahin therapieresistenten Koli-Pyurie feststellen. Besonderer Wert mußte in diesem Fall nach der Operation auf die Sicherung der in großer Gefahr befindlichen, sicherlich durch den Verfallsprozeß der exstirpierten Niere schwer geschädigten verbliebenen Niere gelegt werden.

Bakteriologisch konnten im Katheterharn vor der Behandlung hämolysierende Kolibakterien nachgewiesen werden. Nach der Behandlung konnten am 9. 6. keine Erreger mehr im Harn auf-

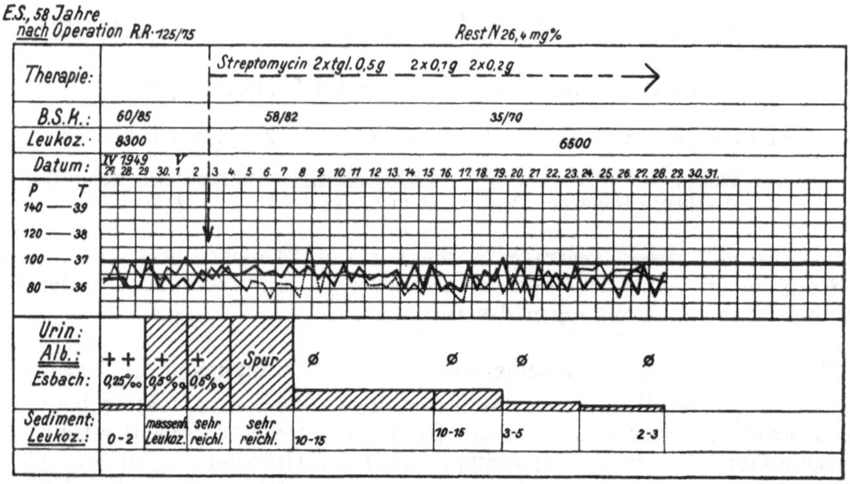

Abb. 80

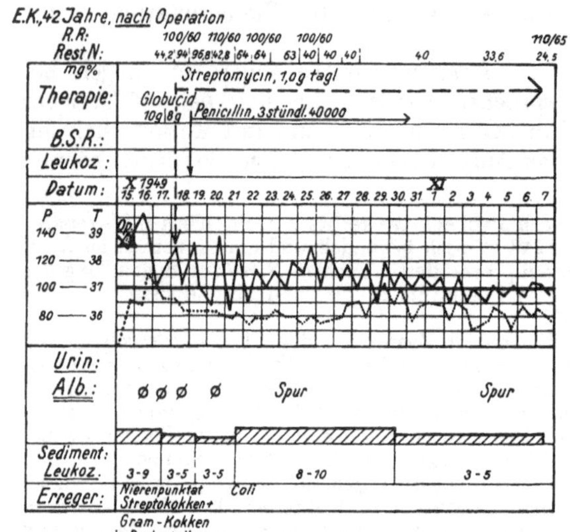

Abb. 81

gefunden werden. Das Körpergewicht der Patientin ist während der Streptomycinbehandlung von 58,3 auf 64,5 kg angestiegen (Abb. 80).

2. Frau E. K., 42 Jahre, wurde wegen einer rechtsseitigen Hydropyonephrose mit Kolisepsis und Nephrolithiasis vom 15. 10.—7. 11. 49 klinisch behandelt. Sie erhielt in der Zeit vom 18. 10. bis 6. 11. 49 täglich 1 g Streptomycin.

Seit dem 6. Lebensjahr waren wiederholt Nierenkoliken aufgetreten. 1933 Behandlung im St. Hedwigs-Krankenhaus.

1942 wurden Nierensteine bds. im Auguste - Viktoria - Krankenhaus entfernt. Nach der 2. Operation stellte sich eine schwere Urämie ein.

Am 5. 9. 49 kam es aus völligem Wohlbefinden zu einer Kolik im rechten Oberbauch. Die Temperatur stieg über 38^0 an. Die Patientin hatte auch Schmerzen im rechten Nierenlager. Der Urin war trüb. In den folgenden Tagen bestand, während die Temperatur langsam zurückging, völlige Appetitlosigkeit. Bei der Aufnahme in klinische Behandlung fand sich ein ballotierender Tumor im rechten Oberbauch, der bis zum rechten Nierenlager hinüber reichte.

Bei der Operation am 15. 10. stellte sich ein fast kinderkopfgroßer entzündlicher Nierentumor rechts heraus, der bis in die Gegend der Gallenblase nach ventral reichte. Die Gallenblase selbst war ohne krankhaften Befund. 2 Tage nach der Operation wurde wegen hoher Temperaturen mit der Streptomycin- und Penicillinbehandlung (insgesamt 4 Mill. Einh. Penicillin und 20 g Streptomycin) begonnen. Der Rest-N war auf 100 mg % angestiegen; auch klinisch fand sich ein deutlich urämischer Zustand. Am 22. 10. begann der Abstieg des hohen intermittierenden Fiebers auf subfebrile Werte. Im Verlauf von 16 Tagen Streptomycinbehandlung schwanden die

Zeichen der Sepsis, die Ausscheidungsfähigkeit der Niere und der Rest-N wurden normal. Im Harnsediment ergab sich kein wesentlicher krankhafter Befund mehr. Bei der Entlassung waren bakteriologisch noch Kolibakterien im Harn nachweisbar.

Als Ergebnis der Behandlung möchten wir den günstigen Verlauf der Operation eines großen, entzündlichen Nierentumors feststellen, ohne daß eine völlige Ausschaltung der Kolibakterien eintrat (Abb. 81).

3. Fräulein E. W., 59 Jahre, wurde wegen Nephrolithiasis rechts und chronischen Nierenkarbunkels auf Kolibasis vom 27. 4.—20. 8. 49 klinisch behandelt. Sie erhielt Streptomycin vom 2. 6. bis 22. 6. und vom 2.—22. 7. 49 in Tagesdosen von 1—2 g.

Seit mindestens 15 Jahren bestand bei der Patientin eine chronische Cystopyelitis, die sich in immer wiederkehrenden Blasenkatarrhen bemerkbar machte.

Jetzt erfolgte die Einweisung wegen Fieberanstieg auf 39,4° und ausgeprägter Herzinsuffizienz. Es fand sich ein kombiniertes Mitralvitium und eine hochfieberhafte, schwere Colicystopyelitis mit erheblicher Verformung des rechten Nierenbeckens und Konkrementen.

Da mit Strophanthin, Cylotropin und Penicillin kein Effekt zu erzielen war,

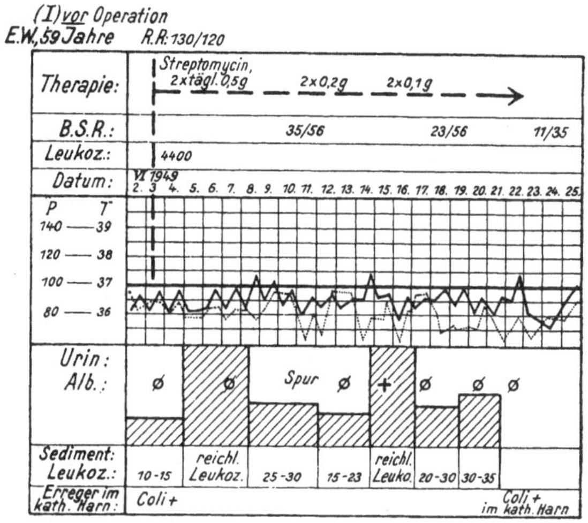

Abb. 82a

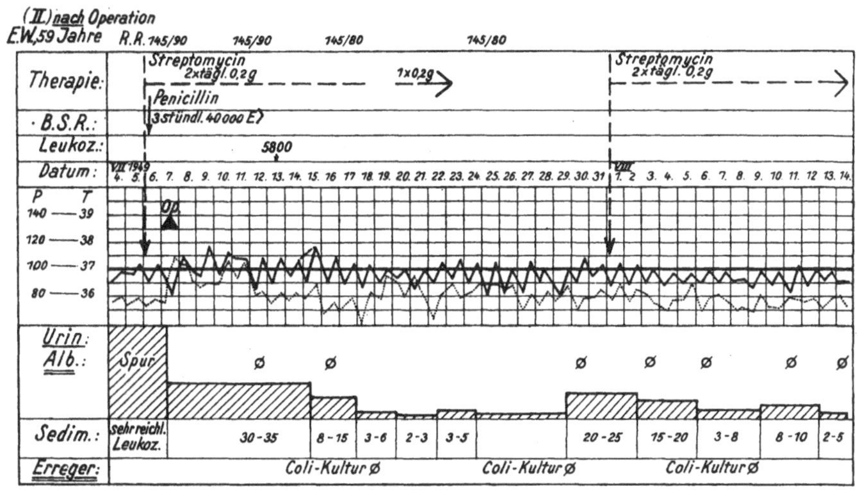

Abb. 82b

wurde eine intensive Streptomycinbehandlung zunächst mit 20 g zur Vorbereitung für die notwendige Operation eingeleitet (Abb. 82a).

Die rechte Niere wurde dann operativ entfernt. Hierbei fanden sich mehrere das Nierenbecken ausfüllende Steine. Histologisch ergab sich eine chronische aufsteigende Pyelonephritis mit zahlreichen, herdförmigen Narben und eine weitgehende Schrumpfung der Nierenrinde am unteren Nierenpol im Bereich eines steingefüllten stark erweiterten Nierenkelchs.

Nach der Operation konnte unter Fortsetzung der Behandlung mit Streptomycin der Harn kolifrei gemacht werden, und der Eiweißgehalt des Harnes sowie die Leukocyten schwanden völlig. Später stellten sich auch von seiten der Niere und der Harnwege keine Beschwerden mehr ein. Es erscheint uns bemerkenswert, daß die vorhandene Innenohrschwerhörigkeit der Patientin unter der Streptomycinbehandlung keine Verschlechterung erfahren hat. Eine dauerhafte Sanierung ist wegen der drohenden Erkrankung der verbliebenen Niere in solchen Fällen unerläßlich.

Wir möchten den guten therapeutischen Erfolg in diesem Falle auch an dem Rückgang der Blutdruckwerte von 190/120 auf 145/80 mm Hg ermessen. Das erfreuliche Ergebnis, das die

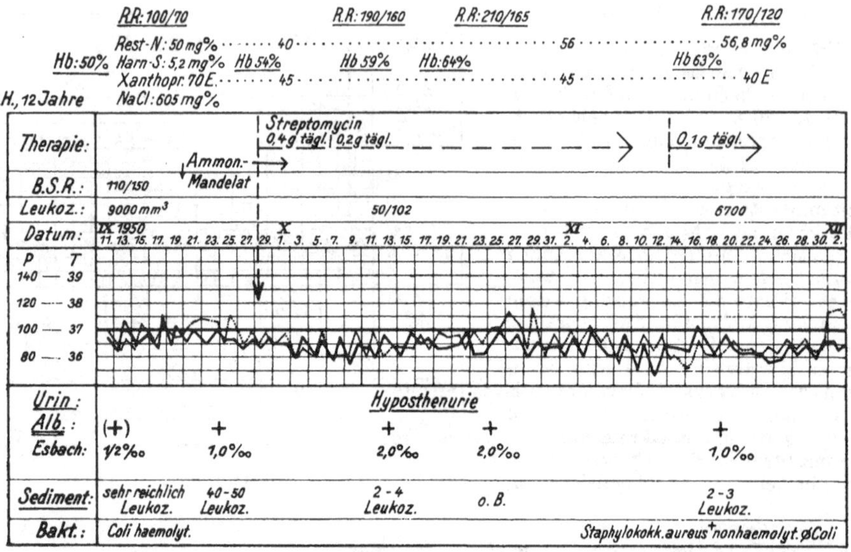

Abb. 83

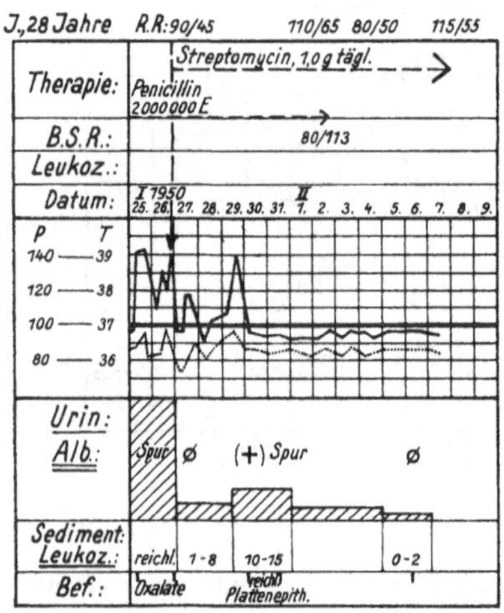

Abb. 84

Beendigung einer lebensbedrohlichen Organerkrankung herbeiführte, darf wohl auf das Zusammenwirken von Antibiotikum und operativem Entfernen der schwer erkrankten Niere bezogen werden (Abb. 82 b).

Die Wirksamkeit des Streptomycins in der von uns angewendeten Dosierung mag bei 4 weiteren Patienten aus den Abbildungen 83 bis 86 ersehen werden.

4. Bei der 12jährigen Patientin A. H. handelt es sich um pyelonephritische Schrumpfnieren (Abb. 83).

Abb. 84. Schwerste Coli-Cystopyelitis mit ascendierender interstitieller Nephritis. Exacerbation einer Mitralendocarditis. (J., 28 Jahre.)

Nachdem das schwere Krankheitsbild, das durch schlechten Allgemeinzustand und zunehmende Anämie gekennzeichnet war, trotz Penicillin und Supronal weiterhin mit Schüttelfrösten verlief, wurde Streptomycin in einer Dosis von 2mal täglich 0,5 g gegeben. Bereits nach 3 Tagen kehrte die Temperatur zur Norm zurück. Auch die Frequenzsteigerung des Herzens und das rauhe Geräusch über der Mitralklappe gingen zurück. Uns erscheint bemerkenswert, daß hier die offenbare Nierenschädigung (granulierte Zylinder und verzögerte Ausscheidung von Per-Abrodil) einerseits zu einer Wirksamkeitssteigerung des Streptomycin geführt haben kann, andererseits jedoch keine Verschlechterung des Sedimentbefundes und keine Beeinträchtigung der Nierenfunktion unter der Therapie eingetreten ist.

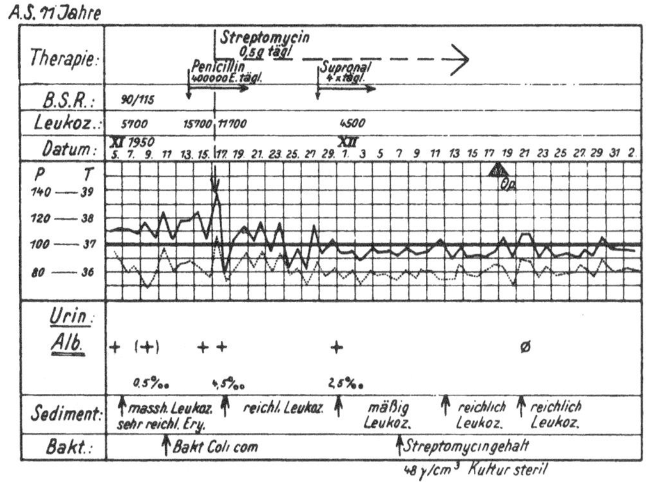

Abb. 85. Hydropyelonephrose li. Rechts ebenfalls geschädigte Niere. Azotämie. Rest-N: 96 mg%. Ausheilung und Rückgang des Rest-N. auf 18 mg%. (A. S., 71 Jahre)

Durch das Kulturverfahren wurden im Harn Bact. Coli com. und haemolyticum nachgewiesen. Unter der Behandlung mit Streptomycin kehrt die Temperatur auf subfebrile Werte zurück. Das Fortbestehen reichlich eitriger Beimengung im Harn der li. Niere und der Nachweis einer groben Deformierung des li. Nierenbeckens gaben Veranlassung zur Operation, die unter dem Schutz des Antibioticum mit Erfolg durchgeführt wurde.

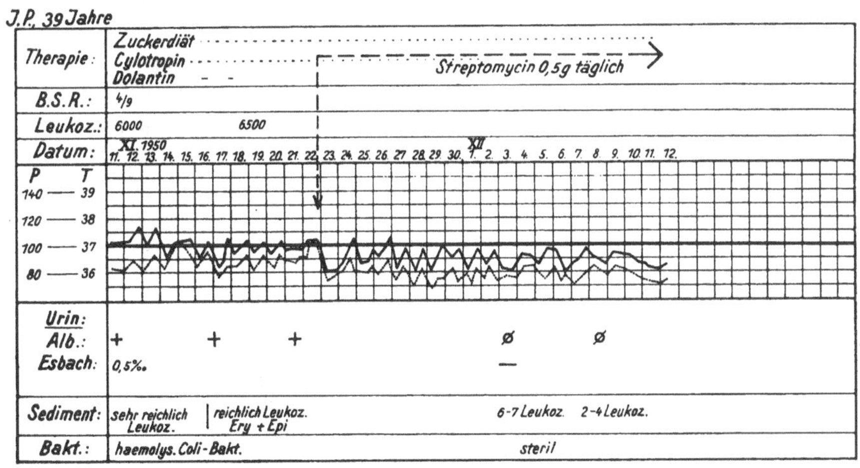

Abb. 86. Nekrotisierende hämorrhagische Cystitis bei Diabetes mellitus. (I. P., 39 Jahre)

Bakteriologisch konnten hämolisierende Coli-Bakterien nachgewiesen werden. Nachdem Cylotropin, Bärentraubenblättertee, Urotropin und Spasmolytica keine Besserung brachten, konnte unter der Behandlung mit Streptomycin der Harn innerhalb von 14 Tagen frei von Bakterien gefunden werden. Klinisch: Heilung.

Es hat sich eindeutig gezeigt, daß die Nierenfunktion durch Streptomycin nicht verschlechtert wird, und daß für schwere interstitielle Nephritiden, die auf dem Boden einer Aszension entstanden sind, das Streptomycin gerade bei Kolierregern eine optimale Wirkung hat. Das Vorhandensein der interstitiellen Nephritis und das

Insuffizienzsyndrom bei Erwachsenen erfordert eine andere Beachtung als die kindliche Pyelitis und Pyurie, welche ja bei Kolierregern sehr gut auf Mandelsäure ansprechen. Streptomycin hat selbstverständlich keinen direkten Einfluß im Sinne einer Verbesserung der Nierenfunktion. Durch die Applikation von intravenösen Magn. sulf.-Gaben erreichen wir eine intensive Tubulusdiarrhoe und eine Dehydrierung der Niere. Als untoxische dehydrierende Maßnahme ist zusätzlich die intravenöse Applikation von Decholin in Betracht zu ziehen.

II. Ergebnisse der Streptomycinanwendung bei Erkrankungen der Gallenwege

Die Behandlung von aszendierenden Cholangitiden mit Streptomycin hatte nach unseren Beobachtungen häufig gute Ergebnisse, wie sie wohl in der Literatur nur wenig beschrieben sind. Dabei war das Streptomycin auch bei Koli-Cholangitiden in ähnlich kleinen Dosen wirksam, wie bei Koli-Pyelitiden. Wir glauben daher, daß man häufig dazu neigt, das Streptomycin überzudosieren.

Zur Beurteilung des Krankheitsverlaufes sind nicht nur der Erregernachweis, sondern die genaue Beobachtung der Leberfunktion und der Verlauf der blutchemischen Werte bei der vorliegenden sekundären Erkrankung der Leber heranzuziehen.

Im folgenden werden zwei Beobachtungen von den behandelten Gallenwegserkrankungen dargelegt:

1. Frau H. de la Ch., 55 Jahre, wurde wegen einer rekurrierenden schweren Koli-Cholangitis, Mischinfektion der Gallenwege mit Streptococcus viridans bei Gallenblasensteinen und Choledochus-Steinverschluß vom 22. 8. 49—3. 1. 50 klinisch behandelt. Die Patientin erhielt in der Zeit vom 6. 9.—23. 9. 49 täglich 1,0 g Streptomycin.

Seit dem 40. Lebensjahr stellten sich, nach einer Entbindung beginnend, wiederholt Gallenblasenentzündungen mit Fieber und Gelbsucht ein. Seit September 1948 traten erneut Schübe von Ikterus mit Schüttelfrost und hohem Fieber auf. In dieser Zeit entwickelten sich die Zeichen einer biliären Cirrhose mit Milztumor.

Im August 1949 konnten Kolibakterien im D-Saft und Lenta-Erreger im Blute nachgewiesen werden. Bei der Operation am 1. 9. 49 fanden sich mehrere verschließende Steine im daumendick erweiterten Ductus choledochus. Die chronisch entzündlich veränderte Gallenblase, welche auch Steine enthielt, wurde entfernt.

Unter der folgenden Behandlung mit Penicillin und Streptomycin blieb die Pat. fieberfrei und es trat eine allgemeine Erholung ein. (Wenige Tage vor der Operation wurde erstmalig eine Mitralendocarditis festgestellt, die sich unter der postoperativen Behandlung besserte und bei einer Kontrolle nach 3 Monaten offenbar abgeheilt war.)

Es handelte sich hier um eine schwere Cholangitis, welche durch Koli- und Viridans-Streptokokken-Mischinfektion bei Gallenblasensteinen und Choledochus-Steinverschluß hervorgerufen war. (Die bakteriologische Untersuchung wurde im Hauptgesundheitsamt in Berlin-Lichterfelde vorgenommen.) Die völlige Normalisierung der Blutsenkungsgeschwindigkeit und des Blutbildes sowie die Wiederherstellung einer guten Leberfunktion trotz ausgeprägter Lebercirrhose lassen die Wirksamkeit des Streptomycins hier als sehr gut und das Vorgehen für das Leberparenchym recht schonend erscheinen.

2. Herr G. H., 68 Jahre, wurde wegen einer schweren ascendierenden Cholangitis und Kolisepsis mit ascendierender Pankreatitis und cholangitischen Leberabszessen vom 1.—16. 11. 49 klinisch behandelt. Er erhielt in der Zeit vom 3.—16. 11. 49 täglich 1 g Streptomycin.

1935 hatte der Patient eine schwere Gelbsucht im Anschluß an geringgradige Oberbauchschmerzen.

1947 Gallenkoliken. Nach fetten Mahlzeiten besteht seit längerer Zeit Neigung zu Übelkeit und Erbrechen.

Zur Zeit der Aufnahme in klinische Behandlung bestanden seit 8 Tagen heftige Oberbauchschmerzen, von denen besonders auch die Gallenblasengegend betroffen war.

Takata: 60 mg%, Rest-N 62 mg%, Xanthoprotein: 38 Einh.

Anfangs Zeichen von Bluteindickung.

Es entwickelte sich ein subkomatöser Zustand. Unter der Behandlung mit Kochsalzinfusionen, Methionin und Magn. sulf. sowie Percorten zeigte sich ebensowenig wie auf Penicillin eine Besserung. Daher erhielt der Patient 2mal täglich 0,5 g Streptomycin. Es trat ein schlagartiger Fieberabfall ein und die Erholung aus dem bedrohlichen Leberkoma.

Der anfangs bestehende Ikterus ging von 6,0 auf 0,43 mg% Bilirubin im Serum zurück. Die Takata-Reaktion betrug nach der Behandlung 70 mg%. Das Ekg zeigte Veränderungen, wie man sie bei fortgeschrittener Koronarsklerose antrifft.

Zum letalen Ausgang kam es nach rezidivierenden Herzinfarkten, neben schwerster erneut ascendierender Cholangitis und, wie sich durch die Obduktion herausstellte, bei intrahepatischer Konkrementbildung und beginnender Durchwanderungspleuritis.

Bei der Zweitbehandlung wurde nur Penicillin appliziert, da sich der Patient in moribundem Zustand befand, und die Pneumonie auf die Behandlung nicht mehr ansprach (Abb. 87).

Streptomycin hatte in den Fällen, die nicht durch obturierende Konkremente oder grobe Organverformungen kompliziert und deshalb der konservativen Behandlung zugänglich waren, einen recht günstigen Einfluß. Parenchymschäden oder toxische Folgeerscheinungen anderer Medikamente waren nach unseren Erfahrungen keine Kontraindikationen. Eine Steigerung der Tagesdosis über 0,5 bis 1,0 g wurde bei keinem der von uns behandelten Kranken notwendig. Wir sahen in diesem Dosierungsbereich keine neurologischen Ausfallserscheinungen.

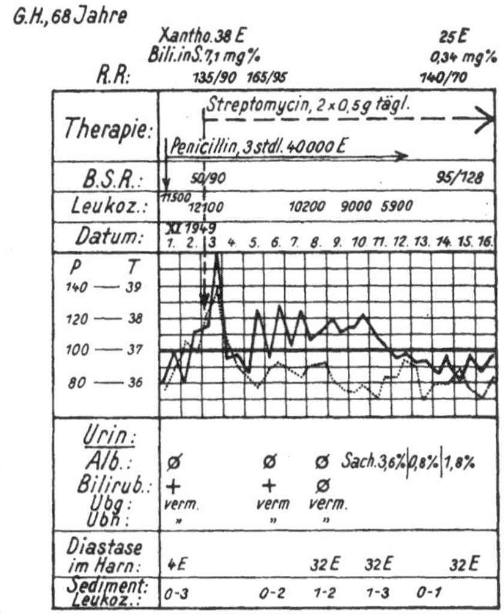

Abb. 87

Die Anwendung des Streptomycins ist daher sicherlich bei solchen Harn- und Gallenwegsentzündungen angebracht, die sich gegenüber den übrigen Mitteln resistent erweisen oder bei denen Parenchymschäden der Nieren oder der Leber vorliegen.

III. Die bisherigen Erfahrungen aus der Literatur bei Behandlung von Infektionen der Harn- und Gallenwege

A. Harnwegsinfektionen. Als erste ist die ausführliche Darstellung von Morin, Nehil und Pichon (176) zu erwähnen, die 1949 erschienen ist und zahlreiche Literaturangaben enthält.

Die Einzelheiten der bakteriologischen Studien finden sich bei Henneberg. Wir möchten hier nur darauf hinweisen, daß Streptomycin gerade auf gramnegative wie auch grampositive Erreger der Harnwege und sogar auf Pseudomonas aeruginosa und Streptococcus faecalis eine Wirkung entfaltet. Die letzteren waren bisher mit den üblichen Harndesinfektionsmitteln kaum beeinflußbar.

Das Streptomycin wird mittels reiner Glomerulusfiltration mit dem Harn ausgeschieden (2). 50—75% einer parenteral verabfolgten Injektion werden während der folgenden 24 Stunden im Harn wiedergefunden, wenn die Nierenfunktion normal ist. Die Ausscheidung erfolgt langsamer als diejenige von Penicillin, das bekanntlich auch tubulär sezerniert wird. Die Clearance des Streptomycins beträgt 120 und die des Penicillins 140 ccm/min. Im Verlauf von 2½—3 Stunden wird der Blutspiegel des Streptomycins auf die Hälfte des Ausgangswertes vermindert. Bei mehrtägiger Behandlung findet sich von einem Tag zum anderen oft ein erheblicher Unterschied in der Streptomycinkonzentration im Harn (Andersen und Jewell). Außerdem gibt es individuelle Schwankungen in der Streptomycinausscheidung im Harn bei Gesunden wie auch bei Kranken mit Harnwegsinfektionen [Zintel und Mitarbeiter (176)].

Pulaski (176) fand folgende Blut- und Harnkonzentrationen nach intramuskulärer Zufuhr von 0,4 g Streptomycin in 4-Stunden-Abständen:

Tabelle 1

Fall	γ-Konz. im Blut pro ccm	γ-Konz. im Urin pro ccm
22	8—16	73— 153
28	16—32	64— 256
42	8—16	500—2000
72	4— 8	128—1024

Die Konzentrationen im Harn reichen für die Wachstumshinderung der bekannten Erreger von Harnwegsinfektionen sehr gut aus. Neben der Streptomycinkonzentration im Harn spielt der Blutspiegel und die Konzentration im Gewebe eine wichtige Rolle, da es sich ja um Entzündungen in den tieferen Gewebsschichten handelt, die durch den schnell überfließenden streptomycinhaltigen Harn nicht allein beeinflußt werden. Ein vorübergehender Streptomycinspiegel im Blute von 20 γ/ccm, eine Konzentration, die durch Zufuhr von 10 mg je Kilogramm Körpergewicht oder durch 0,5 g etwa pro Tag erreicht wird, ist ausreichend für eine erfolgreiche Streptomycinwirkung vom Blute her (Emil Bogen).

Abweichungen von der in der Norm zu beobachtenden Eliminierung des Streptomycins aus dem Organismus durch Nierenschädigungen oder kardiale Insuffizienz erzwingen Beachtung bei der Behandlungskontrolle (Erniedrigung der Inulin- bzw. Thiosulfat-Clearance). Hierbei erscheint das Maximum der Ausscheidung deutlich verspätet. Die Blutspiegel sinken verlangsamt ab. Die Konzentration des Harnes an Streptomycin ändert sich indessen wenig. Außerdem können extrarenale Faktoren die Ausscheidung von Streptomycin hemmen. Hier kommt es zu abnormer Streptomycinbindung an Eiweißkörper. Diese Eiweißkomplexe können nicht ausgeschieden werden, sondern werden im Gewebe abgelagert. Typisch für diese extrarenale Ausscheidungsstörung ist ein hoher Blutspiegel und eine niedrige Konzentration von Streptomycin im Harn. Hierzu ist auch die Deponierung in den extrazellulären Räumen zu rechnen [Roost-Pauli (198)].

In einer größeren Statistik von Keefer (176) wurden 409 Harnwegserkrankungen und die an ihnen beobachteten Behandlungsergebnisse zusammengestellt. Von diesen gelangten 179 (= 42%) zur völligen Heilung, 145 wurden gebessert, und in 84 Fällen trat kein Erfolg ein. Das Streptomycin wurde in Dosen von 0,25—5 g am Tage, meist jedoch in einer Menge von 1—2 g am Tage, intramuskulär injiziert. Die durchschnittliche Behandlungsdauer betrug 5—6 Tage, die Gesamtdosis lag zwischen 7,5 und 10 g. Bei den meisten dieser Patienten handelte es sich um chronische Harnwegsinfektionen. Der Beginn der Infektion lag von 2 Monaten bis zu 20 Jahren zurück. Fast alle Kranken waren vorher erfolglos mit Sulfonamiden und Penicillin behandelt worden. Nur bei einer kleinen Patientenzahl wurde das Streptomycin mit einer anderen Chemotherapie verknüpft. Bei den 145 nur gebesserten Kranken zeigten 19% einen Rückfall nach Absetzen der Therapie. Meist erfolgte der Rückfall schon eine Woche nach Beendigung der Injektionen, bisweilen jedoch erst später bis zu 7 Wochen. Öfter wurden auch bei sterilem Harnresultat keine Dauerheilungen erzielt. Dies trat besonders dann ein, wenn die anatomischen Veränderungen nicht chirurgisch behandelt werden konnten.

Finland, Murray und Harris, Kilman und Meads (176) berichten über schlechte therapeutische Erfolge, die durch Entwicklung von Streptomycinresistenz zu erklären waren. Von den Erfahrungen aus amerikanischen Militärkrankenhäusern erscheint bemerkenswert, daß die weniger günstigen Erfolge mit nur 34% klinischer und bakteriologischer Heilung, 21% Besserungen und 41% Mißerfolge [Pulaski und Amspacher (176)] sich in der Weise erklären lassen, daß in 60% der Erkrankungen Rückenmarksleiden, Blasenperforationen und andere Verletzungen der Harnwege vorlagen. In späteren Arbeiten fanden sich günstigere Ergebnisse wie z. B. in der Arbeit von Zintel, Wiley, Nichols und Rhoads (176), bei denen 58% der Kranken klinisch und bakteriologisch weitgehend gebessert wurden, Besserungen mit Rückfällen in 21% und Mißerfolge in 21% eintraten. Einen Einblick in die therapeutischen Möglichkeiten gestattet die im folgenden angeführte Tabelle, die eine Zusammenfassung der Ergebnisse aus den Statistiken von Keefer (176) bei Harnwegsinfektionen darstellt:

Tabelle 2

Art der Infektion	Anzahl der Fälle	geheilt	gebessert	ohne Erfolg	tot
Infektionen durch eine Bakterienart					
Gram-negative Keime					
Escherichia coli	200	101	48	49	2
Pseudomonas aeruginosa	60	25	10	25	—
Proteus vulgaris	39	24	9	6	—
Aerobacter aerogenes	32	22	5	5	—
Alkaligenes faecalis	7	4	2	1	—
Klebsiella pneumoniae	6	3	1	2	—
Haemophilus influenzae	1	1	—	—	—
Unbekannte Keime	12	8	1	3	—
Gram-positive Keime					
Staphylococcus aureus	3	1	2	—	—
Streptococcus faecalis	3	2	1	—	—
Unbekannte Streptokokken	1	1	—	—	—
	364	192	79	91	2
Infektionen durch mehrere Bakterienarten					
Gram-negative Keime	94	21	36	32	5
Gram-positive Keime	4	1	1	2	—
Gram-positive und gram-negative Keime	74	14	38	22	—
	172	36	75	56	5

Hieraus geht deutlich hervor, daß die Heilerfolge dann besser sind, wenn die Erkrankung nur auf der Besiedelung mit einer Bakterienart beruht.

Die Empfindlichkeit der Erreger und die lokalen Verhältnisse in dem Entzündungsbereich sind von entscheidender Bedeutung für den Krankheitsverlauf. Die Heilung ist in der Regel nur nach Beseitigung lokaler Hindernisse zu erwarten. Restharn, Dauerkatheter, Cystostomien, Blasendivertikel oder Prostatakarzinome, die zu Harnverhaltung führen, erlauben, solange eine operative Behandlung nicht möglich ist, keine endgültige Sanierung der betroffenen Schleimhäute. Auch bei großen nichtdrainierten Abszessen kann durch das Antibiotikum allein keine Heilung erzielt werden. Die im Ausland meist geübte Behandlung der ableitenden Harnwege mit Streptomycin erstreckt sich in der Regel über 5—6 Tage mit einer Tagesdosis von 1,0 g.

Neuerdings wurden auch Versuche mit einer intermittierenden Streptomycinbehandlung vorgenommen, von der man sich verspricht, daß die Resistenz der Keime, ähnlich wie es auch bei der Tuberkulose versucht wird, weniger leicht eintrete. Auch die Reaktion des Harnes wird für die Aussicht auf Heilung als bedeutsam angesehen. So tritt die Heilung im alkalischen Milieu eher und dauerhafter ein. Die Patienten erhalten daher 1 g Natrium bicarbonicum täglich. Eine lokale Spülbehandlung mit dem Pharmakon hat keine befriedigenden Ergebnisse gezeitigt und wurde daher völlig verlassen.

B. Gallenwegsinfektionen. Über die Behandlung der Erkrankungen der Gallenwege finden sich im ausländischen Schrifttum nur spärliche Angaben, Im Vordergrund der auf den therapeutischen Nutzen gerichteten Betrachtungsweise steht die Beobachtung der Konzentration des mit der Galle ausgeschiedenen Streptomycins und die Feststellung, daß Streptomycin in den Gallenwegen eine leichte Anreicherung erfährt. Untersuchungen verschiedener Autoren haben das Thema der Ausscheidungsverzögerung bei Parenchymschäden der Leber behandelt. Es zeigt sich, daß bei schweren Parenchymschäden ebenso wie bei Verschlußikterus die in der Galle ausgeschiedene Streptomycinmenge vermindert ist. Es muß daher auch hier für die wirksame Behandlung mit Streptomycin gefordert werden, daß mechanische Hindernisse beseitigt, Abszesse eröffnet und die Streptomycindosen in ausreichender Höhe appliziert werden.

Einige der amerikanischen und französischen Autoren führen Krankheitsfälle an, die unter den gleichen Umständen wie unsere eigenen Kranken behandelt worden sind. Die Ereignisse verhalten sich, abhängig von der Schwere der Erkrankung, den besonderen mechanischen Umständen und dem Grad der irreparablen Organschädigung ähnlich wie die unseren.

Zusammenarbeit von Internist und Chirurg wird unter Nutzung der durch das Antibiotikum gebotenen Möglichkeiten in allen den Fällen eine gute Erfolgsaussicht haben, die überhaupt noch einer Therapie zugänglich sind.

IV. Folgerungen für die Therapie mit Streptomycin

Der Wirkungsmechanismus des Streptomycins kann bis jetzt noch nicht in befriedigender Weise erklärt werden. Das Streptomycin besitzt Eigenschaften, die in mancher Hinsicht über die anderer Chemotherapeutika hinauszugehen scheinen. Wirkstoffe des Makroorganismus dürften den Wirkungsgrad sowohl im positiven wie auch im negativen Sinne beeinflussen. Es ist noch unklar, inwieweit der Chlorgehalt im Gewebe die Streptomycinwirkung günstig beeinflußt und ob Albumenverbindungen des Streptomycins eine geänderte Wirksamkeit zeigen. Wichtig wäre es zu erfahren, in welchem Maße eine Aktivierung der Streptomycineffekte durch Metallionen erreicht wird. In diesem Zusammenhang soll darauf hingewiesen werden, daß der Streptomycineffekt durch Semikarbazid und durch Thiosemikarbazid ebenso wie durch Hydroxylamin eine Hemmung erfährt [Rake und Donovik, Rake und Fried (176)].

Die relative Ungiftigkeit der Dosen von 0,2 bis 2mal 0,5 g Streptomycin erlaubt es uns, die Leber- und Harnwegsinfektionen über lange Zeit mit Streptomycin zu behandeln. Nebenwirkungen wie Kopfschmerzen, Fieber, Hautausschlag und Erytheme haben wir ebensowenig beobachtet wie Neuritiden. Wirkungen, welche der Herxheimer-Reaktion, die bei der Tuberkulose nach Streptomycin hin und wieder vorkommt, ähnlich wären, haben wir nicht gesehen. Die zahlreichen Kontrollen, die Professor Rößle bei Kranken, welche Streptomycin erhalten hatten, anatomisch an der Leber und den Nieren beobachtete, haben uns darüber belehrt, daß das Streptomycin relativ wenig toxisch ist.

Zur Frage der Ausscheidung auf dem Wege über die Galle konnten wir bei einer Kranken mit Cholangitis nach Injektion von 0,5 g Dihydrostreptomycin bereits nach 20 Minuten durch Untersuchung des Gallensaftes im Robert-Koch-Institut die Ausscheidung in Höhe von 1 γ/ccm bestätigt finden. Die Ausscheidung ließ sich in gleichbleibender Höhe dann in Abständen von 20 Minuten über 3 Stunden verfolgen.

Für eine Beeinträchtigung der Organfunktion von Leber oder Nieren konnten wir keinen Anhalt gewinnen. Oft gingen gerade unter der Behandlung Vergiftungserscheinungen im Sinne der Azotämie, wie Erbrechen und Schwindelgefühl zurück. Vielleicht ist es auf die niedrige Tagesdosis von 1,0 g zurückzuführen, wenn keine Leberschäden beobachtet wurden; denn die gelegentlich bemerkten Leberschäden wurden bei höheren Tagesdosen (3,0 g) gesehen.

Etwas schwieriger ist die Beurteilung von Krankheitsfällen, welche durch das Vorliegen von cholangitischen Abszessen gekennzeichnet sind und bei denen man unter Streptomycin eine endgültige Sanierung erreichen möchte. Bei dem hier vorhandenen Material wurde in 2 Fällen eine endgültige Sanierung nicht erreicht.

Besonders gut ist der Erfolg bei subphrenischen Abszessen auf Kolibasis, die noch nicht lange abgekapselt sind, bei chronischen ausgedehnten Nierenkarbunkeln und bei cholangitischen Abszessen, wenn der Krankheitsfall zur Behandlung kommt, ehe ein größerer Abszeß in der Leber sich bis unter die Glissonsche Kapsel gedrängt hat und in die Bauchhöhle durchzubrechen droht. In diesen Stadien ist der Erfolg schlecht, da nicht zu erwarten ist, daß ein massiver Eiterdurchbruch durch Streptomycin paralysiert wird, — die Substanz ist kein Allheilmittel und kein Pharmakon gegen ausgedehnteste purulente Keimdurchbrüche in den Bauchraum.

Erfreulich ist der Effekt bei pyelitischen Schrumpfnieren auch dann, wenn die schwere aszendierende interstitielle Nephritis bereits einen Ren granulatus erzeugt hat und permanente Azotämien einen Erfolg fast auszuschließen scheinen. Auch hier sehen wir noch günstige Wirkungen und verblüffende Rückgänge der Erkrankung, auch wenn die Azotämie schon jahrelang bestand!

Wenn hiermit die Ungiftigkeit oder relative Ungiftigkeit von Streptomycin bei Nieren- und Gallenwegsinfektionen in den genannten Dosen kurz umrissen wurde, so imponiert die Ungiftigkeit beim hepatorenalen Syndrom, bei der cholangitischen Leberzirrhose und bei Leberinsuffizienzen mit sekundärer Cholangitis. Auch bei der sekundären Aszension von Keimen bei einer chronischen Hepatitis anderer Genese kann das Streptomycin empfohlen werden und führt oft eine klinische Heilung im Sinne G. v. Bergmanns herbei; der Kranke ist lebens- und genußfähig, und ob eine Bindegewebsvermehrung in der Leber permanent ist, scheint für sein seelisches Wohlbefinden nicht immer entscheidend.

Streptomycin kann nach unseren Beobachtungen für die Harn- und Gallenwegsinfektionen mit guter Aussicht auf Heilung angewendet werden, wenn nicht gerade vollständige Organinsuffizienz oder völlige Zerstörung der Organe vorliegen. Die Streptomycintherapie stellt für Leber- und Nierenerkrankungen, die durch aszendierende Infektionen durch Koli oder seltener durch Mischfloren hervorgerufen sind, einen großen Fortschritt da. Dies gilt auch für interstitielle Leber- und Nierenerkrankungen, bei welchen sich sekundäre Vorgänge auf der Aszension aufbauen. Dauererfolge können erzielt werden.

2. Klebsiella-Infektionen (Friedländer-Pneumonie und Ozaena)

H.-J. Oettel, W. Feichtmayer und H. Kaller

Aus der inneren und otologischen Abteilung des Wenckebach-Krankenhauses — Städtisches Krankenhaus Berlin-Tempelhof
(Chefarzt: Dozent Dr. H.-J. Oettel)

I. Friedländer-Pneumonien

Die bei Pneumonien meist nur als Mischkeim vorkommende Klebsiella pneumoniae (Friedländer-Bakterium) ist sulfonamid- und penicillin-resistent. Ihre erwiesene Streptomycinempfindlichkeit entscheidet daher über die Wahl des Chemotherapeutikums bei Infektionen, bei denen diese Frage eine ursächliche Rolle spielt. Übereinstimmend mit den bereits vorliegenden Erfahrungen in der Literatur fanden wir in 6 Fällen von Friedländer-Pneumonie nach wirkungsloser Applikation von Sulfonamiden Streptomycin erfolgreich:

Der Überblick über die in diese Gruppe gehörenden Krankheitsfälle zeigt, daß vor allem der Charakter der Mischinfektion der Eiterung durch die Streptomycinapplikation in wenigen Tagen beeinflußbar war. Um die Mischinfektion mit Friedländer-Bakterien zu bekämpfen, werden täglich 0,5—1,0 g Streptomycin intrapleural verabreicht. Dies deckt sich mit unseren eigenen Erfahrungen bei mischinfizierter Tuberkulose mit Fisteleiterungen. Unter Streptomycin kam es im Laufe von 2 bis 3 Wochen zum Abheilen der Fistel.

1. 2jähriges Kind: Pneumonie mit parapneumonischem Empyem bei Pertussis, restistent gegen Supronal, Protocid und Penicillin. Bei 25 mg Streptomycin pro kg Körpergewicht war nach wenigen Tagen der dickeitrige Charakter der Pleurapunktate geschwunden. Nach weiteren 3 Tagen ergab auch die Spülung kaum noch gefärbtes Spülwasser. Im Laufe von 8 Tagen war das Kind bereits afebril und wurde mit der genannten Dosis von 25 mg pro kg Körpergewicht Streptomycin weiterbehandelt.

2. In einem anderen Falle handelte es sich ebenfalls um ein Pleuraempyem zum Teil nach Pneumonie, zum Teil nach Ausräumung von Paraffinplombe und mischinfizierter Tuberkulose mit innerer und äußerer Fistel.

3. Ein anderer Krankheitsfall mit einer chronischen rekurrierenden ulzerösen Endokarditis mit begleitender Myokarditis wurde laufend mit sehr hohen Penicillingaben intravenös behandelt. Nachdem die Darreichung von insgesamt 5 Mill. Einh. Penicillin kombiniert mit Badional erfolglos geblieben war und keine Entfieberung eintrat, wurde die bronchopneumonische Infiltration, die primär als Stauungsbronchopneumonie imponierte und Friedländer-Bakterien im Auswurf ergab, mit täglichen Gaben von 20 mg Streptomycin pro kg Körpergewicht intramuskulär behandelt. Im Laufe von 3 Wochen erfolgte eine weitgehende Besserung. Freilich wurde in diesem Falle die rekurrierende Endokarditis nicht beeinflußt.

4. u. 5. In zwei weiteren Fällen mit Bronchiektasen, bei denen eine Mischinfektion mit Friedländer-Bakterien vorlag, konnte ebenfalls die sekundär aufgetretene Friedländer-Pneumonie im rechten Unterlappen durch Streptomycin beseitigt werden. Hier mußte die Streptomycindarreichung intratracheal erfolgen: Zunächst war die Verabreichung von Penicillin in hohen Dosen zusammen mit Sulfonamidgaben nicht erfolgreich gewesen; erst die intratracheale Applikation von täglich 0,5 g Streptomycin = 10 mg pro kg Körpergewicht war in der Lage, im Laufe von 3 Wochen die Sputummenge auf wenige Kubikzentimeter zu senken und schließlich eine klinische Ausheilung zu erreichen.

II. Ozaena

Angeregt durch die Berichte amerikanischer und holländischer Autoren über die Streptomycinbehandlung der Ozaena wandten wir dieses Verfahren bei bisher 10 Patienten unserer Klinik mit einem gewissen Erfolg an.

In der Mischflora des Nasensekretes bei Ozaenakranken werden bekanntlich u. a. vor allem die Klebsiella ozaena und das Perezsche Bakterium aus der Proteusgruppe gefunden. Wir möchten gleich bemerken, daß im unten angeführten Fall 1 die Klebsiellaflora nicht nachgewiesen werden konnte, obwohl die Anamnese dafür sprach (Verstärkung der Ozaena nach einer Pneumonie im Sommer 1947, die wahrscheinlich durch das Friedländer-Bakterium hervorgerufen worden war). Ob es eine reine Proteus-Ozaena gibt, ist bisher, wie aus der Literatur zu ersehen ist, noch nicht sicher erwiesen. Da sowohl B. proteus als auch Klebsiellen streptomycinempfindlich sind, ist ex juvantibus keine Entscheidung dieser Frage zu treffen.

Wir haben im Gegensatz zu der Behandlungstechnik, bei der das Streptomycin nur als Nasentropfen gegeben wird, temporäre, mit Streptomycin getränkte Watteeinlagen in die Nase, und in den Intervallen Streptomycin als Nasentropfen verabfolgt. Nach unserer Behandlungsmethode sind bis jetzt ein Patient 9, ein zweiter 8½ und ein dritter 7 Monate rezidivfrei geblieben, sowohl subjektiv als auch objektiv (Kontrollabstriche auf Friedländer und Proteus negativ). Von den anderen 7 Patienten blieb keiner unter dem Zeitraum von 3 Monaten rezidivfrei.

Technik: Wir gaben täglich insgesamt eine Lösung von 1 g Streptomycin in 30 ccm physiologischer Kochsalzlösung, die mit Natronlauge solange titriert wurde, bis der ph-Wert von 7,8 erreicht war. Mit dieser Lösung wurden Wattetampons getränkt und dreimal täglich je ½ Stunde lang in das Nasenkavum eingelegt. Die übriggebliebene Lösung wurde als Nasentropfen in Kopfhängelage in 3stündigen Abständen eingeträufelt. Über Nacht wurde die Behandlung ausgesetzt. Mit dieser Methode wurde im Durchschnitt 3—5 Tage lang fortgefahren. Bei 2 Patienten lediglich mußte über die Gesamtdosis von 5 g Streptomycin hinausgegangen werden, ohne daß irgendwelche objektiven Labyrinthstörungen auftraten. Bei diesen beiden Patienten hatten wir den Versuch unternommen, das Streptomycin intramuskulär zusätzlich anzuwenden. Zu diesem Zwecke wurde eine Verdünnung von 1 g Streptomycin auf 100 ccm physiologischer Kochsalzlösung vorgenommen, diese wiederum mit Natronlauge auf ph 7,8 gebracht. Mit dieser Lösung getränkte Wattetampons legten wir im gleichen Turnus, wie oben schon beschrieben, in das Nasenkavum und gaben außerdem täglich zweimal 0,5 g Streptomycin intramuskulär. Während der Foetor nach 5 Tagen verschwunden war, zeigte sich kein wesentlicher Rückgang der Borkenbildung, wie auch der Nasenabstrich innerhalb dieses Zeitraumes noch nicht negativ geworden war. Außerdem klagten beide Patienten übereinstimmend über Schwindelerscheinungen, die jedoch objektiv nicht bestätigt werden konnten. Auf Grund dieser Beobachtungen hielten wir es dann für richtiger, wieder zu dem rein lokalen Behandlungsmodus zurückzukehren.

Im folgenden seien zwei typische Abläufe streptotomycinbehandelter Ozaena geschildert:

Fall 1. K., Ursula, geb. 5. 1. 21, Beruf: Sekretärin. Patientin litt seit 10 Jahren an einer Ozaena idiopathica. Lues, Tuberkulose, Bluterkrankungen sowie entzündliche Nebenhöhlenaffektionen konnten ausgeschlossen werden. Sommer 1947 machte die Patientin eine schwere Pneumonie durch, wodurch die Nasenerkrankung sich derart verschlimmerte, daß die Patientin arbeits- und gesellschaftsunfähig zu werden drohte. Durch dreimalige tägliche Spülung mit Salzwasser konnten die Beschwerden, insbesondere der starke Foetor auf ein eben noch erträgliches Maß reduziert werden. Der Nasenabstrich ergab bakteriologisch Erreger der Proteus-Gruppe. Nach ambulanter Behandlung vom 15.—18. 12. 1949 Rezidivfreiheit von 3 Monaten.

Fall 2. Frau S., Lydia, Ehefrau, geb. 11. 5. 94. Anamnese: Als Kind Scharlach, Di., Keuchhusten, Mumps und Masern. Als Erwachsene dreimal Pneumonie. 1918 Kieferhöhlenoperation links. Seit 7 Jahren wegen Borkenbildung in der Nase und starken Foetors ständig in wechselnder ärztlicher Behandlung. Der von uns vorgenommene Nasenabstrich ergab Friedländer-Bakterien positiv. Schon nach dem ersten Behandlungstag verschwand der Foetor. Streptomycin-Gesamtdosis 3 g. Rezidivfreiheit 3½ Monate. Der nach diesem Zeitpunkt vorgenommene Kontrollabstrich ergab das Vorhandensein von Proteus- und Di.-Bakterien. Friedländer-Bakterium negativ.

Zusammenfassung

1. Streptomycin ist entsprechend der Erregerempfindlichkeit bei Klebsiellainfektion therapeutisch wirksam.

2. Bei mischinfizierten Pneumonien mit entscheidender Beteiligung des Friedländer-Bakteriums (Klebsiella pneumoniae) läßt sich durch lokale oder auch systematische Applikation von Streptomycin in kurzer Zeit Erregerfreiheit und je nach dem Grundprozeß klinisch Besserung erreichen.

3. Bei Ozaena, bei der an Erregern im Nasensekret die Klebsiella ozaenae und das B. proteus vorherrschen, läßt sich durch konsequent durchgeführte, lokale Streptomycinapplikation in vielen Fällen in wenigen Tagen Beschwerdefreiheit erreichen. Von 10 mit Streptomycin behandelten Ozaenakranken blieben 3 über 7 Monate und 7 über 3 Monate rezidivfrei.

3. Andere nichttuberkulöse Erkrankungen

F. J. Misgeld

Aus dem Auguste-Viktoria-Krankenhaus, Berlin-Schöneberg

Bei der Erörterung von Indikationen für eine Streptomycintherapie ist bisher ein Gesichtspunkt nicht mit der Ausführlichkeit behandelt worden, wie er sie verdient, nämlich, daß bei sehr vielen Infektionsarten das Streptomycin nicht nur dem Penicillin ebenbürtig, sondern sogar überlegen ist. Diese Tatsache ist für die Sozialversicherung angesichts des erheblichen Preisunterschiedes von großer Bedeutung. Es sei weiterhin vorweg bemerkt, daß die bei einzelnen Krankheitszuständen auch an meiner Klinik angewandte Kombination von Streptomycin und Sulfonamiden eine weitere Überlegenheit zeigt, wie sie bisher auch mit der Kombination Penicillin-Streptomycin nicht erzielt worden ist. Daraus ergibt sich die Folgerung, daß ein Austausch der beiden Antibiotika medizinisch bedeutungsvoll ist.

Darreichung und Dosierung des Streptomycins

Unter den verschiedenen Formen der Applikationen ist:

1. die parenterale i. m. Anwendung die gebräuchlichste. Die Konzentration beträgt höchstens 500 mg in 1 ccm, die durchschnittliche 24 Stunden-Dosis 1,0 g in 2 Injektionen je 0,5 g in 12stündigen Intervallen. Das Auftreten von Schädigungen ist zweifellos von der Höhe der Einzeldosis wie auch von der Gesamtmenge in einem bestimmten Zeitabschnitt abhängig. Unter besonderen Verhältnissen haben auch wir diese 24-Stundenmenge in einzelnen Fällen erhöht;

2. die intrathekale Applikation als: a) lumbale, b) subokzipitale, c) ventrikuläre Injektion Die letztere kommt nach unseren Auffassungen nur im Kleinkindesalter in Frage, wenn durch Verklebungen oder Verwachsungen eine freie Passage des Liquorraumes nicht möglich ist. Im allgemeinen werden 20—25 mg Streptomycin in 10 ccm Aqua bidestillata oder physiologischer Kochsalzlösung langsam nach gründlicher Durchmischung der Streptomycinlösung mit dem Liquor bis zu 50 mg oder 100 mg verabreicht. Im allgemeinen soll die Menge der zu injizierenden Flüssigkeit der Menge des entleerten Liquors entsprechen. Bei den eitrigen Meningitiden haben wir uns bemüht, den eitrigen Liquor möglichst vollständig abzulassen; in einigen Fällen haben wir sofort nach der Injektion neben der möglichst flachen Lagerung des Kranken als zusätzliche Behandlungsmaßnahme eine Biersche Stauung angelegt. Wir können über diese zusätzliche Behandlungsmaßnahme ebenso wenig etwas Entscheidendes sagen wie über die von uns in vereinzelten Fällen durchgeführte, der intrathekalen Injektion vorausgehenden Acetylendurchblasung.

3. Bei der intrapleuralen bzw. intraperitonealen Injektion werden im allgemeinen 0,5—1,0 g Streptomycin, in 20—50 ccm einer sterilen isotonischen Kochsalzlösung gelöst, appliziert.

4. Für die Inhalationsbehandlung löst man 500 mg Streptomycin in 10 ccm physiologischer Kochsalzlösung; man inhaliert in 2—3stündigen Intervallen 1 ccm der hergestellten Lösung, gleichzeitige i. m. Behandlung möglich.

5. Die orale Anwendung beschränkt sich auf Erkrankungen des Magen- und Darmtraktes, wobei man 0,5—1,0 g Streptomycin in etwas Wasser oder Milch löst und die Intervalle abhängig vom Krankheitsbefund zwischen 4 und 6 Stunden bemißt.

6. Für eine örtliche Anwendung verabfolgt man höhere Konzentrationen. Die Möglichkeit des Auftretens von Überempfindlichkeitserscheinungen ist ebenso zu berücksichtigen wie entzündliche Reaktionen der Haut.

7. Die intravenöse Verwendung ist im allgemeinen wegen der Nebenwirkungen nicht üblich.

Bei der Entscheidung für die eine oder die andere der verschiedenen Applikationsformen müssen Art und Schwere der vorliegenden Krankheit berücksichtigt werden. Die Durchführung von regelmäßigen Sensibilitätsbestimmungen der Krankheitserreger vor und während der Behandlung ist bei der Verwendung des Streptomycins wegen der Entwicklung einer Resistenz unbedingt nötig (s. Henneberg). Eine „blinde Anwendung" ist für den weiteren Verlauf der Erkrankung nicht zu verantworten, infolgedessen ist in jedem Falle die Aufstellung eines Behandlungsplanes, der den verschiedenen Eventualitäten des Verlaufes Rechnung trägt, erforderlich.

Mit Hilfe des Streptomycins ist eine rasche und vollständige Vernichtung der Krankheitserreger anzustreben. Gelingt dies nicht oder erst im Verlauf eines längeren Zeitraumes, dann ist die sich entwickelnde Arzneifestigkeit der Bakterien die Ursache des zunehmenden Übergangs akuter Krankheitserscheinungen in ein chronisches Siechtum.

Bei keinem der von uns mit Streptomycin behandelten nichttuberkulösen Erkrankungsfälle konnten die gefürchteten toxischen Erscheinungen am 8. Hirnnerven beobachtet werden, allerdings haben wir keinem der behandelten Fälle mehr als 1,0 g in 24 Stunden verabreicht und ebensowenig die Behandlungszeit von 30 Tagen überschritten, da nach etwa 42 Tagen häufig die toxischen Erscheinungen am Nervensystem ausgelöst werden sollen.

Streptomycin bei nichttuberkulöser Meningitis

Die ersten günstigen Ergebnisse der Streptomycinbehandlung nichttuberkulöser Erkrankungen wurden bei Infektionen gemacht, bei denen das Influenzabakterium als alleiniger Erreger oder im Rahmen einer Mischinfektion beteiligt ist. Die Streptomycinbehandlung der Influenzameningitis hat zu einer erheblichen Verbesserung der Prognose geführt. Neben der intramuskulären Injektion muß das Mittel intralumbal gegeben werden. In den beiden von uns behandelten Fällen war eine kombinierte Sulfonamid-Penicillinbehandlung vorausgegangen.

Bei einem 12 jährigen Mädchen mit ansteigenden Temperaturen bis 40° wurde diese Behandlung nach 14 Tagen beendet. Nach 3tägiger Streptomycinbehandlung — 0,5 g in 24stündigen Intervallen i. m. und einer der Grunddosierung von 40 mg/kg Körpergewicht entsprechenden i. l. Injektion — sanken die Temperaturen, nach weiteren 3 Tagen Normalisierung der Temperaturen. Die i. l. Behandlung wurde noch 2 Tage, die i. m. Gaben noch 5 Tage fortgesetzt; am 11. Krankheitstage entsprachen die Leukozytenzahlen einem fallenden Eiweißgehalt, meningitische Erscheinungen waren völlig geschwunden, lediglich im Liquor war eine geringe Eiweißtrübung nachweisbar.

Bei einem 17 jährigen Jungen mit dem gleichen Symptomenbild haben wir eine kombinierte Behandlung mit Sulfonamiden-Penicillin und Streptomycin durchgeführt. Da die Behandlung bereits am 2. Tage begann, haben wir auf eine i. l. Applikation verzichtet und bis zur völligen Ausheilung nur 6,0 g Streptomycin verabreicht.

Die Sterblichkeit für Influenzameningitis wird vor Beginn der Chemotherapie mit 90% angegeben, bei der kombinierten Anwendung von Penicillin und Sulfonamiden mit etwa 70%. Die durchschnittliche Sterblichkeit nach Einführung des Streptomycins sank unter 50 bis auf 30%.

Bei der epidemischen Meningitis haben wir nur vereinzelte Fälle einer kombinierten Sulfonamid-Streptomycinbehandlung unterzogen, bei denen das Krankheitsbild der Meningokokkensepsis im Vordergrund stand und wo meist auf Grund einer zu späten Krankenhauseinweisung die Prognose als eindeutig ungünstig gestellt werden mußte. Wir haben in 3 Fällen 24 Stunden nach Beginn der Streptomycinbehandlung, die wir intramuskulär und intrathekal begannen, eine so eindeutige Wendung des Krankheitsverlaufes erlebt, daß die Berechtigung zu einer Streptomycinbehandlung bei jeder schweren Verlaufsart gegeben ist.

In einem von uns behandelten Fall waren wir nach zweitägiger Streptomycinbehandlung in der Lage, bei einer Gravidität im IX. Monat am 7. Krankheitstag der Meningitis bei Vorherrschen septischer Allgemeinerscheinungen eine Schnittentbindung durchführen zu lassen, als die kindlichen Herztöne schlechter wurden. Es kam nicht nur zur Geburt eines gesunden Kindes, sondern auch zu einer primären Wundheilung, bei deren Beendigung auch sämtliche Zeichen der Allgemeinerkrankung sowie alle meningitischen Symptome bis auf eine geringe Eiweißtrübung des Liquors behoben waren.

Die Pyocyaneusmeningitis gehört zu den außergewöhnlichen Erkrankungen. In der Weltliteratur sind nicht 100 Fälle aus diagnostischen oder therapeutischen Gründen erwähnt; aus der Medizinischen Klinik in Tübingen ist 1950 über eine Pyocyaneusmeningitis berichtet worden, die trotz der Streptomycinbehandlung letal verlief.

Es gelang in unserem Fall eine Heilung nach einer Gesamtmenge von 14 g Streptomycin, von denen wir an den ersten 5 Tagen in 8stündigen Intervallen 0,5 g gaben, an den anschließenden 3 Tagen wurde das Intervall auf 12 Stunden und vom 11. Krankheitstage an auf 24 Stunden erhöht; die Behandlung wurde bis zu einem Zeitpunkt von 5 Tagen über die Entfieberung und das Schwinden der Krankheitssymptome hinaus durchgeführt.

Bei der seltenen Kolimeningitis und der Friedländermeningitis haben wir keine eigenen Erfahrungen. Von amerikanischen Autoren wird eine kombinierte Sulfonamid-Penicillin-Streptomycin-Therapie empfohlen.

Bei den eitrigen Meningitiden handelt es sich besonders um solche, bei denen eitrige Prozesse in der Nachbarschaft (Innen- und Mittelohr, Nebenhöhlen, Augenhöhlen, eitrige Knochenprozesse des Schädels und der Wirbelsäule, Perforation eines Hirnabszesses) als Ausgangspunkt und penicillinresistente Keime als Erreger nachgewiesen waren. In einem Falle konnten wir die Entstehung der eitrigen Meningitis während eines Erysipels beobachten, in einem anderen Falle war ein oberflächlich sitzender Gesichtsfurunkel der Ausgangspunkt. Einen relativ großen Anteil nehmen unter den eitrigen Meningitiden Folgen von Schädel- und Wirbelsäulenschüssen ein, auch Traumen der verschiedensten Art können mittelbar einen Locus minoris resistentiae für die im Blut kreisenden Erreger bewirken.

Streptomycin bei nichttuberkulösen Lungenerkrankungen

Wenn auch bei den Pneumonien in den letzten Jahren die Sulfonamid- und Penicillinbehandlung zu einer wesentlich verbesserten Krankheitsprognose geführt hat, so haben doch besonders die komplizierenden Pneumonien und solche mit einer schlechten Reaktionslage — besonders bei spätem Behandlungsbeginn — noch eine hohe Mortalität. Bei einigen solcher Fälle, bei denen die toxischen Symptome im Vordergrund des klinischen Bildes standen, ersetzten wir mit Erfolg in kritischen Situationen Sulfonamide und Penicillin durch Streptomycin.

Es schien uns, daß die absolut darniederliegende Abwehrlage des Organismus eine größere Schranke für Penicillinwirksamkeit als für den Streptomycineffekt darstellt, und wir sahen in einem Krankheitsfall schwerer toxischer Pneumonie unsere Erwartungen insofern nicht getäuscht, als wir nach mehrfacher Anwendung von 1—2 g Streptomycin täglich die Pneumonie zunächst in ihrer Ausdehnung, alsdann auch in ihrer Toxizität zum Stillstand bekamen. Nach unseren Beobachtungen wird dabei vielfach auffallend schnell die Leukopenie beeinflußt und der sich bessernde örtliche und allgemeine Befund durch ansteigende Leukozytenwerte angekündigt.

Bei der Behandlung der Lungenabszesse hat sich das Streptomycin in allen Fällen bewährt, in denen penicillinunempfindliche aber streptomycinempfindliche

Keime als Erreger festgestellt wurden. Es muß aber eine Trennung zwischen der akuten Abszeßbildung und den chronischen Abszessen gemacht werden. Während die akuten durch eine allgemeine Anwendung der Antibiotika zu einer restlosen Ausheilung gebracht werden können, kann die antibiotische Behandlung der chronischen Abszesse lediglich als eine die operative Behandlung unterstützende Maßnahme angesehen werden.

Hier spielt die örtliche Applikation die Hauptrolle. Diese erfolgt entweder durch einen Katheter, bei dessen Einführung die Vorbereitung völlig der Methode der Bronchographie entspricht, oder durch direkte Injektion in den Eiterherd selbst, wenn eine ausreichende Verlötung der Pleurablätter die gefürchtete Empyembildung ausschließen kann. Auch in den Fällen, in denen die örtliche Applikation eine scheinbare Ausheilung des Eiterherdes zur Folge hat, zeigt nicht selten die in jedem Falle der Behandlung auszuschließende bronchographische Untersuchung den Nachweis restlicher Einschmelzungen oder kleiner Bronchiektasen. Dann kann die antibiotische Behandlung nur als eine präoperative Maßnahme angesehen und bewertet werden, die lediglich das Risiko des chirurgischen Eingriffes einschränkt.

Bei der Behandlung der eitrigen Bronchitiden und der in ihrer Folge auftretenden Lungenkomplikationen haben wir Streptomycin in allen Fällen von Mischinfektion verwandt, ferner in einer großen Zahl von Fällen dann, wenn die anfangs immer von uns durchgeführte Sulfonamidbehandlung sich nicht bewährte oder wenn bei der bakteriologischen Untersuchung auf den Befund penicillinresistenter Erreger hingewiesen wurde. Wir haben bei der Behandlung dieser Fälle eine Gesamtmenge von 10,0 g nicht überschritten, diese Menge reichte aber in den meisten, jahrelang bestehenden, chronisch-eitrigen Bronchitiden und Bronchiektasen nicht aus.

1945—1947 konnten wir in der Klinik 5 Friedländer-Pneumonien beobachten. Ein 66jähriger Mann verstarb, da Streptomycin noch nicht zur Verfügung stand. Bei einem Gesamtverbrauch von 8 g (tgl. 0,5 g) Streptomycin waren die Behandlungserfolge gut.

Streptomycin bei Infektionen des Herzens

Unter der Bezeichnung Carditis fassen wir die Entzündung der drei Schichten des Herzens — Pericard, Myocard und Endocard — zusammen. Die trockene Pericarditis ist von uns nicht behandelt worden, da ihre häufigste Ursache ein rheumatischer Krankheitsprozeß ist. In der Gruppe der exsudativen Pericarditiden nehmen wir die tuberkulöse Pericarditis aus (s. S. 241).

Über die gewöhnliche Pericarditis exsudativa liegen gleichfalls keine eigenen Erfahrungen vor. Bei eitrigen Pericarditiden durch nichtpenicillinempfindliche Keime wird Streptomycin in den Herzbeutel injiziert. Die zur Verwendung bestimmte Injektionslösung beträgt mindestens 80—100 ccm, um die immer vorhandene Eindickungstendenz des eitrigen Sekrets möglichst aufzuhalten. Vorher ist der Eiter möglichst weitgehend zu entleeren. Die jeweilige Streptomycinmenge sollte bei der Injektion in Intervallen von 5—6 Tagen 2—3 g nicht überschreiten.

Die Streptomycinbehandlung der Endocarditis kommt für die Erkrankungen, bei denen die Penicillintherapie erfolglos war, in Frage. Die Zahl der von uns klinisch behandelten Fälle der Endocarditiden einschl. der Lentafälle beträgt etwa 100, 80% von ihnen stehen auch nach Abschluß der stationären Behandlung in mündlichem oder schriftlichem Konnex mit der Klinik, so daß wir über ihren weiteren Verlauf gut unterrichtet sind. Wir haben seit dem Jahre 1946 — seit dieser Zeit behandeln wir die Endocarditis mit Penicillin — nur zweimal Erkrankungen gesehen, die keine Beeinflussung durch Penicillin zeigten. Seitdem wir über Streptomycin verfügen, haben wir keinen solchen Fall gesehen. Die Verwendung des Streptomycins erfolgt nur kombiniert:

1. Bei Mischinfektionen ohne Penicillinempfindlichkeit;

2. wenn es nicht gelingt, unter der heute üblichen Penicillinmenge einen Rückgang der örtlichen entzündlichen Erscheinungen zu erreichen. Wir geben in solchen Fällen während der Penicillinbehandlung, die wir z. Zt. 30 Tage lang mit täglichen Mengen von 1,2 Millionen Einh. durchführen, 2—3 mal Stöße von Streptomycin, bei denen wir in 12stündigen Intervallen neben dem Penicillin 0,5 g Streptomycin verabreichen, ein derartiger Stoß umfaßt jeweils 5 g, so daß das Maximum des Streptomycins 10, höchstens 15 g beträgt;

3. wenn Krankheitserreger weder aus dem Blut noch aus dem Knochenmark nachweisbar waren;

4. bei Endocarditis der Jugendlichen.

Als Erfolgskriterien sind die Rückbildung der vergrößerten Milz, das Verschwinden der Erythrozyten aus dem Urin und die Normalisierung der Temperaturen zu bewerten. Dem letzteren kommt dabei nicht die Bedeutung zu, die wir den beiden ersten Kriterien zumessen, da nicht selten subfebrile Temperaturen zurückbleiben, die erst mit dem Absetzen der Antibiotika erreicht werden.

Bei Streptococcus faecalis-Infektionen (Enterococcus) ist eine Aureomycin-Therapie zu treiben.

Streptomycin bei allgemeinen und speziellen Infektionen

Kolibakterien, Proteus und Pyocyaneus kommen sowohl als Komplikationen bei schweren Infektionen des Harnapparates als auch bei infizierten Wunden und Verletzungen der Verdauungsorgane vor. Je nach der Empfindlichkeit der Erreger kann neben dem Streptomycin das Aureomycin oder Chloromycetin für die Behandlung in Frage kommen.

Schon nach der Applikation von 4—5 g Streptomycin kann eine wesentliche Besserung eintreten; bleibt diese Besserung aus, so empfiehlt sich bei erneuter Erregeruntersuchung eine Kontrolle der Empfindlichkeitsprüfung und der evtl. Wechsel des Medikamentes.

Drei Beobachtungen aus unserem Krankengut uber durch Koli ausgelöste septische Krankheitsbilder und ihre Lungenkomplikationen rechtfertigen aus diagnostischen Gründen und wegen des prompten Erfolges nach der Streptomycinanwendung eine ausführlichere Schilderung:

Von 3 beobachteten Allgemeininfektionen zeigten 2 zunächst keine örtlichen Krankheitssymptome, lediglich der 3. Fall, dessen Überweisung in unsere Klinik mit der Diagnose Miliartbc. erfolgte, zeigte im Röntgenbild multiple Verdichtungsherde von Pfennig- bis Talergröße, die diffus über beiden Lungen verteilt waren; daneben fanden sich in submiliarer Ausdehnung fleckige Einlagerungen mit wechselnd scharfer und unscharfer Begrenzung gegen die Umgebung. Bei den beiden anderen Fällen entwickelten sich fast die gleichen röntgenologischen Veränderungen in der Lunge am 2. und 5. Tag der Behandlung. Die Einweisungsdiagnose des ersten Falles lautete auf atypische Pneumonie, während der andere Kranke mit einem „hämatogenen Tbc.-Schub“ zur Aufnahme kam. Neben den beschriebenen röntgenologischen Veränderungen zeigten alle Fälle übereinstimmend ein septisches Krankheitsbild, geringe Milzvergrößerung, in der Blutkultur Colibakterien, keine Beeinflussung durch hohe Dosen Penicillin, aber 48 Stunden nach Beginn einer Streptomycinbehandlung einen prompten Effekt. (Das bedeutet eine erhebliche Besserung nach 2—3 g Streptomycin in Kombination mit einer Tagesdosis von 1,2 Mill. E. Penicillin.)

Unsere Beobachtungen sprechen dafür, daß die im Verlaufe einer durch Koli verursachten septischen Erkrankung auftretenden pulmonalen Komplikationen in ihrer röntgenologischen Darstellung ein charakteristisches Verhalten zeigen, die größeren Verdichtungsschatten stellen broncho-pulmonale Entzündungsherde dar, sie sind als Vorstufe der ohne therapeutische Maßnahmen nicht seltenen Abszeßbildung anzusehen.

Bei den submiliaren Herden handelt es sich um kleine multiple Lungenabszesse, deren Verlauf von der Entwicklung der Krankheitsform abhängt. Wir haben auch in den letzten Jahren die als eine besondere septische Verlaufsform von uns gedeuteten Krankheitsprozesse öfter gesehen nicht selten im Anschluß an das Wochenbett. Die in dem ersten Fall vom behandelnden Hausarzt gestellte Diagnose auf eine hämatogene Tbc. spielte bei der differentialdiagnostischen Beurteilung in den früheren Jahren auch bei uns eine große Rolle, auch das Versagen der Penicillinbehandlung sprach dafür. Wir haben früher das Entstehen der multiplen Abszedierungen erlebt, deren Nachweis meistens erst für uns die Ablehnung der Tbc.-Diagnose war und uns zu der allgemeinen prognostischen infausten Feststellung kommen ließ, daß multiple Lungenabszesse im Verlauf einer septischen Erkrankung durch Penicillin nicht beeinflußt würden. Der Erfolg der kombinierten antibiotischen Behandlung hat uns bei dieser Erkrankung zu einer Nachprüfung unserer pathogenetischen Vorstellungen veranlaßt und durch die bakteriologischen Untersuchungen zur Klärung dieser Krankheitsform geführt.

Während sich die röntgenologischen Veränderungen unter Streptomycin relativ langsam zurückbilden, wird die Temperatur schnell subfebril, das toxische Krankheitsbild verschwindet; gelegentlich veranlaßten uns noch nach 10—14 Tagen vorhandene subfebrile Temperaturen zu einem 1—2tägigen Pyramidonstoß mit Tagesgaben von 1,2—1,5 g, die prompt zur Normalisierung der Temperatur führten. Der Nachweis der Kolibakterien im Sputum überdauert den nach 2—3 g Streptomycin nicht mehr möglichen Nachweis in der Blutkultur um einige Tage.

Die Anwendung des Streptomycins bei Komplikationen, die während oder im unmittelbaren Anschluß an die Poliomyelitis vorkommen, müssen erwähnt werden, weil wir in den Jahren 1947—1949 während der Epidemie in Berlin zahlreiche diesbezügliche Erfahrungen sammeln konnten.

Bei Poliomyelitiskranken, die mehr als 4—6 Wochen in der Eisernen Lunge untergebracht sind, entwickelt sich durch die wiederholten Katheterisierungen bei Blasenlähmung eine Cystitis und aszendierende Infektion. Die übliche Behandlung mit Sulfonamiden ist anfangs erfolgreich. In diesen Fällen finden sich aber trotzdem im Urin neben den immer vorhandenen Kolibakterien reichlich Strepto- und Staphylokokken. Eine sofortige Streptomycinbehandlung (5—8 g) ist zur Ausschaltung dieser Krankheitskeime nötig. Die dauernden bakteriologischen Kontrollen, zum mindesten während des Aufenthaltes in der Eisernen Lunge, sind ebenso wichtig wie die sofortige Streptomycinbehandlung.

Unter der Bezeichnung „gangränöses Erysipel der Brustmuskulatur“ wird ein Krankheitsbild zusammengefaßt, das als lebensgefährliche Komplikation einer an irgend einem Körperabschnitt ablaufenden Streptokokkeninfektion auftritt. Es kommt in kurzer Zeit zu einer starken Ödembildung im Bereich der vorderen Brustmuskulatur; während das Ödem an den Randpartien erhalten bleibt, erfolgt zentral ein nekrotisch-gangränöser Zerfall. Die kombinierte Penicillin-Streptomycinbehandlung hat die 100%ig infauste Prognose entscheidend beeinflußt. Ein Effekt ist auch bei alleiniger Streptomycintherapie von der Frühdiagnose und vom Beginn der Streptomycinbehandlung, bevor es zur Gangrän kommt, abhängig. Die von mir vor der Streptomycinära beobachteten zwei Krankheitsfälle verliefen tödlich.

Bei akuten infektiösen Erkrankungen der Halsorgane und der oberen Luftwege wurde durch die Injektion von 0,5—1 g Streptomycin eine prompte Besserung erzielt. Die schnelle Beseitigung dieser Infektionen der Mund- und Rachenhöhle vor einer größeren aseptischen Operation rechtfertigt diese Erfolgsmitteilung.

Einige Fälle von Tularämie wurden durch Streptomycin prompt beeinflußt. Lediglich vom Zeitpunkt der Anwendung und von dem Krankheitsbild hängt die Entwicklung örtlicher und allgemeiner Wirkungen ab.

Bei der ulzeroglandulären Form findet Streptomycin meistens keine Anwendung, da die als Eintrittspforte in Betracht kommenden Hautwunden erst dann auffällig werden, wenn trotz der verschiedenen örtlichen Maßnahmen ein Ulkusherd sich bildet unter gleichzeitiger Schwellung der regionären Lymphknoten. Die fehlende Heilungstendenz des Geschwürs und die charakteristischen Drüsenschwellungen, die wir in 2 Fällen durch lymphangitische Stränge verbunden fanden, geben häufig erst Veranlassung zur Anwendung des Streptomycins. Nach einer Gesamtmenge von 8—10 g (tgl. 1 g) heilt das Ulkus vollständig ab, und die Lymphknoten verkleinern sich von Tag zu Tag, während bei den früheren Behandlungsmaßnahmen erst nach 4—6—8 Wochen das Ulkus langsam zur Rückbildung kam, wobei nicht selten die eitrige Drüsenschwellung zur Spontanperforation führte.

Über die okuloglanduläre Form haben wir keine eigenen Erfahrungen, dagegen konnten wir mit 1—2 g tgl. nach 3—4 Tagen die sich rasch entwickelnde pneumonische oder typhöse Form sehr gut, ja lebensrettend, beeinflussen. In einem Fall, dessen Behandlung nach dem ersten Schüttelfrost am dritten Krankheitstage mit einer Tagesdosis von 1,5 g begonnen wurde, fiel am 4. Behandlungstage die bis dahin als Continua verlaufende Temperatur ab, ohne daß es zur Entwicklung von Drüsenschwellungen kam.

Auch bei der Behandlung der Aktinomykose wurde Streptomycin mit folgender Dosierung verabreicht: Für 14 Tage 3mal täglich Gaben von 0,5 g, anschließend für mindestens 2 Wochen evtl. 3 Wochen 2mal 0,5 g. Falls in dieser zweiten Phase die Behandlung auf die 3. Woche ausgedehnt wird, kommt für diese 3. Woche nur eine Applikation von 1mal 0,5 in 24stündigen Intervallen in Frage.

Bei 5 in meiner Abteilung im Laufe der letzten beiden Jahre beobachteten Kranken mit Boeckschem Sarkoid konnten wir in 3 Fällen die besondere Beteiligung der Kubitaldrüsen feststellen und dadurch die Beobachtungen von Pautrier und Löhe bestätigen.

Bei allen unseren Fällen fanden sich mehr oder weniger starke Schwellungen der Mediastinaldrüsen: gleichfalls zeigten unsere Fälle (3 Frauen, 2 Männer) eine leichte Milzvergrößerung, bei 4 Kranken stand die Lungenbeteiligung im Vordergrund. Die subjektiven Lungensymptome standen im großen Gegensatz zum Röntgenbild. In allen Fällen waren die differentialdiagnostischen Schwierigkeiten groß, sie waren erst mit Hilfe fortlaufender Röntgenuntersuchungen — oft erst nach mehreren Monaten — zu überwinden. Die Prognose ist — wie sich aus den obigen Ausführungen ergibt — unsicher, infolgedessen ist die Bewertung von Therapeuticis besonders schwierig, auch wegen der Verschiedenheiten, die bezüglich der Pathogenese bestehen. In einem Fall wurden bei der Bakterienfärbung der 7. Probeexzision Tb.-Bakterien nachgewiesen, deren Virulenz durch den positiven Ausfall des Tierversuchs verifiziert wurde. Dieser Befund und histologische Feststellungen bestätigen die Annahme der Tuberkuloseätiologie von Berblinger und Kalkhoff.

In allen mit Streptomycin behandelten Fällen war ein Absinken der Temperaturen bis auf subfebrile Werte ein regelmäßiger Befund, die Veränderungen an den intrathorakalen Drüsen ließen eine wesentliche Beeinflussung durch das Mittel ebensowenig erkennen wie die an verschiedenen Körperstellen nachweisbaren Infiltrate der Haut und des Unterhautzellgewebes. Nach unseren Erfahrungen hat sich die PAS-Behandlung als effektvoller gezeigt, wobei wir allerdings mit den Streptomycinmengen nicht über 20 g im ganzen hinausgehen konnten. Nach unseren Ergebnissen kann das Boecksche Sarkoid keine Indikation für eine Streptomycinbehandlung sein.

Die chronische Entzündung der Uvea (Iridozyklitis), eine Affektion, deren tuberkulöse Ätiologie seit fast 50 Jahren erörtert worden ist, steht mit allergischen Krankheitsprozessen in Zusammenhang. An die Stelle der Tuberkulose ist die Annahme eines rheumatischen Krankheitsprozesses getreten.

Wir hatten Gelegenheit, 2 Fälle von Iridozyklitis zu behandeln, von denen der eine durch plötzliche Abreise sich einer weiteren Kontrolle entzog. Es trat nach 3—4 g Streptomycin, das wir in einer Tagesdosis von 2 g bzw. von 1 g anwandten, in dem einen Fall eine erhebliche Besserung, in dem anderen Fall eine völlige Rückbildung und wie sich aus der späteren Beobachtung ergab, völlige Ausheilung ein. In beiden Fällen ergab die allgemeine Durchuntersuchung keinen für Tbc. sprechenden Befund.

Streptomycin zur Unterstützung chirurgischer Behandlung

Eine prächirurgische bzw. präoperative Anwendung des Streptomycins erstreckt sich vorwiegend auf zwei Gebiete: 1. auf die Chirurgie der Brustorgane und 2. auf die präoperative Anwendung in der Bauchchirurgie.

Für die präoperative Verwendung ist es wesentlich, die Infektionsmöglichkeiten zu berücksichtigen, die den Erfolg einer Thoraxoperation gefährden können; hier ist der Zustand der Mundhöhle, des Gebisses, der Tonsillen und der Nebenhöhlen für den erstrebten Operationserfolg von allergrößter Bedeutung. Die Sanierung dieser Herde, die vor Durchführung einer Bauchoperation als selbstverständlich gilt, ist vor einer intrathorakalen Operation ebenso wichtig. Es ist leider nicht allgemein bekannt, daß bei Tiefnarkotisierten der Eiter, der aus den Kopfherden stammt, sowohl in die Speiseröhre als auch in die Bronchien fließen kann, dort verursacht er eine Infektion der Luftwege und Lungenabszesse. Die Sanierung dieser Herde vor der Operation erfolgt zweckmäßig unter antibiotischem Schutz.

Die systematische Anwendung des Streptomycins führte bei diesen Operationen in keinem Fall mehr zu einer Infektion. 0,5 g Streptomycin intrapleural hält einen ausreichenden Serumspiegel für mindestens 18 Stunden aufrecht, der Streptomycingehalt der Pleuraflüssigkeit blieb sogar für etwa 6 Tage ausreichend hoch.

Für die Darmchirurgie ist es wichtig, daß Operationen im Bereich des Colons und Rektums bei herabgesetzter Gefahr einer Infektion ausgeführt werden können. Bei einer präoperativen Anwendung des Streptomycins, neuerdings mit Chloromycetin, wird die Darmflora verdrängt, die Stuhlmenge und Darmgase nehmen ab. Der postoperative Verlauf bei den unter diesen Gesichtspunkten präoperativ behandelten Kranken wird wesentlich milder. Das Wiederauftreten von Keimen beginnt 3—4 Tage nach Beendigung der Streptomycinbehandlung.

Die guten Ergebnisse der präoperativen Streptomycinanwendung in der Extremitätenchirurgie, besonders bei Gliedmaßenamputationen diabetischer Gangrän sind hervorzuheben. Die therapeutische Beeinflussung entzündlicher Prozesse in den Gefäßen verbessert die Durchblutung, die dadurch hervorgerufene Durchblutungssteigerung und die Beeinflussung der Gangrän erlauben die Durchführung der Amputation zu einem relativ frühen Zeitpunkt und unter Einsparung wertvoller Teile der Gliedmaßen, da eine Operation „weit im Gesunden" nicht mehr so ausschlaggebend ist.

Die chronische Osteomyelitis wird durch das Streptomycin erheblich beeinflußt, dabei nimmt die „Osteomyelitis nach Schußverletzungen" eine Sonderstellung ein, da es sich meistens um ältere, schwielig verdickte Abszeßhöhlen handelt, es können auch bei hohem Blutspiegel nur geringe Mengen von Antibioticis durchtreten; Sequester und Splitter machen eine Keimfreiheit unmöglich. Bei dem Vorhandensein grampositiver und gramnegativer, auch Penicillinase bildender Erregergruppen ist die Streptomycin- oder eine kombinierte Penicillin-Streptomycintherapie ein sehr gutes Behandlungsverfahren. Bei frischeren Schüben sieht man gute Erfolge bei der parenteralen Anwendung, während die älteren Prozesse wirkungsvoll nur bei örtlicher Anwendung beeinflußt werden. Die zusätzliche Durchführung einer operativen Behandlung ist nicht zu umgehen, wenn Sequester oder andere Fremdkörper vorhanden sind.

Auf die Bedeutung der Streptomycinanwendung bei chirurgischen Maßnahmen, besonders palliativer Art, bei destruierenden Geschwulstprozessen, kann ich nur hinweisen. Das gleiche gilt für die Streptomycinanwendung vor der Radiumbehandlung, besonders in Form der Spickung bzw. der intrathorakalen Injektion. Die Beseitigung der örtlichen und umgebenden Entzündung kann in vielen Fällen die Durchführung einer Bestrahlungsbehandlung überhaupt erst ermöglichen.

Die postoperative Verwendung des Streptomycins kommt besonders bei den Genitalkarzinomen und dem Rektumkarzinom in Frage. Entzündungen konnten zwar nicht verhindert werden, aber die Beschränkung der Lokalisation und die Verhinderung ihrer weiteren Ausdehnung ist zweifellos dem Streptomycin zu verdanken.

Zu den chirurgischen Erkrankungen, deren bisher uneingeschränkt tödlicher Verlauf durch die Anwendung von Streptomycin eine revolutionäre Veränderung erfuhr, gehört die Peritonitis. Ich habe 14 Fälle von lokaler oder diffuser Peritonitis beobachtet und ihren Verlauf studieren können.

Bei 6 Kranken war der Ausgangspunkt die Perforation einer eitrigen Appendizitis, 2 Kranke — 1 Mann und 1 Frau — kamen unter den Erscheinungen eines paralytischen Ileus in Behandlung, deren Ausgangspunkt eine Darmbranderkrankung war; bei 5 Kranken ging die Peritonitis von einem perforierten Magen- bzw. Zwölffingerdarmgeschwür aus, in 2 Fällen konnte die perforierte Gallenblase als Ätiologie angesehen werden. 6 Fälle kamen am ersten Krankheitstag, 5 am zweiten und 3 ohne genau mögliche Zeitbestimmung, aber erst nach 72 Stunden, in Behandlung. Bei allen Fällen wurde als gemeinsame Maßnahme eine operative Behandlung durchgeführt, die bis auf einen Fall, bei dem wegen des perforierten Magengeschwürs eine Resektion vorgenommen wurde, sich auf Freilegung des Eiterherdes, Entfernung des Eiters — soweit es möglich war — und eine Drainage beschränkte. Der Operation schloß sich die örtliche Applikation von 1—3 g Str. an, die mit örtlicher Applikation von Penicillin (500000 E.) kombiniert wurde. Gleichzeitig wurde mit einer kombinierten Sulfonamid-Penicillin-Streptomycin-Behandlung begonnen, die für die ersten 10 Tage folgende Dosen nötig machte:

täglich: 1—2 Millionen Einheiten Penicillin
10,0 g einer Sulfokombination (in letzter Zeit i. v. Inj. von Supronal)
1,0—1,5 g Streptomycin.

Nebenher wurde die Wundbehandlung nach chirurgischen Grundsätzen durchgeführt. Von den behandelten Fällen ist keiner gestorben. Die Gesamtmenge des Streptomycins betrug bei allen Fällen rund 30,0 g, die benötigten Penicillinmengen lagen zwischen 20—30 Millionen Einheiten, von Sulfonamiden wurden 80—100 g verbraucht. Die Streptomycinbehandlung wurde im allgemeinen mit dem Abfall der Temperaturen, der niemals über 10 Tage auf sich warten ließ, aufgegeben, die Sulfonamidbehandlung etwa zur gleichen Zeit, während das Penicillin, wenn auch in geringen Mengen, aber mindestens 8—10 Tage nach Abklingen aller peritonealen Erscheinungen weitergegeben wurde.

Auf Grund wiederholter Hinweise wurde in einer Reihe von Kliniken diese Form der Peritonitisbehandlung durchgeführt, die Mortalität der Peritonitis in den verschiedenen Verlaufsformen fiel auf 16,4% ab. Bei 4 Verstorbenen war eindeutig das Fehlen des Streptomycins die Ursache des tödlichen Ausgangs. Über die Mortalität der Peritonitis ohne Streptomycinanwendung ergibt sich aus den Zusammenstellungen der verschiedensten Kliniken ein Wert, der zum mindesten über der 50%-Grenze liegt. An diesen Zahlen allein zeigt sich der bedeutende Fortschritt, der durch die Anwendung des Streptomycins bei der Behandlung der Peritonitis erzielt werden konnte. Es wäre wünschenswert, wenn die nicht immer gebotene Zurückhaltung vieler Chirurgen gegen die verschiedenen Antibiotika sich bald durch eine kritische Nachprüfung wandeln würde.

Fisteln verschiedenster Art werden durch Streptomycin wesentlich beeinflußt. Die stets erzielte Beseitigung der Fistel ist aber bezüglich der Dauerhaftigkeit des Erfolges von der radikalen Herdbeseitigung abhängig.

Streptomycinnebenwirkungen

In den ersten beiden Jahren der Streptomycintherapie haben wir alle Injektionen von Ärzten machen lassen; mit der Zunahme der therapeutischen Breite wurden im dritten Jahr auch Schwestern herangezogen. Wir sahen niemals irgendwelche Nebenwirkungen an der Haut oder Schleimhaut.

Bei den während der Streptomycinbehandlung beobachteten Nebenerscheinungen bei Patienten handelt es sich um folgende Symptome: lokale Reaktionen an der Injektionsstelle, allgemeine Reaktionen, Hautveränderungen, Affektionen der Niere und Leber, Erscheinungen am Nervensystem und des Blutes. Zweifellos hängt das Auftreten der Nebenerscheinungen, die bis zur Entwicklung von Intoxikationen führen können, mit der Dosierung zusammen. Nachdem wir die anfänglichen Makrodosierungen herabgesetzt haben und nur in ganz seltenen Fällen die Tagesmenge von 1,0 g überschreiten, treten die Nebenerscheinungen seltener auf; aber wir sehen sie auch heute noch in Formen, die zur Unterbrechung oder gar zum Absetzen der Therapie zwingen.

Es sind neurotoxische und allergische Streptomycin-Nebenwirkungen zu unterscheiden. Neurotoxische Schädigungen des 8. Hirnnerven, die bei der Behandlung der Menigitis tuberculosa eingehend erörtert sind, haben wir weder bei den nichttuberkulösen Erkrankungen noch bei anderer Anwendung des Mittels gesehen. Wenn wir auch nicht bei allen behandelten Fällen routinemäßig eine regelmäßige Prüfung der Vestibularisausfallserscheinungen durchführen konnten, so haben wir aber vor allem bei einer Reihe von subjektiven Symptomen — wie Kopfdruck, Kopfschmerzen und Flimmern vor den Augen — die entsprechenden Untersuchungen durchgeführt.

Häufig trat nach der ersten Behandlungswoche eine Eosinophilie im Blut ein, die völlig unabhängig von der Gesamtmenge und der Tagesgabe bereits während der Behandlung zurückging und niemals das Behandlungsende um eine Woche überdauerte. Die erwähnten flüchtigen Haut- und Schleimhautaffektionen haben wir auch als Ausdruck eines allergischen Mechanismus angesehen. Während wir im ersten Jahr bei 20% der Behandelten Nebenerscheinungen sahen, die im zweiten Jahr auf 15% abfielen, stiegen diese im letzten Jahr nie über 7—8%.

Zur Prüfung der spezifischen Sensibilisierung haben wir intrakutan Proben mit Streptomycin eingeführt und weniger die Sofortreaktion nach 15—30 Minuten, als die Spätreaktion nach 24 Stunden und darüber hinaus für ein wichtiges, die spezifische Sensibilisierung beweisendes Symptom kennengelernt. Die prompte Rückbildung der Nebenwirkungen nach Absetzen des Streptomycins konnte auch von uns als sogenannter „Karenzerfolg“, als eine Stütze für die allergische Ätiologie, angesehen werden. Die nicht seltenen Schmerzen in den verschiedenen Gelenken haben wir auf Grund des häufigen Zusammenhanges dieser Beschwerden mit einer Eosinophilie gleichfalls als allergisch bedingt angesehen.

Die von einigen Autoren beschriebene Urininkontinenz — von ihnen als eine toxische Nebenerscheinung am Nervensystem gedeutet — haben wir niemals beobachtet. Ebensowenig sahen wir bei der Behandlung nichttuberkulöser Erkrankungen Reizerscheinungen an den Hirnhäuten. In 2 Fällen sahen wir Symptome, die als latent-tetanische gedeutet wurden; wir konnten nicht entscheiden, ob die sofort verabfolgte Kalziuminjektion zum Verschwinden des Syndroms führte, oder der psychotherapeutische Einfluß mit dem Bemühen, dem Syndrom eine harmlose Deutung zu geben.

Folgende Richtlinien gelten für die Streptomycinbehandlung der nichttuberkulösen Erkrankungen:

1. Möglichst frühzeitiger Behandlungsbeginn.
2. Möglichst hohe Dosis unter Berücksichtigung der Resistenz und Verträglichkeit.
3. Bei der Anwendung kombinierter Chemotherapie sind möglichst die verschiedenen Angriffspunkte der einzelnen Mittel zu berücksichtigen.
4. Keine versuchsweise Anwendung oder Verzettelung durch Einzelgaben, sondern bei dem Nachweis empfindlicher Keime ist zur Erreichung eines optimalen Blut- und Gewebespiegels eine Behandlung in regelmäßigen Zeitabständen nötig.

Weitere im einzelnen nicht zitierte Literatur: Alexander u. a. (1 und 2), Bickel (23), Bloch (25), Cohen u. a. (41, 42), Doret u. a. (57), Guillemin (95), Harvier u. a. (98), Hinshaw (114), Moore u. a. (174), Rockwell (196, 218).

Schrifttum

1) Alexander, H. E., Leydy, G., Rake, G. et Donovick, R., J. amer. med. Assoc. **132, 434** (1946). — 2) Alexander, H. E., Michigan State Med. Soc. **46**, 193 (1947). — 3) Allison, S. T. and Nilson, J.-M. N., Amer. Rev. Tbc. **56**, 579 (1947). — 4) Araza, A., Semaine de Höp. de Paris **23**, 2829 (1947). — 5) Arlt, Dtsch. med. Wschr. **75**, 6 (1950). — 6) Arlt u. Netsch, Dtsch. med. Wschr. **75**, 210 (1950). — 7) Askanazy, Dtsch. Arch. klin. Med. **99**, 333 (1910). — 8) Aue u. Saame, Dtsch. med. Wschr. **74**, 215 (1949). — 9) Auersbach, K. u. von Bergmann, I., Z. klin. Med. **145**, 346 (1949). — 10) Bäßler, Klin. Mbl. Augenheilk. **118**, 191 (1950). — 11) Baggenstoß, A. H., Feldman, W. H., Hinshaw, H. C., Amer. Rev. Tbc. **55**, 54 (1947). — 12) Banuelos, G., Progr. Clin. **31**, 185 (1925), zit. n. O. Sittig, Handb. Bumke-Foerster Bd. 12, S. 110 (1935). — 13) Bardesono, G., J. Bacter. Imm. Torino **40**, 239 (1949). — 14) Barnwell, Bunn et Walker, Amer. Rev. Tbc. **56**, 485 (1947). — 15) Baroni u. Gramazio, Praxis **32**, 698 (1949). — 16) Beitzke, H., Beitr. Klin. Tbk. **93**, 258 (1939). — 17) Berblinger, W., Beitr. Klin. Tbk. **101**, 611 (1947). — 18) Berg, Ann. Ot. etc. **58**, 448 (1949). — 19) Bernhard, E., Bourdin, J. S. et Paley, P. Y., Revue de la Tbc. **12**, 359 (1948). — 20) Bernhard, E., Kreis, B. u. Lotte, A., Presse méd. (1948). — 21) Bernhard, E. et Lotte, A., Paris méd. **38**, 80 (1948). — 22) Bernstein, S., Bradley, E. M. u. a., Amer. Rev. Tbc. **62**, 1 A S. 101 (1950). — 23) Bickel, G., Praxis **45**, 769 (1947). — 24) Birsch-Hirschfeld, Z. Augenheilk. **XXIV**, 193 (1910). — 25) Bloch, H., Schweiz. med. Wschr. **77**, 728 (1947). — 26) Blohmke, Z. Laryng. **29**, 121 (1950). — 27) Boden u. Ferenbach, Med. Klin. **45**, 449 (1950). — 28) Boutier, Rev. de Laryng. **70**, 224 (1949). — 29) British Medical Research Council Lancet S. 582 (1948). — 30) Brüggemann u. Soestmeyer, Dtsch. med. Wschr. **75**, 611 u. 648 (1950). — 31) Bumke, O. u. Foerster, O., Handb. d. Neurologie Bd. **12**, Berlin 1935. — 32) Catel, Mschr. Kinderheilk. **97**, 183 (1949). — 33) Cathie, Dtsch. med. Wschr. **74**, 563 (1949). — 34) Cathie, Lancet (1949). — 35) Chase, Amer. Rev. Tbc. **56**, 418 (1947). — 36) Choremis, K., Lancet (1948). — 37) Clara, M., Das Nervensystem des Menschen, Leipzig 1924 S. 656. — 38) Cocchi, C., Sci. med. ital. **1**, 7 (1950). — 39) Cocchi, C. und Pasquinucci, Riv. Clin. pediatr. (1947). — 40) Cocchi, C. u. Pasquinucci, G., Bull. Organis. Mondiale Sante **3**, 215 (1950). — 41) Cohen, R. B. et Lasser, R., J. amer. med. Assoc. **131**, 1126 (1946). — 42) Comittee Bulletin, Penicillin et Strept. dolutions. Proc. Staff. Meet. Mayo Clin. **22**, 565 (1947). — 43) Crofton u. Foreman, Brit. med. J. **II**, 71 (1948). — 44) Custodis u. Heinemann, Klin. Mbl. Augenheilk. **114**, 356 (1948). — 45) Daddy, G., Unicef Bericht Paris 1950. — 46) Daniels u. Barber, Lancet **I**, 582 (1948). — 47) De, S. N., Brit. med. J. **4620**, 214—216 (1949). — 48) Debré, R., Brissaud, H. E., Soulier, J. P., Sang **20**, 353 (1949). — 49) Debré, Monbrun, Thieffry, Brissaud u. Lavat, Arch. d'Ophthalm.: 8, 129 (1948), ref. O. L. Vol. II, 2 (Sept 48). — 50) Debré, R., Thieffry, S. et Brissaud, H. E., La Streptomycine, 1948. — 51) Dennig u. Noeske, Med. Klin. **45**, 721 (1950). — 52) Dinger, Klin. Mbl. Augenheilk. **114**, 105 (1949). — 53) Dix, J. Laryng. a. Otol. **62**, 735 (1948). — 54) Dix, Hallpike u. Harrison, Brain **72**, 241 (1949). — 55) Dolivio, G. u. Rossi, E., Fanconi u. Löffler, Streptomycin u. Tbk. Basel 1948. — 56) Domagk u. Hegler, Chemotherapie bakterieller Infektionen 3. Aufl., Leipzig 1944. — 57) Doret, J. P. et Saegesser, F., Rev. méd. de la Suisse Rom. **67**, 477 (1947). — 58) Dreher, Dtsch. Z. Nervenheilk. **XV**, 58 (1899). — 59) Dubois, R., Acta paed. Belg. (1947). — 60) Ducar, Zur Therapie d. Meningokokkenmeningitis. [S. 163, Z. 28ff. — 61) Dufour, Praxis **37**, 427 (1948), ref. O. L. Vol. II, 7. — 62) Eckel, Arch. Ohr- usw. Heilk. **156**, 485 (1950). — 63) Engel, St., Handb. d. Kindertbk. Leipzig 1930. — 64) Esente, Rass. Ital. d'Ottalm. **17**, 318 (1948), ref. Ophth. Lit. Vol. II, 5 (1948). — 65) Fanconi, G., Schweiz. med. Wschr. (1948). — 66) Fanconi u. Dolivio, Fanconi u. Löffler, Streptomycin, Schwabeverlag 1948. — 67) Fanconi, G. u. Dolivio, G., Streptomycin u. Tuberkulose, Benno Schwabe & Co., Basel 1948, S. 178. — 68) Fanconi, G. u. Löffler, W., Streptomycin und Tuberkulose. 1948. — 69) Feldman u. Hinshaw, Amer. Rev. Tbc. **55** (1947). — 70) Feldman u. Hinshaw, Brit. med. J. **I**, 87 (1948). — 71) Feldman, W. H., Hinshaw, H. C., Proc. Staff Meet. Mayo Clin. (1944). — 72) Floberg, Hamberger u. Hydén, Acta oto-laryng. Suppl. **75**, 36 (1949). — 73) Fowler u. Feind, Acta oto-laryng. Suppl. **78**, 193 (1949). — 74) Freerksen u. Meissner, Beitr. Klin. Tbk. **106**, 518 (1952). — 75) Fremont-Smith u. Forbes, Arch. of Neurol. **18**, 550 (1927), ref. Zbl. Ophthalm. **19**, 621. — 76) Fresen, O., Klin. Wschr. **28**, 194 (1950). — 77) Fresen, O., Virchows Arch. **317**, 491 (1949). — 78) Frontali, G., Mschr. Kinderheilk. **99**, 19 (1951). — 79) Galy, P., Favre-Gilly, J.,

Morel, P., Sang 20, 357 (1949). — 80) Garlick, zit. n. Wilbrand-Saenger. — 81) Garrod, L. P., Amer. Rev. Tbc. 62, 582 (1950). — 82) Giesen, J. u. Koelzer, P., Ärztl. Wschr. 5, 969 u. 996 (1950). — 83) Giraud, Streptomycin Treatment of acute Tuberculosis (UNICEF and WHO), Paris 1950, S. 68. — 84) Glorig u. Fowler, Ann. of Otol. 56, 379 (1947). — 85) Gocke, T. M. u. Finland, M., J. Labor. a. theoret. Med. 38, 719 (1951). — 86) Goebel, Dt. Ges. Wesen (1949). — 87) Göbel, Tuberkulosearzt 3, 106 (1949). — 88) Graf, H., Schweiz. med. Wschr. 79, 793 (1949). — 89) Graf, H., Streptomycin u. Tuberkulose (Fanconi u. Löffler), Basel 1948. — 90) Grahe, Hirn und Ohr. Leipzig 1932. — 91) Greuel, Med. Klin. 44, 1177 (1949) .— 92) Güttich, Neurologie des Ohrlabyrinthes. Leipzig 1944. — 93) Güttner, H. G., Beitr. path. Anat. 109, 521 (1947). — 94) Güttner, H. G., Dtsch. Ges. Wes. 6, 1477 (1951). — 95) Guillemin, J., Semaine de Hôp. de Paris 24, 520 (1948). — 96) Gundrum, J. amer. med. Assoc. 138, 22 (1948). — 97) Hamberger, Hydén u. Koch, Arch. Ohr- usw. Heilk. 155, 667 (1949). — 98) Harvier, P. et Sarrazin, A., Paris méd. 38, 209 (1948). — 99) Heckman, K., Fschr. Röntgenstr. 71, 552 (1949). — 100) Heepe, F. u. Santelmann, Th., Dtsch. med. Wschr. 76, 1015 (1951). — 101) Heilmeyer, Dtsch. Ges. f. inn. Med. 1949. — 102) Heilmeyer, Dtsch. med. Wschr. 75, 15 (1950). — 103) Heimann, Colbert et Michaux, Rev. Tbc. (Fr.) 12, 187 (1948). — 104) Heinsius, Klin. Wschr. 28, 609 (1950). — 105) Heinzel, zit. n. Wilbrand-Saenger. — 106) Helms, Schweiz. med. Wschr. 5, 113 (1949). — 107) Henneberg, G., Mschr. Kinderheilk. 100, 57—63 (1952). — 108) Henneberg, G., Zbl. Bakter. I Orig. 155, 76 (1950). — 109) Henneberg, G., Zbl. Tbkforschg. 96, 2 (1950). — 110) Henneberg, G., Waterstraat, W., Zbl. Bakter. I Orig. 156, 258 (1950). — 111) v. Herff, Diss. Würzburg (1893). — 112) Herschmann, H., Arch. Psychiatr. 62, 879 (1921). — 113) Hertel, zit. n. Schieck-Brückner, Handb. f. Augenheilk. I, 155 (1930) Berlin. — 114) Hinshaw, H. C., Surg. Gynec. and Obst. 84, 579 (1947). — 115) v. Hippel, E., Die Krankheiten des Sehnerven. Graefe-Saemisch Bd. VII B Kapitel X b. — 116) Holten, C., Tubercle 2, 150 (1921). — 117) Hoyne u. Brown, J. amer. med. Assoc. 136, 9 (1948). — 118) Huebschmann, P., Med. Klin. 44, 894 (1949). — 119) Hübschmann, Pathol. Anatomie d. Tuberkulose (1928). — 120) Illingworth u. Wright, Brit. med. J. 1948, 4572, 365—368. — 121) Jatho, Arch. Ohr- usw. Heilk. 157, 276 (1950). — 122) Jatho, Kongreß d. Dtsch. HNO-Ärzte 1950, Arch. Ohr- usw. Heilk. 158, 409 (1951). — 123) Jauerneck, Berl. oto-laryng. Ges. 30. VI. 39, ref. Zbl. Hals- usw. Heilk. 33, 46 (1940). — 124) Jauerneck, Zbl. Hals- usw. Heilk. 41, 18 (1950). — 125) Jullien, W. et Jullien, J. L., Rev. Tbc. (Fr.) 11, 845 (1947). — 126) Kahlau, G., XVI. Tagung d. Wiss. Ges. südwestdtsch. Tuberkuloseärzte 1949. — 127) Kapsch, Diss. Würzburg (1894). — 128) Karlson, A. G., Pfuetze, K. N., Carr, D. T., Feldman, W. H. and Hinshaw, H. C., Proc. Staff Meet. Mayo Clin. 24, 85 (1949). — 129) Keser, Arch. Ohr- usw. Heilk. 156, 475 (1950). — 130) Kienle u. Knüchel, Dtsch. med. Wschr. 74, 499 (1949). — 131) Kleinschmidt, „Tuberkulose im Kindesalter". — 132) Kment H., Z. Tbk. Beiheft Nr. 14 (1924). — 133) Knauer, Über die Bedeutung der Umstimmung durch die Haut auf den Ablauf von Infektionen insbesondere des Zentralnervensystems. S. 280. — 134) Kohn, Diss. Rostock (1913). — 135) Kotlajevskaja u. Dobrogaeva, Vestn. oftalm. 28, 21/24 (1949). — 136) Kuhn, Ärztl. Wschr. 75, 677 (1950). — 137) Lassen, Verh. Nord. pediatr. Kongreß Kopenhagen 1948. — 138) Lavergne, V. de, Presse méd. 56, 132 (1948). — 139) Lechelle, P., Soc. Med. des Hôpit. de Paris, 2. Mai 1948. — 140) Leiblein, H., Dtsch. med. Wschr. 75, 898 (1950). — 141) Lepine, zit. n. Pagel. — 142) Levaditi, C., La Streptomycine, 1947, Presses Documentaires. — 143) Linz, R., Ann. Inst. Pasteur 76, 250 (1949). — 144) Löffler, W., Schweiz. Z. Tbk. Vol. 5, Fasc. 6 (1948). — 145) Löffler, W., Moeschlin, S. u. Zollikofer, H., Dtsch. med. Wschr. 77, 542 (1952). — 146) Löffler, W. u. Moeschlin, S., Schweiz. med. Wschr. 80, 365 (1950). — 147) Löffler, W. u. Piotti, A., Fanconi u. Löffler: Streptomycin und Tuberkulose, Basel 1948. — 148) Long, E. R. and Ferebee, S. H., Public Health Rep. 65, 1421 (1950). — 149) Lurie, Abramson u. Allison, Amer. Rev. Tbc. LIX, 168 (1949). — 150) Lyonnet, Presse méd. 56 (1948). — 151) MacGregor, A. R. u. Green, C. A., J. Path. Bact. 45, 613 (1937). — 152) Mader, A., Jb. Kinderheilk. CIX, 101 (1925). — 153) Mader, A., Jb. Kinderheilk. 126, 128 (1930). — 154) Mader, A., Kinderärztl. Praxis 5, 166 (1934). — 155) Mader, A., Kinderärztl. Praxis 8, 14 (1937). — 156) Mader, A., Klin. Wschr. 11, 676 (1932). — 157) Mader, A., Münch. med. Wschr. 74, 1361 (1927). — 158) Magitot, Ann. d'Ocul 143 (1910). — 159) Majer, Wien. klin. Wschr. Nr. 9 (1950). — 160) Majer, Z. Laryng. 29, 318 (1950). — 161) Marden, Winston, Lewey, Parenteau u. Cramer, Ann. of Otol. 57, 738 (1948). — 162) Markoff, N., Schweiz. med. Wschr. 78, 329 (1948). — 163) Martini, P., Methodenlehre der therapeutischen Untersuchung. Springer, Berlin 1932. — 164) Martischnig, E. u. Ruziczk, Österr. Ztschr. Kinderheilk. 2, 240 (1949). — 165) Marx, Trans. ophthalm. Soc. U. Kingd. 45, 531 (1925). — 166) Matthes, M., Lehrbuch d. Differentialdiagnostik innerer Krankheiten, 6. Aufl., Springer, Berlin 1929. — 167) Mehas, C. P. and Truax, W. E., J. amer. med. Assoc. 135, 155 (1947). — 168) Mejer, F., Wien. klin. Wschr. 60, 842 (1948), ref. Ophth. Lit. 5, 696 (1949). — 169) Meves, Graefes Arch. 148, 287 (1948). — 170)

v. Michel, Lehrbuch der Augenheilkunde, Wiesbaden 1890. — 171) Miodouski, Acta otolaryng. 37, 116 (1949). — 172) Mollaret, P., Presse méd. 56, 124 (1948). — 173) Montandon, Pract. ot. etc. 10, 523 (1948). — 174) Moore, J. A. et Murph, J. D., Ann. Surg. 127, 685 (1948). — 175) Mordasini, E., Schweiz. med. Wschr. (1948). — 176) Morin, M., Nehil, J. u. Pichon, R., La Streptomycine. Masson et Cie. Paris 1949. — 177) Nohlen, A., Dt. Ges. Wesen (1949). — 178) Oeberg, Mschr. Kinderheilk. 97, 188 (1949). — 179) Oppenheim, Lehrbuch d. Neurologie 1894. — 180) Oppenheim u. Meyer, Schweiz. med. Wschr. 79, 1187 (1949). — 181) Opin, Recueil d'Ophth. 168 (1909). — 182) Opitz, Ref. Therapiekongreß, Karlsruhe 1949. — 183) Oricchio, Ann. Ist. C. Forlanini 11, 369 (1948). — 184) Oschner, P., Tanner, E., Balsiger, E. et Stamm, O., Schweiz. med. Wschr. 78, 220 (1948). — 185) Pagel, W., Verhandl. Dtsch. Tbk. Ges. 1943. — 186) Paine, T. F. u. Finland, M., J. Bacter. (Am.) 56, 207 (1948). — 187) Peik, High jun. u. Campbell, Arch. of Otolaryng. 50, 251 (1949). — 188) v. Pirquet, C., Wien. klin. Wschr. Nr. 38 (1907). — 189) Porad, zit. n. Pagel. — 190) Quincke, zit. n. Pagel. — 191) Reinhold, zit n. Wilbrand-Saenger. — 192) Reiser, K. A., Graefes Arch. 145, 275 u. 489 (1943). — 193) Reiser, K. A. u. Schulte-Tigges, H., Graefes Arch. 144, 573 (1942). — 194) Rich and McCordock, Bull. Hopkins Hosp., Baltim. 52, 5 (1933). — 195) Rich, Rice, A., McCordock, H. A., Bull. John Hopkins Hosp. 52, 5 (1933). — 196) Rockwell, G. E., J. Bacter 51, 607 (1946). — 197) Rohrschneider, W., Ber. DOG Heidelberg 54 (1948). — 198) Roost-Pauli, M. u. H. (Bern), Schweiz. med. Wschr. 79, 942 (1949). — 199) Roost-Pauli, M., Strehler, E. u. Döpfner, W., Helvet. med. Acta, Ser. A 16, 374 (1949). — 200) Rossi, E., Helvet. med. Acta Ser. D (paediatric) 5, 27 (1950). — 201) Rüedi, Furrer, Escher u. Lüthy, Streptomycin u. Tuberkulose (Fanconi u. Löffler), Basel 1948. — 202) Russell, S. I. u. Mac Arthur, P., Lancet CCLVIII, 59 (1950). — 203) Ruttin, Handb. d. Hals-Nasen-Ohrenheilkunde, Berlin 1926. Bd. VI S. 1020. — 204) Ruziczka, O., Streptomycin u. die Behandlung hämatogener Tbc-Formen, Springer, Wien 1949. — 205) Saame u. Weimershaus, Z. Kinderheilk. 69, 4 (1951). — 206) Schatz, A., Bugie, E. and Waksman, S. A., Proc. Soc. Exper. Biol. Med. 55, 66 (1944). — 207) Schatz, A., Waksman, S. A., Proc. Soc. Exper. Biol. & Med. 57 (1944). — 208) Schieck-Brückner, Handb. d. Ophthalm. (Berlin 1930) 5, 439. — 209) Schmidt u. Hahn, Dtsch. med. Wschr. 74, 118 (1949). — 210) Schulz, A., Amer. J. Ophthalm. 32, 211 (1949). — 211) Schwabacher, Nature (Brit.) 162, Nr. 4113 v. 28. 8. (1948). — 212) Schwartz, Ph., Die automatische, endogene, lymphadenobronchogene Reinfektion in d. Initialperiode d. Tbk. Folia Pathologica. Mitteilungen aus d. Pathol. Inst. d. Univ. Istanbul. Kenan Matbaasi, Istanbul 1948. — 213) Schwartz, Ph., Empfindlichkeit u. Schwindsucht. Barth, Leipzig 1935. — 214) Seiferth, Arch. Ohr- usw. Heilk. 156, 502 (1950). — 215) Semb, Acta chir. scand. LXIX, 139. — 216) Sondermann, R., Klin. Mbl. Augenheilk. 114, 161 (1949). — 217) Steenken, W., d'Esopo, N. D. et Wolynski, E., Amer. Rev. Tbc. 56, 403 (1947). — 218) Streptomycin in bacterial Endocarditis, New England J. Med. 237, 680 (1947). — 219) Streptomycin in Tuberculous Meningitis, Brit. med. J. (1947). — 220) Swift jr., W. E. u. Beardsley jr., F. A., J. Immun. (Am.) 62, 117 (1949). — 221) Tanner, E., Balsiger, E., Oschner, P. et Stamm, O., Schweiz. med. Wschr. 78, 220 (1948). — 222) Theissing u. Döderlein, Kongreß d. Dtsch. HNO-Ärzte 1950, Arch. Ohr- usw. Heilk. 158, 415 (1951). — 223) Thurau, Dtsch. med. Wschr. 75, 940 (1950). — 224) Tixier, zit. n. Morin, Nehlil et Tichon: „La Streptomycine" 1949. — 225) Tompsett, Ann. of Otol. 57, 181 (1948). — 226) de Toni, G., Mschr. Kinderheilk. 99, 24 (1951). — 227) Touraine u. Pichon, Presse méd. 865 (1948). — 228) Tucker, W. B., Amer. Rev. Tbc. 60, 715 (1949). — 229) Uthoff, W., Ber. Heidelberger Ophth. Ges. 1900, S. 30. — 230) Verrey u. Barth, zit. n. Fanconi u. Löffler. — 231) Villaret, Thèse de Paris 1948. — 232) Wallner, Arch. of Otolaryng. 49, 108 (1949). — 233) Walter, Fr. K., Die Blut-Liquor-Schranke 1929. — 234) Wechselberg, K. u. Weidenbusch, E., Z. Kinderheilk. 68, 82 (1950). — 235) Wechselberg, K. u. Weidenbusch, E., Tuberkulosearzt 4, 347 (1950). — 236) Weingärtner, Dtsch. med. Wschr. 75, 1194 (1950). — 237) Wiesner, Mschr. Kinderheilk. 98, 353 (1950). — 238) Wilbrand u. Saenger, Neurologie des Auges III, 2 u. V, Wiesbaden 1913. — 239) Winston, Lewey, Parenteau, Marden u. Cramer, Ann. of Otol. 57, 738 (1948). — 240) Wortmann, zit. n. Wilbrand-Saenger V, 301. — 241) Yegian, D. u. Vanderlinde, R. J., J. Bacter. (Am.) 56, 177 (1948). — 242) Zollinger, Fanconi-Löffler, Streptomycin, Benno Schwabe Verlag 1948. — 243) Zollinger, Schweiz. Z. Path. Bakteriol. 12, 176 (1949).

Sachverzeichnis

FSC
www.fsc.org
MIX
Papier | Fördert gute Waldnutzung
FSC® C083411

Zeitfracht Medien GmbH
Ferdinand-Jühlke-Straße 7
99095 Erfurt, Deutschland
produktsicherheit@kolibri360.de